MOUNT SINAI EXPERT GUIDES

Gastroenterologia

Sobre o *Site* Complementar

Esta série é acompanhada por um *website* complementar em inglês:
www.mountsinaiexpertguides.com
A senha de acesso é a palavra Dysphagia

O *site* inclui:
- Casos com perguntas de múltipla escolha
- Códigos da ICD
- Orientações para os pacientes
- Videoclipes

Obs.: A responsabilidade pelo conteúdo *on-line* bem como por seu acesso é da editora original da obra, Wiley, que pode alterar ou cancelar o *link*/acesso a qualquer momento, sem envolvimento/responsabilidade da Thieme Revinter Publicações Ltda.

MOUNT SINAI EXPERT GUIDES

Gastroenterologia

Bruce E. Sands MD, MS, AGAF, FACG, FACP
Chief of the Dr. Henry D. Janowitz Division of
Gastroenterology
Mount Sinai Medical Center and Mount Sinai Health System
Dr. Burrill B. Crohn Professor of Medicine
Icahn School of Medicine at Mount Sinai
New York, NY, USA

Thieme
Rio de Janeiro • Stuttgart • New York • Delhi

Dados Internacionais de Catalogação na Publicação (CIP)

G271
Sands, Bruce E.
    Gastroenterologia/Bruce E. Sands; tradução de Sandra Mallman, Silvia Spada, Mônica Regina Brito, Silvia Cardoso & Nelson Gomes de Oliveira. – 1. Ed. – Rio de Janeiro – RJ: Thieme Revinter Publicações, 2018.
    544 p.: il; 15,8 x 23 cm; (Mount Sinai Expert Guides).
    Título Original: Mount Sinai Expert Guides Gastroenterology
    Inclui Leitura Sugerida e Índice Remissivo
    ISBN 978-85-67661-37-7
    1. Doenças Gastrointestinais. I. Título.
                                    CDD: 616.33
                                    CDU: 616.3

Tradução:
SANDRA MALLMAN (Caps. 1 a 15)
Tradutora Especializada na Área da Saúde, RS
SILVIA SPADA (Caps. 16 a 30)
Tradutora Especializada na Área da Saúde, SP
MÔNICA REGINA BRITO (Caps. 38 e 40)
Médica Veterinária e Tradutora, SP
SILVIA CARDOSO (Caps. 31 a 37, 41, 42 e 45)
Tradutora Especializada na Área da Saúde, SP
NELSON GOMES DE OLIVEIRA† (Caps. 39, 43, 44 e 46)
Médico, Tradutor Especializado na Área da Saúde, RJ

Revisão Técnica:
GREGÓRIO FELDMAN
Membro Titular da Sociedade Brasileira de Endoscopia Digestiva
Membro Internacional da Sociedade Americana de Endoscopia Digestiva (ASGE)
Diretor e Médico da Clínica Gastroendo – Endoscopia Especializada, RJ

Título original:
Mount Sinai Expert Guides. Gastroenterology
Copyright © 2015 by John Wiley & Sons, Ltd
ISBN 978-1-118-51996-7

All Rights Reserved. Authorised translation from the English language editions published by John Wiley & Sons Limited. Responsibility for the accuracy of the translation rests solely with Livraria e Editora Revinter Ltda. and is not the responsability of John Wiley & Sons Limited. No part of this book may be reproduced in any form without the written permission of the original copyright holder, John Wiley & Sons Limited.

© 2018 Thieme Revinter Publicações Ltda.
Rua do Matoso, 170, Tijuca
20270-135, Rio de Janeiro – RJ, Brasil
http://www.ThiemeRevinter.com.br

Thieme Medical Publishers
http://www.thieme.com

Impresso no Brasil
5 4 3 2 1
ISBN 978-85-67661-37-7

Nota: O conhecimento médico está em constante evolução. À medida que a pesquisa e a experiência clínica ampliam o nosso saber, pode ser necessário alterar os métodos de tratamento e medicação. Os autores e editores deste material consultaram fontes tidas como confiáveis, a fim de fornecer informações completas e de acordo com os padrões aceitos no momento da publicação. No entanto, em vista da possibilidade de erro humano por parte dos autores, dos editores ou da casa editorial que traz à luz este trabalho, ou ainda de alterações no conhecimento médico, nem os autores, nem os editores, nem a casa editorial, nem qualquer outra parte que se tenha envolvido na elaboração deste material garantem que as informações aqui contidas sejam totalmente precisas ou completas; tampouco se responsabilizam por quaisquer erros ou omissões ou pelos resultados obtidos em consequência do uso de tais informações. É aconselhável que os leitores confirmem em outras fontes as informações aqui contidas. Sugere-se, por exemplo, que verifiquem a bula de cada medicamento que pretendam administrar, a fim de certificar-se de que as informações contidas nesta publicação são precisas e de que não houve mudanças na dose recomendada ou nas contraindicações. Esta recomendação é especialmente importante no caso de medicamentos novos ou pouco utilizados. Alguns dos nomes de produtos, patentes e *design* a que nos referimos neste livro são, na verdade, marcas registradas ou nomes protegidos pela legislação referente à propriedade intelectual, ainda que nem sempre o texto faça menção específica a esse fato. Portanto, a ocorrência de um nome sem a designação de sua propriedade não deve ser interpretada como uma indicação, por parte da editora, de que ele se encontra em domínio público.

Todos os direitos reservados. Nenhuma parte desta publicação poderá ser reproduzida ou transmitida por nenhum meio, impresso, eletrônico ou mecânico, incluindo fotocópia, gravação ou qualquer outro tipo de sistema de armazenamento e transmissão de informação, sem prévia autorização por escrito.

Apresentação da Série

Agora mais do que nunca, obter informação imediata, precisa e prática constitui o padrão-ouro para fornecer tratamento de alta qualidade aos pacientes. A série *Mount Sinai Expert Guides* lida com esta necessidade vital, provendo orientação precisa e de alta qualidade, escrita por peritos em formatos acessíveis no contexto de tratamento de pacientes: *websites*, aplicativos para *smartphones* e livros portáteis. A Icahn School of Medicine, que teve seu licenciamento em 1963, incorpora uma tradição profunda de preeminência em tratamento clínico e erudição que foi moldada pela primeira vez pela fundação do Mount Sinai Hospital, em 1855. Hoje, o Mount Sinai Health System, constituído por sete hospitais ancorados pela Icahn School of Medicine, é um dos maiores sistemas de assistência à saúde nos Estados Unidos, e está revolucionando a medicina por meio da adoção de tecnologias transformadoras para diagnóstico clínico e tratamento. A série *Mount Sinai Expert Guides* é edificada sobre este renome histórico e excelência contemporânea. Especialistas eminentes de uma variedade de disciplinas proporcionam recomendação prática, todavia sábia, em um formato digerível que é ideal para residentes, prestadores do nível intermediário e médicos. Poucos centros médicos nos Estados Unidos poderiam oferecer esta abrangência dependendo exclusivamente dos seus próprios médicos; no entanto, neste caso, nenhum compromisso foi necessário para oferecer uma série verdadeiramente única que certamente ficará embutida dentro dos recursos-chave dos prestadores atarefados. Ao produzirem esta série, os editores têm a sorte de possuir um parceiro igualmente dinâmico e voltado para a frente na Wiley Blackwell, o que conjuntamente assegura que os profissionais de saúde se beneficiarão de um exclusivo esforço de primeira categoria que irá melhorar o tratamento dos seus pacientes.

Scott Friedman MD
Series Editor
Dean for Therapeutic Discovery
Fishberg Professor and Chief, Division of Liver Diseases
Icahn School of Medicine at Mount Sinai
New York, NY, USA

Prefácio

Tal como em muitas áreas da medicina, a gastroenterologia presenciou uma aceleração da transformação, impulsionada pela evolução da tecnologia, novas terapias e melhor compreensão dos mecanismos básicos de doença. Particularmente em uma especialidade que foi impelida pelo avanço das fronteiras das técnicas endoscópicas e de imagem, pode-se tornar difícil para o clínico prover o tratamento ideal mais atualizado.

Reconhecendo estes desafios, este livro, e seus recursos *on-line* associados, visa a fornecer um material conciso ao clínico. O livro aproveita a larga e histórica *expertise* em doenças gastrointestinais encontrada no Mount Sinai, e oferece condutas baseadas em evidência para diagnóstico e tratamento que são temperadas pela experiência no mundo real de clínicos talentosos. Este livro é dividido em duas partes. A primeira fornece uma série de abordagens às principais apresentações de doença gastrointestinal, enquanto a segunda parte oferece informação detalhada sobre condições específicas. Os capítulos incluem breve informação sobre patogênese de doença, como base para compreender abordagens à prevenção, diagnóstico e tratamento. Detalhe adicional é fornecido para guiar estratégias eficientes de testagem e algoritmos para tratamento, bem como informação mais detalhada sobre terapias específicas. Uma lista de leitura sucinta e um compêndio de diretrizes de sociedades, quando disponíveis, completam a apresentação, possibilitando aos leitores inquisitivos rever os detalhes por si mesmos. As histórias de casos e perguntas de múltipla escolha apresentadas no fim de cada capítulo serão úteis aos estudantes de gastroenterologia em todos os níveis de treinamento. No futuro, o acesso a recurso baseado na internet e a aplicativos de *smartphones* permitirá acessibilidade prática aos fatos e atualização frequente, à medida que o conhecimento e a prática se transformem.

Sinceros agradecimentos vão para Jennifer Seward e Oliver Walter da Wiley, que pacientemente guiaram esta publicação. Sou especialmente agradecido aos meus talentosos e dedicados colegas da Dr. Henry D. Janowitz Division of Gastroenterology, e dos Departments of Surgery, Radiology and Pathology. Sua paixão pela nossa disciplina, seu zelo pela inovação e sua dedicação absoluta aos nossos pacientes fazem do Mount Sinai um lugar vibrante, estimulante para trabalhar. Sua dedicação à educação — assim como nas interações diárias em relação aos pacientes, e da geração seguinte de *trainees* — é palpável a cada dia e brilha através deste trabalho.

Bruce E. Sands MD, MS, AGAF, FACG, FACP
Chief of the Dr. Henry D. Janowitz Division of Gastroenterology
Mount Sinai Medical Center and Mount Sinai Health System
Dr. Burrill B. Crohn Professor of Medicine
Icahn School of Medicine at Mount Sinai
New York, NY, USA

Colaboradores

James Aisenberg MD
Clinical Professor of Medicine
Dr. Henry D. Janowitz Division of
Gastroenterology
Icahn School of Medicine at Mount Sinai
New York, NY, USA

Sharmila Anandasabapathy MD
Director of Endoscopy
Mount Sinai Medical Center
Icahn School of Medicine at Mount Sinai
New York, NY, USA

Hanumantha R. Ancha MD
Gastroenterology Fellow
University of Oklahoma Health Sciences Center
Oklahoma City, OK, USA

Neville D. Bamji MD
Clinical Instructor of Medicine
Dr. Henry D. Janowitz Division of
Gastroenterology
Icahn School of Medicine at Mount Sinai
New York, NY, USA

Joel J. Bauer MD
Clinical Professor of Surgery
Division of Colon and Rectal Surgery
Icahn School of Medicine at Mount Sinai
New York, NY, USA

Ariel A. Benson MD
Resident
Department of Medicine
Icahn School of Medicine at Mount Sinai
New York, NY, USA

Sita S. Chokhavatia MD FACP FACG AGAF FASGE
Professor of Medicine
Division of Gastroenterology
Rutgers Robert Wood Johnson Medical School
New Brunswick, NJ, USA

Benjamin L. Cohen MD MAS
Assistant Professor of Medicine
Dr. Henry D. Janowitz
Division of Gastroenterology
Icahn School of Medicine at Mount Sinai
New York, NY, USA

Lawrence B. Cohen MD
Clinical Professor of Medicine
Dr. Henry D. Janowitz Division of
Gastroenterology
Icahn School of Medicine at Mount Sinai
New York, NY, USA

Jean-Frédéric Colombel MD PhD
Professor of Medicine
Director of The Leona M. and Harry B.
Helmsley Charitable Trust Inflammatory
Bowel Disease Center
Dr. Henry D. Janowitz Division of
Gastroenterology
Icahn School of Medicine at Mount Sinai
New York, NY, USA

Vera Kandror Denmark MD
Fellow in Gastroenterology
Dr. Henry D. Janowitz Division of
Gastroenterology
Icahn School of Medicine at Mount Sinai
New York, NY, USA

Christopher J. DiMaio MD
Director of Therapeutic Endoscopy
Assistant Professor of Medicine
Dr. Henry D. Janowitz Division of
Gastroenterology
Icahn School of Medicine at Mount Sinai
New York, NY, USA

Stuart I. Finkel MD
Assistant Clinical Professor of Medicine
Dr. Henry D. Janowitz Division of
Gastroenterology
Icahn School of Medicine at Mount Sinai
New York, NY, USA

Gerald Friedman MD PhD FACP MACG AGAF
Clinical Professor of Medicine
Dr. Henry D. Janowitz Division of
Gastroenterology
Icahn School of Medicine at Mount Sinai
New York, NY, USA

James George MD
Clinical Instructor of Medicine
Dr. Henry D. Janowitz Division of
Gastroenterology
Mount Sinai Medical Center
New York, NY, USA

Charles D. Gerson MD
Clinical Professor of Medicine
Dr. Henry D. Janowitz Division of
Gastroenterology
Mount Sinai School of Medicine
New York, NY, USA

Eric S. Goldstein MD
Clinical Instructor of Medicine
Dr. Henry D. Janowitz Division of
Gastroenterology
Icahn School of Medicine at Mount Sinai
New York, NY, USA

Stephen R. Gorfine MD
Clinical Professor of Surgery
Division of Colon and Rectal Surgery
Icahn School of Medicine at Mount Sinai
New York, NY, USA

Alexander J. Greenstein MD, MPH, FACS
Assistant Professor of Surgery
Icahn School of Medicine at Mount Sinai
New York, NY, USA

Ari Grinspan MD
Assistant Professor of Medicine
Dr. Henry D. Janowitz Division of
Gastroenterology
Icahn School of Medicine at Mount Sinai
New York, NY, USA

Steven H. Itzkowitz MD FACP FACG AGAF
Professor of Medicine
Dr. Henry D. Janowitz Division of
Gastroenterology
Icahn School of Medicine at Mount Sinai
New York, NY, USA

Barry W. Jaffin MD
Assistant Clinical Professor of Medicine
Dr. Henry D. Janowitz Division of
Gastroenterology
Icahn School of Medicine at Mount Sinai
New York, NY, USA

Miriam Kaminski MD
Resident
Department of Neurology
Klinikum rechts der Isar
Technische Universität München, Germany

Prashant Kedia MD
New York Presbyterian Hospital, Weill Cornell
Medical Center
New York, NY, USA

Sergey Khaitov MD FACS
Assistant Professor of Surgery
Icahn School of Medicine at Mount Sinai
New York, NY, USA

Michelle Kang Kim MD MSc
Associate Director of Endoscopy
Associate Professor of Medicine
Dr. Henry D. Janowitz Division of
Gastroenterology
Icahn School of Medicine at Mount Sinai
New York, NY, USA

Asher Kornbluth MD
Clinical Professor of Medicine
Dr. Henry D. Janowitz Division of
Gastroenterology
Icahn School of Medicine at Mount Sinai
New York, NY, USA

Mark A. Korsten MD
Professor of Medicine
Icahn School of Medicine at Mount Sinai
New York, NY, USA;
Chief of Gastroenterology
James J. Peters VA Medical Center
Bronx, NY, USA

Colaboradores **xi**

Peter E. Legnani MD
Clinical Instructor of Medicine
Dr. Henry D. Janowitz Division of Gastroenterology
Icahn School of Medicine at Mount Sinai
New York, NY, USA

Blair S. Lewis MD
Clinical Professor of Medicine
Dr. Henry D. Janowitz Division of Gastroenterology
Icahn School of Medicine at Mount Sinai
New York, NY, USA

Jeffrey R. Lewis MD
Clinical Instructor of Medicine
Division of Digestive Diseases
David Geffen School of Medicine at UCLA
Los Angeles, CA, USA;
Former Fellow in Gastroenterology
Icahn School of Medicine at Mount Sinai
New York, NY, USA

Aimee L. Lucas MD MS
Assistant Professor of Medicine
Dr. Henry D. Janowitz Division of Gastroenterology
Icahn School of Medicine at Mount Sinai
New York, NY, USA

Laura Manning RD CDN
Clinical Nutrition Coordinator
Dr. Henry D. Janowitz Division of Gastroenterology
Icahn School of Medicine at Mount Sinai
New York, NY, USA

James F. Marion MD AGAF
Associate Clinical Professor of Medicine
Dr. Henry D. Janowitz Division of Gastroenterology
Icahn School of Medicine at Mount Sinai
New York, NY, USA

Elana A. Maser MD FRCPC
Assistant Professor of Medicine
Dr. Henry D. Janowitz Division of Gastroenterology
Icahn School of Medicine at Mount Sinai
New York, NY, USA

Saurabh Mehandru MD
Assistant Professor of Medicine
Dr. Henry D. Janowitz Division of Gastroenterology
The Immunology Institute
Icahn School of Medicine at Mount Sinai
New York, NY, USA

Ron Palmon MD
Clinical Instructor of Medicine
Dr. Henry D. Janowitz Division of Gastroenterology
Icahn School of Medicine at Mount Sinai
New York, NY, USA

Kalpesh K. Patel MD
Assistant Professor of Medicine
Baylor College of Medicine Medical Center
Houston, TX, USA

Jonathan Z. Potack MD
Assistant Professor of Medicine
Dr. Henry D. Janowitz Division of Gastroenterology
Icahn School of Medicine at Mount Sinai
New York, NY, USA

Daniel H. Present MD
Clinical Professor of Medicine
Dr. Henry D. Janowitz Division of Gastroenterology
Icahn School of Medicine at Mount Sinai
New York, NY, USA

Jose Romeu MD
Assistant Clinical Professor of Medicine
Dr. Henry D. Janowitz Division of Gastroenterology
Icahn School of Medicine at Mount Sinai
Attending Physician
Mount Sinai Hospital
New York, NY, USA

Peter H. Rubin MD
Associate Clinical Professor of Medicine
Dr. Henry D. Janowitz Division of Gastroenterology
Icahn School of Medicine at Mount Sinai
New York, NY, USA

David B. Sachar MD FACP MACG AGAF
Clinical Professor of Medicine
Master Educator, Institute for Medical Education
Director Emeritus of the Dr. Henry D. Janowitz Division of Gastroenterology
Icahn School of Medicine at Mount Sinai
New York, NY, USA

Gina R. Sam MD
Director, Mount Sinai Gastrointestinal Motility Center
Assistant Professor of Medicine
Dr. Henry D. Janowitz Division of Gastroenterology
Icahn School of Medicine at Mount Sinai
New York, NY, USA

Jenny Sauk MD
Instructor in Medicine
Harvard Medical School
Massachusetts General Hospital
Boston, MA, USA

Lauren K. Schwartz MD
Assistant Professor of Medicine
Dr. Henry D. Janowitz Division of Gastroenterology
Icahn School of Medicine at Mount Sinai
New York, NY, USA

Brijen J. Shah MD
Assistant Professor of Medicine
Dr. Henry D. Janowitz Division of Gastroenterology
Icahn School of Medicine at Mount Sinai
New York, NY, USA

Adam F. Steinlauf MD
New York Presbyterian Hospital Weill Cornell Medical Center
New York, NY, USA

Christina A. Tennyson MD
Associate Physician
Mount Sinai Doctors Brooklyn Heights
Dr. Henry D. Janowitz Division of Gastroenterology
Brooklyn, NY, USA

Joana Torres MD
Gastroenterologist
Surgical Department
Gastroenterology Division
Hospital Beatriz Ângelo
Loures, Portugal

Thomas A. Ullman MD
Chief Medical Officer
Mount Sinai Doctors Faculty Practice
Associate Professor of Medicine
Dr. Henry D. Janowitz Division of Gastroenterology
Icahn School of Medicine at Mount Sinai
New York, NY, USA

Richard R.P. Warner MD
Professor of Medicine
Director, Center for Carcinoid and Neuroendocrine Tumors
Dr. Henry D. Janowitz Division of Gastroenterology
Icahn School of Medicine at Mount Sinai
New York, NY, USA

Jerome D. Waye MD
Director, Endoscopic Education
Mount Sinai Hospital
Clinical Professor of Medicine
Dr. Henry D. Janowitz Division of Gastroenterology
Icahn School of Medicine at Mount Sinai
New York, NY, USA

Anthony A. Weiss MD
Assistant Clinical Professor of Medicine
Dr. Henry D. Janowitz Division of Gastroenterology
Icahn School of Medicine at Mount Sinai
New York, NY, USA

Yuki Young MD
Assistant Professor of Medicine
Dr. Henry D. Janowitz Division of Gastroenterology
Icahn School of Medicine at Mount Sinai
New York, NY, USA

Sumário

Lista de abreviações, xvii

Pranchas em Cores, xxiii

Parte 1: Abordagem de Queixas Específicas

1 Abordagem da Disfagia, 3
Gina R. Sam

2 Abordagem de Náuseas e Vômitos, 13
Aimee L. Lucas

3 Abordagem da Dor Abdominal, 21
Jonathan Z. Potack

4 Abordagem da Diarreia, 31
Bruce E. Sands

5 Abordagem da Constipação, 45
Mark A. Korsten, Hanumantha R. Ancha e Miriam Kaminski

6 Abordagem da Incontinência Fecal, 56
Sita S. Chokhavatia

7 Abordagem da Hemorragia Gastrointestinal, 68
Blair S. Lewis e Christina A. Tennyson

8 Abordagem da Avaliação Nutricional, 78
Laura Manning e Lauren K. Schwartz

9 Abordagem da Paciente Grávida com Distúrbios GI, 87
Elana A. Maser

Parte 2: Doenças/Condições Específicas

10 Doença do Refluxo Gastroesofágico, 101
Lawrende B. Cohen

11 Esôfago de Barrett, 111
Sharmila Anandasabapathy

xiv Sumário

12 Esofagite Eosinofílica, 120
Brijen J. Shah

13 Distúrbios da Motilidade Esofágica, 131
Barry W. Jaffin

14 Distúrbios Esofágicos Relacionados com Medicamento, Trauma e Infecção, 143
Stuart I. Finkel

15 Manejo de Corpos Estranhos no Trato GI, 156
James George

16 Dispepsia Funcional, 160
Sita S. Chokhavatia

17 Doença Ulcerosa Péptica, 170
Neville D. Bamji e Ariel A. Benson

18 Tratamento e Erradicação de *Helicobacter pylori*, 180
Anthony A. Weiss

19 Gastroparesia, 193
Eric S. Goldstein

20 Complicações GI da Cirurgia de Obesidade, 203
Jonathan Z. Potack

21 Tumores do Intestino Anterior, 213
Michelle Kang Kim

22 Síndrome do Intestino Curto e Desnutrição, 222
Lauren K. Schwartz e Benjamin L. Cohen

23 Supercrescimento Bacteriano, 233
Peter H. Rubin

24 Doença Celíaca, 238
Ariel A. Benson e James Aisenberg

25 Enterite e Colite Infecciosa; Intoxicação Alimentar Bacteriana; Protozoários Intestinais e Infestações Helmínticas, 250
Jenny Sauk

26 Imunodeficiência e o Trato GI, 260
Saurabh Mehandru

27 Tumores Estromais GI, 270
Peter E. Legnani

28 Tumores Neuroendócrinos, 279
Richard R. P. Warner

29 Pancreatite (Aguda, Crônica, Autoimune), 292
Jeffrey R. Lewis e Yuki Young

30 Cistos e Tumores Pancreáticos, 304
Christopher J. DiMaio

31 Distúrbios do Trato Biliar, 323
Ron Palmon e Kalpesh K. Patel

32 Complicações GI do Transplante, 336
Vera Kandror Denmark

33 Lesões Vasculares do Trato GI, 347
Jose Romeu

34 Síndrome do Intestino Irritável, 358
Charles D. Gerson

35 Doença de Crohn, 366
Joana Torres e Jean Frédéric Colombel

36 Colite Ulcerativa, 379
Adam F. Steinlauf e Daniel H. Present

37 Complicações da Proctolectomia Restauradora com Anastomose da Bolsa Ileoanal, 390
Joel J. Bauer e Stephen R. Gorfine

38 Enterocolite por Radiação, 398
Prashant Kedia e Adam Steinlauf

39 *Clostridium difficile*, 411
Gerald Friedman

40 Doença Isquêmica dos Intestinos Delgado e Grosso, 422
Ari Grinspan e Asher Kornbluth

41 Doenças Diverticulares do Cólon, 435
David B. Sachar

42 Adenocarcinoma do Intestino Grosso e Síndromes do Câncer de Cólon Hereditário, 443
Steven H. Itzkowitz

43 Polipectomia Colonoscópica, 455
Jerome D. Waye

44 Vigilância de Displasia em Doença Intestinal Inflamatória, 467
Thomas A. Ullman

45 Doenças do Ânus e do Reto, 477
Alexander J. Greenstein and Sergey Khaitov

46 Complicações da Endoscopia GI, 487
James F. Marion

Índice Remissivo, 499

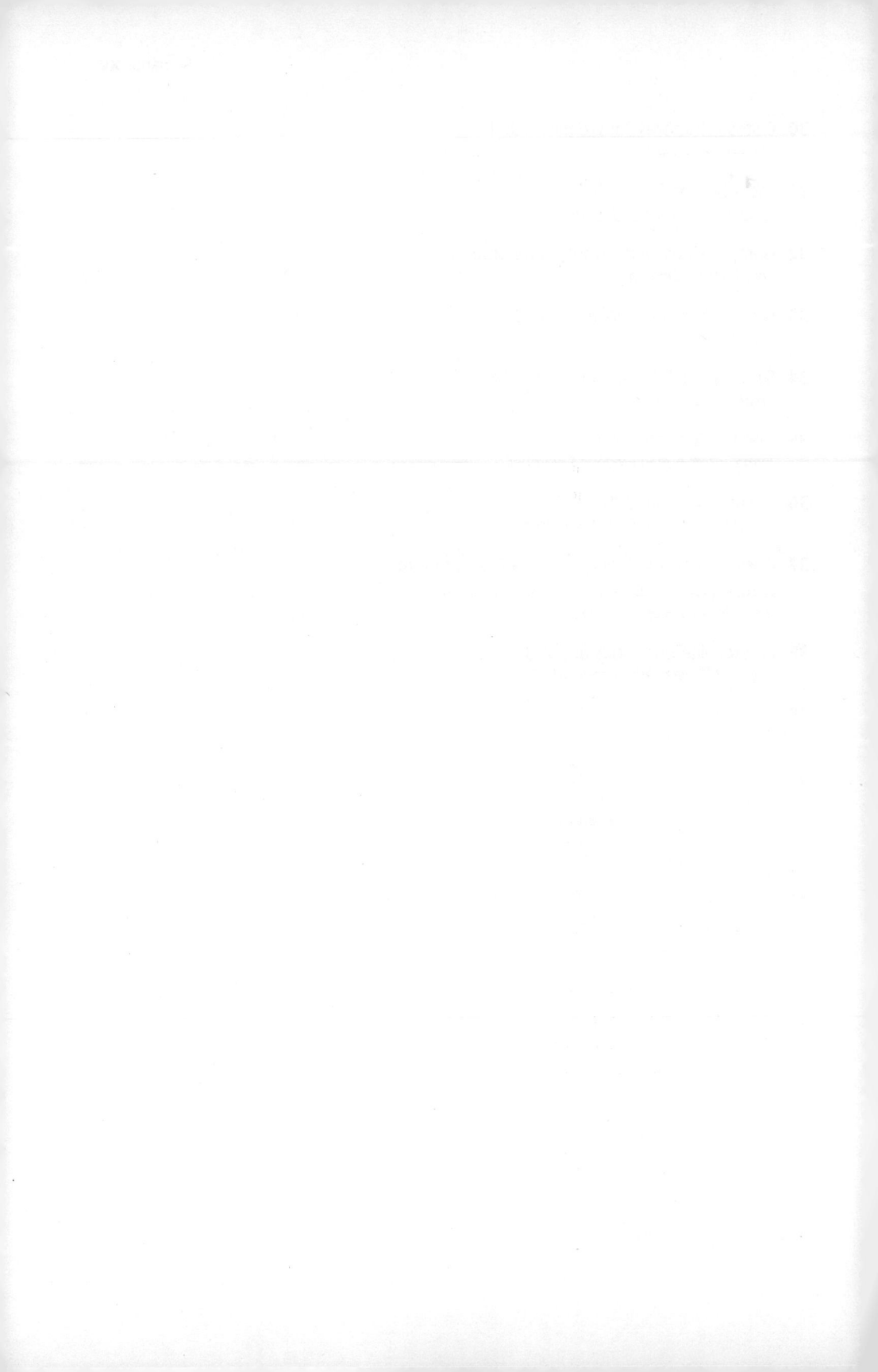

Lista de Abreviações

5-ASA	5-aminossalicilato
5HIAA	Ácido 5-hidroxi-indolacético
5-HT$_3$	Antagonistas dos receptores
AC	Adenocarcinoma
ACG	*American College of Gastroenterology*
ACS	Síndrome coronariana aguda
ACTH	Hormônio adrenocorticotrófico
AGA	*American Gastroenterological Association*
AGB	Banda gástrica ajustável
AID	Citidina desaminase induzida por ativação
AIN	Neoplasia intraepitelial anal
AIP	Pancreatite autoimune
AMI	Isquemia mesentérica aguda
ARE	Enterite de radiação aguda
ARP	Proctite de radiação aguda
ASA	Aminossalicilato
ASGE	*American Society for Gastrointestinal Endoscopy*
AUC	Área embaixo da curva
AVM	Malformação arteriovenosa
BD-IPMN	Neoplasma mucinoso papilar intraductal em ducto ramo
BIA	Análise de impedância bioelétrica
BMI	Índice de massa corporal
BMP	Painel metabólico básico
BPD-DS	Desvio biliopancreático com troca duodenal
BSS	Subsalicilato de bismuto
BUN	Nitrogênio de ureia sanguíneo
CA	Carboidrato-antígeno
CaG	Antígeno associado à citotoxina
CBC	Hemograma completo
CD	Doença de Crohn
CDI	Infecção por *Clostridium difficile*
CEA	Antígeno carcinoembrionário
CFU	Unidade formadora de colônia
CI	Isquemia do cólon
CIMP	Fenótipo metilador de ilha CpG

CIN	Instabilidade cromossômica
CMV	Citomegalovírus
CNS	Sistema nervoso central
COX	Ciclo-oxigenase
CRC	Câncer colorretal
CRF	Enterocolite de radiação crônica
CREST	Calcinose, síndrome de Raynaud, comprometimento esofágico, Esclerodactilia, Telangiectasia
C-RP	Proteína C-reativa
CRP	Proctite de radição crônica
CT	Tomografia computadorizada
CTA	Angiografia por tomografia computadorizada
CVA	Acidente vascular cerebral
CVID	Imunodeficiência variável comum
DALM	Lesão ou massa associada à displasia
DES	Espasmo esofágico difuso
DEXA	Absorciometria de raios X de dupla energia
DL	Lesão de Dieulafoy
EAC	Adenocarcinoma do esôfago
EBV	Vírus de Epstein–Barr
EE	Esofagite eosinofílica
EFA	Ácido graxo essencial
EGD	Esofagogastroduodenoscopia
EIH	Hematoma intramural esofágico
EKG	Eletrocardiograma/eletrocardiografia
EMG	Eletromiografia
EMR	Ressecção endoscópica da mucosa
EN	Nutrição enteral
ENS	Sistema nervoso entérico
EPS	Síndrome dolorosa epigástrica
ER	Sala de emergência
ERCP	Colangiopancreatografia retrógrada endoscópica
ESR	Velocidade de eritrossedimentação
ETEC	*Escherichia coli* enterotoxigênica
EUS	Ultrassom endoscópico
FACS	Separação celular ativada por fluorescência
FAP	Polipose adenomatosa familial
FD	Dispepsia funcional
FDA	*Food and Drug Administration*
FDG	Fluorodesoxiglicose
FEES	Exame endoscópico fibroscópico da deglutição
FNA	Aspiração com agulha fina
FOBT	Teste de sangue oculto fecal
GAVE	Ectasia vascular antral gástrica
GERD	Doença de refluxo gastroesofágico
GF	Sem glúten
GGTP	Gama-glutamil transpeptidase

GI	Gastrointestinal
GIST	Tumor estromal gastrointestinal
GLP	Peptídeo semelhante a glucagon
GVHD	Doença enxerto *versus* hospedeiro
H2	Histamina-2
HBV	Vírus hepatite B
HCG	Gonadotropina coriônica humana
HCT	Transplante de células hematopoiéticas
HCV	Vírus da hepatite C
HG	Hiperêmese gravídica
HGD	Displasia de alto grau
HHT	Telangiectasia hemorrágica hereditária
HLA	Antígeno leucocitário humano
HNPCC	Câncer do cólon não polipose hereditário
hpf	Campo de alto aumento
HPV	Papilomavírus humano
HREM	Manometria esofágica de alta resolução
HRM	Manometria de alta resolução
HSV	Vírus do *herpes simplex*
IBD	Doença intestinal irritável/inflamatória
IBS	Síndrome de intestino irritável
ICC	Células intersticiais de Cajal
IDF	Indefinido quanto à displasia
IEE	Eosinófilo intraepitelial
IEM	Motilidade esofágica inefetiva
Ig	Imunoglobulina
IGF	Fator de crescimento semelhante a insulina
IL	Interleucina
IM	Intramuscular
IMA	Artéria mesentérica inferior
IMRT	Terapia regulada modulada em intensidade
IND	Indefinido quanto à displasia
INR	Razão normalizada internacional
IPAA	Anastomose da bolsa ileoanal em J
IPMN	Neoplasia mucinosa papilar intraductal
IPPW	Ondas de pressão pilórica isolada
IPSID	Doença imunoproliferativa do intestino delgado
IV	Intravenosa
LES	Esfíncter esofágico inferior
LFT	Teste de função hepática
LGD	Displasia de baixo grau
LGIB	Sangramento gastrointestinal inferior
LPR	Refluxo laringofaríngeo
MAC	Circunferência do meio do braço
MALT	Tecido linfoide associado à mucosa
MAMC	Circunferência do músculo do meio do braço
MAO	Monoamina oxidase

MCN	Neoplasia cística mucinosa
MD-IPMN	Neoplasma mucinoso papilar intraductal em ducto pancreático principal
MIBG	Metaiodobenzilguanidina
MII	Impedância intraluminal multicanal
MMR	Reparo de Mismatch
MR	Ressonância magnética
MRCP	Colangiopancreatografia por ressonância magnética
MRI	Imagem de ressonância magética
MSI	Instabilidade de microssatélite
MSM	Homens que fazem sexo com homens
MVT	Trombose venosa mesentérica
lNET	Tumor neuroendócrino
NG	Nasogástrico
NIH	*National Institutes of Health*
NK1	Neurocinina-1
nNOS	Óxido nítrico sintase neuronal
NNT	Número necessário a tratar
NPO	Nada por via oral
NSAID	Droga anti-inflamatória não esteroide
PAS	Ácido periódico–Schiff
PCL	Lesão cística pancreática
PCR	Reação de cadeia de polimerase
PDAC	Adenocarcinoma ductal pancreático
PDGFRA	Receptor α do fator de crescimento derivado das plaquetas
PDS	Síndrome de angústia de pósitron
PE	Embolia pulmonar
PEG	Gastrostomia endoscópica percutânea
PEM	Desnutrição energético-proteica
PET	Tomografia de emissão de pósitron
PHG	Gastropatia hipertensiva portal
PN	Nutrição parenteral
PO	Via oral
PPI	Inibidor da bomba de prótons
PPN	Nutrição parenteral periférica
PSC	Colangite esclerosante primária
PTLD	Doença linfoproliferativa pós-transplante
PUD	Doença ulcerosa péptica
RAST	Teste de radioalergossorvente
RCT	Experiência controlada randomizada
RFA	Ablação por radiofrequência
RES	Sobrevida livre de recaída
RLQ	Quadrante inferior direito
RPC	Proctocolectomia restauradora
RR	Frequência relativa
RT	Telangiectasia de radiação
RT	Radioterapia
RUQ	Quadrante superior direito

RYGB	Desvio gástrico de y-em-Roux
SBS	Síndrome de intestino curto
SCA	Cistadenoma seroso
SCAD	Colite segmentar associada a divertículos
SCC	Carcinoma de células escamosas
SCCA	Câncer de células escamosas da margem anal e canal anal
SEER	Vigilância, Epidemiologia e Resultados Finais
SG	Gastrectomia vertical (*sleeve* gástrico)
SIBO	Excessivo crescimento bacteriano no intestino delgado
SLE	Lúpus eritematoso sistêmico
SMA	Artéria mesentérica superior
SMV	Veia mesentérica superior
SOT	Transplante de órgão sólido
SPPT	Tumor pseudopapilar sólido
SSRI	Inibidor seletivo da receptação de serotonina
SSRS	Cintigrafia de receptor à somatostatina
T3	Tri-iodotironina
T4	Tireoxina
TACI	Ativador e modulador de cálcio transmembrânico e interatuador ligante de ciclofilina
TLESR	Relaxamento transitório do esfíncter esofágico inferior
TNF	Fator de necrose tumoral
TPMT	Tiopurina metiltransferase
TPN	Nutrição parenteral total
TSF	Espessura da prega de pele tricipital
TSH	Hormônio tireoestimulador
TTG	Transglutaminase tecidual
UBT	Teste de exalação de urease
UC	Colite ulcerativa
UDCA	Ácido ursodesoxicólico
UES	Esfíncter esofágico superior
UGIB	Sangramento gastrointestinal superior
ULN	Limite superior do normal
VacA	Citotoxina vacuolizadora
VEGF	Fator de crescimento endotelial vascular
VIP	Peptídeo intestinal vasoativo
VZV	Vírus varicela-zóster
WBC	Leucocitograma
XLA	Agamaglobulinemia ligada ao X

Pranchas em Cores

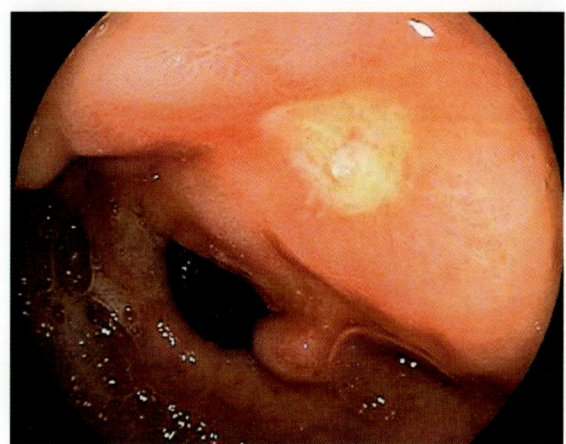
Figura 7.1 Úlcera gástrica com vaso visível translúcido.

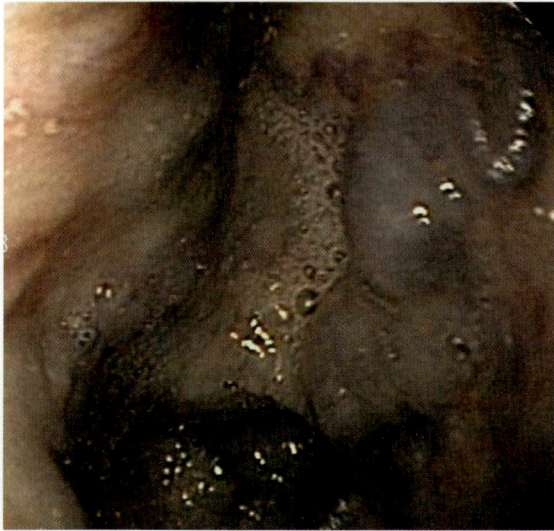
Figura 7.2 Varizes esofágicas.

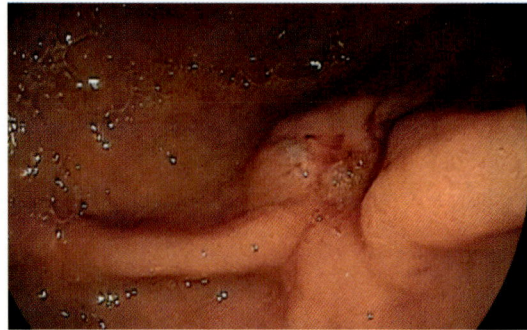

Figura 7.3 Úlcera gástrica.

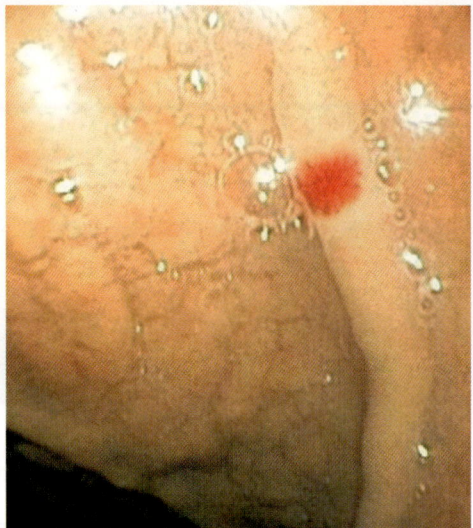

Figura 7.4 Angioectasia.

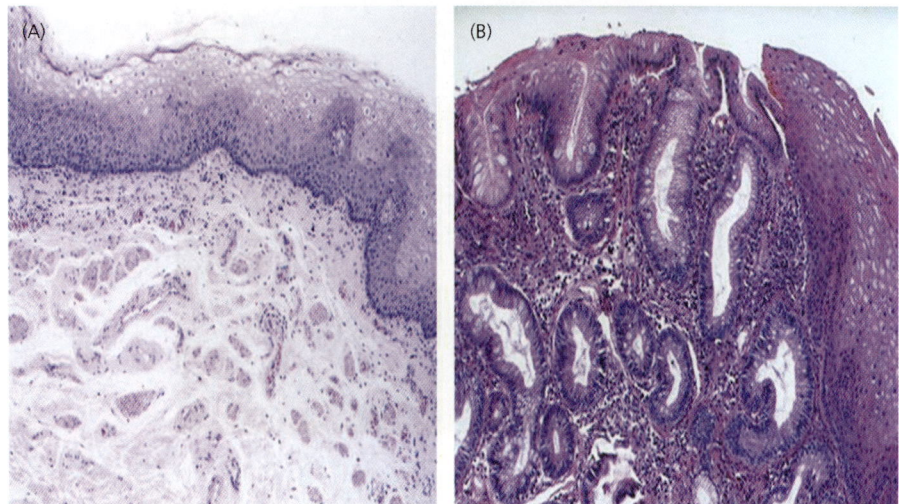

Figura 11.1 Imagens histopatológicas de (**A**) epitélio escamoso normal e (**B**) metaplasia intestinal de Barrett.

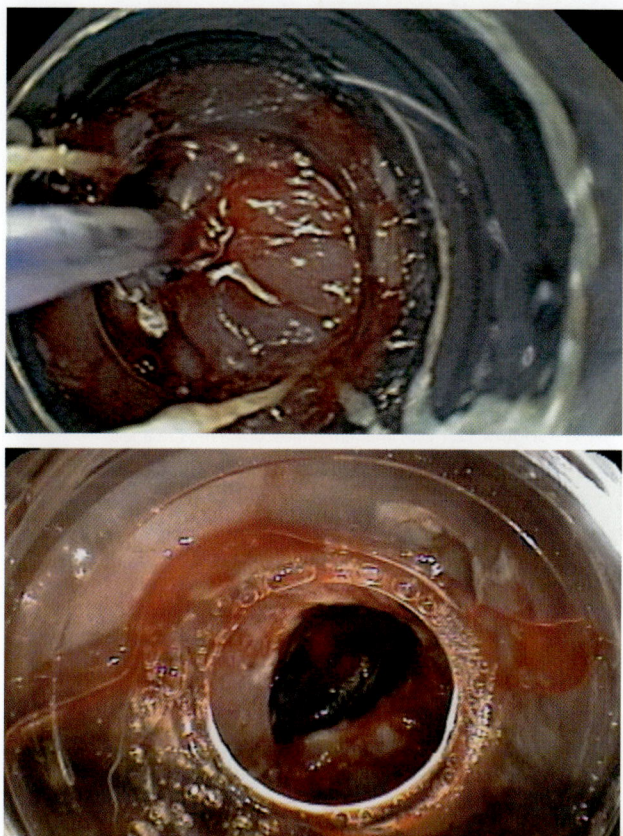

Figura 11.2 Ressecção endoscópica da mucosa (EMR).

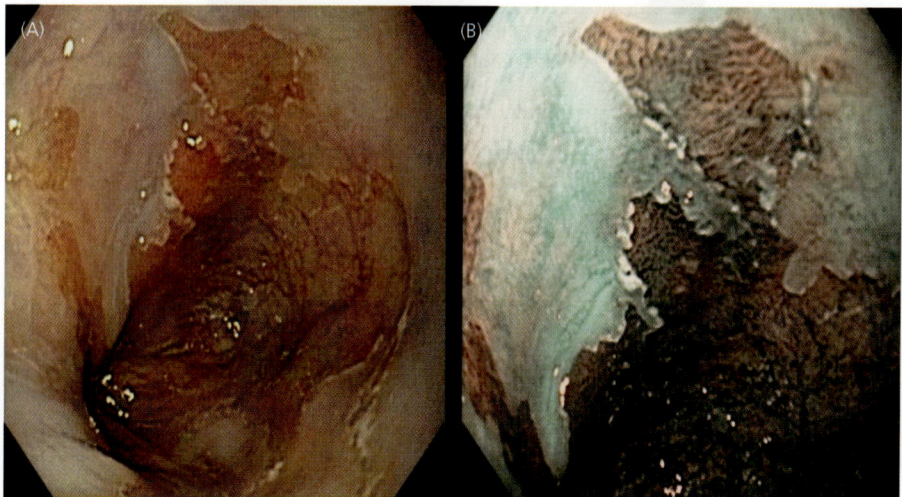

Figura 11.3 Imagem de banda estreita: (**A**) padrão; (**B**) imagem de banda estreita.

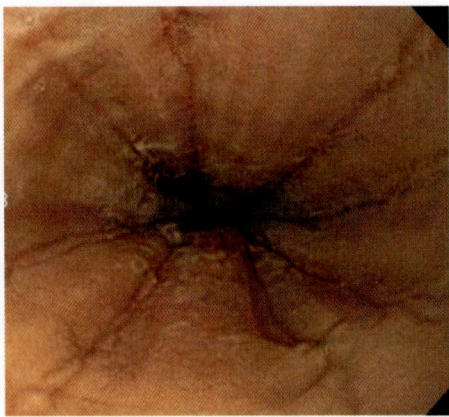

Figura 12.1 Esta imagem endoscópica mostra anéis no esôfago médio e distal (traquealização).
Fonte: Foto cortesia da Dra. Mirna Chehade.

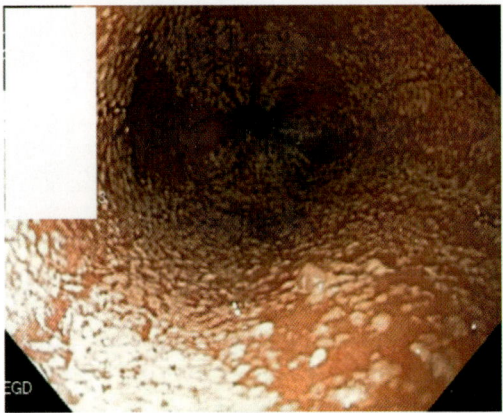

Figura 12.2 Esta imagem endoscópica mostra inúmeras placas brancas pequenas no corpo do esôfago.
Fonte: Foto cortesia da Dra. Mirna Chehade.

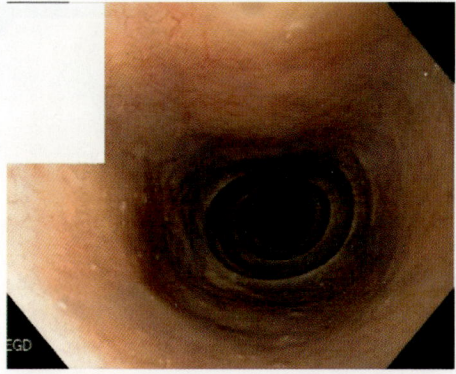

Figura 12.3 Esta imagem endoscópica mostra inúmeros sulcos lineares no corpo esofágico.
Fonte: Foto cortesia da Dra. Mirna Chehade.

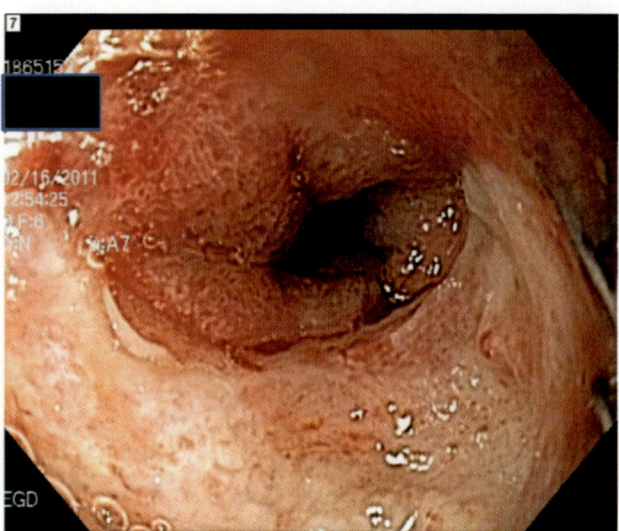

Figura 20.1 Úlcera marginal em derivação gástrica.
Fonte: Jonathan Potack, MD.

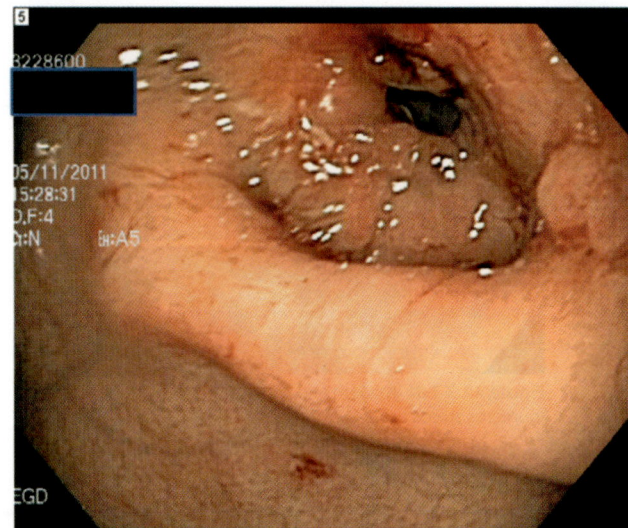

Figura 20.2 Estenose estomal em derivação gástrica.
Fonte: Jonathan Potack, MD.

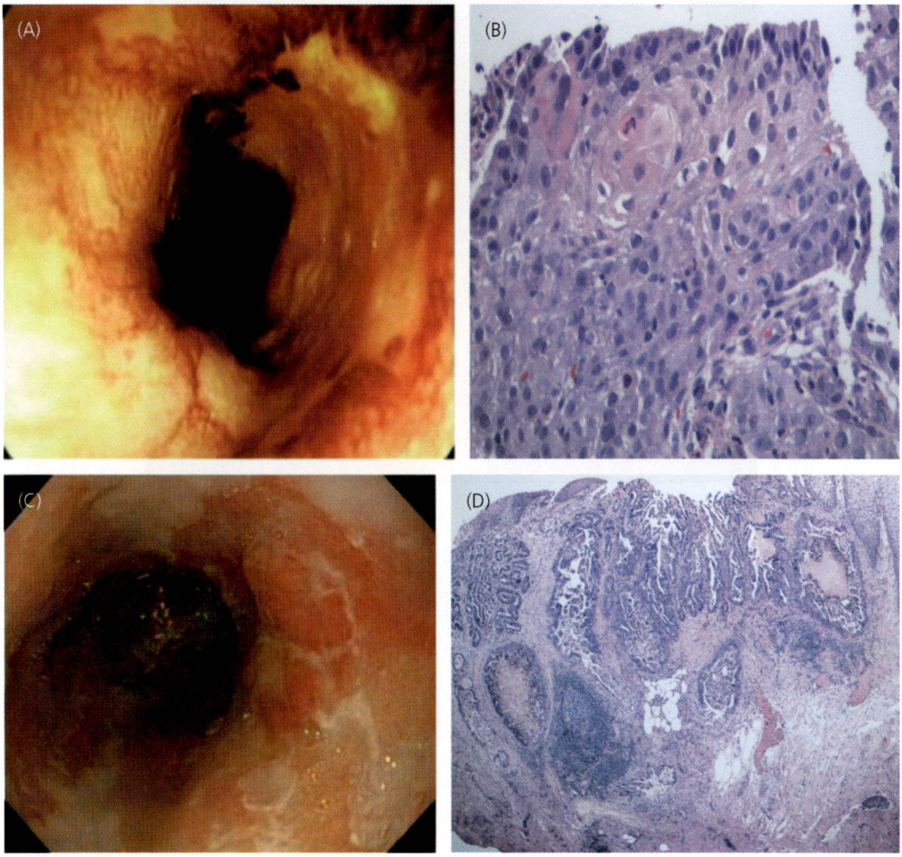

Figura 21.1 (**A**) Carcinoma esofágico escamocelular na endoscopia digestiva superior. (**B**) Aparência patológica de carcinoma escamocelular. (**C**) Adenocarcinoma esofágico no esôfago de Barrett na endoscopia digestiva alta. (**D**) Patologia correspondente. Fonte: Cortesia de Sharmila Anandasabapathy, MD.

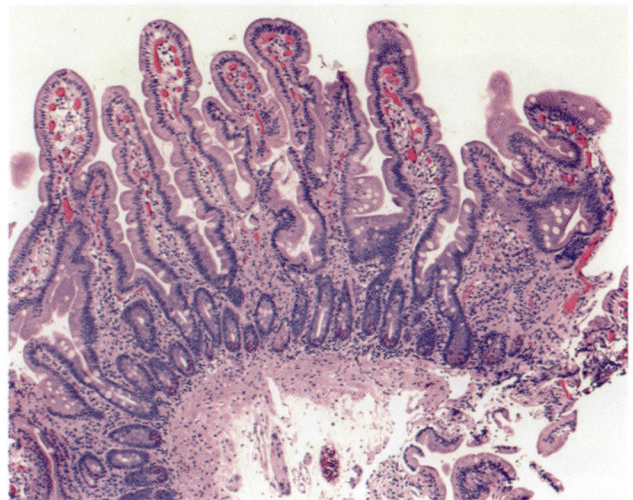

Figura 24.1 Biópsia: duodeno normal. Fonte: Reproduzida com permissão dos Drs. Gerald Bailey e Susan Kornacki.

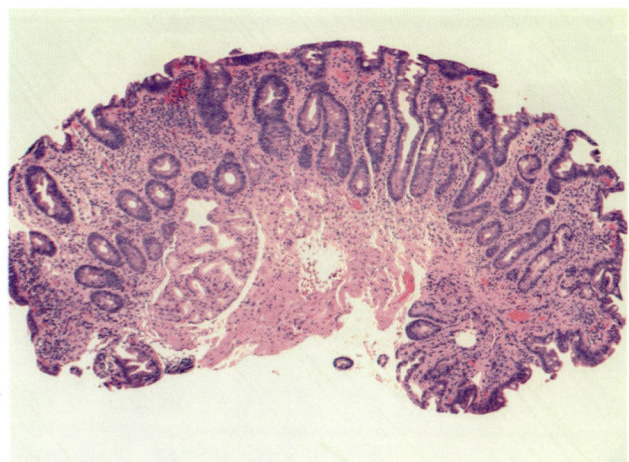

Figura 24.2 Biópsia: fotomicrografia de baixa potência mostrando duodeno com grave atrofia vilosa compatível com doença celíaca. Fonte: Reproduzida com permissão dos Drs. Gerald Bailey e Susan Kornacki.

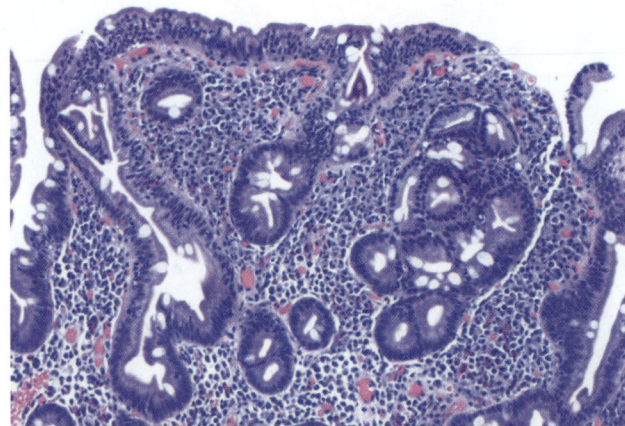

Figura 24.3 Biópsia: fotomicrografia de alta potência mostrando o duodeno com grave atrofia e vilosa linfocitose intraepitelial compatível com doença celíaca. Fonte: Reproduzida com permissão dos Drs. Gerald Bailey e Susan Kornacki.

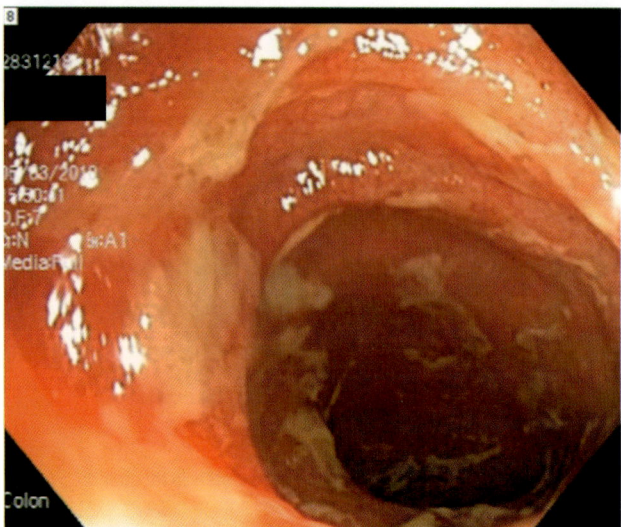

Figura 32.1 Paciente do sexo masculino, de 28 anos de idade, com doença do enxerto *versus* hospedeiro (GVHD) terminal grave do íleo, após 3 semanas de transplante alógeno de células-tronco. Ulceração difusa da mucosa é observada. Fonte: Cortesia de Johathan Potack, MD.

MOUNT SINAI EXPERT GUIDES

Gastroenterologia

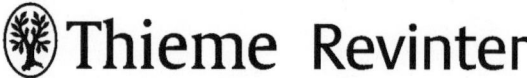

PARTE 1

Abordagem de Queixas Específicas

CAPÍTULO 1
Abordagem da Disfagia

Gina R. Sam
Mount Sinai Gastrointestinal Motility Center; Dr. Henry D. Janowitz Division of Gastroenterology, Icahn School of Medicine at Mount Sinai, New York, NY, USA

PONTOS PRINCIPAIS
- Dysphagia.
- Ocorre disfagia quando um paciente tem dificuldade na transferência do bolo sólido ou líquido da cavidade oral para o esôfago.
- Existem dois tipos de disfagia: disfagia orofaríngea e disfagia esofágica.
- Disfagia orofaríngea ocorre quando existe dificuldade para iniciar a deglutição.
- Disfagia esofágica ocorre quando a deglutição de um alimento ou de um líquido provoca uma sensação de "estar preso" na garganta ou peito.
- Dependendo da causa da disfagia, o tratamento é adaptado ao transtorno subjacente.

Seção 1: Histórico
Definição da doença
- Disfagia é definida como um problema ou retardo na transferência ou na preparação de sólidos ou líquidos da cavidade oral até o esôfago e a dificuldade na passagem do alimento do esôfago para o estômago.

Classificação da doença
- Disfagia orofaríngea ocorre quando o início da deglutição é prejudicado.
- Disfagia esofágica ocorre quando o alimento causa a sensação de estar "capturado" ou "parece preso" dentro do peito.

Incidência/prevalência
- A real prevalência de disfagia é desconhecida, porém estudos epidemiológicos estimam que a prevalência global de disfagia seja de 16–22% em indivíduos acima de 50 anos.
- Aproximadamente 60% dos ocupantes de lares de idosos têm dificuldades com a alimentação.
- Estima-se que os ocupantes de lares de idosos que apresentam disfagia orofaríngea e aspiração têm uma mortalidade em 12 meses de 45%.
- Estima-se que a disfagia afeta 16% das pessoas ao longo da vida com base em um questionário de 672 indivíduos escolhidos aleatoriamente.
- A prevalência global de disfagia em pacientes com mais de 65 anos foi estimada em 15%.

Impacto econômico
- A sobrecarga econômica global da disfagia não está clara. Precisam-se desenvolver estudos para avaliar a sobrecarga econômica nos contextos hospitalar e ambulatorial.

Etiologia
- Disfagia resulta dos dois mecanismos seguintes: (i) uma obstrução mecânica ou anormalidade estrutural ou (ii) um defeito neuromotor.

Patologia/patogênese
- A função de deglutição compreende uma sequência coordenada de eventos que movimenta o alimento ou líquido da boca para a hipofaringe e, então, para o esôfago. A deglutição pode ser dividida em três fases e, se algum destes eventos for interrompido, pode ocorrer disfagia.
- A primeira fase na deglutição é a fase oral em que o alimento entra na cavidade oral e é triturado pela mastigação para preparar o bolo. Esta fase é um processo voluntário.
- A segunda fase é a fase faríngea, em que a língua se eleva e movimenta o bolo até a faringe juntamente com o fechamento simultâneo da nasofaringe para impedir a regurgitação nasofaríngea. Uma onda peristáltica, então, empurra o bolo distalmente. Na orofaringe, o osso hioide eleva-se e move-se anteriormente, enquanto a laringe se eleva e avança, inclina-se posteriormente e isto permite a entrada do bolo. A epiglote, então, move-se para baixo da língua, que se justapõe na abertura da laringe para impedir a aspiração do alimento.
- A terceira fase da deglutição é a fase esofágica, em que a faringe se contrai, e o esfíncter esofágico superior (UES) relaxa, permitindo que o bolo entre no esôfago.
- A deglutição causa peristalse primária por meio dos nervos vagos eferentes que se originam na medula. Durante a peristalse primária, contrações coordenadas do esôfago proximal viajam até o esôfago distal e depois resultam na relaxação do esfíncter esofágico inferior (LES). Uma contração peristáltica primária viaja até o esôfago a uma velocidade de 2–4 cm/segundo e chega ao LES em cerca de 9 segundos após a iniciação da deglutição. Contração peristáltica secundária é um reflexo local que tenta movimentar qualquer bolo restante no esôfago depois de concluída a contração primária.
- Disfagia orofaríngea ou esofágica pode ser gerada pela obstrução mecânica e/ou anormalidade estrutural ou por um defeito neuromotor.

Causas de disfagia orofaríngea	
Estrutural	Dentição fraca
	Xerostomia
Intraluminal	Divertículo de Zenker
	Teia cervical
	Câncer orofaríngeo
	Estenose da orofaringe pós-radiação
Extraluminal	Tiromegalia
	Osteófitos cervicais
	Linfadenopatia

Neuromuscular	**Sistema nervoso central** Acidente vascular cerebral Doença de Parkinson Esclerose múltipla Esclerose amiotrófica lateral Tumores do tronco cerebral Doença de Wilson
Neuromuscular	**Sistema nervoso periférico** Poliomielite bulbar Neuropatias periféricas (difteria, botulismo, raiva, diabetes melito)
Neuromuscular	**Placa motora terminal** Miastenia grave
Neuromuscular	**Músculo** Distrofias musculares Poliomiosite Dermatomiosite Amiloidose Lúpus eritematoso sistêmico Miopatia metabólica (tirotoxicose, mixedema, miopatia esteroide)

Causas de disfagia esofágica		
Estrutural	Intraluminal	Estenose Anel de Schatzki Tumor esofágico Hérnia de hiato Esofagite eosinofílica
	Extraluminal	**Anormalidades vasculares** Vasos aberrantes Disfagia aórtica Disfagia lusória **Tumores mediastinais** Linfoma Câncer de pulmão **Alterações pós-cirúrgicas** Pós-fundoplicação Colocação de banda pós-laparoscópica **Cisto de duplicação**
Transtornos da motilidade		**Primário** Acalasia Espasmo esofágico difuso — Esôfago hipercontrátil: LES hipertensivo ou motilidade esofágica ineficaz — Esôfago em quebra-nozes **Secundário** Pseudoacalasia decorrente de um tumor Sarcoidose Amiloidose Esofagite eosinofílica Diabetes melito Esclerodermia

Fatores preditivos/de risco
- Acidente vascular cerebral.
- Esclerodermia.
- Refluxo esofágico.
- Doença de Parkinson.
- Diabetes.

Seção 2: Prevenção

> **PONTOS PRINCIPAIS/PÉROLAS CLÍNICAS**
> - Nenhuma intervenção demonstrou prevenir o desenvolvimento da doença.

Rastreamento
- Médicos de cuidados primários podem investigar sobre disfagia na coleta rotineira da história, particularmente na população de idosos.

Prevenções primária e secundária
- Dependendo da causa da disfagia, as prevenções primária e secundária são direcionadas para a identificação da disfagia no início da doença para prevenir complicações de pneumonia aspirativa, piora de um estreitamento esofágico por causa do refluxo contínuo ou o desenvolvimento de câncer esofágico invasivo, se a causa for um tumor.

Seção 3: Diagnóstico

> **PONTOS PRINCIPAIS**
> - O primeiro passo no diagnóstico da causa de disfagia é obter uma história detalhada.
> - As perguntas principais incluem as seguintes:
>   - Existe disfagia para sólidos, líquidos ou ambos?
>   - Qual é a localização da disfagia?
>   - Qual é a duração dos sintomas e eles são progressivos ou intermitentes?
>   - A disfagia está associada a outros sintomas, como perda de peso ou alterações no apetite?
>   - Que outras condições médicas ou cirurgias o paciente tem?
> - Deve ser realizado um exame físico completo, incluindo o exame minucioso da cabeça, pescoço, linfonodos e tireoide e um extenso exame neurológico.
> - Várias técnicas de imagem estão disponíveis, incluindo esofagograma com bário e videofluoroscopia.
> - Um teste de manometria esofágica pode ser realizado para medir as alterações de pressão e procurar algum transtorno de motilidade. Pode-se realizar uma endoscopia para procurar anormalidades estruturais.

Apresentação típica
- Um paciente com disfagia orofaríngea usualmente apresenta dificuldade em fazer a comida passar da boca para o esôfago. O paciente pode descrever tosse, regurgitação nasal, choque e halitose. Além disso, podem ser descritas disartria, diplopia ou fraqueza nas extremidades, se forem resultantes de uma causa neurológica.
- Um paciente com disfagia esofágica frequentemente vai apresentar a queixa de alguma coisa presa no peito e frequentemente uma necessidade de beber líquidos para

fazer a comida descer. Um paciente também pode reportar indução de vômito para expelir o alimento. Frequentemente, os pacientes já tentaram restringir a dieta essencialmente a alimentos moles ou líquidos.

Diagnóstico clínico
História
- A história é muito importante e deve incluir perguntas sobre disfagia para sólidos, líquidos ou ambos, a localização da disfagia, quando a disfagia começou e se ela é progressiva ou intermitente. Também devem ser obtidas informações sobre outras condições médicas que o paciente possa ter, como perda de peso, história de cirurgia antirrefluxo, radiação e doenças imunossupressoras. Caso o paciente descreva odinofagia (dor ao engolir) e disfagia, deve-se obter uma lista das medicações.
- A localização da disfagia nem sempre é confiável. Se o paciente descreve que o bolo fica pendurado na área cervical ou na área mediana do peito, a causa geralmente não está naquela localização. Por outro lado, se o paciente descreve que a disfagia se encontra principalmente na parte inferior do peito ou região subxifoide, 80% das vezes ela é precisa, e o problema encontra-se no esôfago distal.
- Se existe apenas disfagia para sólidos, é mais provável que isto resulte de uma obstrução mecânica. Disfagia para sólidos e líquidos sugere um transtorno da motilidade, como acalasia ou espasmo esofágico difuso. Se houver primeiramente disfagia para sólidos e depois líquidos, isto pode ser causado por uma obstrução, como estreitamento péptico ou um tumor esofágico em crescimento. Se houver disfagia intermitente, particularmente com certos alimentos, isto é sugestivo de uma estenose péptica ou de um anel de Schatzki.
- Os pacientes também podem ter outros sintomas além da disfagia, e estes podem ser resultantes de uma doença sistêmica subjacente, como polimiosite, dermatomiosite, miastenia grave, doença de Parkinson ou artrite reumatoide. Além disso, se houver história de um câncer de cabeça ou pescoço com radiação, é provável que uma estenose pós-radiação seja a causa da disfagia.
- A história dos medicamentos também é importante. Alguns medicamentos podem causar dano central ou periférico e prejudicar a função neural, muscular ou salivar e causar disfagia. Vários medicamentos que são centralmente ativos, como os antagonistas da dopamina, como a metoclopramida, são conhecidos causadores de sintomas extrapiramidais que podem levar à disfagia.

Exame físico
- O exame físico de um paciente com queixas de disfagia deve incluir um exame completo da cavidade oral, cabeça e pescoço, tireoide, linfonodos e do sistema neurológico. Outras doenças sistêmicas podem estar aparentes ao exame físico. Por exemplo, um paciente com dermatomiosite pode relatar disfagia, e no exame é encontrada erupção heliotrópica clássica (púrpura) nas pálpebras superiores.

Diagnóstico laboratorial
Lista dos testes diagnósticos
- Manometria esofágica: um teste muito importante para investigar disfagias orofaríngea e esofágica. Um cateter com eletrodos que mede a pressão no esôfago quando ocorre deglutição é inserido pelas narinas do paciente e a seguir para dentro do esôfago. Além disso, a manometria esofágica pode avaliar a contração faríngea e a pressão

do esfíncter esofágico superior durante a deglutição para determinar se ele relaxa apropriadamente.
- Impedância: a medida da impedância registra as alterações na resistência (em ohms) da corrente elétrica alternante que passa através dos pares de anéis de metal em um cateter. Se um bolo líquido passar através dos anéis de metal, ocorre um decréscimo na impedância por causa do aumento na condutividade. Por outro lado, com ar ocorre um aumento na impedância ou decréscimo na condutividade do esôfago. O monitoramento da impedância também é frequentemente combinado com o teste de pH para doença do refluxo gastroesofágico. Existem relatos de que pacientes que tinham acalasia ou esclerodermia frequentemente tinham liberação deficiente do bolo em comparação a pacientes com espasmo esofágico difuso ou transtornos da motilidade esofágica ineficiente, que tinham trânsito do bolo normal.
- Manometria esofágica de alta resolução (HREM): este avanço tecnológico permite a medida topográfica da peristalse. O cateter esofágico tem 32 eletrodos circunferenciais de pressão com espaço de 1 cm entre eles e possibilita o exame da pressão esofágica por todo o esôfago, ao mesmo tempo mantendo o cateter no mesmo lugar. HREM é frequentemente combinada com o teste de impedância.
- Endoscopia: geralmente realizada em pacientes com suspeita de ter uma causa estrutural ou na mucosa da disfagia. Em pacientes que relatam odinofagia, é realizada endoscopia para procurar ulcerações esofágicas ou esofagite induzida por comprimidos. Esofagite eosinofílica pode ser diagnosticada com biópsias feitas nos esôfagos proximal, médio e distal.
- Exame endoscópico com fibra óptica da deglutição (FEES): insere-se um pequeno endoscópio pelo nariz para visualizar a laringe e as estruturas faríngeas, quando o paciente deglute um bolo líquido e sólido.

Lista das técnicas de imagem
- Esofagograma com bário: um teste radiográfico em que o paciente recebe bário líquido ou um comprimido de bário e engole, quando se tiram radiografias. É útil na avaliação de pacientes com disfagia e pode detectar hérnias de hiato, estenoses, anéis e refluxo. Também pode fornecer uma impressão da motilidade esofágica desordenada.
- Videofluoroscopia: útil na avaliação de pacientes que relatam disfagia orofaríngea. O paciente deve engolir alimentos de diferentes consistências, como líquido ou suco de maçã, e a deglutição é gravada em vídeo. A videofluoroscopia permite a visualização de algum retardo na iniciação da deglutição, detecta aspiração e regurgitação nasofaríngea. Também detecta bário residual na faringe depois da deglutição. O paciente pode ser orientado por um fonoaudiólogo sobre as várias manobras ou posturas para melhorar a deglutição, usando as informações obtidas pela videofluoroscopia.

Armadilhas potenciais/erros comuns cometidos em relação ao diagnóstico da doença
- Uma das principais armadilhas no diagnóstico correto de disfagia é não conseguir distinguir entre disfagias orofaríngea e esofágica.

Algoritmo 1.1 Diagnóstico de disfagia

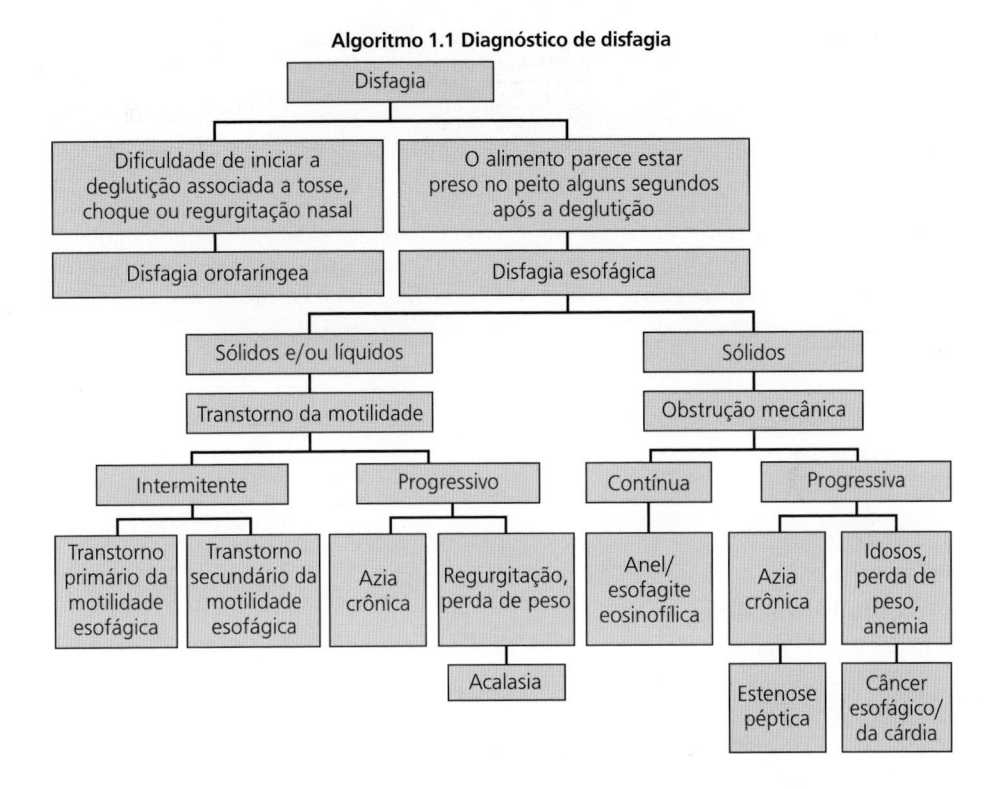

```
                            Disfagia
                   ┌───────────┴───────────┐
    Dificuldade de iniciar a      O alimento parece estar
    deglutição associada a tosse, preso no peito alguns segundos
    choque ou regurgitação nasal  após a deglutição
              │                            │
      Disfagia orofaríngea          Disfagia esofágica
                                   ┌────────┴────────┐
                          Sólidos e/ou líquidos    Sólidos
                          Transtorno da motilidade Obstrução mecânica
                          ┌────────┴──────┐     ┌──────┴──────┐
                    Intermitente    Progressivo Contínua   Progressiva
                    ┌────┴────┐     ┌────┴────┐    │     ┌────┴────┐
          Transtorno  Transtorno   Azia  Regurgitação, Anel/  Azia  Idosos,
          primário da secundário da crônica perda de peso esofagite crônica perda de
          motilidade  motilidade                       eosinofílica        peso,
          esofágica   esofágica                                            anemia
                                          │                │         │
                                       Acalasia        Estenose   Câncer
                                                       péptica    esofágico/
                                                                  da cárdia
```

Seção 4: Tratamento
Justificativa do tratamento
- O manejo da disfagia depende principalmente se a disfagia é orofaríngea ou esofágica.
- Em pacientes que têm disfagia orofaríngea, realizar uma videofluoroscopia ajudará a avaliar o risco de aspiração. Se for observada disfagia orofaríngea, poderão ser ensinadas ao paciente várias técnicas de postura para evitar a aspiração. Se um paciente tiver uma estenose benigna ou uma teia, uma dilatação esofágica poderá ser realizada com segurança e bons resultados em até 75% dos casos. Se um paciente tiver uma disfunção do UES ou barra cricofaríngea, uma dilatação poderá ser útil, além de uma miotomia cricofaríngea. Se o paciente tiver um divertículo de Zenker, poderá ser realizada uma miotomia cricofaríngea com uma diverticulectomia e/ou miotomia endoscópica. As opções de tratamento para um osteófito cervical são limitadas.
- Se a disfagia orofaríngea for decorrente de uma causa neuromuscular, o tratamento poderá ser direcionado para a causa específica da disfunção e o grau de comprometimento. Em muitos casos, uma terapia voltada para a deglutição com modificações na dieta e alteração na postura ao deglutir pode melhorar os sintomas e o estado nutricional do paciente. Se um paciente tiver um alto risco de aspiração, poderá ser necessária a colocação por via endoscópica de sondas de alimentação, incluindo gastrostomia endoscópica percutânea ou sondas nasogástricas.
- Existem várias opções de tratamento disponíveis para disfagia esofágica, dependendo da causa.

Doença	Opções de tratamento: médicas	Opções de tratamento: invasivas
Espasmo esofágico difuso	Nitratos Bloqueadores dos canais de cálcio	Dilatação esofágica Miotomia
Acalasia	Dieta pastosa Bloqueadores dos canais de cálcio Anticolinérgicos	Dilatação pneumática Injeção de toxina botulínica no LES Miotomia endoscópica peroral Miotomia de Heller
Estenose péptica	Supressão ácida com inibidores da bomba de prótons ou bloqueadores H2	Dilatação esofágica *Stent* esofágico
Anel de Schatzki		Dilatação esofágica
Esclerodermia	Supressão ácida com inibidores da bomba de prótons ou bloqueadores H2	Nenhum
Esofagite decorrente da infecção (*Candida*/vírus do herpes simples)	Medicamentos antifúngicos ou antivirais Nistatina ou aciclovir	Nenhum
Divertículo de Zenker	Dieta pastosa	Miotomia do cricofaríngeo

Quando hospitalizar
- Pacientes que apresentam fraco estado nutricional por causa de sua disfagia devem ser hospitalizados.

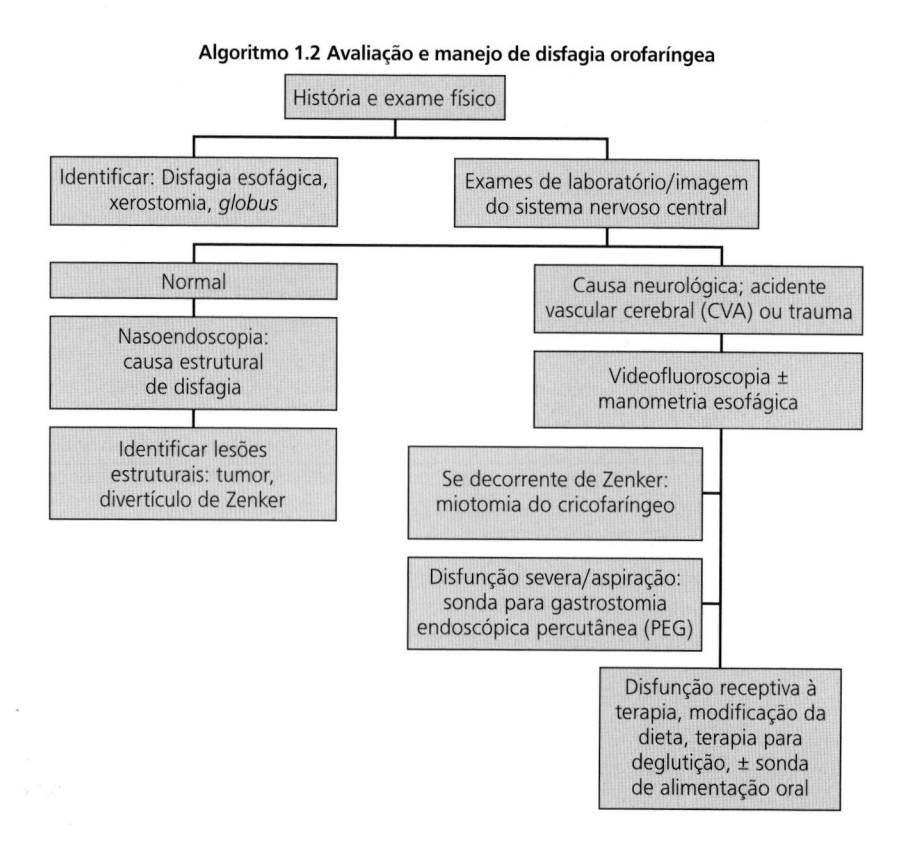

Algoritmo 1.2 Avaliação e manejo de disfagia orofaríngea

História e exame físico
→ Identificar: Disfagia esofágica, xerostomia, *globus*
→ Exames de laboratório/imagem do sistema nervoso central

- Normal → Nasoendoscopia: causa estrutural de disfagia → Identificar lesões estruturais: tumor, divertículo de Zenker
- Causa neurológica; acidente vascular cerebral (CVA) ou trauma → Videofluoroscopia ± manometria esofágica
  - Se decorrente de Zenker: miotomia do cricofaríngeo
  - Disfunção severa/aspiração: sonda para gastrostomia endoscópica percutânea (PEG)
  - Disfunção receptiva à terapia, modificação da dieta, terapia para deglutição, ± sonda de alimentação oral

Algoritmo 1.3 Avaliação de disfagia esofágica

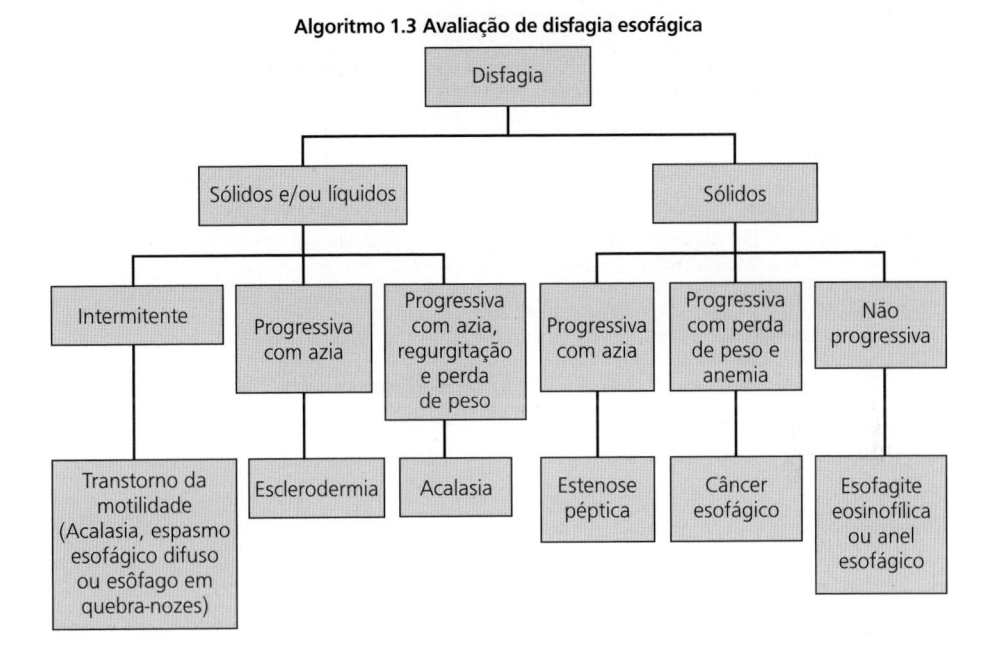

```
                              Disfagia
                    ┌────────────┴────────────┐
            Sólidos e/ou líquidos          Sólidos
         ┌──────┬──────────┬──────┐    ┌──────┬──────────┬──────┐
                Progressiva Progressiva        Progressiva
   Intermitente com azia    com azia,  Progressiva com perda  Não
                            regurgitação com azia  de peso e  progressiva
                            e perda               anemia
                            de peso
   Transtorno da Esclerodermia Acalasia Estenose  Câncer    Esofagite
   motilidade                           péptica   esofágico eosinofílica
   (Acalasia, espasmo                                       ou anel
   esofágico difuso                                         esofágico
   ou esôfago em
   quebra-nozes)
```

Seção 5: Populações Especiais

- Disfagia é um problema importante na população de idosos e pode afetar a qualidade de vida.
- Em pacientes com demência ou aqueles que são mentalmente deficientes, o risco em função da disfagia inclui desidratação, desnutrição, perda de peso e pneumonia por aspiração.
- Nestas populações especiais, a disfagia pode ser resultado de problemas comportamentais, sensoriais ou motores (ou uma combinação destes).

Seção 6: Prognóstico

- O prognóstico de disfagia é bom, se for diagnosticada precocemente e a causa correta tiver sido encontrada.
- O prognóstico é ruim naqueles em quem disfagia for o sintoma presente de câncer esofágico invasivo.

Seção 7: Leitura Sugerida

Allen B, Baker M, Flak G. Role of barium esophagography in evaluating dysphagia. Cleve Clin J Med 2009;76:105–11

Altman KW, Yu GP, Schaefer SD. Consequence of dysphagia in the hospitalized patient: impact on prognosis and hospital resources. Arch Otolaryngol Head Neck Surg 2010;136:784–9

American Gastroenterological Association. An American Gastroenterological Association medical position statement on the clinical use of esophageal manometry. Gastroenterology 1994;107:1865

Bloem BR, Lagaay AM, van Beek W, Haan J, Roos RA, Wintzen AR. Prevalence of subjective dysphagia in community residents aged over 87. BMJ 1990;300:721–2

Chen P, Golub JS, Harpner ER. Prevalence of perceived dysphagia and quality-of-life impairment in a geriatric population. Dysphagia 2009;24:1–6

Cook IJ. Disorders causing oropharyngeal dysphagia. In Castell DO, Richter JE (eds) The Esophagus, 4th edition. New York: Lippincott Williams and Wilkins, 2004:1–36

Crohgan JE, Burke EM, Caplan S, Denman S. Pilot study of 12-month outcomes of nursing home patients with aspiration on videofl uoroscopy. Dysphagia 1994;9:141–6

Eslick GD, Talley NJ. Dysphagia: Epidemiology, risk factors, and impact on quality of life – a population-based study. Aliment Pharmacol Ther 2008;27:971–9

Kjellén G, Tibbling L. Manometric oesophageal function, acid perfusion test and symptomatology in a 55-yearold general population. Clin Physiol 1981;1:405–15

Lind CD. Dysphagia: evaluation and treatment. Gastroenterol Clin Am 2003;32:553–75

Lindgreen S, Janzon L. Prevalence of swallowing complaints and clinical findings among 50–79-year-old men and women in an urban population. Dysphagia 1991;6:187–92

Malagelada FR, Bazzoli F, Elewaut A. Dysphagia. World Gastroenterology Organization Practice Guidelines: Dysphagia. World Gastroenterology Organization, 2007

Pandolfino J, Kahrilas P. AGA technical review on the clinical use of esophageal manometry. Gastroenterology 2005;128:209–24

Roeder BE, Murray JA, Diekhising RA. Patient localization of esophageal dysphagia. Dig Dis Sci 2004;49:697–701

Siebens H, Trupe E, Siebens A, et al. J Am Geriatr Soc 1986;34:192–8

Talley NJ, Weaver AL, Zinsmeister AR, Melton LJ 3rd. Onset and disappearance of gastrointestinal symptoms and functional gastrointestinal disorders. Am J Epidemiol 1992;136:165–77

Zavala S, Katz P. Dysphagia and odynophagia. In Hawkey CJ, Bosch J, Richter JE, Garcia-Tsao G (eds) Textbook of Clinical Gastroenterology and Hepatology, 2nd edition. Oxford: Wiley-Blackwell, 2012:11–15

Seção 8: Diretrizes

Título de referência	Fonte de referência	Data
Dysphagia	World Gastroenterology Organization	2007 (www.worldgastroenterology.org/assets/downloads/en/pdf/guidelines/08_dysphagia.pdf)
Clinical use of esophageal manometry	American Gastroenterological Association	2005 (Gastroenterology 2005; 128:209-224)
Management of oropharyngeal dysphagia	American Gastroenterological Association medical position statement	1999 (Gastroenterolgy 1999;116:452-78)

Seção 9: Evidências
Não aplicável a este tópico.

Seção 10: Imagens
Não aplicável a este tópico.

Material adicional para este capítulo pode ser encontrado *on-line* em:
www.mountsinaiexpertguides.com
A senha de acesso é a palavra Dysphagia.
Inclui orientações para os pacientes e os códigos da ICD.

CAPÍTULO 2

Abordagem de Náuseas e Vômitos

Aimee L. Lucas
Dr. Henry D. Janowitz Division of Gastroenterology, Icahn School of Medicine at Mount Sinai, New York, NY, USA

PONTOS PRINCIPAIS
- O diagnóstico diferencial de náuseas e vômitos é extraordinariamente amplo e inclui:
  - Distúrbios das vísceras abdominais.
  - Exposição a drogas, toxinas ou outras exposições.
  - Infecção.
  - Doença do sistema nervoso central.
  - Doenças metabólica e endócrina.
  - Outras causas variadas.
- Existe uma carência de ensaios controlados para guiar um algoritmo de diagnóstico para náuseas e vômitos; as recomendações atuais estão em grande parte baseadas na opinião de especialistas com um nível de evidência C. Frequentemente, a história e o exame físico levarão à etiologia das náuseas e vômitos. A avaliação inicial deve (i) ajudar a determinar ou confirmar a etiologia dos sintomas e (ii) determinar as consequências dos sintomas, como, por exemplo, desidratação.
- O manejo das náuseas e vômitos deve ser direcionado para o tratamento do processo da doença subjacente.

Seção I: Histórico

Definição da queixa apresentada
- Náusea é uma constelação subjetiva de sensações que imediatamente anunciam o vômito, enquanto que vômito é definido como a expulsão retrógrada ativa dos conteúdos gástricos pela boca.
- Vômito deve ser diferenciado de regurgitação, que envolve o movimento retrógrado passivo de conteúdos gástricos, e ruminação, ou a expulsão retrógrada não forçada dos conteúdos gástricos e do alimento para a boca e a subsequente remastigação e redeglutição dos conteúdos.

Incidência
- A incidência de náuseas e vômitos varia com a etiologia subjacente. Por exemplo, até 70–80% das mulheres grávidas têm a experiência de náuseas e vômitos, particularmente no primeiro trimestre, e 60–70% dos pacientes que recebem quimioterapia reportam náuseas e vômitos.
- Um médico de cuidados primários receberá várias centenas de pacientes por ano com queixas de náuseas e vômitos. Um obstetra típico pode esperar que 50–90% das pacientes grávidas tenham náuseas em algum ponto durante a gravidez. Infecções gastrointestinais (GI), uma causa comum de náuseas e vômitos, são responsáveis por 725.000 consultas ambulatoriais e 178.000 hospitalizações nos Estados Unidos a cada ano.

Impacto econômico

- O impacto econômico estimado das náuseas e vômitos é impressionante. O custo estimado somente com o tratamento farmacológico de infecções GI é de $45 milhões anualmente nos Estados Unidos. As despesas diárias com pacientes com náuseas e vômitos induzidos por quimioterapia são estimadas em $1.850 por dia. As doenças digestivas, muitas das quais originam sintomas de náuseas e vômitos, custam uma cifra estimada em $126 bilhões anualmente.
- **Impacto social:** a maioria dos casos de náuseas e vômitos é aguda e autolimitada; assim sendo, fazer uma estimativa da verdadeira sobrecarga social destes sintomas é uma tarefa desafiadora. Náuseas e vômitos são extremamente comuns e perturbam as atividades diárias rotineiras, incluindo escola, trabalho e a vida pessoal.

Seção 2: Prevenção

- A prevenção de náuseas e vômitos depende da etiologia subjacente. Se a etiologia for conhecida, receptiva à terapia, e for esperado um episódio de náuseas e/ou vômitos, pode ser feita uma administração profilática de líquidos (oral ou intravenosa) ou medicamentos (veja a Seção 4: Tratamento).

Seção 3: Diagnóstico

Diagnóstico diferencial

> **PONTOS PRINCIPAIS**
> - O diagnóstico diferencial de náuseas e vômitos é amplo. A exploração completa de todos os diagnósticos ultrapassa o âmbito deste texto.

Breve resumo das principais recomendações com as classificações SORT

- Os diagnósticos diferenciais podem ser simplificados por meio da divisão das etiologias subjacentes em localização anatômica e/ou exposições. Nível de evidência = C.
  - Distúrbios das vísceras abdominais: os distúrbios do sistema GI podem ser divididos em:
    - > obstrução mecânica (isto é, obstrução do intestino, obstrução da saída gástrica).
    - > distúrbios GI funcionais (isto é, síndrome do intestino irritável, dispepsia não ulcerosa) e
    - > outros distúrbios GI orgânicos (isto é, pancreatite, hepatite, úlcera péptica).
  - Exposição a drogas, toxinas ou outras exposições: uma ampla variedade de drogas e toxinas pode causar náuseas e vômitos por meio de uma variedade de caminhos diferentes. As causas destacadas dos sintomas incluem quimioterápicos para câncer (incluindo mostarda nitrogenada e cisplatina), analgésicos e narcóticos, radioterapia e etanol.
- Exposição infecciosa: gastroenterites viral e bacteriana podem originar náuseas e vômitos, assim como infecções fora do trato GI, como otite média e infecções intracranianas.
- Sistema nervoso central (CNS): as causas do CNS de náusea e vômitos também são diversas e podem incluir aumento na pressão intracraniana (isto é, massa, hemorragia, infecção), distúrbios do labirinto (isto é, doença de Ménière, enjoo de movimento, labirintite), convulsões, transtornos psiquiátricos e enxaquecas.
- Metabólicas e endócrinas: gravidez sempre deve ser considerada em uma mulher com náuseas e vômitos. Uremia, hipo e hiperparatireoidismo, hipertireoidismo e cetoacidose diabética são outras etiologias metabólicas notórias para náuseas e vômitos.

- Variadas: outras causas significativas de náuseas e vômitos incluem náuseas e vômitos pós-operatórios, doença cardíaca (infarto do miocárdio e insuficiência cardíaca congestiva) e síndrome dos vômitos cíclicos.

Diagnóstico clínico

> **PONTOS PRINCIPAIS**
> - A coleta da história de náuseas e vômitos deve ser direcionada para a determinação do curso dos eventos, bem como os possíveis sistemas orgânicos e as localizações anatômicas envolvidas.
> - Náuseas e vômitos agudos são definidos como sintomas de ≤ 1 semana de duração e podem indicar a necessidade de uma avaliação mais urgente, enquanto que náuseas e vômitos crônicos têm ≥ 1 mês de duração.

Breve resumo das principais recomendações com as classificações SORT
- Existe uma carência de ensaios controlados para guiar um algoritmo de diagnóstico para náuseas e vômitos; as recomendações atuais estão em grande parte baseadas na opinião de especialistas com um nível de evidência C.
- Com frequência, a história e o exame físico levarão à etiologia de náuseas e vômitos. Nível de evidência = C.
- O exame físico pode ser direcionado para indícios na história clínica. A avaliação inicial deve:
  - Ajudar a determinar ou confirmar a etiologia dos sintomas.
  - Determinar as consequências dos sintomas, como desidratação. Nível de evidência = C.

Apresentação típica

Diagnóstico diferencial	Características
Distúrbios das vísceras abdominais	Dor abdominal História de massa ou cirurgia prévia
Exposição a drogas, toxinas ou outras exposições	Alteração recente na medicação Exposição a drogas ou toxinas
Infecciosa	Viagem recente, mais prevalente em crianças < 3 anos e adultos 20–29 anos Estações outono-inverno, mialgias Dor de ouvido, dor de cabeça
Sistema nervoso central	Dor de cabeça, vertigem, estado mental alterado, trauma craniano, meningismo Sintomas matinais, "vômitos explosivos"
Metabólica e endócrina	Teste de gravidez História de diabetes, polidipsia, poliúria Anormalidades nos painéis químicos e níveis hormonais
Variadas	Doença cardíaca: evidência de sobrecarga de volume, alterações no EKG, elevação da troponina Pós-operatório: história de operação recente Vômitos cíclicos: crônicos, recorrentes, jovem, possível história de enxaqueca

Diagnóstico laboratorial

PONTOS PRINCIPAIS
- Toda a testagem diagnóstica deve ser direcionada para os achados da história clínica e do exame físico (nível de evidência = C).
  - As investigações laboratoriais devem ser adaptadas aos achados na história e no exame físico e devem incluir exames químicos de rotina. Hemograma completo (CBC), painel metabólico básico (BMP) e taxa de sedimentação de eritrócitos (ESR) podem sugerir desidratação, anemia, inflamação, acidose metabólica hipocalêmica decorrente de uma perda de secreções gástricas que pode ser piorada pela desidratação e ativação do sistema renina-angiotensina.
- Todas as mulheres em idade fértil devem ter avaliados os níveis séricos ou urinários da gonadotrofina coriônica humana (HCG).
- Os testes laboratoriais adicionais devem ser direcionados para a etiologia subjacente e podem incluir os níveis hormonais (p. ex., TSH, PTH), níveis de drogas (p. ex., digoxina, salicilatos, teofilina), toxicologia urinária, nível de etanol, conforme indicado pelo cenário clínico.
- Exames com imagem simples do abdome nas posições ereta e reclinada, incluindo o diafragma, devem ser realizados se a história e o exame físico sugerirem obstrução ou perfuração. Entretanto, aproximadamente 20% destes estudos podem ser indeterminados.
- Um estudo GI superior pode identificar lesões estruturais no sistema GI superior. Bário pode ser o agente de contraste de escolha se houver suspeita de uma fístula ou perfuração no tórax, ao passo que gastrografina pode ser preferível se houver suspeita de perfuração no intestino.
- Uma série GI superior com raios X do intestino delgado pode demonstrar obstruções de alto grau e lesões maiores na mucosa.
- Enteróclise pode identificar pequenas lesões na mucosa do intestino delgado.
- O exame de imagem transversal do abdome possibilita a avaliação da obstrução intestinal, lesões maiores na mucosa, lesões de massa, patologia hepatobiliar, pancreática e retroperineal. Varredura com CT de alta resolução e exame de imagem por ressonância magnética (MRI), incluindo enterografia por CT/MR, podem fornecer uma visualização detalhada do intestino.
- O exame de imagem para doenças do CNS pode ser realizado por varredura com CT ou MRI, embora MRI possa ser preferível em alguns casos por causa da imagem aprimorada da fossa posterior.
- Endoscopia e biópsia do esôfago, estômago e intestino delgado, embora incluídas no teste diagnóstico de náuseas e vômitos, são frequentemente normais, e devem ser consideradas depois que outros testes forem normais ou se houver forte suspeita de lesões na mucosa.
- Um estudo do esvaziamento gástrico com radiomarcação envolve a ingestão de um alimento γ-radiomarcado. Refeições sólidas são mais sensíveis do que líquidos, embora deva ser observado que estes achados são relativamente não específicos e não predizem a resposta à terapia.
- Outros estudos, como eletrogastrografia e manometria antroduodenal, examinam a função motora gástrica, mas não estão prontamente disponíveis em todas as instituições.

Breve resumo das principais recomendações com as classificações SORT

- As investigações diagnósticas devem ser adaptadas aos achados na história e no exame físico. Nível de evidência = C.
- Desequilíbrios metabólicos, disfunções metabólicas e deficiências nutricionais devem ser avaliados e corrigidos. Nível de evidência = C.
- Deve ser considerado um teste de gravidez em todas as mulheres férteis. Nível de evidência = C.
- O tratamento deve ser direcionado para a etiologia subjacente. Se não for descoberta a etiologia, o tratamento deve visar ao alívio sintomático. Nível de evidência = B.

Estratégia diagnóstica recomendada

> **PONTOS PRINCIPAIS**
> - A história clínica e o exame físico irão sugerir uma etiologia subjacente para a maioria dos casos de náuseas e vômitos. Quando estas características clínicas não identificarem uma causa clara, podem ser feitos testes diagnósticos adicionais, mas eles devem ser guiados pela história clínica.

Breve resumo das principais recomendações com as classificações SORT

- O primeiro passo no diagnóstico é a diferenciação entre as apresentações agudas e crônicas de náuseas e vômitos, e a seguir a decodificação de quais situações requerem avaliação de emergência. Nível de evidência = C.
- A estratégia diagnóstica deve focar primeiramente na avaliação e correção das complicações ou consequências sérias das náuseas e vômitos. Nível de evidência = C.
- A avaliação adicional deve focar na elucidação da etiologia dos sintomas, seguida pelo tratamento da doença subjacente. Nível de evidência = C.

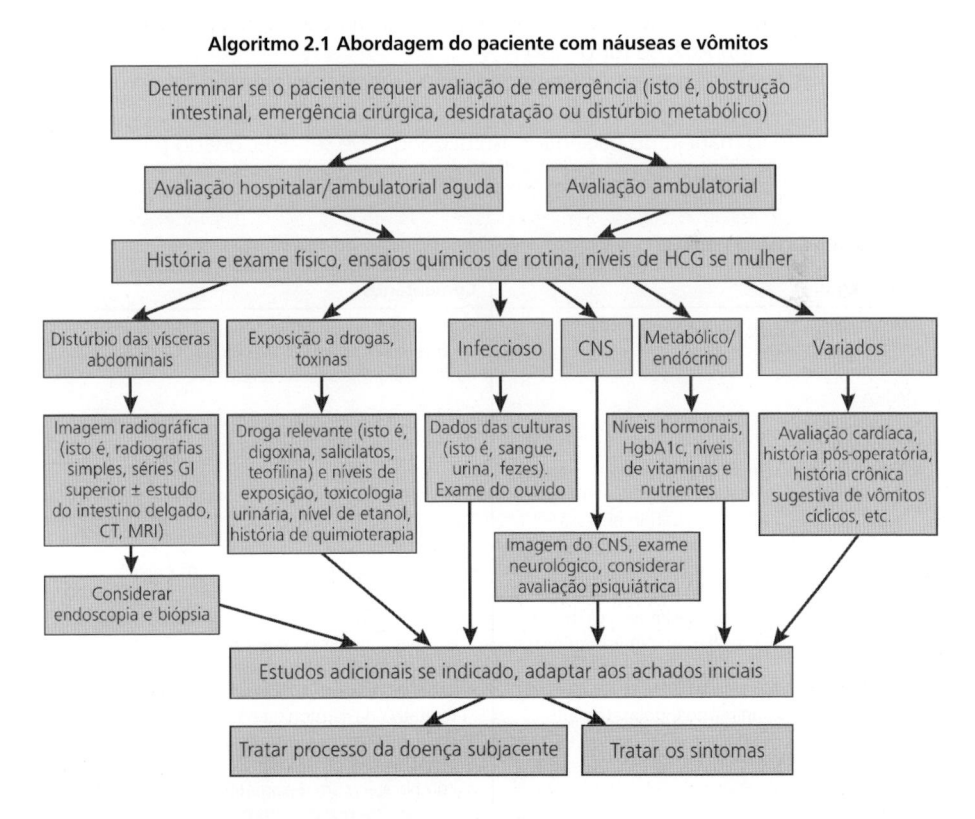

Algoritmo 2.1 Abordagem do paciente com náuseas e vômitos

```
Determinar se o paciente requer avaliação de emergência (isto é, obstrução
intestinal, emergência cirúrgica, desidratação ou distúrbio metabólico)
         │                                    │
         ▼                                    ▼
Avaliação hospitalar/ambulatorial aguda    Avaliação ambulatorial
         │                                    │
         └──────────────┬─────────────────────┘
                        ▼
História e exame físico, ensaios químicos de rotina, níveis de HCG se mulher
```

- **Distúrbio das vísceras abdominais** → Imagem radiográfica (isto é, radiografias simples, séries GI superior ± estudo do intestino delgado, CT, MRI) → Considerar endoscopia e biópsia
- **Exposição a drogas, toxinas** → Droga relevante (isto é, digoxina, salicilatos, teofilina) e níveis de exposição, toxicologia urinária, nível de etanol, história de quimioterapia
- **Infeccioso** → Dados das culturas (isto é, sangue, urina, fezes). Exame do ouvido
- **CNS** → Imagem do CNS, exame neurológico, considerar avaliação psiquiátrica
- **Metabólico/endócrino** → Níveis hormonais, HgbA1c, níveis de vitaminas e nutrientes
- **Variados** → Avaliação cardíaca, história pós-operatória, história crônica sugestiva de vômitos cíclicos, etc.

↓

Estudos adicionais se indicado, adaptar aos achados iniciais

↓

Tratar processo da doença subjacente | Tratar os sintomas

Seção 4: Tratamento (Algoritmo 2.1)

Justificativa do tratamento

- O passo inicial no manejo de náuseas e vômitos sempre deve incluir uma avaliação das disfunções metabólicas e estado do volume com reposição, quando necessário.

- O tratamento adicional depende da etiologia subjacente. Por exemplo, se um paciente apresentar náuseas e vômitos decorrentes de uma obstrução do intestino delgado, o manejo adequado pode incluir descompressão gástrica com uma sonda nasogástrica e uma consulta cirúrgica.
- O manejo de náuseas induzidas por quimioterapia inclui antagonistas dos receptores de 5-HT_3, enquanto que o manejo de náuseas resultantes da exposição a toxinas pode requerer a suspensão e possível inversão do agente incitante.

Quando hospitalizar
- Distúrbio metabólico, incapaz de ser corrigido em nível ambulatorial.
- Desidratação e incapacidade de manter uma ingestão oral adequada.
- Emergência cirúrgica, incluindo obstrução intestinal.
- Doença subjacente severa, causando náuseas e vômitos (p. ex., pancreatite que requer líquidos IV e manejo da dor, infecção severa que requer hospitalização).

Manejo do paciente hospitalizado
- O manejo inicial do paciente hospitalizado deve incluir reposição do volume e correção do distúrbio metabólico, se for o caso.
- O manejo de apoio do paciente hospitalizado inclui uma das terapias na Tabela de tratamento.
- Como sempre, o manejo do paciente hospitalizado deve ser direcionado para o tratamento da doença subjacente.

Tabela de tratamento

Tratamento	Comentários
Conservador • Reidratação oral	Adequado para pacientes sem comorbidades severas, curso breve da doença, sem desidratação ou distúrbio metabólico severo
Médico • Hidratação IV Medicações: • Proclorperazina (5–10 mg PO 3–4 vezes ao dia; 5–10 mg IM a cada 3–4 horas; 2,5–10 mg IV repetir a cada 3–4 horas quando necessário; ou 25 mg por via retal duas vezes ao dia • Antagonistas dos receptores da dopamina, como metoclopramida (10 mg PO até 4 vezes ao dia, 30 minutos antes das refeições ou 10 mg IV/IM; ou 1–2 mg/kg 30 minutos antes da quimioterapia) • Antagonistas da serotonina como ondansetrona, granisetrona, dolasetrona e palonosetrona • Antagonista dos receptores de neurocinina-1 (NK_1), como aprepitanto (125 mg PO 1 hora antes da quimioterapia, depois 80 mg/dia nos dias 2 e 3 com ou sem antagonista de 5-HT_3), fossaprepitant (150 mg IV 30 minutos antes da quimioterapia) ou casopitant	• Metoclopramida: cuidado com os efeitos adversos extrapiramidais. Quando ministrada IV, usar infusão lenta para reduzir a incidência de acatisia. É recomendado um curso limitado, geralmente 2–8 semanas • Antagonistas da serotonina: a dosagem repetitiva da serotonina não é superior a uma dose antes da quimioterapia. Geralmente, um antagonista dos receptores de 5-HT_3 é dado em combinação com dexametasona e um antagonista dos receptores de NK_1 antes de quimioterapia altamente emetogênica

Seção 5: Populações Especiais
Não aplicável a este tópico.

Seção 6: Prognóstico

> **PONTOS PRINCIPAIS/PÉROLAS CLÍNICAS**
> - O prognóstico está baseado no prognóstico da doença subjacente.

Seção 7: Leitura Sugerida

Apfel CC, Korttila K, Abdalla M et al. A factorial trial of six interventions for the prevention of postoperative nausea and vomiting. N Engl J Med 2004;350:2441-51
Attard CL, Kohli MA, Coleman S et al. The burden of illness of severe nausea and vomiting of pregnancy in the United States. Am J Obstet Gynecol 2002;186:S220-7
Craver C, Gayle J, Balu S et al. Clinical and economic burden of chemotherapy-induced nausea and vomiting among patients with cancer in a hospital outpatient setting in the United States. J Med Econ 2011;14:87-98
Everhart JE, Ruhl CE. Burden of digestive diseases in the United States part I: overall and upper gastrointestinal diseases. Gastroenterology 2009;136:376-86
Haiderali A, Menditto L, Good M et al. Impact on daily functioning and indirect/direct costs associated with chemotherapy-induced nausea and vomiting (CINV) in a US population. Support Care Cancer 2011;19:843-51
Jewell D, Young G. Interventions for nausea and vomiting in early pregnancy. Cochrane Database Syst Rev 2003:CD000145
Lacasse A, Rey E, Ferreira E et al. Nausea and vomiting of pregnancy: what about quality of life? BJOG 2008;115:1484-93
Lee NM, Saha S. Nausea and vomiting of pregnancy. Gastroenterol Clin North Am 2011;40:309-34, vii
Quigley EM, Hasler WL, Parkman HP. AGA technical review on nausea and vomiting. Gastroenterology 2001;120:263-86

Websites Sugeridos
http://patients.gi.org/topics/nausea-and-vomiting/
http://digestive.niddk.nih.gov/ddiseases/a-z.aspx
http://digestive.niddk.nih.gov/ddiseases/pubs/viralgastroenteritis
http://www.gastro.org/patient-center

Seção 8: Diretrizes
Não aplicável a este tópico.

Seção 9: Evidências
Não aplicável a este tópico.

Seção 10: Imagens
Não aplicável a este tópico.

Material adicional para este capítulo pode ser encontrado *on-line* em:
www.mountsinaiexpertguides.com
A senha de acesso é a palavra Dysphagia.
Inclui os códigos da ICD.

CAPÍTULO 3

Abordagem da Dor Abdominal

Jonathan Z. Potack
Dr. Henry D. Janowitz Division of Gastroenterology, Icahn School of Medicine at Mount Sinai, New York, NY, USA

PONTOS PRINCIPAIS
- Dor abdominal aguda é um dos sintomas mais comumente presentes, especialmente no ambiente de um serviço de emergência.
- As etiologias possíveis de dor abdominal aguda variam desde causas benignas até causas que ameaçam a vida; portanto, é essencial que a avaliação inicial diferencie estas causas no começo da apresentação.
- Dor abdominal crônica é um dos sintomas mais comumente presentes na prática do gastroenterologista no contexto ambulatorial.
- Dor abdominal crônica pode ser causada por uma longa lista de doenças orgânicas, embora em muitos casos uma investigação não revele doença orgânica e seja feito um diagnóstico de síndrome da dor abdominal funcional.

Seção 1: Histórico
Definição da doença
- A dor abdominal aguda se desenvolve de minutos a dias. Ela tende a se apresentar de forma constante em vez de intermitente, embora a sua severidade possa aumentar de intensidade e abrandar.
- Dor abdominal crônica é diagnosticada quando a dor abdominal já está presente num curso constante ou intermitente há pelo menos 6 meses.

Classificação da doença
- A dor abdominal não é uma doença propriamente dita, mas um sintoma de muitas doenças.

Incidência/prevalência
- Dor abdominal aguda é uma das razões GI mais comuns para consultas em pronto-socorro (ER) – representando aproximadamente 5% de todas as consultas no ER.
- Dor abdominal crônica isolada ou com sintomas associados representa 25–50% das consultas GI ambulatoriais.

Impacto econômico
- O manejo da dor abdominal crônica e síndromes associadas, como a síndrome do intestino irritável (IBS) e a síndrome abdominal funcional, custa pelo menos $20 bilhões por ano.

Etiologia
- Não é encontrada etiologia específica em 25-50% dos pacientes que apresentam dor abdominal aguda.
- As fontes de dor abdominal mais comumente identificadas são apendicite, obstrução intestinal, doença do trato biliar, doença do trato urinário, doença diverticular e pancreatite.
- Síndromes funcionais, como IBS, síndrome da dor abdominal funcional, dispepsia funcional e dor biliar funcional, são as etiologias mais comuns de dor abdominal crônica.
- Processos orgânicos, como doença celíaca, doença inflamatória intestinal, úlcera péptica, adesões, pancreatite crônica e neoplasia abdominal, podem causar dor abdominal crônica.

Patologia/patogênese
- A dor abdominal pode-se manifestar como dor visceral ou dor parietal somática.
- A dor visceral se apresenta como dor incômoda, com cólicas ou queimação não é bem localizada. A maioria das dores viscerais resulta do estiramento das vísceras abdominais que estimulam nociceptores mecânicos.
- A dor parietal somática se apresenta como uma dor aguda bem localizada que frequentemente faz com que o paciente fique imóvel para reduzir a dor. A irritação do peritônio leva à transmissão pelo nervo somático dos sinais de dor. Renitência e rigidez abdominal são reflexos mediados pelos nervos somáticos.

Fatores preditivos/de risco

Doença	Fatores de risco
Doença do trato biliar	Obesidade, gênero feminino, rápida alteração do peso
Úlcera péptica	NSAIDs, infecção por *Helicobacter pylori*, tabagismo
Diverticulite	> 50 anos de idade

- Dor abdominal é um sintoma de várias doenças; portanto, existem fatores de risco somente para essas doenças, não para dor abdominal propriamente dita. As doenças comuns que causam dor abdominal e os fatores de risco para essas doenças estão listados na tabela.

Seção 2: Prevenção

> **PONTOS PRINCIPAIS/PÉROLAS CLÍNICAS**
> - Não existe prevenção primária efetiva para o número esmagador de causas de dor abdominal aguda. Em raros casos a prevenção secundária pode ser útil para limitar a dor abdominal crônica.

Rastreamento
- Não existem modalidades de rastreamento para dor abdominal aguda ou crônica.

Prevenção primária
- Não existe prevenção primária efetiva para dor abdominal aguda ou crônica.

Prevenção secundária
- Não existe prevenção secundária para a maioria dos casos de dor abdominal.
- O uso crônico de um inibidor da bomba de prótons (PPI) é indicado em pacientes selecionados com úlcera péptica.
- A cessação do uso de álcool é eficaz na redução da dor em pacientes com pancreatite alcoólica crônica.

Seção 3: Diagnóstico

> **PONTOS PRINCIPAIS/PÉROLAS CLÍNICAS**
> - O clínico deve ter um conhecimento das características típicas da apresentação das causas comuns de dor abdominal aguda. A história deve averiguar as seguintes características da dor: curso temporal, intensidade, localização, radiação e fatores agravantes/atenuantes. É essencial investigar sinais de alerta, como hemorragia GI ou perda de peso, durante a avaliação de um paciente com dor abdominal crônica.
> - O exame físico de um paciente com dor abdominal aguda deve focar na estabilidade hemodinâmica, localização da dor e a presença de sinais peritoneais. O exame de um paciente com dor abdominal crônica deve procurar sinais de perda de peso, desgaste muscular ou uma massa abdominal que são sugestivos de um processo inflamatório crônico ou neoplásico.
> - Em pacientes com dor abdominal aguda, são essenciais um hemograma, testes da função hepática, níveis de amilase e lipase. Raios X abdominais, ultrassonografia e varreduras com CT têm um papel essencial no diagnóstico em pacientes selecionados. Uma extensa avaliação laboratorial e exames de imagem em um paciente com dor abdominal crônica devem ser reservados para o paciente em quem existe uma forte suspeita de um processo orgânico subjacente.

Diagnóstico diferencial

Diagnóstico diferencial	Características
Apendicite	Usualmente associada à febre; a dor pode começar na área periumbilical ou ser generalizada e depois irradiar para o quadrante inferior direito
Colecistite	A dor localiza-se no quadrante superior direito, frequentemente associada a febre, náuseas e vômitos
Colangite	A dor está localizada no quadrante superior direito, associada a febre, náuseas, vômitos, icterícia, leucocitose e frequentemente sepse
Pancreatite	A dor é epigástrica e irradia para as costas, ocorre mais comumente em pacientes com alta ingestão de álcool, cálculos biliares ou após uma colangiopancreatografia retrógrada endoscópica (ERCP)
Cólica biliar	Dor episódica no quadrante superior direito durante minutos a horas, usualmente após as refeições e frequentemente à noite. Bem entre os episódios
Úlcera péptica	Dor abdominal aguda superior, frequentemente associada ao uso de droga anti-inflamatória não esteroide (NSAID) e pode estar associada à hemorragia GI explícita ou oculta

(Continua)

Diagnóstico diferencial	Características
Doença inflamatória intestinal	Usualmente dor crônica, frequentemente associada a diarreia com sangue (colite ulcerativa) ou febre e perda de peso (doença de Crohn)
Malignidade gastrointestinal	Ocorre mais frequentemente em pacientes com mais de 50 anos, frequentemente associada a perda de peso e perda de sangue oculto
Síndrome do intestino irritável	Início mais comum em pacientes com menos de 40 anos. A dor abdominal está associada à função intestinal e frequentemente melhora depois de uma evacuação do intestino
Isquemia mesentérica	Muitas apresentações típicas para dor abdominal difusa severa com início agudo de dor abdominal pós-prandial crônica leve à moderada
Dispepsia funcional	Dor abdominal superior frequentemente associada a gases, inchaço, arroto, náuseas, saciedade precoce e azia

Apresentação típica
- A dor abdominal aguda se apresenta durante horas até dias.
- A dor aguda pode começar como dor incômoda generalizada e depois progredir para dor aguda localizada com sinais de peritonite ao exame.
- Pacientes com peritonite frequentemente manifestarão febre, taquicardia e leucocitose.
- A dor abdominal crônica está presente na forma intermitente ou constante durante meses. Mais comumente, ela não é progressiva nem está associada a características, como perda de peso e hemorragia GI.

Diagnóstico clínico
História
- As características da dor são cruciais na determinação da etiologia. A localização, natureza, duração, intensidade e a presença de radiação devem ser procuradas. Os fatores atenuantes e agravantes são importantes. A presença de sintomas associados, como diarreia, constipação, náusea, vômitos, febre ou disúria, pode fornecer indícios importantes para o diagnóstico subjacente.
- Em um paciente com dor abdominal aguda, a presença de estabilidade hemodinâmica e a toxicidade sistêmica são importantes. Certas localizações de dor abdominal são típicas para várias apresentações: apendicite – quadrante inferior direito; doença do trato biliar – quadrante superior direito irradiando para o ombro direito; diverticulite – quadrante inferior esquerdo (Figura 3.1); pancreatite – epigástrio irradiando para as costas; úlcera péptica – epigástrio.
- Na dor abdominal crônica é importante investigar sobre os sinais de alarme que podem sugerir doença orgânica. Se for improvável uma doença orgânica, então será importante indagar sobre a relação da dor com os movimentos intestinais, sugestivos de IBS. A localização da dor crônica pode sugerir um diagnóstico; dor abdominal superior pode representar dispepsia funcional ou dor funcional da vesícula biliar. Dor abdominal inferior é mais comum com IBS.

Exame físico
- Em um paciente com dor abdominal aguda, é essencial avaliar a estabilidade hemodinâmica e os sinais de toxicidade sistêmica.
- A presença de febre pode sugerir um processo infeccioso, como apendicite, colecistite ou diverticulite.
- O estado de hidratação deve ser avaliado, especialmente se houve vômitos, diarreia, hemorragia GI ou febre.

- O exame abdominal é a parte principal da avaliação. O abdome deve ser inspecionado primeiro para verificar distensão, cicatrizes cirúrgicas e massa. A auscultação deve avaliar a presença e o caráter dos sons intestinais. Murmúrio pode sugerir doença vascular. O abdome deve ser palpado levemente iniciando mais distante da área de sensibilidade. A localização da sensibilidade e a presença de renitência ou massas devem ser observadas. A sensibilidade de rebote pode ser avaliada, enquanto é minimizado o desconforto do paciente ao percutir levemente o abdome.
- Deve-se realizar um exame retal em todos os pacientes.
- Deve-se realizar um exame pélvico nas pacientes do sexo feminino com suspeita de patologia ginecológica.
- O exame em dor abdominal crônica é semelhante, embora seja improvável que os pacientes tenham toxicidade ou sinais peritoneais. Devem-se buscar achados sugestivos de malignidade, como atrofia muscular, massas abdominais e sangue oculto nas fezes.

Classificação da gravidade da doença
- Dores abdominais aguda e crônica representam um espectro que vai desde doenças benignas até doenças com risco de vida.

Diagnóstico laboratorial
Lista de testes diagnósticos
- Hemograma completo – todos os pacientes.
- Eletrólitos séricos – sinais de desidratação, vômitos, diarreia, queixas urinárias.
- Painel da função hepática – suspeita de doença pancreatobiliar ou hepática.
- Amilase/lipase – pancreatite.
- Urinálise – sintomas urinários.
- Teste de gravidez – mulheres em idade fértil.

Lista de técnicas de imagem
- Radiografias abdominais simples – suspeita de pneumoperitônio, obstrução intestinal, vólvulo.
- Ultrassonografia – doença do trato biliar, doença do trato urinário, doença obstétrica ou ginecológica.
- Rastreios com CT – suspeita de apendicite, diverticulite, neoplasia, abscesso, vazamento e perfuração.

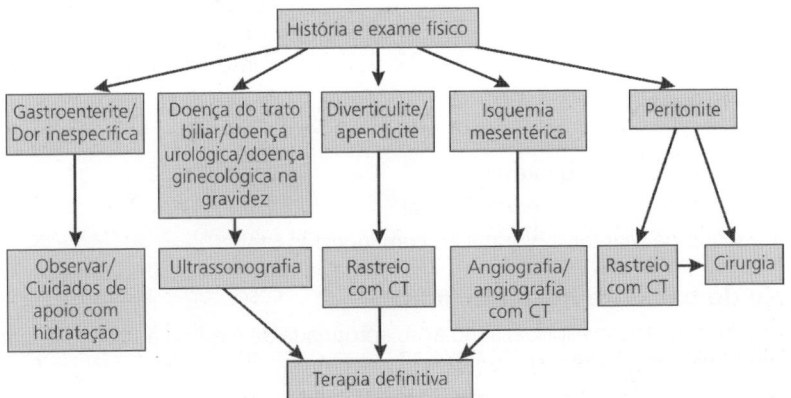

Algoritmo 3.1 Diagnóstico de dor abdominal

Armadilhas potenciais/erros comuns cometidos em relação ao diagnóstico da doença

- A dor abdominal aguda pode evoluir por várias horas, e a apresentação clínica pode-se alterar rapidamente. Os pacientes podem inicialmente apresentar sintomas não específicos que podem rapidamente evoluir para uma peritonite, exigindo uma cirurgia de urgência. Exames abdominais em série são cruciais para evitar erros de diagnóstico.
- Pacientes com dor abdominal crônica visitam o médico com frequência e frequentemente se submetem a uma miríade de testes diagnósticos. Os médicos podem não considerar estes sintomas dos pacientes, mas devem estar alertas ao fato de que, apesar de uma investigação negativa prévia, o desenvolvimento de uma patologia séria é possível. Uma alteração nos sintomas ou o desenvolvimento de sintomas de alerta devem motivar a consideração de testagem adicional (Figura 3.2).

Seção 4: Tratamento

Justificativa do tratamento

- O tratamento de dor abdominal aguda depende da etiologia subjacente. O manejo completo destas condições é discutido em seus respectivos capítulos. Os princípios gerais do manejo são discutidos aqui.
- Muitos pacientes estão desidratados por causa dos vômitos, diarreia ou febre. Hidratação IV e reposição de eletrólitos são componentes importantes de ressuscitação nestes pacientes.
- O controle da dor deve receber atenção em todos os pacientes. Não existem evidências de que a analgesia com narcóticos reduza a sensibilidade do exame abdominal para detectar patologia grave ou que piorem os resultados. Assim sendo, não existe justificativa para negar a um paciente uma medicação para dor, enquanto a avaliação está em andamento. Os pacientes podem precisar de narcóticos IV, como hidromorfina ou morfina.
- Uma consulta cirúrgica precoce é essencial, já que muitas condições exigirão cirurgia. A presença de peritonite deve de um modo geral motivar uma exploração cirúrgica urgente. Apendicite, obstrução intestinal completa com sinais de estrangulação, ou evidência de perfuração intestinal também devem motivar cirurgia de urgência.
- Ao contrário da dor abdominal aguda, o uso de narcóticos deve ser evitado ao máximo em dor abdominal crônica resultante de uma causa funcional. Medicações adjuvantes, como anticolinérgicos, antidepressivos tricíclicos ou inibidores de recaptação da serotonina e norepinefrina, podem ser agentes úteis que poupam os narcóticos.

Quando hospitalizar

- Peritonite.
- Obstrução ou perfuração intestinal.
- Dor não controlada com medicação oral.
- Incapacidade de manter a hidratação com ingestão oral.

Manejo do paciente hospitalizado

- Deve ser dada atenção especial à titulação apropriada da medicação para dor, para que seja obtido o controle dos sintomas.
- Monitorar as evidências de superdosagem da medicação para dor, como sedação ou depressão respiratória.

Tabela de tratamento

Tratamento	Comentários
Conservador	Pacientes com achados não específicos ou evidências de um distúrbio benigno, como gastroenterite
Médico	Colecistite, colangite, diverticulite e pielonefrite requerem antibióticos
Cirúrgico	Pacientes com peritonite, apendicite e obstrução intestinal com estrangulação requerem cirurgia
Radiológico	Pacientes com suspeita de isquemia mesentérica podem-se beneficiar com angiografia com remoção de coágulos ou trombólise no vaso obstruído
Psicológico	Pacientes com dor abdominal funcional crônica e concomitante ansiedade e/ou depressão podem-se beneficiar com terapia psicológica

Prevenção de complicações

- Supersedação e depressão respiratória são efeitos adversos dose-dependentes dos analgésicos narcóticos. O ajuste criterioso e o monitoramento da dosagem podem reduzir a ocorrência desta complicação. Naloxona pode ser usada para reverter os efeitos dos narcóticos, caso seja necessário.

PÉROLAS CLÍNICAS
- Exames abdominais em série são essenciais, já que a dor aguda pode evoluir rapidamente a partir de sintomas não específicos de uma condição com risco de vida.
- O uso de analgésicos narcóticos não diminui a sensibilidade do exame abdominal e não deve ser negado a pacientes que precisam dele, mesmo antes de ser concluída a avaliação.
- Pacientes com dor abdominal crônica ainda podem manifestar patologia séria apesar da testagem negativa prévia. Uma alteração no padrão dos sintomas ou o desenvolvimento de novos sintomas de alerta podem motivar investigação adicional.

Algoritmo 3.2 Tratamento de dor abdominal

Dor abdominal aguda
- Ressuscitação com líquidos
- Suporte à pressão arterial / Suporte respiratório
- Reposição de eletrólitos
- Analgésico narcótico IV
- Tratamento definitivo da etiologia subjacente

Dor abdominal crônica
- Exclusão de patologia orgânica
- Tratamento da função intestinal desordenada se consistente com IBS
- Ensaio de medicação não narcótica para dor, antidepressivo tricíclico vs. inibidor da recaptação da serotonina-epinefrina

Seção 5: Populações Especiais

- **Gravidez:** a dor abdominal na gravidez apresenta muitos desafios. A localização da dor em certas doenças, como apendicite, pode estar numa área diferente na paciente não grávida. Várias condições relacionadas com a gravidez, como o descolamento da placenta, podem estar presentes com dor abdominal. O benefício das modalidades por imagem, como varredura com CT, precisa ser avaliado em comparação ao risco de radiação para o feto. Cirurgia durante a gravidez tem um risco de perda fetal.
- **Crianças:** pacientes nos extremos etários tendem a ter diagnóstico tardio resultante da dificuldade de realizar e interpretar a história, o exame físico e as investigações laboratoriais. Em crianças, a etiologia da dor abdominal pode diferir da dos adultos e inclui intuscepção, diverticulite de Meckel, trauma por abuso infantil e linfadenite mesentérica.
- **Idosos:** pacientes idosos com patologia abdominal séria podem não manifestar sinais de peritonite como ocorre com os adultos mais jovens; eles podem apresentar achados não específicos, como estado mental alterado. Doença do trato biliar e malignidade são comuns em idosos, enquanto que apendicite é rara.
- **Outros:** pacientes imunossuprimidos podem não manifestar sinais de peritonite. Infecções oportunistas ou linfoma podem causar dor abdominal em um paciente com HIV. Doença do enxerto *versus* hospedeiro é uma consideração em um paciente com transplante de células estaminais. As mulheres podem sofrer de endometriose como uma causa subjacente de dor abdominal que pode ser difícil de diagnosticar, exceto por meio de laparoscopia exploratória.

Seção 6: Prognóstico

> **PONTOS PRINCIPAIS/PÉROLAS CLÍNICAS**
> - O prognóstico depende da condição subjacente.

História natural da doença não tratada
- A história natural depende da condição subjacente.

Prognóstico para pacientes tratados
- O prognóstico depende da condição subjacente.

Testes de *follow-up* e monitoramento
- Dependem da condição subjacente.

Seção 7: Leitura Sugerida

Drossman DA. Severe and refractory chronic abdominal pain: treatment strategies. Clin Gastroenterol Hepatol 2008;6:978–82

Kilpatrick CC, Orejuela FJ. Management of the acute abdomen in pregnancy: a review. Curr Opin Obstet Gynecol 2008;20:534–9

Maggio AQ, Reece-Smith AM, Tang TY, Sadat U, Walsh SR. Early laparoscopy versus active observation in acute abdominal pain: systematic review and meta-analysis. Int J Surg 2008;6:400–3

Manterola C, Vial M, Moraga J, Astudillo P. Analgesia in patients with acute abdominal pain. Cochrane Database Syst Rev 2011;1:CD005660

Stoker J, van Randen A, Laméris W, Boermeester MA. Imaging patients with acute abdominal pain. Radiology 2009;253:31–46

Website sugerido
www.romecriteria.org

Seção 8: Diretrizes
Diretrizes nacionais da sociedade

Título de referência	Fonte de referência	Data
Clinical Policy: Critical Issues in the Evaluation and Management of Emergency Department Patients with Suspected Appendicitis	American College of Emergency Physicians	2010 (Ann Emerg Med 2010;55:71-116)

Seção 9: Evidências

Tipo de evidências	Título, data	Comentários
Metanálise	Impact of computed tomography of the abdomen on clinical outcomes in patients with acute right lower quadrant pain: a meta-analysis (Can J Surg 2011;54:43-53)	O uso de rastreio com CT na investigação de dor aguda no quadrante inferior direito leva a uma taxa negativa mais baixa de apendicectomia. O uso de rastreio com CT pode retardar o momento da cirurgia, mas isto não está associado ao aumento na taxa de perfuração
Metanálise	Analgesia in patients with acute abdominal pain (Cochrane Database Syst Rev 2011;1:CD005660)	O uso de analgésico opioide em pacientes com dor abdominal aguda não aumenta o risco de erro diagnóstico
Metanálise	Laparoscopy for the management of acute lower abdominal pain in women of childbearing age (Cochrane Database Syst Rev 2011;1:CD007683)	Uma laparoscopia precoce não reduz eventos adversos comparada à observação em mulheres com dor abdominal inferior não específica aguda. Um diagnóstico definitivo foi mais frequente no grupo com laparoscopia precoce, e o tempo de hospitalização foi menor

Seção 10: Imagens

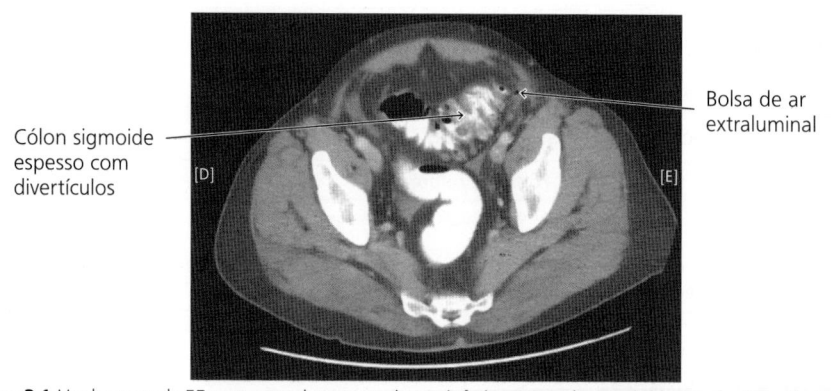

Figura 3.1 Um homem de 55 anos com dor no quadrante inferior esquerdo com início agudo. Diverticulite sigmoide perfurada.

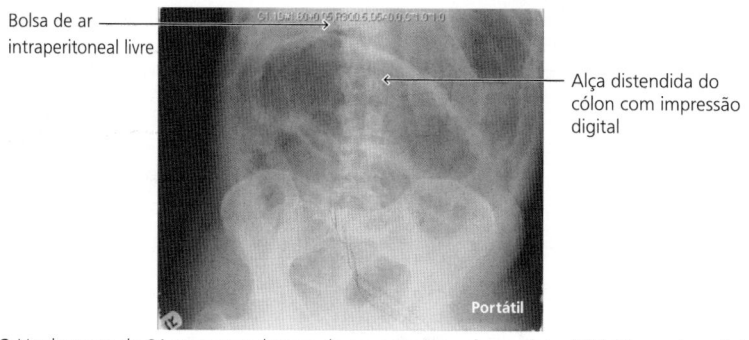

Labels: Cólon sigmoide espesso com divertículos; Bolsa de ar extraluminal

Figura 3.2 Um homem de 64 anos com doença do enxerto *versus* hospedeiro (GVHD) aguda no intestino apresentando dor abdominal severa com início agudo. Múltiplas perfurações colônicas decorrentes de GVHD severa foram encontradas na cirurgia.

Labels: Bolsa de ar intraperitoneal livre; Alça distendida do cólon com impressão digital

---

Material adicional para este capítulo pode ser encontrado *on-line* em:
www.mountsinaiexpertguides.com
A senha de acesso é a palavra **Dysphagia**.
Inclui um estudo de caso com perguntas de múltipla escolha, orientações para os pacientes e os códigos da ICD.

CAPÍTULO 4

Abordagem da Diarreia

Bruce E. Sands
Dr. Henry D. Janowitz Division of Gastroenterology, Icahn School of Medicine at Mount Sinai, New York, NY, USA

PONTOS PRINCIPAIS
- Diarreia é a segunda queixa mais comumente presente na prática da gastroenterologia.
- A diarreia resulta de uma variedade muito ampla de condições e fatores exógenos, tornando o diagnóstico definitivo uma tarefa desafiadora.
- O diagnóstico é assistido inicialmente considerando a duração da diarreia (aguda ou crônica) e, para diarreia crônica, caracterizando as fezes como aquosas, gordurosas ou inflamatórias. A coleta minuciosa da história é essencial para focar no diagnóstico correto.
- O tratamento da diarreia deve focar primeiramente na necessidade de reposição de líquidos e depois no tratamento da condição subjacente específica. Se não puder ser identificada nenhuma condição específica ou tratável, o tratamento empírico com agentes antimotilidade pode ser efetivo.

Seção I: Histórico

Definição da doença
- Diminuição na consistência das fezes é a principal característica definidora de diarreia. Isto está frequentemente associado ao aumento na frequência, volume e peso das fezes.

Classificação da doença
- A diarreia pode ser classificada de forma mais ampla como aguda ou crônica. Diarreia crônica é definida como fezes pastosas ocorrendo por mais de 4 semanas e tem uma etiologia infecciosa menos frequentemente do que a diarreia aguda.

Incidência/prevalência
- Surpreendentemente, existem poucos dados disponíveis relativos à incidência de doenças diarreicas ou à prevalência de diarreia crônica.
- Diarreia infecciosa continua sendo um fator contribuinte importante para a mortalidade de bebês e mortalidade infantil nos países em desenvolvimento.
- A diarreia só é ultrapassada pela dor abdominal entre os sintomas gastrointestinais que motivam uma consulta ambulatorial nos Estados Unidos.

Impacto econômico
- Embora pouco quantificado na literatura, acredita-se que o impacto econômico seja muito alto, considerando-se a ubiquidade das doenças diarreicas por todo o mundo. Os custos diretos são relativos a testes laboratoriais, procedimentos endoscópicos, patologia, medicações e hospitalização, e os custos indiretos através do prejuízo ou perda da produtividade no trabalho e mortalidade são considerados substanciais.

Etiologia

- Diarreia é a manifestação do excesso de água nas fezes.
- Os intestinos delgado e grosso são normalmente altamente eficientes na absorção de mais de 90% dos líquidos ingeridos, restando secreções com ~100 mL de água nas fezes.
- A água movimenta-se pelo epitélio em razão de forças osmóticas geradas pelo transporte de eletrólitos e nutrientes.
- A absorção da água pode ser prejudicada pela perturbação do transporte eletrolítico normal pelo epitélio intestinal, resultando em diarreia secretória.
- Como alternativa, a ingestão de substâncias mal absorvidas com a atividade osmótica resultará em retenção de líquidos no lúmen e redução na absorção de água, denominada diarreia osmótica.
- A maioria das condições causa diarreia através de uma combinação de mecanismos secretórios e osmóticos, em vez de puramente um ou outro. Distúrbios da motilidade também podem desempenhar um papel – mais comumente a hipermotilidade, mas ocasionalmente hipomotilidade, que pode resultar em diarreia causada pelo crescimento bacteriano excessivo no intestino delgado.

Patologia/patogênese

- Inúmeros processos de doenças subjacentes podem-se manifestar como diarreia.
- Diarreia aguda é mais frequentemente uma manifestação de infecções virais, bacterianas, parasitárias ou protozoárias, alergias a medicamentos e alimentos, envenenamento alimentar bacteriano ou o início de diarreia crônica.
- Além de uma ampla variedade de infecções, a diarreia crônica pode ser provocada por condições que causam má absorção (p. ex., doença celíaca, síndrome do intestino curto, crescimento bacteriano excessivo no intestino delgado) ou má digestão (p. ex., insuficiência pancreática, deficiência de sal biliar), frequentemente se manifestando como esteatorreia (diarreia gordurosa), condições imunomediadas e inflamatórias, como doença de Crohn, colite ulcerativa, colite microscópica, diverticulite, vasculite e colite isquêmica; uma ampla variedade de medicamentos que podem afetar a flora intestinal normal acelera a motilidade intestinal, altera o transporte epitelial de solutos ou introduz uma carga osmótica; distúrbios endócrinos, incluindo hipertireoidismo, insuficiência suprarrenal, síndrome carcinoide, síndrome de Zollinger-Ellison, VIPoma, somatotastinoma; neoplasias, incluindo câncer de cólon e linfoma; e distúrbios da motilidade, incluindo síndrome do intestino irritável (IBS), neuropatia autonômica decorrente de diabetes ou após vagotomia.

Seção 2: Prevenção

> **PONTOS PRINCIPAIS/PÉROLAS CLÍNICAS**
> - Nenhuma intervenção demonstrou a capacidade de prevenir o desenvolvimento da doença.

Seção 3: Diagnóstico

PONTOS PRINCIPAIS/PÉROLAS CLÍNICAS
- A duração da diarreia é um diferenciador importante, separando as causas agudas das causas crônicas. As causas mais comuns de diarreia aguda (durando menos de 4 semanas, embora mais tipicamente por apenas alguns dias) são infecções, predominantemente gastroenterite viral, seguidas por causas bacterianas. Por outro lado, IBS é a causa mais frequente de diarreia crônica, embora tenha a tendência a ser intermitente.
- Além da duração, a história deve focar na identificação da aparência das fezes (aparência aquosa, gordurosa ou com sangue), seu volume e frequência (pequenas e frequentes ou volumosas), horário (diarreia noturna, relacionada com a alimentação/jejum), sintomas GI associados (náuseas/vômitos, dor abdominal) sintomas sistêmicos (perda de peso, febre, sintomas de desidratação ou diminuição do volume) e uso de medicamento. Deve ser observada história de diabetes melito, viagem, hospitalização e imunodeficiência (ou risco de imunodeficiência), uma vez que estas condições alteram o diagnóstico diferencial.
- O exame físico foca inicialmente na detecção de redução significativa do volume, o que pode exigir correção imediata; a seguir foca no exame abdominal (identificação de sensibilidade ou massa); e, finalmente, nas manifestações gerais, como perda de peso, ou achados sistêmicos, como manifestações cutâneas ou reumatológicas, sugestivas de causas específicas de diarreia.
- As investigações laboratoriais iniciais servem para focar no diagnóstico diferencial, caracterizando a natureza da diarreia e excluindo a presença de patógenos, limitando assim o âmbito da investigação posterior.
- Exames de imagem e endoscopia têm um papel mais limitado na avaliação da diarreia, geralmente sendo reservados para indivíduos em quem a história ou testes não invasivos sugerem doença orgânica que pode precisar de confirmação.

Diagnóstico diferencial

Diagnóstico diferencial	Características
Causas bacterianas	
Espécie de *Aeromonas* *Bacteroides fragilis* Espécie de *Campylobacter* *Clostridium perfringens* *Escherichia coli* (êntero-hemorrágica, enterotoxigênica, enteroinvasiva) Espécie de *Shigella* Espécie de *Salmonella* Espécie de *Plesiomonas* Espécie de *Yersinia* *Vibrio Cholerae* *Vibrio haemolyticus* Outras	Predominantemente causam diarreia aguda. Uma gama de manifestações, desde diarreia aquosa até disenteria, com sangue e muco. Dependendo do organismo, podem estar associadas à diminuição do volume, dor abdominal, febre, rigores, vômitos. A maioria causa doenças autolimitadas, embora possa ser mais severa ou crônica em pacientes com comprometimento imune. *E. coli* entero-hemorrágica é uma causa importante de síndrome urêmica hemolítica Organismo identificado por meio de cultura e especiação
Clostridium difficile	Ocorre mais tipicamente entre pacientes hospitalizados e aqueles expostos a antibióticos, mas menos comumente pode ser adquirida na comunidade, e sem exposição a antibióticos. Pode ocorrer diarreia aquosa com cólica abdominal inferior, leucocitose e, às vezes, febre. Os achados endoscópicos incluem colite leve com ou sem pseudomembranas clássicas. Facilmente identificada por testes para toxina A e/ou B e ensaio baseado na reação em cadeia da polimerase (PCR)

(Continua)

Diagnóstico diferencial	Características
Doença de Whipple	Causada por *Tropheryma whipplei*, um bacilo Gram-positivo, positivo para o ácido periódico de Schiff (PAS), a doença de Whipple é uma causa rara de diarreia acompanhada por dor nas articulações, dor abdominal e perda de peso principalmente em homens de meia-idade, frequentemente com exposição ocupacional a animais ou solo. O diagnóstico é confirmado pela demonstração de macrófagos PAS-positivo na biópsia do intestino delgado
Staphylococcus aureus *Bacillus cereus*	Causas importantes de envenenamento alimentar através da produção de enterotoxinas. Vômitos são mais comuns, mas frequentemente acompanhados por diarreia poucas horas após a ingestão de alimento contaminado
Mycobacterium avium complex	No contexto de doença disseminada no indivíduo imunocomprometido, também pode envolver o trato gastrointestinal e causar diarreia e dor abdominal
Mycobacterium tuberculosis	Mais comumente ocorrendo em conjunto com tuberculose pulmonar, a enterite tuberculosa causa dor abdominal mais frequentemente do que diarreia
Causas virais	
Norovírus Rotavírus Adenovírus Astrovírus	Causas de gastroenterite em bebês (rotavírus), crianças (norovírus, astrovírus) e adultos (norovírus, astrovírus). Pode ocorrer epidemia de norovírus em famílias, escolas ou no ambiente de trabalho
Citomegalovírus	Raramente uma causa de colite em hospedeiros imunocomprometidos; no entanto, pode ocorrer diarreia durante a fase prodrômica em alguns indivíduos que não são imunossuprimidos. A diarreia pode ser aquosa ou com sangue, com dor abdominal e, frequentemente, tenesmo. Uma doença invasiva será evidente pelas alterações da mucosa na endoscopia inferior e inclusões virais características na biópsia
Causas parasitárias	
Cryptosporidia *Giardia lamblia* *Entamoeba histolytica* *Microsporidia* *Cyclospora*	Infecções alimentares e por via aquática que se manifestam como uma variedade de sintomas desde diarreia aquosa até gordurosa, cólicas ou inchaço abdominal, náuseas, vômitos, febre, perda de peso. Curso mais provavelmente prolongado ou severo entre indivíduos imunocomprometidos. *Giardia* é uma causa importante de diarreia crônica mesmo entre indivíduos imunocomprometidos e pode causar esteatorreia
Alergia alimentar	Alergias alimentares mediadas pela imunoglobulina E (IgE) raramente causam diarreia isolada e são mais frequentemente acompanhadas de efeitos respiratórios, cutâneos e hemodinâmicos típicos num espaço de poucos minutos até duas horas após a ingestão do alimento agressor. O diagnóstico pode ser auxiliado pelo teste de punção cutânea, imunoensaios *in vitro* como testes radioalergossorventes (RAST), diários alimentares, dietas de eliminação e desafios de alimentos
Infestação por helmintos	
Strongyloides Ascaríase Ancilóstomo	Pode ocorrer diarreia com uma variedade de outros sintomas gastrointestinais não específicos no curso da infestação por uma variedade de nematódeos, mas estes raramente são uma causa de diarreia crônica

Diagnóstico diferencial	Características
Doença celíaca	Embora não presente em todos os indivíduos, a diarreia pode ser episódica ou crônica, e pode estar acompanhada de inchaço, distensão abdominal, perda de peso e esteatorreia. O diagnóstico é fortemente sugerido em pacientes positivos para IgA transglutaminase antitecido (TTG) e confirmado por achados patológicos clássicos na biópsia do intestino delgado. Quase todos os indivíduos afetados são HLA DQ2/DQ8 positivo
Neuropatia autonômica diabética	A diarreia aquosa pode ser intermitente ou contínua e frequentemente acompanhada por incontinência. O distúrbio é multifatorial e inclui motilidade reduzida do intestino delgado e crescimento bacteriano excessivo, função secretora prejudicada, função anorretal diminuída, ingestão de substitutos do açúcar osmoticamente ativos e *sprue* celíaco associado
Vagotomia Simpatectomia	Atualmente é rara a ocorrência de diarreia pós-vagotomia, pois os índices de tratamento cirúrgico para úlcera péptica reduziram, e é empregada vagotomia altamente seletiva. Pode ocorrer vagotomia inadvertida durante a ablação do plexo celíaco, resultando em diarreia. O diagnóstico será sugerido pela história de intervenção cirúrgica ou neurolítica
Endocrinopatias	
Síndrome carcinoide	Diarreia é uma característica proeminente e comum da síndrome carcinoide que ocorre quando o fígado tem metástases de um tumor carcinoide. A diarreia é aquosa e sem sangue e pode ser profusa. O transbordamento usualmente não coincide com diarreia. Um ensaio para ácido 5-hidroxi-indol-acético numa coleta de urina de 24 horas é frequentemente diagnóstico
VIPoma	Uma causa rara de diarreia aquosa com alto volume, hipocalemia e hipocloridria resulta dos altos níveis de peptídeos intestinais vasoativos (VIP) circulantes
Somatostatinoma	A tríade clássica dos sintomas inclui colelitíase, diabetes melito e diarreia gordurosa e pode ocorrer em somatostatinomas localizados no pâncreas
Mastocitose	Ocorre diarreia na maioria dos pacientes com mastocitose sistêmica, mas também pode ocorrer em pacientes com mastocitose cutânea. A liberação dos mediadores vasoativos dos mastócitos pode levar a um aumento na motilidade GI. São comuns achados na pele que variam desde prurido até uma erupção maculopapular clássica (urticária pigmentosa). Infiltração GI profunda com mastócitos pode originar esteatorreia. Outros sintomas incluem dor abdominal, náuseas e vômitos
Gastrinoma (síndrome de Zollinger-Ellison)	Diarreia e dor abdominal são as queixas mais comumente apresentadas em pacientes com gastrinoma. Ocorre diarreia por causa da hipersecreção do estômago, inativação das enzimas pancreáticas pela alta acidez luminal, provocando má digestão e dano às células epiteliais intestinais que contribuem para a má absorção. O diagnóstico é feito pelos níveis elevados de gastrina sérica e pelo teste de estimulação da secretina anormal

(Continua)

Diagnóstico diferencial	Características
Doença de Addison (insuficiência suprarrenal primária)	Diarreia, por vezes alternando com constipação, pode ocorrer juntamente com náuseas, vômitos e dor abdominal. Nível do cortisol sérico inapropriadamente baixo e um teste de estimulação do hormônio adrenocorticotrófico (ACTH) anormal estabelecem o diagnóstico
Hipertireoidismo	Hiperdefecação e má absorção decorrente do aumento na motilidade gastrointestinal podem contribuir para diarreia. Baixo nível sérico do hormônio estimulador da tireoide (TSH), confirmado pelo nível alto de tiroxina sérica livre (T4) ou tri-iodotironina (T3) estabelecem o diagnóstico
Carcinoma medular da tireoide	A liberação da calcitonina e outras substâncias produzidas por este tumor neuroendócrino da glândula tireoide causa diarreia. Também pode ocorrer transbordamento. O diagnóstico é feito por aspiração com agulha fina de um nódulo da tireoide
Crescimento bacteriano excessivo no intestino delgado	Além de diarreia, inchaço abdominal, flatulência e perda de peso são outras manifestações desta condição que resulta de números anormalmente altos de bactérias no intestino delgado, frequentemente uma consequência da anormalidade estrutural ou motilidade desordenada, levando à liberação reduzida. Esteatorreia pode ser uma característica em casos graves. O teste respiratório de carboidrato ou cultura do aspirado jejunal confirmará um diagnóstico suspeito
Síndrome do intestino curto	A diarreia resulta da diminuição na capacidade de absorção secundária à ressecção extensa do intestino delgado, insuficiência vascular, lesão por radiação, malignidade extensa ou, em bebês, enterocolite necrosante ou anormalidade no desenvolvimento
Insuficiência pancreática	A produção insuficiente de enzimas pancreáticas decorrente de pancreatite crônica ou ressecção pancreática extensa leva à má digestão das proteínas e gordura, esteatorreia profusa e perda de peso. Gordura fecal elevada e redução no tripsinogênio sérico irão sugerir o diagnóstico, que pode ser confirmado com estimulação da secreção pancreática por uma refeição ou secretagogos pancreáticos, como secretina, e pela medida direta do conteúdo enzimático do líquido duodenal coletado
Concentração anormal de sais biliares luminais	A baixa concentração de sais biliares causa a má digestão da gordura, enquanto que a má absorção do ácido biliar ileal (por secreção ou doença de Crohn) resulta em diarreia colereica
Neoplasias	
Câncer colorretal Linfoma	Diarreia é uma apresentação rara de câncer colorretal, mas pode ocorrer com obstrução por causa de câncer retal e incontinência por transbordamento. Linfoma colônico e linfoma no intestino delgado, particularmente doença imunoproliferativa do intestino delgado (IPSID), mais prevalentes no Oriente Médio e Mediterrâneo, podem-se apresentar com diarreia
Adenoma viloso do reto	Uma causa extremamente rara de hipocalemia e diarreia
Diverticulite	Embora diverticulite aguda esteja mais frequentemente associada à constipação, cerca de um quarto dos pacientes tem diarreia, raramente com sangue. CT abdominal confirma o diagnóstico

Diagnóstico diferencial	Características
Doença de Crohn	Diarreia não é uma queixa universal na doença de Crohn, mas é extremamente comum e varia de leve à severa. As fezes podem ser aquosas ou conter sangue. O diagnóstico é em geral feito em ileocolonoscopia com biópsia, usualmente em conjunto com o exame de imagem do intestino delgado para avaliar a localização da doença
Colite ulcerativa	A diarreia frequentemente contém sangue e varia de leve à severa. Colonoscopia e biópsia estabelecem o diagnóstico quando foram excluídas etiologias infecciosas
Colite microscópica (colite linfocítica, colite colagenosa)	O diagnóstico é sugerido por diarreia aquosa e sem sangue, frequentemente com cólicas abdominais, mais frequentemente ocorrendo em mulheres e na sexta década da vida. O diagnóstico é confirmado pela presença de uma banda colagenosa subepitelial na biópsia colônica em colite colagenosa, com ou sem o aumento na contagem de linfócitos intraepiteliais colônicos encontrados na colite linfocítica
Colite isquêmica	A redução aguda do fluxo sanguíneo colônico usualmente resulta em dor abdominal seguida pela passagem de diarreia com sangue. Radiografia simples ou CT pode sugerir espessamento colônico ou impressão digital; contudo, colonoscopia e biópsia são mais sensíveis e específicas
Má absorção de carboidratos	A redução na absorção de carboidratos no intestino delgado provoca uma maior carga osmótica e diarreia, cólicas, excesso de flatos e inchaço após a ingestão do açúcar agressor. Má absorção de lactose e frutose é mais comum. Testes respiratórios de carboidrato marcado com ^3H ou $^{13}CO_2$ auxiliam no diagnóstico
Síndrome do intestino irritável	Fezes pastosas com volume relativamente pequeno, frequentemente não noturnas, são características deste distúrbio funcional do intestino na diarreia ou em variantes mistas de IBS. Avaliações laboratoriais e endoscópicas limitadas são justificadas antes da atribuição de um diagnóstico positivo
Medicações e toxinas	
Laxativos osmóticos	Sorbitol, lactulose, contendo magnésio, manitol
Laxativos estimulantes	Antraquinonas, ácido ricinoleico, bisacodil, oxifenisatina, fenolftaleína
Agentes antibacterianos	Quase todos os agentes, por meio de uma variedade de mecanismos, incluindo efeitos na motilidade (macrólidos)
Agentes antirretrovirais	
Agentes antineoplásicos	
NSAIDs	
Glicosídeos cardíacos	Digoxina
Inibidores da α-glicosidase	Ascarbose
Colchicina	Esta toxina com microtúbulos, usada principalmente para tratar gota, afeta as células epiteliais intestinais em razão de sua alta taxa de mitoses
Metildopa	Este agente antidepressivo pode causar diarreia em consequência da sua atividade como um simpatolítico de ação central

(Continua)

Diagnóstico diferencial	Características
Inibidores da colinesterase	Donepezil, rivastigmina, galantamina podem causar diarreia pelo excesso de acetilcolina, afetando a função do sistema nervoso entérico
Inibidores da lipase	Orlistat causa diarreia através da má digestão
Hormônios da tireoide	Em excesso podem causar hipermotilidade
Cisaprida	Agente procinético
Prostaglandinas	Misoprostol
Ácido quenodesoxicólico	
Terapia com inibidor da HMG-CoA redutase	Sinvastatina, lovastatina, pravastatina
Biguanidas	Metformina
Análogos da somastatina (octreotida, lantreotida)	Usados em terapia específica para síndrome carcinoide e ocasionalmente no tratamento de diarreia severa de outras causas, estes agentes podem induzir o crescimento bacteriano excessivo no intestino delgado com a diminuição da motilidade
Aminobisfosfonatos	Alendronato, clodronato ou etidronato

Diagnóstico clínico (Algoritmo 4.1)

- Embora as causas de diarreia sejam inúmeras, uma abordagem generalizada de testagem será menos produtiva e econômica do que uma direcionada por uma história e exame físico minucioso e o uso judicioso da testagem inicial. A avaliação precoce foca na identificação dos patógenos intestinais comuns e na identificação dos pacientes com redução de volume significativa com necessidade de reidratação e reposição de líquidos, bem como os indivíduos com sinais de alerta que justificam uma avaliação mais detalhada. A diarreia crônica deve ser caracterizada como aquosa, gordurosa ou inflamatória. A diarreia aquosa pode ser ainda mais caracterizada como fezes com lacuna osmótica alta ou baixa, indicando diarreia osmótica ou secretória e avaliação focada em etiologias compatíveis com essa caracterização. A diarreia inflamatória requer avaliação com ileocolonoscopia e biópsia e, se negativa, exame de imagem do intestino delgado.

História

- Como IBS é a causa mais comum de diarreia crônica ou intermitente na população em geral, devem ser identificados sintomas compatíveis com IBS (sintomas crônicos de dor abdominal recorrente ou desconforto melhorado com defecação que acompanha forma ou frequência alterada das fezes) e sinais e sintomas que levantam a suspeita de doença orgânica (como sangue nas fezes, perda de peso, mais de 45 anos de idade, diarreia noturna) devem ser procurados. Devem ser procuradas descrições da frequência das fezes, hora em relação à alimentação e/ou jejum, sintomas noturnos e características, como a presença de sangue ou gordura e consistência.
- A história familiar pode aumentar o índice de suspeição para condições, como doença inflamatória intestinal, doença celíaca e outras condições imunomediadas.
- Deve ser dada atenção aos medicamentos atuais, especialmente à exposição recente a antibióticos como um fator de risco para infecção por *Clostridium difficile* ou diarreia não específica associada a antibiótico.
- História de viagem e fatores de risco para infecção pelo HIV devem ser investigados.

Exame físico
- A aparência geral, sinais vitais, exames abdominais e retais produzem as informações mais importantes na avaliação do paciente com diarreia.
- Devem ser procurados sinais e sintomas de desidratação e esvaziamento do volume intravascular, incluindo sinais vitais ortostáticos, uma vez que estes indicam a necessidade de reposição de líquidos e volume em diarreias mais graves.
- Perda de peso e caquexia também indicam causas mais sérias de diarreia.
- Febre pode indicar infecção por um patógeno identificável, diverticulite complicada com abscesso ou doença inflamatória intestinal severa ou complicada.
- O exame abdominal deve focar na sensibilidade e na presença de massas. O exame retal pode identificar hemorroidas ou fissura como uma fonte potencial de hemorragia, massa retal ou características perianais de doença inflamatória intestinal.
- Um exame físico total e completo pode identificar outros pontos-chave para um diagnóstico.

Diagnóstico laboratorial
Lista de testes diagnósticos
- Hemograma completo, bioquímica, testes da função hepática, taxa de sedimentação de eritrócitos (ESR) e proteína C-reativa (C-RP); resultados anormais nos testes sanguíneos de rotina, incluindo os marcadores inflamatórios não específicos ESR e C-RP, ajudam a identificar aqueles pacientes com doença orgânica que requerem avaliação adicional, embora valores normais não excluam completamente indivíduos com causas não funcionais de diarreia. Além disso, transtornos de eletrólitos, particularmente hipocalemia, e resultados anormais nos testes da função renal podem ser observados em diarreia severa.
- Sorologias celíacas: transglutaminase antitecido imunoglobulina A (TTG IgA) é o teste inicial de escolha. IgA contra anticorpos endomissiais também é clinicamente útil, e em certas situações o teste para o haplótipo HLA DQ2/DQ8 pode fornecer informações de apoio. Anticorpos antigliadina e anticorpos gliadina antideamidados também são usados algumas vezes.
- Testes da função pancreática: elastase fecal e tripsogênio sérico são testes indiretos úteis da função exócrina pancreática, enquanto que testes de estimulação da secretina, que requerem amostra do líquido duodenal, medem diretamente o débito de enzimas pancreáticas no teste para insuficiência pancreática exócrina.
- Testes endócrinos: uma variedade de testes endócrinos pode ser útil, incluindo cortisol matinal para rastrear insuficiência suprarrenal, com confirmação pelo teste de estimulação do hormônio liberador de corticotrofina; ácido 5-indroxi-indol-acético na urina, gastrina sérica, peptídeo intestinal vasoativo (VIP), somatostatina, cromogranina A ou calcitonina se houver suspeita de tumor neuroendócrino, hormônio estimulador da tireoide (TSH) para rastrear hipertireoidismo.
- Testes microbiológicos das fezes: úteis para excluir causas bacterianas ou parasitárias de diarreia, estes incluem cultura das fezes e sensibilidade, teste para *C. difficile*, ovos e parasitas, ELISA para *Giardia, Cryptosporidium* (também pode ser usado com aspirado duodenal).
- Teste de HIV: pode ser útil para aumentar o índice de suspeição de infecções oportunistas como causa para a diarreia.
- Exame qualitativo da gordura fecal ou coleta quantitativa de 48–72 horas para gordura fecal: o exame qualitativo da gordura fecal utiliza coloração com Sudão para graduar a quantidade de gordura excretada. A medida quantitativa da gordura fecal confirma a

presença de esteatorreia através da medida da gordura fecal. Esta com mais de 14 g/dia, embora numa dieta de 70–100 g de gordura/dia sugere esteatorreia.
- Testes fecais de inflamação: identificam a presença de inflamação ou infecção por meio da medida dos leucócitos fecais ou a quantificação dos marcadores de neutrófilos nas fezes como calprotectina ou lactoferrina.
- Lacuna osmótica nas fezes: usado para diferenciar diarreia secretória de diarreia osmótica pela medição do sódio e potássio nas fezes. A lacuna osmótica nas fezes é 290 − 2x (concentração de sódio nas fezes + concentração de potássio nas fezes). Se a lacuna osmótica nas fezes for > 100 mOsm/kg, substâncias osmoticamente ativas não medidas estão presentes, e deve ser medido o magnésio nas fezes. Lacuna osmótica nas fezes < 50 mOsm/kg sugere diarreia secretória.
- Osmolalidade nas fezes: se menos de 250 mOsm/kg, é provável que as fezes tenham sido diluídas com água ou urina.
- Testes que identificam o uso de laxativo: podem ser úteis na avaliação de diarreia de etiologia obscura causada pela ingestão clandestina ou involuntária de laxativo. Podem ser medidos o magnésio e fosfato nas fezes, e o magnésio nas fezes será anormal se > 45 mmol/L ou > 30 mEq/dia. Cromatografia em camada delgada ou espectrofotometria das fezes (ou urina) podem rastrear laxativos estimulantes.
- Sorologia para *Entamoeba histolytica*: pode ajudar a identificar amebíase como causa da diarreia.
- Teste de sangue oculto fecal: identifica a presença de sangue nas fezes através do teste de guaiaca ou teste imunoquímico.
- Teste respiratório do carboidrato: os carboidratos marcados com ^3H e ^{13}C, incluindo lactose, frutose, sacarose-isomaltase e outros, podem ser captados por via oral, e a medida do isótopo marcado na respiração é quantificada para determinar se a má absorção daquele carboidrato específico é a causa da diarreia osmótica. Além disso, o teste respiratório da lactulose radiomarcada é uma medida substituta do crescimento bacteriano excessivo no intestino delgado, pois a lactulose não é absorvida normalmente, mas pode ser metabolizada pelas bactérias no lúmen e depois absorvida.
- Teste de absorção de D-xilose: após a ingestão de 25 g de D-xilose, é realizada uma coleta de urina de 5 horas. Excreção de < 20 mg/dL indica absorção anormal do intestino delgado proximal. As concentrações sanguíneas com 1–2 horas também podem ser medidas.
- Esofagogastroduodenoscopia (EGD): pode ser útil quando existe a suspeita de *sprue* celíaco, e é necessária biópsia duodenal para confirmar o diagnóstico, e para aspirado duodenal e biópsia para suspeita de giardíase, microspóridia, isospora e outros parasitas ou doença de Whipple.
- Ileocolonoscopia e biópsia: indicadas para a avaliação de diarreia inflamatória sem causa infecciosa identificada, para descartar doença de Crohn, colite ulcerativa, algumas causas infecciosas de diarreia difíceis de diagnosticar, como enterite tuberculosa, citomegalovírus (CMV), histoplasmose e outros, e para etiologias suspeitas específicas como enterite ou colite por radiação, ou colite microscópica.

Lista de técnicas por imagem
- Imagem pancreática através de tomografia computadorizada (CT), ressonância magnética (MR), ultrassonografia transabdominal ou endoscópica, ou colangiopancreatografia retrógrada endoscópica (ERCP) podem ser úteis na identificação de lesões específicas como tumor neuroendócrino do pâncreas na síndrome carcinoide, ou a identificação de pancreatite crônica como uma causa de má digestão.

- Angiograma por CT ou MR pode ser útil na avaliação de possível isquemia intestinal crônica.
- Rastreio de octreotida marcado com índio 111 ou rastreio com metaiodobenziguanidina (MIBG) pode ser indicado na avaliação de suspeita de tumor carcinoide ou outro tumor neuroendócrino, quando a localização é obscura.

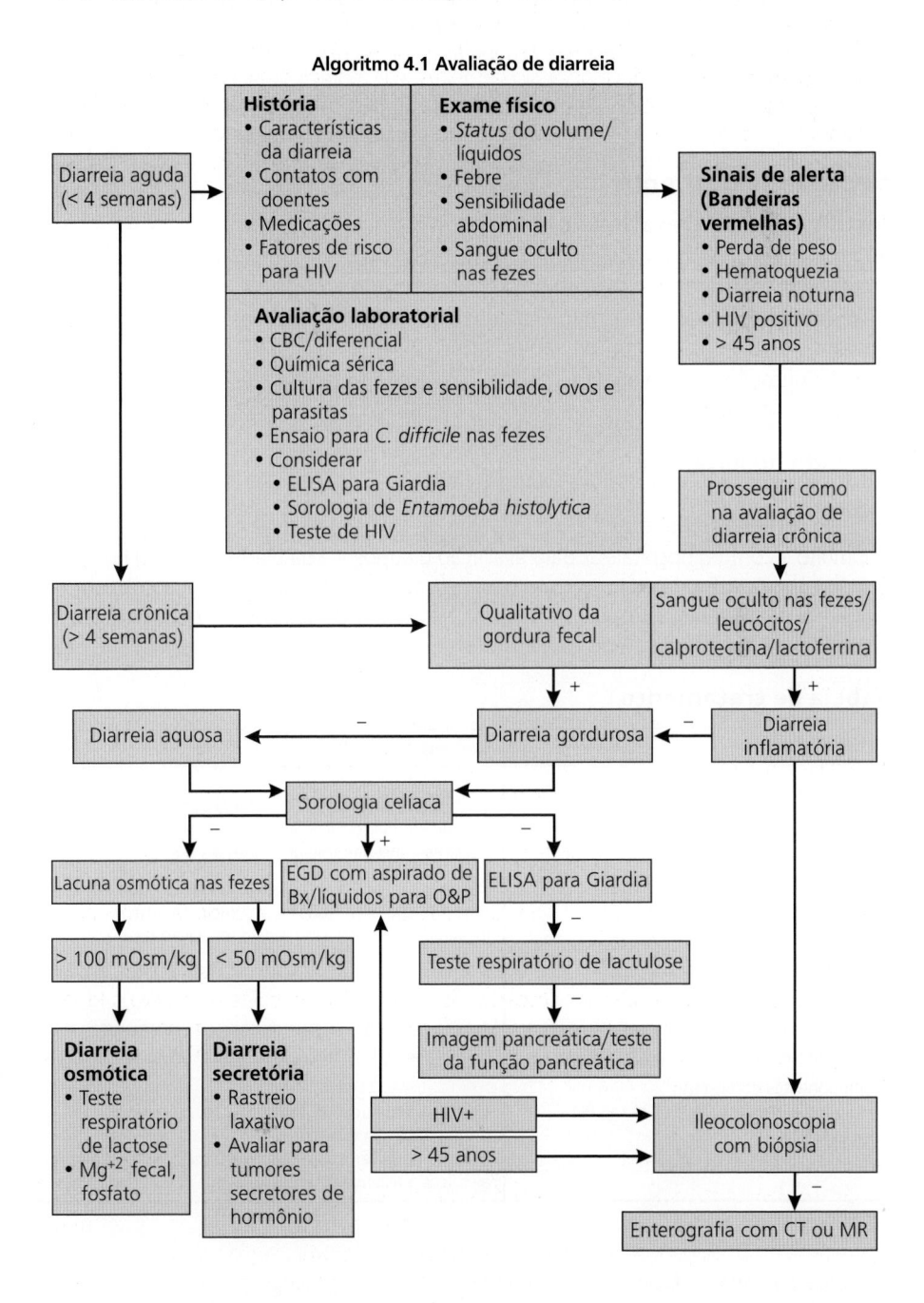

Algoritmo 4.1 Avaliação de diarreia

Diarreia aguda (< 4 semanas)

História
- Características da diarreia
- Contatos com doentes
- Medicações
- Fatores de risco para HIV

Exame físico
- *Status* do volume/líquidos
- Febre
- Sensibilidade abdominal
- Sangue oculto nas fezes

Sinais de alerta (Bandeiras vermelhas)
- Perda de peso
- Hematoquezia
- Diarreia noturna
- HIV positivo
- > 45 anos

Avaliação laboratorial
- CBC/diferencial
- Química sérica
- Cultura das fezes e sensibilidade, ovos e parasitas
- Ensaio para *C. difficile* nas fezes
- Considerar
  - ELISA para Giardia
  - Sorologia de *Entamoeba histolytica*
  - Teste de HIV

Prosseguir como na avaliação de diarreia crônica

Diarreia crônica (> 4 semanas) → Qualitativo da gordura fecal

Sangue oculto nas fezes/leucócitos/calprotectina/lactoferrina

Diarreia aquosa ← − Diarreia gordurosa − → Diarreia inflamatória (+)

Sorologia celíaca

Lacuna osmótica nas fezes | EGD com aspirado de Bx/líquidos para O&P | ELISA para Giardia

> 100 mOsm/kg | < 50 mOsm/kg

Teste respiratório de lactulose

Diarreia osmótica
- Teste respiratório de lactose
- Mg^{+2} fecal, fosfato

Diarreia secretória
- Rastreio laxativo
- Avaliar para tumores secretores de hormônio

Imagem pancreática/teste da função pancreática

HIV+ / > 45 anos → Ileocolonoscopia com biópsia

Enterografia com CT ou MR

Armadilhas potenciais/erros comuns cometidos em relação ao diagnóstico da doença
- Diarreia deve ser diferenciada de incontinência fecal como um sintoma primário. A característica definidora da diarreia é o aumento da liquidez das fezes, frequentemente acompanhada de aumento na frequência das fezes. A avaliação de incontinência fecal sem redução na consistência das fezes tem um foco diagnóstico distinto da diarreia.
- Pacientes que preenchem os critérios diagnósticos para IBS e que têm uma avaliação inicial negativa devem receber uma afirmação desse diagnóstico.

Seção 4: Tratamento
Justificativa do tratamento
- O tratamento foca inicialmente na substituição do volume, água e nutrientes, se estes estiverem reduzidos.
- As medidas de apoio incluem solução de reidratação oral, líquidos e eletrólitos intravenosos e agentes antidiarreicos não específicos.
- A identificação de uma etiologia específica permite tratamento específico direcionado para a causa da diarreia.

Quando hospitalizar
- Poderá ser necessária hospitalização para reposição do volume em uma diarreia profunda, e menos raramente para a iniciação de nutrição parenteral total.
- É muito incomum hospitalizar para avaliação diagnóstica da diarreia, exceto nos casos mais obscuros. Em tais situações, a hospitalização facilita a quantificação objetiva do volume da diarreia, a resposta ao jejum e a coleta de fezes para quantificação da gordura.

Tabela de tratamento

Tratamento	Comentário
Conservador • Solução de reidratação oral	Dada quando necessária e tolerada para reposição do volume em diarreia leve à moderada em que o paciente consegue tolerar a ingestão oral
• Líquidos e eletrólitos intravenosos	Dados para diarreia moderada à severa em que existe uma redução acentuada no volume e em que a ingestão oral é insuficiente para reposição rápida
Médico Absorventes • Suspensão attapulgite 1,5 g 1–5 vezes ao dia	Suposta eficácia por meio da absorção de toxinas bacterianas e bactérias e da absorção de água
Componentes do bismuto • Subsalicilato de bismuto 524 mg PO 3 vezes ao dia	Usado para diarreia do viajante, o bismuto tem propriedades antibacterianas. O uso a longo prazo do bismuto pode ser tóxico. Contraindicado para pacientes alérgicos à aspirina

Tratamento	Comentário
Opiáceos • Loperamida 2–4 mg a cada 4–6 horas • Difenoxilato 2,5–5 mg a cada 4–6 horas • Difenoxilato 2,5 mg/atropina 0,25 mg 1–2 comprimidos a cada 4–6 horas • Codeína 15–60 mg a cada 6 horas • Tintura desodorizada de ópio 2–20 gotas a cada 4–6 horas	Estas medicações são tituladas para os efeitos desejados Devem ser consideradas com cautela em pacientes com colite infecciosa ou idiopática para evitar megacólon tóxico Em doses maiores estas medicações têm potencial aditivo Podem ocorrer efeitos colaterais anticolinérgicos da atropina no difenoxilato/atropina
Suplementos de fibras • Psilio • Policarbofila cálcica • Inulina • Linho • Dextrina de trigo	Existem muitas marcas, com diferentes misturas de fibras naturais/sintéticas, solúveis/insolúveis Úteis na moderação dos sintomas de IBS, incluindo a variante da diarreia, em que a fibra absorve água e aumenta a consistência das fezes. Titulação excessiva e rápida demais pode piorar a diarreia
Sequestradores de sais biliares • Colestiramina 2–4 g 1–4 vezes ao dia • Colesevelam 1–2 comprimidos de 625 mg 1–3 vezes ao dia • Colestipol 4 g 1–4 vezes ao dia	Úteis em pacientes com diarreia por causa do excesso de sais biliares, como depois de colecistectomia, ressecção ileal, doença ileal
Agonista α_2-adrenérgico • Clonidina 0,1–0,3 mg 3 vezes ao dia	Pode ser útil para o tratamento de diarreia diabética
Análogo de somatostatina • Octreotida 50–250 mg SC 3 vezes ao dia	Usado especificamente para o tratamento de tumores carcinoides e outros tumores neuroendócrinos e, ocasionalmente, para outras causas de diarreia
Ensaio empírico de antibióticos • Fluoroquinilonas, metronidazol, rifaximina, outros	Às vezes experimentados quando o índice de suspeição de infecção é alto apesar do teste negativo para patógenos fecais

Seção 5: Populações Especiais
Não aplicável a este tópico.

Seção 6: Prognóstico
Não aplicável a este tópico.

Seção 7: Leitura Sugerida
ASGE Standards of Practice Committee, Shen B, Khan K, Ikenberry SO, et al. The role of endoscopy in the management of patients with diarrhea. Gastrointest Endosc 2010;71:887–92

Avery ME, Snyder JD. Oral therapy for acute diarrhea: the underused simple solution. N Engl J Med 1990;323:891–4

Cohen ML. The epidemiology of diarrheal disease in the United States. Infect Dis Clin North Am 1988;2:557–70

Eherer AJ, Fordtran JS. Fecal osmotic gap and pH in experimental diarrhea of various causes. Gastroenterology 1992;103:545–51

Fine KD, Schiller LR. AGA technical review on the evaluation and management of chronic diarrhea. Gastroenterology 1999;116:1464–86

Fine KD, Seidel RH, Do K. The prevalence, anatomic distribution, and diagnosis of colonic causes of chronic diarrhea. Gastrointest Endosc 2000;51:318–26
Sandler RS, Stewart WF, Liberman JN, Ricci JA, Zorich NL. Abdominal pain, bloating, and diarrhea in the United States: prevalence and impact. Dig Dis Sci 2000;45:1166–71
Schiller LR. Chronic diarrhea. Curr Treat Options Gastroenterol 2005;8:259–66
Shaheen NJ, Hansen RA, Morgan DR, et al. The burden of gastrointestinal and liver diseases, 2006. Am J Gastroenterol 2006;101:2128–38
Siegel D, Cohen PT, Neighbor M, et al. Predictive value of stool examination in acute diarrhea. Arch Pathol Lab Med 1987;111:715–8

Website sugerido
National Digestive Diseases Information Clearinghouse: What I need to know about diarrhea.
http://digestive.niddk.nih.gov/ddiseases/pubs/diarrhea_ez/

Seção 8: Diretrizes

Diretrizes nacionais da sociedade

Título de referência	Fonte de referência	Data
The role of endoscopy in the management of patients with diarrhea	American Society for Gastrointestinal Endoscopy Practice Standards Committee	2010 (Gastrointestinal Endoscopy 2010;71:887-892)
AGA technical review on the evaluation and management of chronic diarrhea	American Gastroenterological Association	1999 (Gastroenterology 1999;116:1464-86)

Seção 9: Evidências
Não aplicável a este tópico.

Seção 10: Imagens
Não aplicável a este tópico.

Material adicional para este capítulo pode ser encontrado *on-line* em:
www.mountsinaiexpertguides.com
A senha de acesso é a palavra Dysphagia.
Inclui um estudo de caso com perguntas de múltipla escolha, orientações para os pacientes e os códigos da ICD.

CAPÍTULO 5

Abordagem da Constipação

Mark A. Korsten,[1,2] Hanumantha R. Ancha[3] e Miriam Kaminski[4]
[1]Department of Medicine, Icahn School of Medicine at Mount Sinai, New York, NY, USA
[2]James J. Peters VA Medical Center, Bronx, NY, USA
[3]University of Oklahoma Health Sciences Center, Oklahoma City, OK, USA
[4]Department of Neurology, Klinikun rechts der Isar, Technische Universität München, Germany

---

PONTOS PRINCIPAIS
- A prevalência de constipação depende da definição usada e varia de 2–25% na América do Norte. Os custos diretos e indiretos da constipação são consideravelmente significativos.
- Existe pouco consenso em relação à definição de constipação. Três movimentos intestinais por semana podem ser considerados "normais" quando isto não representa uma alteração da linha básica usual. Os critérios Rome III (veja Seção 3) para constipação funcional são uma tentativa de padronizar os sintomas dos pacientes, orientar os clínicos na avaliação dos pacientes e possibilitar comparações entre estudos diferentes.
- A constipação pode ser primária ou secundária, embora reconhecidamente possam se sobrepor à medida que aumenta nosso conhecimento do sistema nervoso entérico.
- A investigação da constipação deve ser individualizada. Constipação crônica em um paciente relativamente jovem (< 50 anos) na ausência de sintomas de alarme não requer exames de imagem extensos, mas o início agudo de constipação em um paciente mais velho (> 50 anos) que também exibe sintomas e sinais de alarme que incluem perda de peso inexplicável, hemorragia retal, teste positivo para sangue nas fezes ou anemia deve submetê-lo a uma avaliação abrangente urgente.
- Quando o médico já descartou formas secundárias de constipação, é indicado terapia empírica com fibras, aumento na ingestão de líquidos, uso de laxativos osmóticos e/ou estimulantes e *biofeedback* (para dissinergia anorretal). Devem ser instituídas terapias específicas, quando são diagnosticadas formas secundárias de constipação.

Seção I: Histórico

Definição da doença
- Constipação pode ser definida como menos de três movimentos intestinais por semana. Definições alternativas enfatizam a defecação difícil ou outros aspectos da defecação (consistência das fezes, duração), além da frequência propriamente dita.

Classificação da doença
- A constipação é classificada como primária ou secundária.
- A constipação primária é ainda classificada como constipação de trânsito lento, constipação por síndrome do intestino irritável (IBS) e distúrbios defecatórios.

- A constipação secundária pode ser não obstrutiva (quando causada por fatores como dieta, medicações, distúrbios endócrinos, alterações metabólicas ou anormalidades neurológicas) ou obstrutiva, quando causada por neoplasia (câncer colorretal) ou inflamação (p. ex., doença de Crohn).

Incidência/prevalência
- A prevalência de constipação depende de como ela é definida. As taxas de prevalência variam entre 2 e 25%, com uma prevalência média de 15%.
- A prevalência de constipação aumenta com a idade e é duas vezes mais alta em mulheres do que em homens.

Impacto econômico
- Os gastos com laxativos sem prescrição médica ultrapassam $800 milhões somente nos Estados Unidos.

Etiologia
- A etiologia da constipação primária não foi definida, mas provavelmente envolve alterações dentro do sistema nervoso entérico.
- A etiologia da constipação secundária é diversa. A quantidade inadequada de fibras na dieta e uma variedade de medicações, incluindo opioides, antidepressivos, bloqueadores dos canais de cálcio e suplementos de ferro, são os agressores comuns.
- Doenças, incluindo hipotireoidismo, diabetes melito, doença de Parkinson, lesão na medula espinal, esclerose múltipla, câncer colorretal (especialmente lesões no lado esquerdo) e doença inflamatória do intestino (quando acompanhada por estenoses), também podem predispor à constipação.

Patologia/patogênese
- A fisiopatologia da constipação é multifatorial e depende da interação de fatores que incluem a dieta, medicações, doenças médicas passadas (incluindo cirurgia GI) e doenças sistêmicas.
- A causa de constipação em pacientes com massas colônicas obstrutivas é claramente mecânica, mas estes fatores mecânicos também estão subjacentes à constipação resultante de adesões, radiação e anastomoses cirúrgicas restritas.
- Na constipação não obstrutiva, a fisiopatologia é mais complicada, envolvendo possível disfunção do sistema nervoso autônomo, distúrbios do sistema nervoso entérico (p. ex., células intersticiais de Cajal) e miopatia colônica.

Fatores preditivo/de risco

Fator de risco	Razão de probabilidade
Gênero	Mulheres > homens 2:1
Dieta pobre em fibras	N/A
Idade avançada	N/A
Medicações antidepressivas	N/A
Bloqueadores dos canais de cálcio	N/A
Suplementos de ferro	N/A
Medicações anticolinérgicas	N/A

Fator de risco	Razão de probabilidade
Hipotireoidismo, insuficiência suprarrenal, diabetes melito	N/A
Doença de Parkinson, esclerose múltipla, demência	N/A
Câncer colorretal distal, diverticulose	N/A
Doenças associadas à hipercalcemia, como mieloma múltiplo, câncer de mama e sarcoidose	N/A

Seção 2: Prevenção

PONTOS PRINCIPAIS/PÉROLAS CLÍNICAS
- Considera-se de um modo geral que uma dieta rica em fibras previne o desenvolvimento de constipação, mas isto ainda não foi provado.

Rastreio
- Não existem testes de rastreio para constipação além da história clínica detalhada.

Prevenção primária
- Aumento no consumo alimentar de fibras na constipação primária.
- Suplementação alimentar de fibras quando são iniciadas medicações que reconhecidamente causam constipação, como ferro, bloqueadores dos canais de cálcio e antidepressivos.
- Aumento no consumo alimentar de fibras e na ingestão de líquidos quando a constipação está associada à doença diverticular.

Seção 3: Diagnóstico

PONTOS PRINCIPAIS/PÉROLAS CLÍNICAS
- Deve ser obtida uma história médica detalhada relacionada com medicações, procedimentos cirúrgicos e doenças sistêmicas. É importante documentar a duração da constipação ou distúrbio defecatório. A história deve incluir uma avaliação da frequência das fezes, consistência das fezes, tamanho das fezes, grau de esforço durante a defecação e uma história de ignorar a vontade de defecar. A história deve avaliar a quantidade da ingestão de fibras e água, o número de refeições e quando elas são consumidas. Nos idosos, vazamento e incontinência fecal devem ser documentados.
- O médico deve estar atento aos seguintes elementos (dois ou mais devem estar presentes) nos critérios Rome III que devem ser satisfeitos nos últimos 3 meses, com um início dos sintomas 6 meses antes do diagnóstico:
  - Esforço durante pelo menos 25% das defecações.
  - Fezes grumosas ou duras em pelo menos 25% das defecações.
  - Sensação de evacuações incompletas em pelo menos 25% das defecações.
  - Manobras manuais necessárias em pelo menos 25% das defecações.
  - Menos de três movimentos intestinais por semana.
  - Fezes pastosas raramente presentes sem o uso de laxativos.

(Continua)

- Os elementos dos critérios do Rome III devem ser documentados em razão da sua utilidade no diagnóstico de constipação funcional.
- Um exame físico minucioso é essencial para revelar distúrbios sistêmicos. Exames abdominais e retais são particularmente essenciais porque podem revelar massas (fezes impactadas ou tumores obstrutivos), patologia anorretal (hemorroidas doloridas, prolapso retal, retocele, fissuras anais, neoplasia e evidência de defecação dissinérgica).
- Testes diagnósticos por imagem (colonoscopia óptica ou virtual) são indicados em pacientes com sintomas e sinais de alarme, incluindo hematoquezia, perda de peso ≥ 4,5 kg, história familiar de câncer de cólon ou doença do intestino irritável (IBD), anemia, testes positivos para sangue oculto nas fezes ou início agudo de constipação em pessoas idosas.
- Os testes laboratoriais do sangue devem incluir um hemograma completo (CBC), perfil bioquímico, cálcio sérico e testes da função da tireoide.
- Se houver suspeita de constipação funcional, testes de imagem incluindo uma radiografia simples de abdome, o exame com enema de bário, defecografia e até mesmo colonoscopia têm uma baixa relação custo-benefício. Por outro lado, testes fisiológicos para avaliar o tempo de trânsito no cólon (marcadores de Sitz e pílula Smart™) e a presença de dissinergia pélvica (manometria anorretal) são mais prováveis de produzir informações diagnósticas úteis em tais casos.

Diagnóstico diferencial

Diagnóstico diferencial	Características
Diverticulose	Longa história de constipação alternando com diarreia e desconforto variável
Câncer de cólon	Hematoquezia, perda de peso, anemia
Hipotireoidismo	Ganho de peso, voz rouca, fadiga, aumento na sensibilidade ao frio além da constipação
Insuficiência suprarrenal	Anorexia, fraqueza, fadiga, perda de peso além de constipação crônica
Hipercalcemia	Náuseas, vômitos, confusão, dor óssea além de constipação

Apresentação típica

- A apresentação clínica da constipação dependerá de se a constipação é primária ou secundária (Algoritmo 5.1).
- Se primária, o paciente tipicamente descreverá um início gradual da constipação. Antes de se apresentar ao médico, o paciente típico terá se tornado gradualmente dependente de laxativos e outros tratamentos sem prescrição médica. Tais pacientes não terão notado perda de peso e, se estiver presente dor abdominal, é observado alívio pela defecação. O exame físico frequentemente não é revelador, exceto em dissinergia pélvica.
- Por outro lado, a apresentação clínica de um paciente com constipação secundária será moldada pelas condições médicas subjacentes, como depressão, hipertensão, doença de Parkinson, demência e endocrinopatias, além de ingestão alimentar inadequada de fibras.
- Alguns pacientes apresentam início agudo da constipação em associação a sinais e sintomas de "alarme". Esta apresentação é preocupante e requer atenção imediata.

Diagnóstico clínico
História
- Ao questionar um paciente que se queixa de constipação, é essencial que o clínico indague sobre a duração da constipação e o que o paciente quer dizer com "constipação". As respostas a estas perguntas se referem diretamente aos critérios diagnósticos estabelecidos pelo Rome III no que diz respeito à constipação funcional.
- O paciente também deve ser questionado sobre a presença de sintomas de alarme (especificamente perda de peso inexplicável, hematoquezia e história familiar de câncer de cólon). Em caso afirmativo, é imprescindível o pronto exame diagnóstico por imagem, independente da idade do paciente.

Exame físico
- O exame físico de um paciente constipado deve ser suficientemente geral para detectar doenças sistêmicas subjacentes, mas suficientemente focado para detectar condições gastrointestinais sérias, como câncer colorretal.
- Devem ser procuradas evidências de perda de peso (temporal ou desgaste interósseo).
- Devem ser realizados palpação superficial e profunda do abdome e um exame retal digital cuidadoso.
- Deve ser dada atenção à presença de hemorroidas (internas ou externas), marcas ou fissuras anais, retocele e o tônus dos esfíncteres anais no esforço.
- A ausência de uma "piscada anal" durante o exame retal deve levantar suspeita de uma lesão na medula espinal.

Regras e calculadores úteis para a decisão clínica
- Independente da idade, a presença de sinais ou sintomas de alarme em um paciente constipado requer uma avaliação imediata em vez de um ensaio terapêutico empírico ou fibras ou laxativos. Entretanto, em um paciente com menos de 50 anos de idade com constipação crônica que não possui sinais ou sintomas de alarme, tais ensaios são aceitáveis.

Diagnóstico laboratorial
Lista de testes diagnósticos
- O Colégio Americano de Gastroenterologia não recomenda testes diagnósticos em pacientes com menos de 50 anos em quem não haja sintomas ou sinais de alarme de doença orgânica.
- Em pacientes de qualquer idade com sintomas ou sinais de alarme, deve ser obtido um CBC, painel metabólico abrangente, testes da função da tireoide e cálcio sérico.

Lista de técnicas de imagem
- Em um paciente com sintomas ou sinais de alarme (de qualquer idade) que não realizou exame de imagem no último ano é indicada uma colonoscopia óptica (que também permite biópsia) ou colonoscopia virtual.
- Em casos onde existe suspeita de constipação primária, deve ser medido o tempo de trânsito colônico através do uso de marcadores radiopacos ou tecnologia Smart pill™.
- Se houver suspeita de um distúrbio defecatório, manometria anorretal ou teste de expulsão com balão podem ser úteis.
- Defecografia por ressonância magnética (MRI) é uma tecnologia emergente que pode fornecer informações úteis referentes à necessidade de *biofeedback* e/ou reparo cirúrgico.

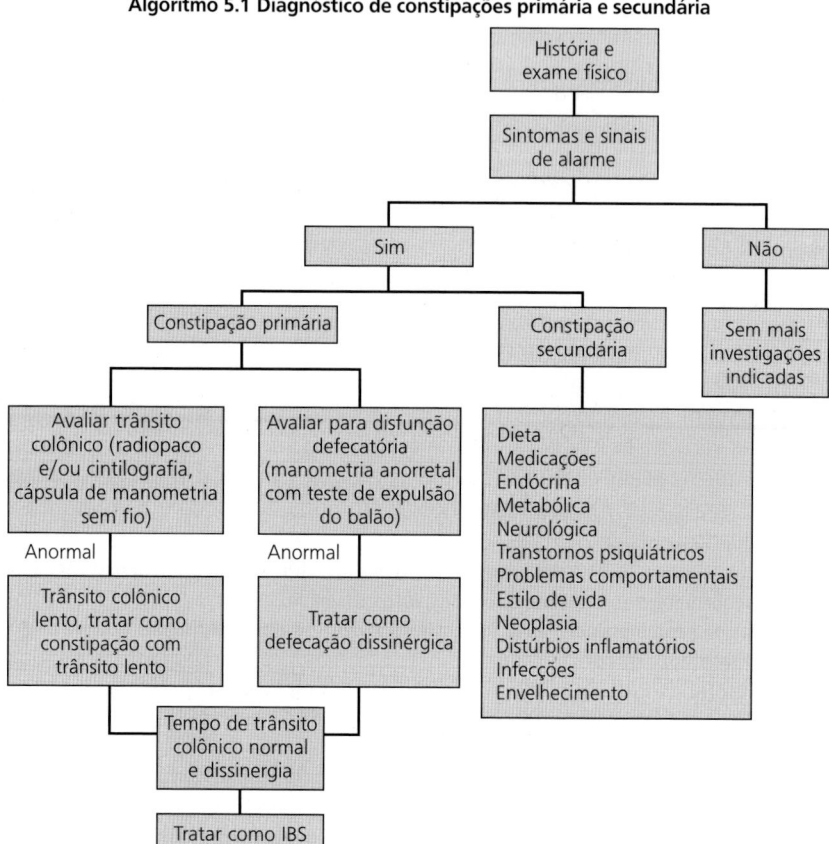

Algoritmo 5.1 Diagnóstico de constipações primária e secundária

```
História e exame físico
        │
Sintomas e sinais de alarme
    ┌───┴───┐
   Sim     Não
    │       │
    │    Sem mais investigações indicadas
    ├─────────────────┐
Constipação         Constipação
primária            secundária
```

Constipação primária:
- Avaliar trânsito colônico (radiopaco e/ou cintilografia, cápsula de manometria sem fio) → Anormal → Trânsito colônico lento, tratar como constipação com trânsito lento
- Avaliar para disfunção defecatória (manometria anorretal com teste de expulsão do balão) → Anormal → Tratar como defecação dissinérgica
- Tempo de trânsito colônico normal e dissinergia → Tratar como IBS

Constipação secundária:
- Dieta
- Medicações
- Endócrina
- Metabólica
- Neurológica
- Transtornos psiquiátricos
- Problemas comportamentais
- Estilo de vida
- Neoplasia
- Distúrbios inflamatórios
- Infecções
- Envelhecimento

Armadilhas potenciais/erros comuns cometidos em relação ao diagnóstico da doença

- Se sintomas ou sinais de alarme não estiverem presentes em um paciente constipado, poderá haver falha em diagnosticar e/ou ressecar uma neoplasia colorretal potencialmente curável.

Seção 4: Tratamento (Algoritmo 5.2)

Justificativa do tratamento

- Constipação primária é usualmente tratada empiricamente com suplementação alimentar de fibras e um aumento na ingestão de líquidos e exercícios.
- Caso estas abordagens não sejam satisfatórias, a linha seguinte de terapia é osmótica (baseada em PEG) e/ou laxativos estimulantes (como sena). Embora comumente empregados, os amaciadores de fezes, incluindo docusato sódico e docusato de cálcio, demonstraram apenas eficácia mínima nos ensaios controlados com placebo.
- Naqueles que não respondem a estas medidas, um ensaio de lubiprostona (que ativa canais de cloreto na superfície atípica das células epiteliais no trato GI) é uma opção satisfatória. Exceto pela náusea, esta medicação é frequentemente bem tolerada e pode resultar em movimentos intestinais espontâneos. Linaclotide recebeu aprovação da Administração

de Alimentos e Medicamentos (FDA) em agosto de 2012. É um medicamento indicado para o tratamento de constipação e dor abdominal. Lubiprostone e linaclotide são agonistas dos receptores da guanilato ciclase, que aumentam a secreção de água no intestino.
- Terapia de *biofeedback* pode ter sucesso em pacientes com defecação dissinérgica. Esta abordagem está baseada nos princípios do condicionamento operante, usando *biofeedback* sensorial, bem como eletromiográfico e manométrico.
- O tratamento da constipação secundária depende da identificação da etiologia da constipação. Por exemplo, regimes medicamentosos usados para tratar depressão ou hipertensão podem requerer modificação. Às vezes é necessário ministrar terapia com ferro por via parenteral em vez de oralmente. Do ponto de vista endócrino, o hipotireoidismo deve ser tratado, e o cálcio sérico reduzido.
- Por vezes, constipação secundária pode requerer cirurgia, quando a constipação refletir a presença de tumores ou estenoses. Em alguns pacientes com constipação por trânsito lento incapacitante, colectomia subtotal com anastomose ileorretal pode ser benéfica.
- Quando ocorre constipação como uma complicação do manejo da dor com opioides, alvimopan (administrado por via oral) e metilnaltrexona (administrada subcutaneamente) demonstraram abrandar a constipação sem reduzir os efeitos analgésicos.

Quando hospitalizar
- Raramente é necessária hospitalização em constipação primária, a não ser que se desenvolva impactação fecal.
- Na constipação secundária, poderá ser indicada hospitalização para manejo da obstrução intestinal.
- A hidratação e correção dos eletrólitos de um paciente com vômitos severos podem, por vezes, ser necessárias.

Manejo do paciente hospitalizado
- Descompressão intestinal.
- Hidratação intravenosa.
- Manejo de condições subjacentes (p. ex., hipercalcemia ou hipotireoidismo).

Tabela de tratamento

Tratamento	Comentários
Conservador	Suplementação alimentar com fibras, aumento nos exercícios e substituição da medicação são os tratamentos iniciais na maioria dos pacientes com constipação, a menos que estejam presentes sintomas de alarme
Médico	- Fibras 20–30 g/dia - Leite de magnésia (MOM) 30–60 mL PO 4 vezes ao dia ou quando necessário - Docusato de sódio 300 mg/dia - *Psyllium* em pó dissolvido em água ou suco PO 3–4 vezes ao dia ou quando necessário - Sennoside 8,6 mg/comp: 2–4 comp PO 3–4 vezes ao dia - Bisacodil 5–15 mg PO 4 vezes ao dia - Lactulose 15–30 mL (10 g/15 mL) PO 2–4 vezes ao dia - Polietilenoglicol 3350: 17 g dissolvidas em 4–8 oz de líquido PO 4 vezes ao dia - Lubiprostona 8–24 µg PO 2 vezes ao dia - Linaclotida 290 mg 4 vezes ao dia - Prucaloprida (aguardando aprovação da FDA) - Alvimopan (em pacientes hospitalizados): 12 mg PO 2 vezes ao dia por até 7 dias - Metilnaltrexona 0,15 mg/kg SC em dias alternados, quando necessário

(Continua)

Tratamento	Comentários
Cirúrgico Colectomia subtotal com anastomose ileoanal	Para pacientes com constipação por trânsito lento refratária
Colostomia	Para pacientes com constipação intratável após lesão na medula espinal
Psicológico	*Biofeedback* foi documentado como especialmente útil em pacientes com dissinergia anorretal
Complementar	Nenhum dos seguintes foi estudado amplamente: acupuntura, massagem, reflexologia, probióticos, transplante de microbiota fecal

Prevenção/manejo de complicações
- Com exceção da diarreia, a maioria das drogas usadas para tratar constipação tem poucos efeitos adversos e é segura para uso a longo prazo.
- No entanto, deve ser evitada terapia a longo prazo com Leite de Magnésia em pacientes com doença renal crônica para evitar hipermagnesemia. Além disso, em razão da preocupação de que alvimopan possa aumentar o risco de infarto do miocárdio a longo prazo, o seu uso foi restringido a um máximo de 15 doses e só pode ser administrado a pacientes hospitalizados.

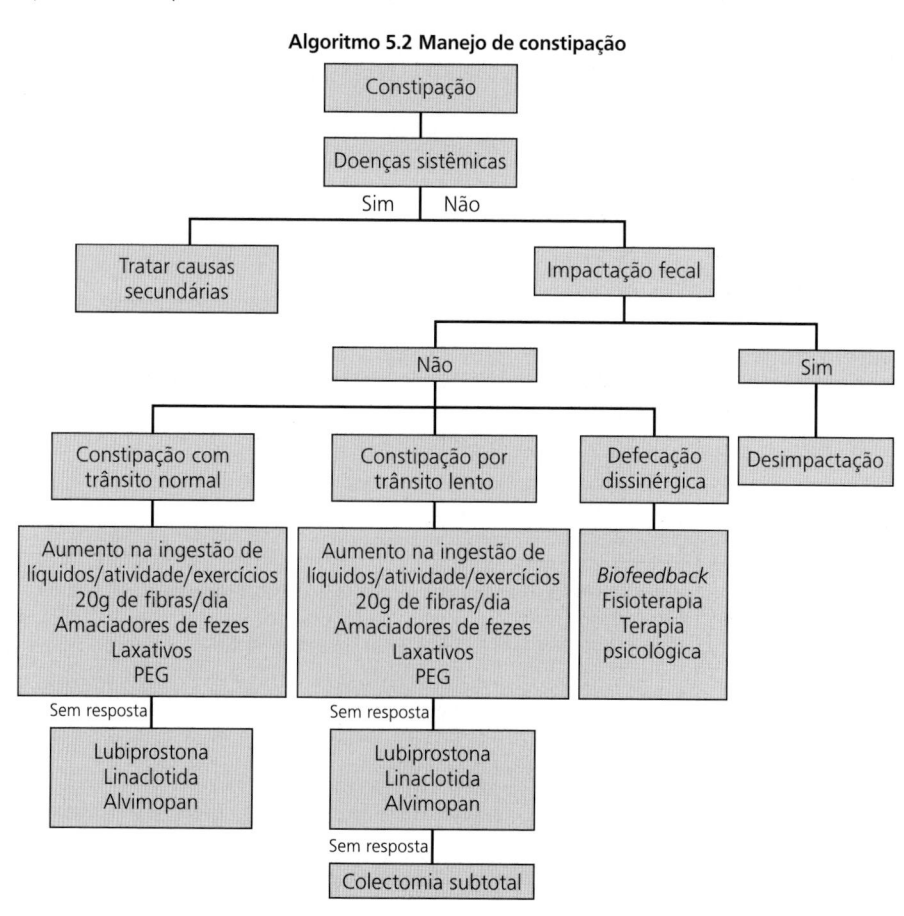

Algoritmo 5.2 Manejo de constipação

```
                        Constipação
                            │
                   Doenças sistêmicas
                    Sim  /    \  Não
                       /        \
           Tratar causas      Impactação fecal
            secundárias         /         \
                             Não          Sim
                              │            │
        ┌─────────────┬───────┴────────┐   Desimpactação
   Constipação    Constipação        Defecação
   com trânsito   por trânsito       dissinérgica
     normal          lento
        │              │                 │
  Aumento na     Aumento na         Biofeedback
  ingestão de    ingestão de        Fisioterapia
  líquidos/      líquidos/          Terapia
  atividade/     atividade/         psicológica
  exercícios     exercícios
  20g de         20g de
  fibras/dia     fibras/dia
  Amaciadores    Amaciadores
  de fezes       de fezes
  Laxativos      Laxativos
  PEG            PEG
  Sem resposta   Sem resposta
        │              │
  Lubiprostona   Lubiprostona
  Linaclotida    Linaclotida
  Alvimopan      Alvimopan
                 Sem resposta
                        │
                 Colectomia subtotal
```

> **PÉROLAS CLÍNICAS**
> - Uma história detalhada e exames físicos são necessários na diferenciação de constipações primária e secundária; o tratamento depende desta diferenciação.
> - Se o paciente satisfizer os critérios do Rome III e não houver sintomas de alarme, a terapia de primeira linha viável para constipação primária pode incluir modificações no estilo de vida, como suplementação alimentar com fibras, aumento nos exercícios e hidratação oral adicional. A terapia de segunda linha incluiria laxativos estimulantes e osmóticos, enquanto que os casos intratáveis podem exigir drogas mais recentes que estimulam os canais de cloreto no intestino, como lubiprostona e linaclotida. A terapia de *biofeedback* é tipicamente reservada para pacientes com dissinergia anorretal.
> - O manejo de constipação secundária pode variar consideravelmente, dependendo da etiologia suspeita. Por exemplo, uma abordagem cirúrgica pode ser urgente se estiverem presentes sintomas de alarme, e a investigação revelar um processo de obstrução dentro do trato GI. Se a constipação for atribuída a medicamentos usados para tratar depressão ou hipertensão, deverá ser considerada uma terapia substituta após consulta com especialistas apropriados, incluindo psiquiatras e cardiologistas. A terapia também poderá ter que ser direcionada para doenças sistêmicas subjacentes que predispõem à constipação.
> - Uma abordagem multidisciplinar poderá ser especialmente importante no manejo de constipação secundária.

Seção 5: Populações Especiais

Gravidez
- Constipação é muito comum durante a gravidez e tem sido atribuída aos efeitos da progesterona.
- A terapia deve ser usada com cautela, especialmente o uso de laxativos estimulantes, dado o risco de indução de contrações uterinas. A segurança da lubiprostona e linaclotida não foi avaliada durante a gravidez.
- A melhor abordagem é para estimular o exercício, a ingestão de líquidos e dieta de fibras.

Crianças
- A constipação em crianças está tipicamente relacionada com quantidades insuficientes de fibras na dieta alimentar.
- Uma causa rara de constipação, especialmente na primeira infância, é a doença de Hirschprung. Esta doença foi associada a inúmeras mutações que levam a aganglionose retal e reduções na proteína citoesquelética da musculatura lisa denominada smootelina.

Idosos
- O envelhecimento está associado a alterações na estrutura e função do cólon que provavelmente predispõem os idosos à constipação. Essas alterações incluem tempo de trânsito prolongado e redução do conteúdo de água nas fezes. Outras anormalidades incluem atrofia da parede intestinal, redução do suprimento sanguíneo e alterações neurodegenerativas intrínsecas. Neste aspecto, o número total de neurônios no plexo mesentérico de pessoas com mais de 65 anos de idade é 37% o de indivíduos mais jovens (20–35 anos). Sobrepostas a estas alterações estruturais, os medicamentos comumente empregados para tratar as condições (incluindo hipertensão, depressão e doenças neurodegenerativas, como doença de Parkinson) frequentemente causam constipação. Além disso, a ingestão de fibras pode ser comprometida em consequência de limitações físicas, dentição fraca e restrições financeiras.

- O manejo da constipação pode ser desafiador em idosos como consequência destes mesmos fatores, todos os quais podem resultar em fraca aderência aos regimes de tratamento padrão. Além do mais, à medida que a constipação não é reconhecida ou é tratada apenas parcialmente, a probabilidade de impactações fecais e/ou diarreia paradoxal (isto é, diarreia secundária às fezes impactadas obstrutivas) será aumentada, ambas as quais podem resultar na necessidade de hospitalização.

Outros
- Leite de Magnésia deve ser usado com cautela em pacientes com doença renal crônica.

Seção 6: Prognóstico

> **PONTOS PRINCIPAIS/PÉROLAS CLÍNICAS**
> - O prognóstico em pacientes com constipação primária é frequentemente bom porque a maioria dos casos responde a modificações simples no estilo de vida. Contudo, em alguns casos intratáveis caracterizados por trânsito colônico muito lento, poderá ser necessária cirurgia.
> - O prognóstico em pacientes com constipação secundária dependerá da etiologia subjacente. Por exemplo, as perspectivas podem ser muito favoráveis quando a constipação resulta de medicações específicas usadas para tratar a comorbidade de um paciente. Por outro lado, o prognóstico pode ser reservado, se a constipação for uma manifestação de câncer colorretal avançado (e obstrutivo).

Seção 7: Leitura Sugerida

Bouras EP, Tangalos EG. Chronic constipation in the elderly. Gastroenterol Clin North Am 2009;38:463–80

Brandt LJ, Prather CM, Quigley EM, Schiller LR, Schoenfeld P, Talley NJ. Systematic review on the management of chronic constipation in North America. Am J Gastroenterol 2005;100(Suppl 1):S5–S21

Heymen S, Jones KR, Scarlett Y, Whitehead WE. Biofeedback treatment of constipation: a critical review. Dis Colon Rectum 2003;46:1208–17

Higgins PD, Johanson JF. Epidemiology of constipation in North America: a systematic review. Am J Gastroenterol 2004;99:750–9

Johanson JF, Drossman DA, Panas R, Wahle A, Ueno R. Clinical trial: phase 2 study of lubiprostone for irritable bowel syndrome with constipation. Aliment Pharmacol Ther 2008;27:685–96

Korsten M, Rosman A, Nq A, et al. Infusion of neostigmine-glycopyrrolate for bowel evacuation in persons with spinal cord injury. Am J Gastroenterol 2005;100:1560–5

Ramkumar D, Rao SS. Efficacy and safety of traditional medical therapies for chronic constipation: systematic review. Am J Gastroenterol 2005;100:936–71

Rao SS. Constipation: evaluation and treatment of colonic and anorectal motility disorders. Gastroenterol Clin North Am 2007;36:687–711, x

Rao SS. Constipation: evaluation and treatment of colonic and anorectal motility disorders. Gastrointest Endosc Clin North Am 2009;19:117–39, vii

Wolff B, Michelassi F, Gerkin TM, et al. Alvimopan, a novel, peripherally acting mu opioid antagonist: results of a multicenter, randomized, double-blind, placebo-controlled, phase III trial of major abdominal surgery and postoperative ileus. Ann Surg 2004;240:728–34

Websites sugeridos
www.MedicineNet.com/constipation
http://digestive.niddk.nih.gov/ddiseases/pubs/constipation/

Seção 8: Diretrizes
Diretrizes nacionais da sociedade

Título de referência	Fonte de referência	Data
Systematic review on the management of chronic constipation in North America	Am J Gastroenterol	2005 (Am J Gastroenterol 2005;100(S1):S1-S22)

Diretrizes internacionais da sociedade

Título de referência	Fonte de referência	Data
Functional bowel disorders	Gastroenterology	2006 (Gastroenterology 2006;130(5):1480-91)

Seção 9: Evidências

Tipo de evidência	Título, data	Comentários
Systematic review	Efficacy and safety of traditional medical therapies for chronic constipation: systematic review, 2006 (Am J Gastroenterol 2005;100:936–71)	Demonstrou que amaciadores fecais, como docusato sódico, têm apenas eficácia mínima em constipação crônica
RCT	Alvimopan, a novel, peripherally acting mu opioid antagonist, 2004 (Ann Surg 2004;240:728–34)	Demonstrou que esta droga acelera a recuperação GI após laparotomia bloqueando os efeitos inibitórios dos opioides na motilidade intestinal

Seção 10: Imagens
Não aplicável a este tópico.

Material adicional para este capítulo pode ser encontrado *on-line* em:
www.mountsinaiexpertguides.com
A senha de acesso é a palavra **Dysphagia**.
Inclui um estudo de caso com perguntas de múltipla escolha, orientações para os pacientes e os códigos da ICD.

CAPÍTULO 6

Abordagem da Incontinência Fecal

Sita S. Chokhavatia
Rutgers Robert Wood Johnson Medical School, New Brunswick, NJ, USA

PONTOS PRINCIPAIS
- Incontinência fecal é a perda involuntária de fezes líquidas ou sólidas.
- O estigma social e o constrangimento levam à ocultação deste problema.
- O risco de desenvolvimento de incontinência fecal é mais alto nos idosos, tanto os idosos que vivem na comunidade quanto os institucionalizados, e pacientes com distúrbios intestinais, diabetes melito e doenças neurológicas.
- O manejo multidisciplinar, incluindo terapia de *biofeedback*, pode melhorar os sintomas de incontinência fecal.

Seção I: Histórico

Definição da doença
- Incontinência fecal é a incapacidade de controlar a passagem de fezes líquidas ou sólidas. Ocasionalmente a definição inclui incontinência de muco e flatulência.

Incidência/prevalência
- As taxas de prevalência de incontinência fecal variam muito e são relatadas entre 2–24% e até mesmo 70% em idosos institucionalizados. O autorrelato de incontinência fecal, ocorrendo uma vez por mês, foi reportado em 36,2%, e mais de duas vezes por mês em 13,3% em uma população de pacientes de cuidados primários com mais de 60 anos de idade.
- As taxas de prevalência são similares para homens e mulheres em 7,7% e 8,9% e crescem com o aumento da idade de 2,6% em adultos de 20 a 29 anos para 15,3% naqueles com mais de 70 anos.
- Foram relatadas taxas de incidência de 17% por 4 anos em adultos não institucionalizados com mais de 65 anos e 7% por 10 anos entre adultos com mais de 50 anos.

Impacto econômico
- Os custos diretos com o paciente e os custos indiretos com o paciente e o cuidador são substanciais. Os custos diretos anuais estimados para pacientes ambulatoriais somam $17.166. Os custos com pacientes hospitalizados foram estimados em $1,5–7 bilhões por ano para pacientes incontinentes institucionalizados.

Etiologia
- Defeitos neuromusculares estruturais ou funcionais do anorreto levam à perda da continência fecal.
- A hipossensibilidade do reto pode originar impactação fecal, relaxamento do esfíncter anal interno e, se houver perda sensorial anal, a falta de percepção das fezes no canal anal e, consequentemente, a falta de contração do esfíncter externo.

- A hipersensibilidade pode causar diminuição na complacência retal e no volume, que é superada pelas fezes frouxas.
- Defeitos anatômicos podem ocasionar fraqueza esfincteriana e incapacidade de manter a continência, especialmente quando sobrecarregado por fezes frouxas diarreicas.
- A falta de motivação em pacientes com demência e o prejuízo funcional em pacientes fisicamente incapacitados precipitam incontinência fecal.

Patologia/patogênese

- A continência é mantida quando a defecação pode ser adiada voluntariamente. Isto requer sensações retal e anal normais, esfíncteres externos e internos intactos, músculo puborretal intacto, reto distensível ou complacente e capacidades cognitiva e física intactas que permitem que uma pessoa motivada adie a defecação. A etiologia da incontinência fecal é com frequência multifatorial e pode incluir doenças estruturais anorretais locais, disfunção anorretal, demência e mobilidade prejudicada. Ocorre distúrbio nos esfíncteres em consequência de lesão obstétrica, tratamento cirúrgico de câncer retal, hemorroidectomia ou doença inflamatória do intestino, radioterapia para câncer de órgão pélvico e trauma decorrente de intercurso anal. Ocorre incontinência fecal em pacientes com prolapso retal e em associação à incontinência urinária. As doenças neurológicas que causam incontinência fecal são CVA, demência, neuropatia do nervo pudendo, esclerose múltipla, trauma na medula espinal e espinha bífida. Certas doenças sistêmicas são fatores de risco para o desenvolvimento de incontinência fecal, e estas incluem distúrbios intestinais, como doenças diarreicas agudas e crônicas, constipação e impactação fecal, esclerodermia e diabetes melito.
- Fraqueza do esfíncter anal externo ou interno é uma consequência de defeitos estruturais, conforme observado anteriormente, ou atrofia relacionada com a idade, ou pode ser causada por neuropatia periférica.
- A capacidade retal pode ser sobrecarregada por diarreias aguda e crônica e radiação. Proctite isquêmica pode causar um decréscimo na capacidade retal.
- Um reto hipossensível permite o acúmulo de grandes quantidades de fezes. O esfíncter anal interno relaxa, mas o esfíncter anal externo não é contraído voluntariamente, ocorre um vazamento de fezes líquidas em torno da massa fecal impactada. Isto é visto em pacientes com neuropatia diabética e defecação dissinérgica, bem como em residentes em casas de repouso com demência.

Fatores preditivos/de risco

Fator de risco	Razão de probabilidade (95% CI)
Idade (intervalo de 10 anos)	1,3 (1,2–1,4)
Diarreia – autorreportada	3,8 (1,5–9,4)
Fezes aquosas ou moles: homens, mulheres	4,8 (1,9–11,9), 2,8 (1,9–4,1)
Evacuação incompleta	3,4 (1,2–9,8)
Urgência para defecar	24,9 (10,9–58,4)
Incontinência urinária: homens, mulheres	2,6 (1,5–4,6), 1,6 (1,0–2,7)

(Continua)

Fator de risco	Razão de probabilidade (95% CI)
Diabetes melito	1,7 (1,4–2,1)
CVA	2,8 (2,2–3,5)
Radiação pélvica	5,1 (1,01–25,9)
Retocele	4,9 (1,3–18,6)
Fatores de risco obstétricos	1,1 (0,4–3,6)
Síndrome do intestino irritável	4,8 (1,6–14,3)
Colecistectomia	4,2 (1,2–15,1)
Fumante atual	4,7 (1,4–15,3)

Fonte: Múltiplas fontes listadas na Seção 7.

Seção 2: Prevenção

PONTO PRINCIPAL
- Nenhuma intervenção demonstrou a capacidade de prevenir o desenvolvimento da doença.

Seção 3: Diagnóstico

PONTOS PRINCIPAIS/PÉROLAS CLÍNICAS
- História: estabelecer se existe incapacidade de manter a continência das fezes – fezes líquidas ou sólidas, muco e gás. Determinar se está presente incontinência passiva ou de urgência ou vazamento de fezes.
- Exame físico: um exame neurológico completo e avaliação dos estados funcionais mental e físico do paciente. O exame retal digital detalhado inclui a inspeção do períneo, avaliação da sensação perianal, avaliação dos esfíncteres anais internos e externos e a presença de uma massa real ou impactação fecal.
- Investigações: individualizadas para o paciente baseadas na história e exame. Testes do sangue e fezes, além de sigmoidoscopia ou colonoscopia e biópsia determinam a etiologia da diarreia aguda ou crônica. A radiografia abdominal pode revelar sobrecarga fecal. Manometria anorretal pode avaliar a condição funcional sensorial e esfincteriana. MR funcional pélvica e endossonografia anal podem identificar defeitos nos esfíncteres. Retocele e prolapso retal podem ser visualizados na MR e defecografia.

Diagnóstico diferencial

Diagnóstico diferencial	Características
Doenças diarreicas	Alteração recente na consistência, frequência e volume das fezes (frouxas, volumosas, fezes frequentes) pode superar os esfíncteres fracos e apresentar-se como incontinência fecal. Ou então pacientes constrangidos em relatar incontinência fecal podem apresentar seus sintomas como diarreia
Impactação fecal	História anterior de constipação crônica, fezes impactadas ao exame retal digital e raios X abdominal simples, revelando excesso de fezes no cólon e reto
Distúrbios anorretais: hemorroidas, fissuras, fístulas, câncer retal	Infiltração de muco ou pus interpretada erroneamente como vazamento fecal e diagnosticada ao exame retal digital ou sigmoidoscópico

Apresentação típica
- Foram descritos três tipos de incontinência fecal:
  - **Incontinência de urgência** é a falha em manter a continência apesar das medidas ativas para isso, e é vista em pacientes com diarreia ou proctite, quando o volume das fezes sobrecarrega a capacidade retal. Estado funcional prejudicado e mobilidade reduzida também podem originar incontinência de urgência.
  - **Incontinência passiva** é a falta de percepção da perda das fezes, como pode ocorrer em pacientes com diabetes ou doenças neurológicas.
  - Ocorre **infiltração fecal** quando a perda involuntária das fezes ou muco ocorre apesar de um movimento intestinal normal precedente e reflete defecação dissinérgica.

Diagnóstico clínico (Algoritmo 6.1)
História
- Estabelecer se existe incapacidade de manter a continência das fezes. Investigar detalhes sobre o início, duração, volume e tipo (fezes líquidas ou sólidas, muco e gás) e a necessidade de protetores absorventes. Um diário dos movimentos intestinais e dos eventos de incontinência pode auxiliar a lembrar o paciente. Determinar se é incontinência passiva ou urgente ou infiltração fecal, e se está presente incontinência dual (incontinência fecal e urinária coexistente). Revisar a história para fatores de risco, incluindo trauma obstétrico, doenças diarreicas, constipação, deficiência cognitiva, CVA, lesão na coluna vertebral, diabetes. Registrar a história alimentar e obter uma lista completa dos medicamentos. O embaraço pode levar o paciente a evitar interações sociais e levar ao isolamento e depressão. O impacto da incontinência fecal na qualidade de vida do paciente deve ser avaliado.

Exame físico
- É importante um exame neurológico completo, com atenção à avaliação dos estados funcionais mental e físico do paciente.
- O exame retal inclui a inspeção do períneo e da área perianal na busca de cicatrizes cirúrgicas, fístulas, fissuras, hemorroidas ou ânus patente.
- Eritema e inflamação da pele perianal sugerem dermatite decorrente da incontinência fecal.
- Pode ser observada a roupa íntima suja de fezes.
- Descida perianal excessiva ou prolapso retal podem ser observados na tentativa de defecação na posição lateral esquerda ou agachada.
- O exame retal digital inclui a avaliação da sensação perianal e a ausência de contração anal ao toque suave da pele lateral do ânus sugerem neuropatia do pudendo ou lesão espinhal. O tônus retal em repouso reflete o *status* do esfíncter anal interno. O músculo puborretal e o esfíncter externo são avaliados pedindo que o paciente aperte, quando então o dedo que apalpa pode apreciar um aumento na pressão e acentuação da crista puborretal. O exame retal pode revelar uma massa ou impactação fecal. Pedir ao paciente que tente estimular a tentativa de defecar pode revelar defecação dissinérgica se o esfíncter externo em vez de relaxar demonstrar se contrair.

Classificação da severidade da doença
- A severidade dos sintomas pode ser avaliada por um dos muitos questionários (p. ex., Escore de Incontinência da Clínica Cleveland) que inclua perguntas sobre o tipo de incontinência fecal e seu impacto no estilo de vida. Quanto mais alto o escore, mais severos os sintomas.

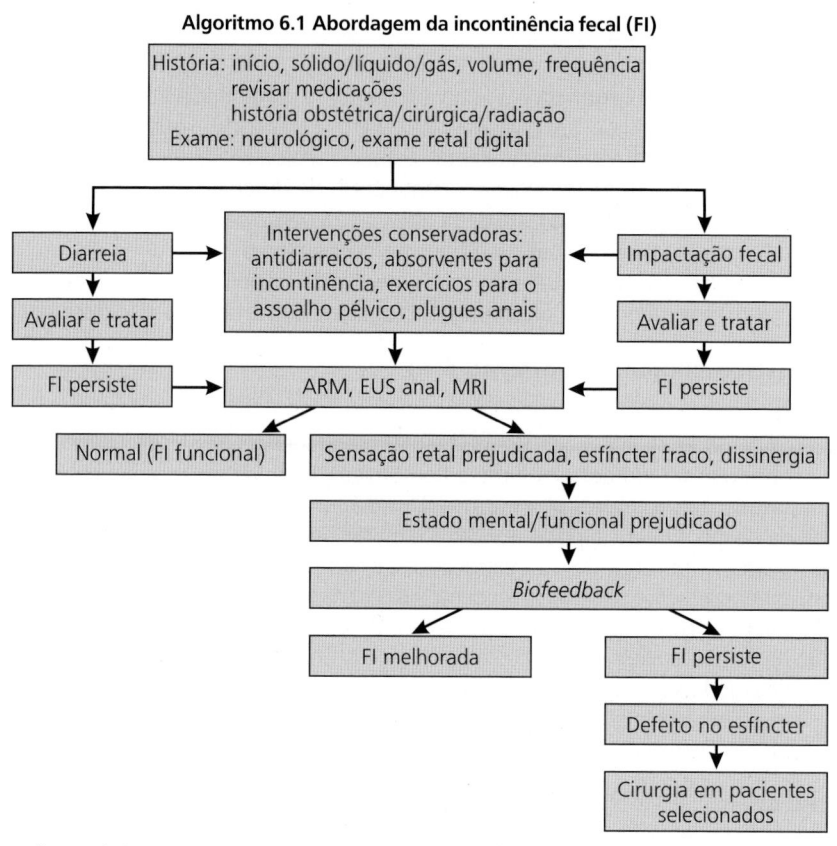

Algoritmo 6.1 Abordagem da incontinência fecal (FI)

```
História: início, sólido/líquido/gás, volume, frequência
         revisar medicações
         história obstétrica/cirúrgica/radiação
Exame: neurológico, exame retal digital
```

- Diarreia → Avaliar e tratar → FI persiste →
- Intervenções conservadoras: antidiarreicos, absorventes para incontinência, exercícios para o assoalho pélvico, plugues anais
- Impactação fecal → Avaliar e tratar → FI persiste →

↓
ARM, EUS anal, MRI

- Normal (FI funcional)
- Sensação retal prejudicada, esfíncter fraco, dissinergia
  ↓
  Estado mental/funcional prejudicado
  ↓
  Biofeedback
  ↓
  - FI melhorada
  - FI persiste → Defeito no esfíncter → Cirurgia em pacientes selecionados

A avaliação de incontinência fecal (FI) inclui a obtenção de uma história detalhada direcionada. O exame físico deve incluir um exame neurológico abrangente e exame retal digital detalhado. Testes específicos incluindo manometria anorretal (ARM), ultrassonografia endoanal (EUS) e imagem por ressonância magnética (MRI) ajudam a direcionar o tratamento.

Diagnóstico laboratorial

Lista de testes diagnósticos

- Os testes laboratoriais incluem testes séricos e das fezes para determinar a etiologia da diarreia aguda ou crônica, incluindo marcadores para tumores neuroendócrinos e doença celíaca, exames químicos de rotina para diabetes melito e testes de função da tireoide. Podem ser realizados testes respiratórios de hidrogênio para diagnosticar má absorção da lactose e crescimento bacteriano excessivo no intestino delgado, causando má absorção. A avaliação endoscópica e biópsias das mucosas auxiliam no diagnóstico de colite isquêmica, microscópica e inflamatória e neoplasia.
- Manometria anorretal avalia a sensação retal, pressões em repouso dos esfíncteres externo e interno, aumento na pressão com aperto ativo, o reflexo inibitório retoanal e dissinergia defecatória. Reto hipersensível e hipocomplacente leva à incontinência de urgência em pacientes com proctite e síndrome do intestino irritável. Reto hipossensível e complacente, conforme visto em pacientes com megarreto e diabetes melito, provoca incontinência passiva. Mulheres e idosos têm pressões mais baixas em repouso e ao apertar. Os

resultados sensoriais e de pressão são usados durante terapia de *biofeedback* e após o tratamento para documentar uma melhora objetivamente.
- A latência motora terminal do nervo pudendo, se prolongada, sugere fraqueza do esfíncter anal externo por causa da neuropatia. Esta modalidade de teste é usada antes da cirurgia de reparo do esfíncter.
- Eletromiografia (EMG) do esfíncter externo avalia a integridade neuromuscular e não é realizada rotineiramente.

Lista de técnicas de imagem
- Radiografia abdominal pode revelar sobrecarga fecal.
- Endossonografia retal avalia a integridade estrutural dos esfíncteres internos e externos e o músculo puborretal.
- Exame de imagem por ressonância magnética (MRI) funcional pélvica não tem o risco de exposição à radiação e fornece informações sobre a anatomia dos esfíncteres anais externo e interno, além da avaliação da descida do assoalho pélvico.
- MRI endoanal fornece informações adicionais sobre a anatomia do músculo puborretal.
- Defecografia pode revelar retocele e prolapso retal, mas não é uma modalidade de teste prontamente disponível.

Armadilhas potenciais/erros comuns cometidos em relação ao diagnóstico da doença
- Os testes devem ser individualizados com base nas comorbidades e no estado funcional do paciente, e se é contemplado tratamento cirúrgico.
- A falta de motivação em pacientes com demência pode impedir a avaliação manométrica anorretal. Embora a manometria anorretal seja considerada o padrão ouro, existe uma ausência de correlação entre os valores da pressão em repouso e ao contrair e a continência funcional.
- Pacientes que têm defeitos no esfíncter nos testes radiográficos podem não ter incontinência fecal.

Seção 4: Tratamento

Justificativa do tratamento
- Os objetivos da terapia são recuperar a continência e a qualidade de vida. A terapia é individualizada com base na etiologia da incontinência fecal e no tratamento dos fatores de risco. Conforme observado anteriormente, os estados funcional e mental do paciente determinam a abordagem de manejo.
- As medidas gerais de apoio incluem o uso de absorventes para incontinência, higiene local e o uso tópico de cremes barreira e tratamento antifúngico.
- A intervenção na dieta é direcionada para a evitação de cafeína, glúten (se doença celíaca) e açúcares mal absorvidos. A modificação na ingestão de fibras (dietas com poucos resíduos e com aumento de fibras) demonstrou ser efetiva em combinação com medicações antidiarreicas. Loperamida aumenta o tempo de trânsito colônico e as pressões em repouso do esfíncter anal e é usada em pacientes com doenças diarreicas e incontinência de urgência. Outras medicações antidiarreicas incluem difenoxilato, resina coletiramina e amitriptilina.
- Laxativos e enemas para limpeza do cólon são indicados para residentes em unidades de cuidados continuados e de reabilitação que têm constipação e impactação fecal cau-

sando incontinência por extravasamento. Os movimentos intestinais podem ser manipulados aproveitando o reflexo gastrocólico e o horário das alimentações para acomodar a programação social do paciente e os cuidados de enfermagem do paciente institucionalizado. A defecação pode ser instigada pela estimulação do reto, digital ou com supositório, em pacientes com lesão na medula espinal. Se um supositório de glicerina for ineficaz, poderá ser usado um supositório laxativo estimulante de bisacodil três vezes por semana para evitar impactação fecal.
- A terapia de reposição hormonal demonstrou melhorar os sintomas de incontinência em algumas mulheres na pós-menopausa. Alguns estudos sugeriram o uso de amitriptilina em pacientes sem fraqueza esfincteriana. Valproato sódico e tratamento tópico com creme com fenilefrina têm sido usados com algum sucesso em pacientes com anastomose ileoanal.
- Os músculos do assoalho pélvico podem ser fortalecidos por exercícios Kegel. A sensação retal, a contração e coordenação do esfíncter anal externo, o controle da pressão intra-abdominal quando o esfíncter anal externo se contrai são melhorados por tratamento de *biofeedback*. A terapia de *biofeedback* é uma intervenção comportamental para pacientes motivados capazes de seguir orientações. É uma modalidade não invasiva que deve ser oferecida para a maioria dos pacientes antes de intervenção cirúrgica. Foi demonstrado que ela melhora os sintomas de incontinência de urgência e passiva, mas não é útil em pacientes com lesão na medula espinal que não têm sensação retal e não conseguem contrair voluntariamente os esfíncteres.
- Outras terapias não cirúrgicas incluem plugues anais para controlar o vazamento anal, agentes de volume esfincteriano (injetados no esfíncter ou submucosa para aumentar a vedação anal) e opções investigativas recentes de esfíncter magnético, tratamento com radiofrequência e injeções de mioblastos. O tratamento minimamente invasivo inclui estimulação do nervo sacro, implantado em um procedimento em dois estágios, com o resultado final sendo a capacidade de adiar a defecação.
- É indicado tratamento cirúrgico para recuperar a anatomia e melhorar a função quando existem lesão no esfíncter anal e prolapso retal. Pacientes selecionados devem ser considerados para cirurgia depois do fracasso da terapia médica. Idade avançada, atrofia do esfíncter externo, defeito no esfíncter anal interno, persistência do defeito pós-cirurgia são preditores de um mau resultado após esfincteroplastia. Esfíncter anal artificial e colostomia desviante são outras opções cirúrgicas para incontinência fecal refratária.

Quando hospitalizar
- Incontinência fecal frequentemente leva à institucionalização do adulto idoso.

Manejo do paciente hospitalizado
- Incontinência fecal é prevalente no paciente hospitalizado e frequentemente não é detectada.
- São usados desimpactação manual e enemas para tratar incontinência por extravasamento.
- Tratamento de doenças diarreicas, como colite por *Clostridium difficile*, doença inflamatória do intestino, colite isquêmica e proctite por radiação.
- Loperamida e outros agentes antidiarreicos são usados para reduzir a frequência do movimento intestinal.
- Terapia tópica deve ser usada para irritação cutânea e úlceras de decúbito.
- Poderá ser necessária cirurgia para reparar defeitos no esfíncter.

Tabela de tratamento

Tratamento	Comentários
Conservador	Instituído quando necessário para todos os pacientes: absorventes para incontinência, higiene local, cremes de barreira tópicos e tratamento antifúngico Intervenções na dieta para evitar cafeína, glúten (se doença celíaca) e açúcares mal absorvidos Modificar a ingestão de fibras, aumentar as fibras na dieta e acrescentar suplementos com fibras (psílio, goma de guar) para solidificar e aumentar o volume das fezes. O aumento na ingestão de fibras pode aumentar a diarreia em alguns pacientes Exercícios para o assoalho pélvico (exercícios Kegel)
Médico	Loperamida 2–4 mg, meia-hora antes das refeições Difenoxilato/atropina 5/0,05 mg, 2 vezes ao dia Fosfato de codeína 30 mg, 2 vezes ao dia Resina colestiramina 2-6 g ao deitar Amitriptilina 20 mg, ao deitar Estrogênio/terapia de reposição hormonal para mulheres na pós-menopausa Laxativos, supositórios e enemas para limpeza do cólon, se constipação e impactação fecal
Cirúrgico	Minimamente invasivo: • Estimulação do nervo sacro Cirurgia: • Esfincteroplastia • Esfíncter anal artificial • Colostomia desviante
Terapias cognitivo-comportamentais	Terapia de *biofeedback* para pacientes capazes de compreender e seguir instruções
Outros	Plugues anais Aumento no volume do esfíncter Opções investigativas: • Esfíncter magnético • Estimulação por radiofrequência • Injeções de mioblastos

Prevenção/manejo de complicações

- Fezes pastosas e distúrbios intestinais são fatores de risco importantes para incontinência fecal. O tratamento antidiarreico pode causar constipação e posteriormente o risco de impactação fecal e incontinência fecal.
- Por outro lado, o tratamento de constipação inclui laxativos, que podem causar fezes pastosas e incontinência fecal de urgência.

> **PÉROLAS CLÍNICAS**
> - Modificações na dieta são úteis para reduzir a liquidez das fezes. O aumento na ingestão de fibras pode ajudar a aumentar o volume das fezes.
> - Instituir um regime com laxativos após o tratamento da impactação fecal em pacientes institucionalizados com demência e mobilidade reduzida.
> - Exercícios para o assoalho pélvico e terapia de *biofeedback* por um terapeuta treinado são úteis para o paciente motivado e capaz. A cirurgia deve ser reservada para pacientes selecionados após insucesso do manejo conservador.

Seção 5: Populações Especiais

Gravidez
- A prevalência de incontinência fecal não é aumentada durante a gravidez nem no pós-parto, a menos que um parto vaginal traumático cause danos aos esfíncteres anais.
- A cesariana não confere o benefício da continência em relação ao parto vaginal em uma paciente média.

Crianças
- A maioria dos casos de incontinência fecal em crianças se deve a um estado de extravasamento resultante de constipação crônica ou retenção fecal.
- Encoprese é um termo que descreve sujar as roupa por causa da incontinência por extravasamento em crianças.
- O manejo é multidisciplinar e deve incluir a iniciação de um regime intestinal, estabelecendo uma relação terapêutica entre a criança e o pediatra que o trata, além de terapia comportamental.

Idosos
- A incontinência fecal é altamente prevalente na população de idosos em razão de alterações anorretais relacionadas com a idade e a presença de doenças comórbidas prevalentes e polifarmácia para o tratamento dessas doenças.
- Os pacientes frequentemente se sentem embaraçados e não relatam os sintomas de incontinência de forma voluntária e, com frequência, adiam a procura de tratamento.
- O tratamento empírico da constipação ou diarreia subjacente pode frequentemente resolver os sintomas de incontinência. *Biofeedback* pode ser implantado com sucesso em pacientes motivados com cognição preservada.

Outros
- Pacientes com diarreia crônica causada por colite microscópica, doenças inflamatórias idiopáticas do intestino, proctite por radiação ou má absorção se beneficiarão com o tratamento das suas doenças subjacentes.
- Pacientes diabéticos se beneficiarão com intervenções na dieta para evitar alimentos contendo sorbitol.
- Pacientes com esclerodermia, esclerose múltipla, lesão na medula espinal e CVA requerem avaliação da função anorretal para orientar o manejo da incontinência.

Seção 6: Prognóstico
- Não existem testes de rastreio disponíveis para incontinência fecal, nem estratégias para prevenção.
- Obesidade, falta de exercícios, ocupação sedentária e tabagismo atual são fatores de risco modificáveis e sugerem o papel da intervenção na mudança do estilo de vida e no comportamento.
- O pronto manejo de doenças, como doença inflamatória do intestino, síndrome do intestino irritável, diabetes e esclerose múltipla, pode reduzir a incontinência fecal.

História natural da doença não tratada
- Se não tratados, os sintomas impactam significativamente a qualidade de vida relacionada com a saúde, com o constrangimento provocando baixa autoestima e levando ao isolamento social.

- Nos idosos, incontinência é a causa principal de institucionalização de pacientes que vivem na comunidade.
- Incontinência fecal não retentiva funcional em crianças pode persistir até a idade adulta.

Prognóstico para pacientes tratados
- Um tratamento bem-sucedido de impactação fecal e constipação crônica pode resolver os sintomas de incontinência.
- Diarreia e incontinência fecal podem ser confundidos entre si. O tratamento bem-sucedido de doença diarreica subjacente pode resolver a incontinência.
- Tratamento farmacológico e exercícios para o assoalho pélvico podem reduzir os sintomas em pacientes sem disfunção anorretal anatômica.
- Terapia de *biofeedback* seguida por um programa domiciliar pode reduzir os sintomas a longo prazo, levando a uma melhora na qualidade de vida relacionada com a saúde.

Testes de *follow-up* e monitoramento
- Manometria anorretal e testes sensoriais podem revelar capacidade retal prejudicada, redução na sensação retal e força esfincteriana reduzida. Os resultados direcionam a terapia de *biofeedback*.
- Ultrassonografia endoanal pode revelar lesão esfincteriana e direcionar a terapia cirúrgica.
- A defecografia não está amplamente disponível. Ela fornece informações dinâmicas/fisiológicas e pode demonstrar prolapso retal ou retocele.
- A defecografia com MR, disponível em centros de cuidados terciários, fornece informações da integridade dos músculos do assoalho pélvico e dos órgãos pélvicos circundantes (útero e bexiga urinária) e ajuda a direcionar a terapia cirúrgica.

Seção 7: Leitura Sugerida

Barleban A, Mills S. Anorectal anatomy and physiology. Surg Clin N Am 2010;10:1–15
Brown SR, Wadhawan H, Nelson RL. Surgery for faecal incontinence in adults. Cochrane Database of Systematic Reviews 2010;9:CD001757
Halland M, Talley NJ. Fecal incontinence: mechanisms and management. Curr Opin Gastroenterol 2012;28:57–62
Hayden DM, Weiss EG. Fecal incontinence: etiology, evaluation, and treatment. Clin Colon Rectal Surg 2011;24:64–70
Karling P, Abrahamsson H, Dolk A, et al. Function and dysfunction of the colon and anorectum in adults: Working team report of the Swedish Motility Group (SMoG). Scan J Gastroenterol 2009;44:646–60
Leung FW, Rao SSC. Fecal incontinence in the elderly. Gastroenterol Clin North Am 2009;38:503–11
Leung FW, Schnelle JF. Urinary and fecal incontinence in nursing home residents. Gastroenterol Clin North Am 2008;37:697–707
Norton C, Thomas L, Hill J. Guideline Development Group. Management of faecal incontinence in adults: summary of NICE guidance. Br Med J 2007;334:1370–1
Rao SS. Diagnosis and management of fecal incontinence: American College of Gastroenterology Practice Parameters Committee. Am J Gastroenterol 2004;99:1584–604
Rao SSC. Advances in diagnostic assessment of fecal incontinence and dyssynergic defecation. Clin Gastroenterol Hepatol 2010;8:910–9
Shah B, Chokhavatia S, Rose S. Fecal incontinence in the elderly: FAQ. Am J Gastroenterol 2012;107:1635–46
Wald A. Fecal incontinence in adults. N Engl J Med 2007;356:1648–53
Whitehead WE, Bharucha AE. Diagnosis and treatment of pelvic floor disorders: What's new and what to do. Gastroenterol 2010;138:1231–35

Websites sugeridos
http://consensus.nih.gov/2007/incontinencestatement.htm
www.IFFGD.org

Seção 8: Diretrizes

Diretrizes da sociedade nacional

Título de referência	Fonte de referência	Data
Diagnosis and management of fecal incontinence	American College of Gastroenterology Practice Guidelines	2004 (Am J Gastroenterol 2004;99:1585-604)
Practice Parameters for the Treatment of Fecal Incontinence	American Society of Colon and Rectal Surgeons clinical practice guidelines	2007 (Dis Cólon Rectum 2007;50:1497-1507)

Diretrizes da sociedade internacional

Título de referência	Fonte de referência	Data
Management of faecal incontinence in adults: summary of NICE guidance	National Institute for Health and Clinical Excellence guidance	2007 (http://www.nice.org.uk/guidance/cg49/resources/guidance-faecal-incontinence-pdf)

Seção 9: Evidências

Tipo de evidências	Título, data	Comentários
Revisão sistemática da Colaboração Cochrane	Plugs for containing faecal incontinence, 2012 (Cochrane Database of Systematic Reviews 2012;(4):CD005086)	Número pequeno de estudos com pacientes, mas crianças e adultos foram incluídos. Baseado no tamanho e *design* do estudo, este é um adjunto útil para tratamentos médicos conservadores em pacientes selecionados
	Biofeedback and/or sphincter exercises for the treatment of faecal incontinence in adults, 2012 (Cochrane Database Syst Rev. 2006;(3):CD002111.)	Mais de 1.500 pacientes foram incluídos nos 21 estudos revisados. A combinação de *biofeedback* com estimulação elétrica reforça os resultados de continência em relação a este último isoladamente. Um pequeno ensaio demonstrou que *biofeedback* combinado com exercícios para o assoalho pélvico era melhor do que este último isoladamente
	Behavioural and cognitive interventions with or without other treatments for the management of fecal incontinence in children, 2011 (Cochrane Database Syst Rev. 2006;(2):CD002240)	Um total de mais de 1.300 crianças foi incluído nos 21 RCTs. *Biofeedback* não promoveu benefícios adicionais em crianças na comparação ao tratamento convencional. Para constipação associada à incontinência fecal funcional, a adição de terapia comportamental aos laxativos melhorou a continência em crianças
	Perianal injectable bulking agents as treatment for faecal incontinence in adults, 2010 (Cochrane Database Syst Rev. 2013;(2):CD007959)	Benefícios possivelmente a curto prazo, ensaios pequenos

Tipo de evidências	Título, data	Comentários
	Surgery for faecal incontinence in adults, 2009 (Cochrane Database Syst Rev. 2010;(9):CD001757)	Mais de 400 pacientes foram incluídos em 13 ensaios, 11 dos quais examinaram intervenções cirúrgicas diferentes, algumas das quais são agora arcaicas, isoladas ou em combinação com outras intervenções, como *biofeedback*, agentes de volume injetáveis, estimulação do nervo sacro. Nenhuma técnica cirúrgica específica demonstrou ser superior ou inferior
	Drug treatment for fecal incontinence in adults, 2013 (Cochrane Database Syst Rev. 2013;6:CD002116) http://www.ncbi.nlm.nih.gov/pubmed/12917921	Laxativos úteis em pacientes constipados com incontinência por extravasamento; antidiarreicos ajudam a melhorar a continência em pacientes incontinentes de fezes líquidas

Seção 10: Imagens
Não aplicável a este tópico.

Material adicional para este capítulo pode ser encontrado *on-line* em:
www.mountsinaiexpertguides.com
A senha de acesso é a palavra Dysphagia.
Inclui um estudo de caso com perguntas de múltipla escolha, orientações para os pacientes e os códigos da ICD.

CAPÍTULO 7
Abordagem da Hemorragia Gastrointestinal

Blair S. Lewis[1] e Christina A. Tennyson[2]
[1]Dr. Henry D. Janowitz Division of Gastroenterology, Icahn School of Medicine at Mount Sinai, New York, NY, USA
[2]Dr. Henry D. Janowitz Division of Gastroenterology, Mount Sinai Doctors Brooklyn Heights, Brooklyn, NY, USA

PONTOS PRINCIPAIS
- A identificação e manejo apropriados dos indivíduos com hemorragia são habilidades importantes para gastroenterologistas.
- Os pacientes podem apresentar perda de sangue aguda ou crônica. Os escores clínicos podem ser usados para ajudar a determinar o risco de morte decorrente de uma hemorragia.
- Os estigmas endoscópicos usados para avaliar o risco de nova hemorragia incluem hemorragia ativa, vaso visível, coágulo aderente, mancha lisa ou uma úlcera com base limpa.
- A diferenciação de origens superiores das inferiores é importante porque origens inferiores de hemorragia são geralmente menos ameaçadoras à vida, e a terapia endoscópica tem um papel menos importante.
- As terapias endoscópicas comuns incluem ligação com banda para hemorragia varicosa e cauterização bipolar, cauterização com sonda térmica, coagulação com plasma de argônio, clipes endoscópicos e terapia com injeção de epinefrina para úlcera péptica.
- No paciente com hemorragia em quem endoscopia e colonoscopia superior foram não diagnósticas, poderão ser considerados endoscopia por cápsula, radiologia e/ou enteroscopia assistida por aparelho para examinar uma fonte de perda de sangue no intestino delgado.

Seção I: Histórico
Definição da doença
- Hemorragia gastrointestinal se refere à perda de sangue em qualquer local no trato gastrointestinal. Os pacientes podem apresentar perda de sangue aguda ou crônica por um período de tempo.

Classificação da doença
- Pode ocorrer hemorragia gastrointestinal por causa de uma origem superior (UGIB) ou uma origem inferior (LGIB), dependendo da localização proximal ou distal do ligamento de Treitz. Para UGIB, é importante determinar se a hemorragia resulta de varizes ou de hemorragia não varicosa. É importante diferenciar UGIB de LGIB, porque as origens de LGIB são geralmente menos ameaçadoras à vida, e a terapia endoscópica tem um papel menos importante.
- A hemorragia gastrointestinal também pode ser classificada como obscura, definida como hemorragia que persiste ou recorre sem uma etiologia óbvia após esofagogastroduodenoscopia (EGD), colonoscopia e avaliação radiológica do intestino delgado. Hemorragia obscura também pode ser classificada como hemorragia obscura evidente ou oculta, dependendo se ela é clinicamente evidente ou não.

Incidência/prevalência
- UGIB resulta em mais de 300.000 admissões hospitalares nos Estados Unidos a cada ano.
- A mortalidade por UGIB é de, aproximadamente, 3,5-10% em alguns estudos mais antigos.
- Estima-se que LGIB representa 20% de todas as hemorragias gastrointestinais importantes.
- A incidência anual de LGIB nos Estados Unidos que requer hospitalização é de 21 por 100.000.
- A mortalidade por LGIB maior é de, aproximadamente, 2-4%.

Etiologia
- As origens comuns de UGIB incluem hemorragia varicosa, úlcera péptica, esofagite, laceração de Mallory-Weiss, anormalidades vasculares, incluindo lesões de Dieulafoy, fístula aortoentérica, malignidade e erosões de Cameron.
- As origens comuns de LGIB incluem hemorragia diverticular, colite isquêmica, anormalidades vasculares, incluindo angioectasia, lesões de Dieulafoy, hemorroidas, malignidade, colite infecciosa, doença inflamatória do intestino, fontes do intestino delgado, varizes retais, divertículo de Meckel e colite por radiação.
- Em pacientes com LGIB aguda, diverticulose e angioectasias representam 80% dos pontos de hemorragia.

Patologia/patogênese
- São inúmeras as causas de hemorragia. A identificação e manejo apropriados dos indivíduos com hemorragia são habilidades importantes dos gastroenterologistas.
- Uma úlcera péptica é um defeito na parede do estômago ou duodeno que se estende pela muscular da mucosa. Os estigmas endoscópicos incluem hemorragia ativa com gotejamento ou jorro de sangue, um vaso visível que pode ser pigmentado ou não pigmentado, um coágulo aderente ou uma mancha lisa. O risco de nova hemorragia é mais alto naqueles indivíduos com lesões hemorrágicas e mais de 50% daqueles com vasos visíveis. O termo vaso visível é anatomicamente incorreto. O vaso não é frequentemente visto, mas podemos ver um trombo plaquetário ou a formação de um pseudoaneurisma. A conferência de consenso dos Institutos Nacionais de Saúde (NIH), em 1980, cunhou o termo protuberância pigmentada para estas lesões. Infelizmente, este termo também é incorreto, porque os vasos podem ser translúcidos, e existem vasos visíveis com coágulos, e outros sem.

Fatores preditivos/de risco

Para todas as causas de UGIB não varicosa (Adaptado de Crooks CJ, West J, Card TR. Gastroenterology 2013;144:1384-93)

Fator de risco	Razão de probabilidade
Doença comórbida (única, múltipla)	1,43, 2,26
Aspirina	1,50
NSAID	1,54
Clopidogrel	1,74
Helicobacter pylori	0,96

Seção 2: Prevenção

> **PÉROLA CLÍNICA**
> - A terapia preventiva está baseada no risco de um paciente. Os riscos incluem história de uso de droga anti-inflamatória não esteroide (NSAID), história de úlcera prévia e hospitalização com doença aguda associada a estresse fisiológico (p. ex., queimadura, CVA, infarto do miocárdio) e doença hepática crônica.

Rastreio
- O rastreio não tem um papel no contexto de úlcera péptica, mas é usado em indivíduos com doença hepática crônica para identificar o desenvolvimento de varizes esofágicas.
- Em pacientes com cirrose, a incidência de varizes esofágicas aumenta 5% por ano, e a taxa de progressão de pequenas para grandes varizes é de 5–10% por ano.
- Para varizes, os intervalos recomendados para rastreio são de 1–3 anos, dependendo da presença ou ausência de varizes e se o paciente compensou ou descompensou a doença hepática.

Prevenção primária
- Terapia com inibidor da bomba de prótons (PPI) ou misoprostol é aconselhada em pacientes que tomam NSAIDs, especialmente para aqueles com mais de 70 anos.
- A erradicação da *Helicobacter pylori* é considerada necessária em todos os pacientes com úlcera péptica prévia e demonstrou ser superior à terapia de manutenção com PPIs ou agonistas do receptor H2.
- Para pacientes hospitalizados com doenças associadas a estresse fisiológico, terapia profilática com PPIs demonstrou reduzir o risco de hemorragia de úlcera.
- Naqueles indivíduos com cirrose, betabloqueadores não seletivos e ligadura elástica endoscópica reduzem significativamente o risco de hemorragia comparada ao placebo.

Prevenção secundária
- Terapia com PPI endoscópico tem um papel em pacientes com úlcera péptica com alto risco de estigma (vaso visível, hemorragia ativa) após tratamento endoscópico com taxas reduzidas de nova hemorragia.
- Terapia intravenosa com octreotida reduz o risco de nova hemorragia por varizes esofágicas.

Seção 3: Diagnóstico

> **PONTOS PRINCIPAIS/PÉROLAS CLÍNICAS**
> - A apresentação aguda de hemorragia gastrointestinal inclui a passagem de melena ou glóbulos vermelhos pelo reto e/ou hematêmese.
> - Deve ser conduzida uma avaliação hemodinâmica e a ressuscitação iniciada com a colocação de cateteres IV de grande calibre, líquido e sangue, se necessário, com um alvo para transfusão de hemoglobina de > 7 g/dL, exceto mais elevado naqueles com doença cardíaca.
> - Os pacientes devem ser avaliados para hipotensão e taquicardia. Deve ser obtida a história de uso de medicação (aspirina, NSAIDs, história anterior de hemorragia). A chance de uma hemorragia ser de origem superior é maior com a presença de melena, menos de 50 anos de idade e um BUN: proporção de creatinina maior do que 30.
> - Se um médico considerar uma UGIB como possibilidade, pode ser realizado um EGD que é útil no diagnóstico da maioria das origens. Uma lavagem com sonda nasogástrica não é necessária no diagnóstico de hemorragia. Uma lavagem pode falhar em 15% dos casos e assim não exclui uma origem de hemorragia no trato gastrointestinal superior.

- Pacientes com hemorragia usualmente devem-se submeter à endoscopia no espaço de 24 horas da admissão, após ressuscitação.
- O escore de Rockall pode ser calculado para predizer a mortalidade com base nos dados clínicos e endoscópicos, incluindo idade, a presença de choque, comorbidades, diagnóstico e evidências de hemorragia na endoscopia. Um escore de mais de 8 implica uma mortalidade maior do que 40% (Quadro 7.1).
- A maioria dos pacientes com hemorragia gastrointestinal superior aguda irá parar espontaneamente sem qualquer intervenção, mas o sangramento poderá continuar ou recorrer (Algoritmo 7.1).

Quadro 7.1 O escore de Rockall (Adaptado de Rockall et al., 1996)

Variável	Escore 0	1	2	3
Idade	< 60	60-79	> 80	
Choque		P > 100 Sys BP > 100	P > 100 Sys BP < 100	
Comorbidade			CHF, CAD	Insuficiência renal ou hepática
Diagnóstico	Laceração de Mallory-Weiss	Todos os outros	Malignidade	
Estigma de hemorragia recente	Nenhum		Sangue, vaso visível	

Algoritmo 7.1 Resultado de hemorragia gastrointestinal superior aguda

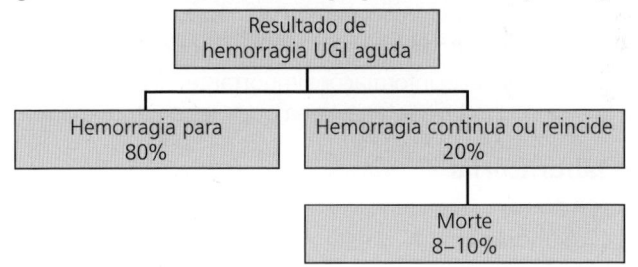

Resultado de hemorragia UGI aguda
- Hemorragia para 80%
- Hemorragia continua ou reincide 20%
  - Morte 8-10%

Diagnóstico diferencial

Diagnóstico diferencial	Características
Hemorragia gastrointestinal superior	Úlcera péptica (infecção por *H. pylori*, uso de NSAID, história prévia de úlcera) Laceração de Mallory-Weiss, se história de vômitos Hemorragia varicosa, se história de doença hepática Úlceras/erosões de Cameron com hérnia de hiato A possibilidade de uma hemorragia ser de origem superior é maior com a presença de melena, menos de 50 anos de idade e um BUN: proporção de creatinina maior do que 30
Hemorragia gastrointestinal inferior	Diverticulose é a causa mais comum de hemorragia GI inferior massiva, mais comum em pacientes idosos Se os pacientes experimentam uma pequena quantidade de hemorragia, constipação e dor retal com a defecação, exame minucioso para uma fissura anal Hemorragia com hemorroidas pode ser significativa em alguns casos, frequentemente não presente com dor
Origem no intestino delgado	Considerar se não for encontrada origem definida na endoscopia ou colonoscopia superior As lesões podem passar despercebidas em aproximadamente 10% dos casos que estão acessíveis a uma endoscopia ou colonoscopia padrão

Apresentação típica
- Um homem de 45 anos com história de artrite e diabetes apresenta vários dias de desconforto epigástrico abdominal vago. Ele observa vários movimentos intestinais pastosos que parecem ser de cor mais escura. Relata o uso de ibuprofeno por várias vezes durante as últimas semanas. Ele se queixa de se sentir tonto e fraco. Ao exame, sua pressão arterial é 85/45 mmHg com um pulso de 115.

Diagnóstico clínico
- É importante indagar sobre o uso de medicação, incluindo aspirina, anticoagulantes e NSAIDs.
- Partes importantes da história incluem a passagem de melena ou glóbulos vermelhos pelo reto, hematêmese e síncope.
- Uma história de radioterapia, cirurgia do intestino, doença vascular ou cirurgia vascular levanta a possibilidade de causas específicas de hemorragia (veja Armadilhas Potenciais mais adiante).
- Não existem preditores para hemorragia varicosa. História de doença hepática, trombocitopenia, esplenomegalia e ascite provou não ser digna de confiança.

Exame físico
- A avaliação inicial está baseada na triagem adequada e ressuscitação. Os pacientes devem ser avaliados para sinais de depleção intravascular, incluindo taquicardia e hipotensão. No contexto de uma perda de sangue em grande quantidade, os pacientes podem apresentar palidez, perda do turgor cutâneo e membranas mucosas secas.
- Deve ser realizado exame abdominal para avaliar a dor e distensão.
- Um exame retal pode oferecer informações importantes. É importante observar se está presente sangue vermelho brilhante, melena ou fezes em tom marrom.

Diagnóstico laboratorial
- Hemograma completo.
- Painel metabólico (incluindo BUN, creatinina).
- Índice internacional normalizado.

Lista de técnicas por imagem
- Endoscopia superior.
- Colonoscopia.
- Angiografia ou angiografia com CT, se houver hemorragia evidente massiva. Se for realizada angiografia, coloração vital ou embolização com uma mola de metal, que pode ser então palpada na cirurgia, pode auxiliar em cirurgia posterior.
- Para hemorragia obscura, endoscopia com videocápsula é realizada, se não for encontrada a origem no EGD ou colonoscopia em um esforço para encontrar uma origem da perda de sangue no intestino delgado. O momento da endoscopia com cápsula é crucial. O rendimento é triplicado, se a endoscopia com cápsula for realizada no espaço de 2 semanas do episódio hemorrágico. O rendimento da endoscopia com cápsula também é aumentado com uma hemoglobina < 10 g/dL, uma história de hemorragia recorrente por mais de 6 meses e mais do que um episódio de sangramento. Poderá ser realizado exame de imagem com enterografia (CT ou MRI), especialmente em pacientes jovens, para excluir um tumor ou massa no intestino delgado.

Armadilhas potenciais/erros comuns cometidos em relação ao diagnóstico da doença

- Em um paciente que apresenta uma longa história de hemorragia e anemia por deficiência de ferro, outras causas de hemorragia que podem ser negligenciadas incluem ectasia vascular gástrica antral (GAVE) e úlceras de Cameron. GAVE pode ser confundida com gastrite erosiva. As úlceras de Cameron são úlceras gástricas lineares ou erosões encontradas na endentação diafragmática de hérnias de hiato. Elas podem passar despercebidas em grandes hérnias de hiato. O paciente que tem hematêmese sem uma origem identificada levanta a possibilidade de uma lesão de Dieulafoy, que consiste em uma erosão superficial sobre uma arteríola grande, tortuosa e de paredes espessas na muscular da mucosa.
- A história médica e cirúrgica do paciente também fornece indícios. Uma história de radioterapia pode levantar a possibilidade de proctite ou enterite por radiação. Uma história de cirurgia do intestino levanta a possibilidade de ulceração anastomótica. Uma história de doença vascular ou, mais importante, uma história de cirurgia de aneurisma aórtico complicado levanta a suposição de uma fístula aortoentérica.
- Se houver suspeita de uma localização inferior com perda de sangue e o paciente puder ser ressuscitado, ele pode ser observado e preparado para colonoscopia.
- Com hemorragia massiva, um rastreamento do sangramento e/ou angiografia frequentemente identifica rapidamente o local do sangramento. Poderá ser realizada cirurgia exploratória. Se na cirurgia não houver causa tangível de hemorragia, não se pode confiar que a extremidade mais proximal do sangue no intestino seja o local da hemorragia. Nestes momentos, cintilografia ou endoscopia intraoperatória pode ser útil para identificar o local exato e, assim, limitar a quantidade de intestino a ser ressecado. A verdadeira causa da hemorragia pode não ser diagnosticada por endoscopia, mas o local pode ser identificado como a área com o sangue mais fresco.
- Hemorragia obscura é mais frequentemente causada por angioectasias em pacientes idosos e tumores no intestino delgado em pacientes mais moços. As decisões de manejo no grupo de idosos são frequentemente muito difíceis, porque a história natural das angioectasias ainda não é conhecida, e estima-se que menos de 10% de todos os pacientes com angioectasia acabarão sangrando.

Seção 4: Tratamento

- Uma endoscopia superior fornecerá um diagnóstico e um prognóstico em quase todos os casos de UGIB. Hemorragia varicosa pode ser tratada com ligadura elástica. Hemorragia péptica pode ser tratada com uma variedade de ferramentas, incluindo cautério bipolar, cautério com sonda térmica, coagulação com plasma de argônio, clipes endoscópicos, terapia injetável com epinefrina ou álcool ou terapia combinada com injeção primeiro, seguida por algum tipo de cauterização. Nenhum método demonstrou ser o melhor, e todos são considerados igualmente eficazes. Se o paciente for anticoagulado, deve ser realizada endoscopia superior de emergência e não deve ser adiada até que a anticoagulação tenha sido revertida. Hemóstase pode ser aplicada com segurança no contexto da anticoagulação, e os resultados são semelhantes aos de pacientes não anticoagulados.
- A terapia médica para hemorragia péptica envolve terapia com PPI intravenoso. Os PPIs têm uma meia-vida de 1–2 horas. As bombas de prótons estão sendo constantemente sintetizadas, e assim um grande bolo de medicação de PPI juntamente com uma infusão constante é melhor do que bolos repetidos para manter o pH gástrico > 6. A dose recomendada de pantoprazol é um bolo de 80 mg IV por 30 minutos e depois um gotejamento contínuo de 8 mg/hora durante 72 horas.

- A terapia médica para hemorragia varicosa é igualmente efetiva como terapia endoscópica para controle inicial, nova hemorragia aguda e mortalidade. A ligadura elástica tem um papel na erradicação varicosa e no controle a longo prazo do risco de nova hemorragia. Octreotida diminui a pressão portal. É ministrado numa dose de ataque de 50 µg e depois uma infusão de 50 µg/hora.
- Em pacientes com LGIB aguda que podem ser ressuscitados, o paciente pode ser observado e preparado para colonoscopia. Com hemorragia massiva, um rastreamento do sangramento e/ou angiografia frequentemente identifica rapidamente o local do sangramento.

Quando hospitalizar
- Pacientes com alto risco de estigma de hemorragia na endoscopia superior, como vasos visíveis ou coágulos, usualmente serão hospitalizados por aproximadamente 72 horas e receberão uma infusão de PPI IV.
- Pacientes com grande quantidade de sangramento ou instabilidade hemodinâmica devem ser hospitalizados para avaliação mais detalhada e maior monitoramento.

Manejo do paciente hospitalizado
- Os pacientes devem-se submeter à endoscopia o mais rápido possível em casos de suspeita de UGIB.
- Eritromicina 250 mg por 30 minutos pode ser considerada antes de endoscopia superior para melhorar a visualização.
- Deve ser aplicada terapia endoscópica, se os pacientes tiverem um coágulo aderente apesar da irrigação.
- Medidas em série da hemodinâmica e contagem sanguínea de um paciente devem ser realizadas para monitorar nova hemorragia.
- Os NSAIDs devem ser interrompidos.
- Pacientes com uma história de doença cardiovascular devem iniciar terapia com PPI e reiniciar a aspirina depois que a hemorragia parar.

Tabela de tratamento

Tratamento	Comentários
Médico	• Octreotida para hemorragia varicosa • PPIs (dados IV por um período de 72 horas, se estigma de alto risco), várias semanas de terapia oral • Se encontrada úlcera péptica e *Helicobacter pylori*, podem ser tratadas com antibióticos e PPI • Endoscopia superior (EGD) com tratamento • Colonoscopia • Endoscopia com videocápsula para hemorragia obscura
Cirúrgico	• Enteroscopia se encontrada uma origem no intestino delgado • Para UGIB com úlcera péptica, uma cirurgia pode ter sucesso, mas atualmente é menos usada por causa das técnicas endoscópicas e da terapia médica • Para LGIB, se não houver causa tangível de sangramento, não se pode ter confiança de que a extremidade mais proximal do sangue no intestino seja o local da hemorragia. Nestes momentos, cintilografia ou endoscopia intraoperatória pode ser útil para identificar o local exato e assim limitar a quantidade de intestino a ser ressecado
Radiológico	• Angiografia por CT ou angiografia, se hemorragia massiva • Rastreamento da hemorragia, se houver suspeita de uma origem inferior • Enterografia por CT ou MR para identificar lesões no intestino delgado

Prevenção/manejo de complicações
- As complicações de úlcera péptica incluem perfuração. Se um paciente tiver distensão abdominal e/ou dor severa, deve ser realizada avaliação cirúrgica imediatamente.
- Em pacientes com hemorragia severa ou uma história de doença cardiovascular, pode ocorrer isquemia cardíaca. Os pacientes devem ter ressuscitação adequada com líquidos e transfusão.

> **PÉROLAS CLÍNICAS**
> - Terapia médica pode reduzir o risco de hemorragia em pacientes com lesões de alto risco.
> - Em pacientes com hemorragia massiva, angiografia por CT ou angiografia deve ser realizada para auxiliar na detecção.
> - Se as lesões hemorrágicas não puderem ser controladas com terapia endoscópica, os pacientes devem realizar uma consulta urgente com a equipe de radiologias intervencionista e cirúrgica.

Seção 5: Populações Especiais
Gravidez
- Só deve ser realizada endoscopia quando existe uma forte indicação e deve ser adiada até o segundo trimestre, se possível. O procedimento deve envolver a equipe de anestesia, além da equipe obstétrica para monitorar o feto.

Seção 6: Prognóstico

> **PONTOS PRINCIPAIS/PÉROLAS CLÍNICAS**
> - É importante que os gastroenterologistas façam a triagem apropriada dos pacientes com hemorragia e façam a ressuscitação adequada.
> - UGIB pode ser tratada com várias terapias médicas e endoscópicas.
> - A causa mais comum de hemorragia obscura é angioectasia, correspondendo até 80% das causas. Estes pacientes têm tipicamente mais de 60 anos. Tumores no intestino delgado são a causa mais comum de hemorragia obscura em pacientes com menos de 50 anos.

Seção 7: Leitura Sugerida
Adler DG, Leighton JA, Davila RE, et al. ASGE guideline: The role of endoscopy in acute non-variceal upper-GI hemorrhage. Gastrointest Endosc 2004;60:497–504
Crooks CJ, West J, Card TR. Comorbidities affect risk of non variceal upper gastrointestinal bleeding. Gastroenterology 2013;144:1384–93
Davila RE, Rajan E, Adler DG, et al. Standards of Practice Committee. ASGE Guideline: the role of endoscopy in the patient with lower-GI bleeding. Gastrointest Endosc 2005;6:656–60
Freeman M, Cass O, Peine C, Onstad G. The non-bleeding visible vessel versus the sentinel clot: natural history and risk of rebleeding. Gastrointest Endosc 1993;39:359–66.
Hwang JH, Fisher DA, Ben-Menachem T, et al. The role of endoscopy in the management of acute non-variceal upper GI bleeding. Gastrointest Endosc 2012;75:1132–8
Laine L, Jensen DM. Management of patients with ulcer bleeding. Am J Gastroenterol 2012;107:345–60
Parente F, Anderloni A, Bargiggia S, et al. Outcome of non-variceal acute upper gastrointestinal bleeding in relation to the time of endoscopy and the experience of the endoscopist: a two-year survey. World J Gastroenterol 2005;11:7122–30
Raju GS, Gerson L, Das A, Lewis B. American Gastroenterological Association (AGA) Institute technical review on obscure gastrointestinal bleeding. Gastroenterology 2007;133:1697–717
Rockall T, Logan RF, Devlin H, Northfi eld T. Risk assessment after acute upper gastrointestinal haemorrhage. Gut 1996;38:316–21
Thomopoulos KC, Mimidis KP, Theocharis GJ, Gatopoulou AG, Kartalis GN, Nikolopoulou VN. Acute upper gastrointestinal bleeding in patients on long-term oral anticoagulation therapy: endoscopic fi ndings, clinical management and outcome. World J Gastroenterol 2005;11:1365

Seção 8: Diretrizes

Título de referência	Fonte de referência	Data
Management of patients with ulcer bleeding	American College of Gastroenterology	2012 (Am J Gastroenterol 2012;107:345-60)
Role of endoscopy in the patient with lower-GI bleeding	American Society for Gastrointestinal Endoscopy	2005 (Gastrointest Endosc 2005;6:656-60)

Seção 9: Evidências

Não aplicável a este tópico.

Seção 10: Imagens

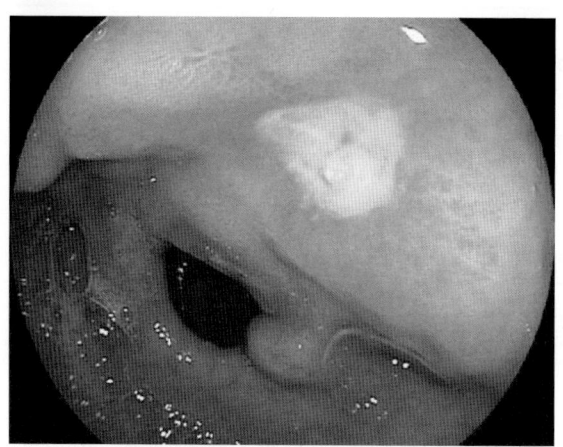

Figura 7.1 Úlcera gástrica com vaso visível translucido. (Ver Prancha em Cores.)

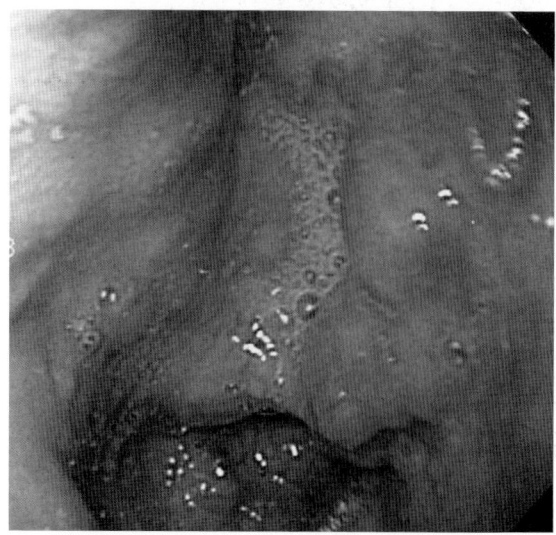

Figura 7.2 Varizes esofágicas. (Ver Prancha em Cores.)

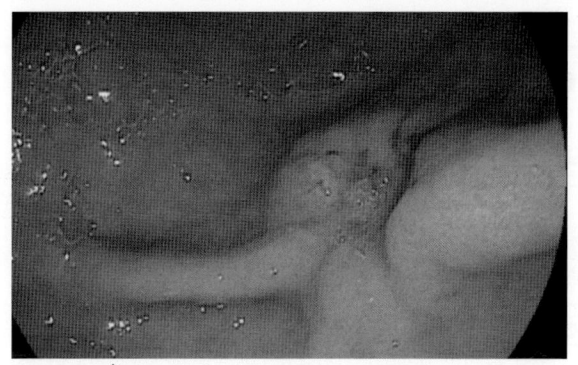

Figura 7.3 Úlcera gástrica. (Ver Prancha em Cores.)

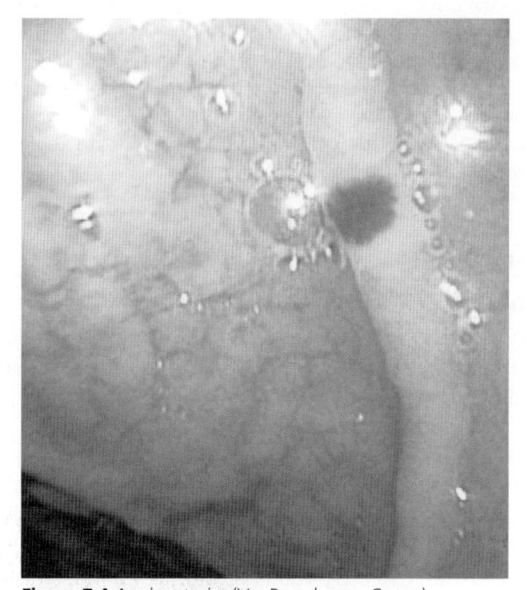

Figura 7.4 Angioectasia. (Ver Prancha em Cores.)

Material adicional para este capítulo pode ser encontrado *on-line* em:
www.mountsinaiexpertguides.com
A senha de acesso é a palavra Dysphagia.
Inclui um estudo de caso com perguntas de múltipla escolha, orientações para os pacientes, os códigos da ICD e um videoclipe.

CAPÍTULO 8

Abordagem da Avaliação Nutricional

Laura Manning e Lauren K. Schwartz
Dr. Henry D. Janowitz Division of Gastroenterology, Icahn School of Medicine at Mount Sinai, New York, NY, USA

> **PONTOS PRINCIPAIS**
> - Desnutrição é classicamente definida como um estado de subnutrição resultante de ingestão calórica deficiente, absorção deficiente e/ou aumento nas necessidades em razão de um estado hipercatabólico.
> - Avaliação nutricional é uma avaliação detalhada do estado nutricional de um paciente com base na sua história, exame físico, medidas antropométricas e estudos laboratoriais.
> - O objetivo da avaliação nutricional é identificar os pacientes que estão desnutridos ou em risco de ficarem desnutridos, de modo que possam ser implantadas intervenções nutricionais.
> - O apoio nutricional inclui nutrição parenteral total (TPN) e alimentação por sonda enteral (EN); EN é a modalidade nutricional preferida. TPN deve ser considerada no contexto de disfunção gastrointestinal e intolerância à EN.

Seção I: Histórico

Definição da doença
- A desnutrição é um transtorno clínico resultante de uma deficiência ou excesso calórico, proteico ou de outros nutrientes que provoca efeitos adversos na composição e função do corpo/tecido e por fim nos resultados clínicos.

Classificação da doença
- A desnutrição tem sido tradicionalmente considerada um estado de subnutrição denominado desnutrição energético-proteica (PEM). Marasmo e kwashiorkor são as duas formas principais de PEM.
- Marasmo ocorre com inanição prolongada resultante da ingestão insuficiente de proteínas e calorias, enquanto que kwashiorkor pode ocorrer mais rapidamente em face de insuficiência proteica, mas suprimento energético adequado.
- Mais recentemente, três categorias de desnutrição baseadas na etiologia foram desenvolvidas para uso prático no contexto clínico. Estas categorias levam em consideração a relação entre o estado nutricional e a doença subjacente.
  - Desnutrição relacionada com a inanição: ocorre no contexto de inflamação crônica, leve a moderada (p. ex., câncer pancreático, insuficiência cardíaca congestiva, doença renal em estado terminal).
  - Desnutrição relacionada com a doença crônica: ocorre no contexto de inflamação crônica, leve a moderada (p. ex., câncer pancreático, insuficiência cardíaca congestiva, doença renal em estágio final).
  - Desnutrição aguda relacionada com a doença: ocorre no contexto de inflamação severa aguda (p. ex., infecção maior, trauma, queimadura).

Incidência/prevalência
- A prevalência internacional de desnutrição hospitalar está na faixa de 20–50%, dependendo da população de pacientes e dos critérios usados.
- Nos Estados Unidos, 38–45% dos pacientes hospitalizados são desnutridos, com as taxas mais elevadas ocorrendo entre as populações geriátricas e de cuidados intensivos.
- Os estados gastrointestinais associados a uma alta prevalência de desnutrição incluem doença de Crohn, doença hepática em estado terminal e pancreatite.

Etiologia
- PEM primária resulta da ingestão inadequada de proteínas e/ou calorias.
- PEM secundária resulta de uma doença subjacente ou lesão que aumenta o consumo energético e o catabolismo proteico.

Patologia/patogênese
- Quando a ingestão energética global é insuficiente para atender às necessidades corporais, o corpo lança mão das suas reservas energéticas para compensar. Isto resulta em alterações na composição corporal.
- A inanição em indivíduos que são sadios em outros aspectos resulta inicialmente na utilização energética do tecido adiposo antes de passar para a quebra das proteínas ou massa corporal magra. Por outro lado, alterações no metabolismo durante lesão ou doença resultam em maior catabolismo proteico e perda de massa muscular.
- Com doença prolongada, o catabolismo proteico progressivo afeta as reservas proteicas viscerais e contribui para a disfunção do órgão. Deficiências nas funções imunológica, cardíaca e respiratória são comuns. A cicatrização de feridas também é alterada. Estas alterações contribuem para a morbidade e mortalidade dos pacientes.

Seção 2: Prevenção
Não aplicável a este tópico.

Seção 3: Diagnóstico

> **PONTOS PRINCIPAIS/PÉROLAS CLÍNICAS**
> - Uma coleta da história nutricional deve abordar o grau e o período de tempo da perda de peso e os mecanismos que levam a esta perda.
> - A avaliação física da desnutrição deve focar no grau de gordura e desgaste muscular e os sinais clínicos de deficiência de nutrientes.
> - Os níveis hepáticos proteicos são comumente examinados como uma medida do estado nutricional, mas devem ser interpretados com cautela, pois eles diminuem no contexto de inflamação ativa.
> - Os níveis de vitaminas e minerais podem ser verificados para confirmar suspeita de deficiências e guiar a reposição.

História
- Uma história detalhada do paciente é um componente essencial da avaliação nutricional e deve começar com uma história do peso. O paciente deve ser questionado sobre seu peso usual pré-mórbido e o grau de perda ou ganho por um período de tempo definido.

- Os fatores médicos, cirúrgicos, sociais e alimentares que colocam um paciente em risco nutricional devem ser identificados. Uma abordagem útil considera os mecanismos subjacentes responsáveis pelo estado desnutrido do paciente, incluindo ingestão inadequada, má digestão/má absorção, perdas anormais e aumento das necessidades. Utilizando esta estrutura, a seguinte linha de questionamento deve ser explorada:
  - Existe ingestão alimentar deficiente e, em caso afirmativo, por quê?
    - Que tipos de alimento o paciente está consumindo atualmente?
    - O paciente tem intolerância alimentar motivada pelo sintoma?
    - Fatores psicossociais (p. ex., isolamento, empobrecimento, abuso de droga ou álcool) estão afetando a ingestão de nutrientes?
  - Qual é a anatomia e a função do trato intestinal remanescente?
    - Existem sondas, drenos, estomas, fístulas presentes?
    - Existem evidências de má absorção ou dismotilidade?
  - O paciente tem aumento nas necessidades metabólicas por causa das perdas prolongadas de nutrientes (p. ex., fístula de alto débito) ou condições hipermetabólicas?

Exame físico

- O exame físico deve focar na medida antropométrica e nos sinais de deficiências nutricionais.
- As medidas antropométricas são usadas para avaliar a composição corporal, avaliando as reservas musculares e de gordura. As medidas antropométricas comuns incluem o peso corporal e a altura, prega cutânea tricipital e a circunferência muscular do braço.
  - O peso é mais bem interpretado em relação ao peso pré-mórbido de um paciente, peso corporal ideal e/ou altura.
    - porcentagem da perda de peso: (peso corporal usual − peso corporal real)/peso corporal usual x 100.

Tempo	Perda de peso significativa (%)
1 semana	1–2
1 mês	5
3 meses	7,5
6 meses	10

- porcentagem do peso corporal ideal: (peso corporal real/peso corporal ideal) x 100.

  peso corporal ideal (homens) 106 lb para os primeiros 5 pés + 6 lb para cada polegada adicional

  peso corporal ideal (mulheres) 100 lb para os primeiros 5 pés + 5 lb para cada polegada adicional

Peso corporal ideal (%)	Grau de desnutrição
80–90	Leve
70–79	Moderado
≤ 69	Severo

> índice de massa corporal (BMI): peso em quilogramas/altura em metros^2.

BMI	Interpretação
≤ 14	Peso insuficiente extremo
≤ 18,5	Peso insuficiente
18,5–24,9	Normal
≥ 25	Sobrepeso
30–34,9	Obesidade: Classe 1
35–39,9	Obesidade: Classe 2
≥ 40	Obesidade: Classe 3

- A prega cutânea tricipital (TSF) é usada para estimar as reservas de gordura corporal. A medida é obtida com o uso de paquímetros na porção superior do braço e comparada aos valores normais para a idade, gênero e raça (expressos como percentis).
- A circunferência muscular do braço (MAMC) é uma medida da massa muscular esquelética. O valor é obtido usando uma fita métrica para obter a circunferência do braço (MAC) e fazendo o seguinte cálculo:

MAMC (cm) = MAC (cm) − [0,314 x TSF (mm)]

Como com a TSF, MAMC é comparada a um conjunto de valores normais.

Interpretação da TSF e MAMC

Percentil	Adequação da gordura ou composição muscular
> 40º	Adequada
35–40º	Déficit leve
25–34º	Déficit moderado
< 25º	Déficit severo

- Exame físico
  - Avaliação da gordura e desgaste muscular:
    > perda de gordura acima da clavícula e ao longo do tríceps.
    > desgaste muscular nas áreas temporais, deltoides e quadríceps.
  - Sinais de deficiência de nutrientes:
    > comumente visto em tecidos com alta renovação celular, incluindo a pele, cabelo, unhas e tecidos da cavidade oral.
    > embora certas características sejam sugestivas de deficiências particulares de vitaminas e minerais, existe um grau significativo de sobreposição.

Sistema	Achados clínicos	Deficiências possíveis
Cabelo	Cabelo saca-rolhas	Vit. C
	Cabelo facilmente arrancável	Proteína
	Cabelos esparsos	Proteína, biotina, zinco
Unhas	Coiloníquias (unhas em forma de colher)	Ferro
	Bordas transversais	Proteína
Pele	Xerose (ressecamento)	Vit. A, ácidos graxos essenciais (EFA), zinco
	Dermatite escamosa	Riboflavina, biotina, zinco, EFA
	Hiperceratose folicular	Vit. A, EFA
	Cicatrização de ferida demorada	Zinco, proteína, Vit. C, Vit. A
Olhos	Olhos secos	Vit. A
	Ceratomalacia	Vit. A
	Manchas de Bitot (manchas branco-acinzentadas lustrosas na conjuntiva decorrente de xerose)	Vit. A
	Conjuntiva pálida	Ferro
	Oftalmoplegia	Tiamina, fósforo
Perioral	Estomatite angular	Niacina, riboflavina, piridoxina
	Queilose (lábios secos e rachados)	Niacina, riboflavina, piridoxina
Oral	Glossite (língua vermelha carnuda)	Niacina, riboflavina, piridoxina, folato B_{12}
	Papilas linguais atróficas (língua macia, escorregadia)	Conforme acima
	Disgeusia	Zinco
	Gengivas com sangramento, retraídas	Vit. C
Esquelético	Dor óssea	Vit. D, fosfato de cálcio
Neurológico	Confusão	Tiamina
	Demência	Niacina, B_{12}, folato
	Neuropatia sensorial	Tiamina, niacina, piridoxina,
	Tetania	Cálcio, Magnésio

Diagnóstico laboratorial

Lista dos testes diagnósticos

- Proteínas plasmáticas: frequentemente usadas como marcadores do estado nutricional, mas devem ser interpretadas com cautela. Os níveis de proteína circulante dependem das taxas de síntese, degradação e perda hepática. No contexto de estresse físico agudo e inflamação, o fígado regula para baixo a sua produção de albumina, pré-albumina, transferrina e proteína de ligação ao retinol. Estas proteínas também podem ser perdidas por vazamento capilar inflamatório, conforme visto em ascite, edema, feridas e queimaduras. Como tal, as proteínas hepáticas séricas são mais um reflexo de processos inflamatórios que aceleram o esgotamento nutricional do que do estado nutricional em si.
- Níveis de micronutrientes: os níveis de vitaminas e sais minerais podem ser obtidos para confirmar suspeita de deficiências e guiar os esforços de reposição. As vitaminas solúveis em gordura incluem as vitaminas A, E, D e K, enquanto que as vitaminas solúveis em água incluem as vitaminas B_{12}, folato e tiamina.
- Testes para má absorção
  - O teste da D-xilose é uma medida da má absorção dos carboidratos.
    - os valores da xilose sérica são obtidos na linha de base e 2 horas após a ingestão de uma solução com D-xilose (25 g). Uma coleta de urina de 5 horas para avaliar a excreção da xilose também pode ser realizada.
    - uma elevação inadequada no nível sérico de D-xilose e/ou um nível urinário de D-xilose menor do que 4 g indica má absorção de carboidratos.

- A estimativa quantitativa da gordura fecal é uma medida da esteatorreia e requer uma coleta de fezes de 72 horas.
  - os pacientes devem iniciar uma dieta de 200 g de gordura dois dias antes e também durante o teste.
  - um nível quantitativo de gordura fecal acima de 7 g é considerado anormal, embora no contexto de diarreia um nível acima de 14 g seja mais sugestivo de má absorção da gordura.

Listas de técnicas por imagem
- As tecnologias por imagem que avaliam a composição corporal (massa muscular, massa adiposa) incluem a análise da impedância bioelétrica (BIA), absorciometria com raios X de dupla energia (DEXA), tomografia computadorizada (CT) e imagem por ressonância magnética (MRI).
- Com exceção da BIA, a utilidade destas técnicas é limitada por questões de portabilidade e falta de disponibilidade na prática clínica.
- BIA mede a oposição do fluxo da corrente elétrica através dos tecidos corporais para estimar a quantidade total de água no corpo, massa corporal magra e gordura corporal.

Seção 4: Tratamento
Justificativa do tratamento
- O suporte com nutrição especializada inclui nutrição enteral na forma de sondas de alimentação (EN) e nutrição parenteral (PN).
  - EN é considerada um tratamento de primeira linha e deve ser usada em pacientes com trato gastrointestinal funcional.
  - PN é reservada para pacientes com insuficiência intestinal resultante de má absorção, inflamação intestinal severa, obstrução, dismotilidade, fístulas de alto débito ou intolerância à EN.
- Deve ser considerado suporte nutricional em pacientes com desnutrição ou para aqueles em risco em razão da prolongada ingestão alimentar deficiente. Para avaliar a desnutrição, pode ser usado um sistema de classificação nutricional (p. ex., avaliação global subjetiva, índice de risco nutricional) ou pode ser calculada a porcentagem de perda de peso não intencional.
  - Perda de peso > 5% em 1 mês ou > 10% em 6 meses é clinicamente significativa, predispondo os pacientes à maior morbidade e mortalidade por doença subjacente, trauma ou cirurgia.
  - Perda de peso > 20% em 6 meses resulta em disfunção fisiológica severa.
- São deficientes os dados referentes ao momento ideal para suporte nutricional. Em casos de desnutrição severa, o suporte nutricional deve ser iniciado cedo, frequentemente dentro de 48 horas da hospitalização. Para pacientes bem nutridos ou levemente desnutridos, a prática comum é iniciar PN depois de 10-14 dias de ingestão nutricional inadequada. O uso de suporte nutricional pode melhorar a função fisiológica e apresentar melhores resultados.

Quando hospitalizar
- Pacientes com PEM severa devem ser hospitalizados para iniciar suporte nutricional decorrente do risco de síndrome de realimentação, uma condição caracterizada por hipofosfatemia, hipocalemia e hipomagnesemia quando é feita a introdução de nutrientes. As manifestações clínicas incluem disfunções cardíaca, pulmonar e neurológica. A precipitação de deficiência de tiamina com a realimentação é outro motivo de preocupação.

Manejo do paciente hospitalizado

- O cálculo das necessidades nutricionais é necessário para planejar um regime nutricional enteral ou parenteral apropriado.
- Uma variedade de equações matemáticas pode ser usada para determinar as necessidades calóricas totais, incluindo as equações de Harris-Benedict, equação de Ireton-Jones e a fórmula de Mifflin-St. Jeor.
    - Equações de Harris-Benedict (W = Peso em kg, H = altura em cm, A = idade).

    Homens: calorias/dia = 66 + (13,7 x W) (5 x H) − (6,8 x A).

    Mulheres: calorias/dia = 655 + (9,6 x W) + (1,7 x H) − (4,7 x A).

    - As necessidades energéticas devem ser corrigidas tendo em conta a severidade da doença. As necessidades calculadas são multiplicadas pelos fatores de estresse (leve 10%, moderado 25%, severo 50%) e adicionadas ao valor calórico original.
- As estimativas das necessidades calóricas também podem ser determinadas com base no BMI.
    - BMI < 15   35–40 kcal/kg peso corporal real.
    - BMI 15–19   30–35 kcal/kg peso corporal real.
    - BMI 20–29   20–25 kcal/kg peso corporal real.
    - BMI ≥ 30   15–20 kcal/kg peso corporal real.
- Em pacientes gravemente doentes, a medida direta das necessidades energéticas é mais precisa e pode ser verificada pela calorimetria indireta. Esta abordagem envolve a medida do consumo de O_2 e da produção de CO_2 para calcular o gasto de energia.
- As necessidades proteicas são igualmente estimadas com base na condição clínica e no estresse metabólico.
    - Doença leve   0,8–1,2 g/kg peso corporal ideal.
    - Doença moderada   1,2–1,5 g/kg peso corporal ideal.
    - Doença severa   1,5–2,5 g/kg peso corporal ideal.
- A adequação do suporte proteico pode ser determinada por meio do cálculo do balanço do nitrogênio, em que um balanço positivo entre a ingestão proteica (nitrogênio) e o débito proteico indica um fornecimento proteico adequado.

Balanço de nitrogênio = (ingestão de proteína em gramas x 6,25) − (nitrogênio ureico urinário em gramas + 4).

Seção 5: Populações Especiais

Gravidez

- Mulheres grávidas devem ingerir uma dieta variada e saudável para promover os resultados ideais no parto. Os parâmetros para ganho de peso foram estabelecidos pelo Instituto de Medicina de acordo com o BMI básico.
- Suplementos de ácido fólico (400–600 µg/d) devem ser tomados antes da concepção até 12 semanas de gestação para reduzir o risco de defeitos do tubo neural. A suplementação de ferro (30 mg/dL) também é aconselhável, quando as crescentes necessidades não são satisfeitas pela ingestão alimentar.

Idosos
- A desnutrição é mais prevalente entre os idosos e está associada à ingestão alimentar inadequada, perda do apetite (anorexia), atrofia muscular relacionada com a idade (sarcopenia) e efeitos catabólicos de doença (caquexia).

Seção 6: Prognóstico
- Pacientes com PEM severa estão em risco aumentado de morbidade e mortalidade.
- O suporte nutricional na forma de EN ou PN deve ser introduzido cedo no paciente severamente desnutrido para contrabalançar estes riscos e melhorar a função fisiológica.
- O suporte nutricional provavelmente não irá corrigir déficits nutricionais em pacientes catabólicos agudamente doentes até que o processo inflamatório subjacente seja corrigido.

Seção 7: Leitura Sugerida
Bankhead R, Boullata J, Brantley S, et al. Enteral nutrition practice recommendations. J Parenter Enteral Nutr 2009;33:22-67
Detsky AS, McLaughlin JR, Baker JP, et al. What is subjective global assessment of nutritional status? J Parenter Enteral Nutr 1987;11:8-13
Feldman M, Friedman LS, Brandt LJ (eds) Sleisenger and Fordtran's Gastrointestinal and Liver Disease: Pathophysiology/Diagnosis/Management, 9th edn. Philadelphia:Saunders Elsevier, 2010;47-72
McClave SA, Martindale RG, Vanek VW, et al. Guidelines for the Provision and Assessment of Nutrition Support Therapy in the Adult Critically Ill Patient. J Parenter Enteral Nutr 2009;33:277-316
Jensen GL, Hsiao PY, Wheeler D. Adult nutrition assessment tutorial. J Parenter Enteral Nutr 2012;36:267-74
Jensen GL, Mirtallo J, Compher C, et al. Adult starvation and disease related malnutrition: a proposal for etiology-based diagnosis in the clinical practice setting from the International Consensus Guideline Committee. J Parenter Enteral Nutr 2010;34:156-9
Klein S. Primer of nutrition support for gastroenterologists. Gastroenterology 2002;122:1677-87
Norman K, Pichard C, Lochs H, Pirlich M. Prognostic impact of disease-related malnutrition. ClinI Nutr 2008;27:5-15

Websites sugeridos
American Society for Parenteral and Enteral Nutrition. www.nutritioncare.org
AGA Nutrition Tool Kit Series. www.gilearn.org/nutritiontoolkit/

Seção 8: Diretrizes
Diretrizes da sociedade nacional

Título de referência	Fonte de referência	Data
Enteral nutrition practice recommendations	American Society for Parenteral and Enteral Nutrition	2009 (J Parenter Enteral Nutr 2009;33:22-67)
Guidelines for the Provision and Assessment of Nutrition Support Therapy in the Adult Critically Ill Patient	Society of Critical Care Medicine and American Society for Parenteral and Enteral Nutrition	2009 (J Parenter Enteral Nutr 2009;33:277-316)

Seção 9: Evidências
Não aplicável a este tópico.

Seção 10: Imagens
Não aplicável a este tópico.

Material adicional para este capítulo pode ser encontrado *on-line* **em: www.mountsinaiexpertguides.com**
A senha de acesso é a palavra Dysphagia.
Inclui um estudo de caso com perguntas de múltipla escolha, orientações para os pacientes e os códigos da ICD.

CAPÍTULO 9

Abordagem da Paciente Grávida com Distúrbios GI

Elana A. Maser
Dr. Henry D. Janowitz Division of Gastroenterology, Icahn School of Medicine at Mount Sinai, New York, NY, USA

PONTOS PRINCIPAIS
- As complicações gastrointestinais mais comuns da gravidez incluem hiperêmese gravídica, doença do refluxo gastroesofágico e constipação.
- A maior parte destas complicações GI comuns da gravidez se resolverá completamente após o parto com consequência mínima ou nenhuma para a mãe ou o feto.
- Distúrbios do assoalho pélvico, incluindo incontinência anal, prolapso dos órgãos pélvicos e disfunção defecatória, ocorrem com maior frequência no pós-parto independente do tipo de parto.
- Endoscopia e colonoscopia durante a gravidez parecem ser seguras, mas só devem ser realizadas se houver uma indicação muito forte.

Seção I: Histórico

Definição da doença
- Hiperêmese gravídica (HG) consiste em náuseas e vômitos prolongados da gravidez que causam desidratação, perda de peso, desnutrição e potencialmente anormalidades no teste da função hepática.
- Doença do refluxo gastroesofágico (GERD) é uma transferência anormal recorrente dos conteúdos estomacais para o esôfago.
- Constipação é um sintoma de movimentos intestinais reduzidos, ocorrendo menos de três vezes por semana. As fezes são tipicamente pequenas, duras e difíceis de passar.
- Disfunção do assoalho pélvico pós-parto é uma coleção de condições clínicas que incluem incontinência fecal, prolapso dos órgãos pélvicos e disfunção defecatória.

Incidência/prevalência
- HG ocorre em 1,1–3% de todas as gravidezes e 3% se suas mães também tiveram HG (OR 2,9, 95% CI 2,4–3,6).
- GERD complica 25% das gravidezes. Ocorre mais comumente em caucasianas do que em africanas e afeta até 45% das gravidezes no sul da Índia.
- Usando-se os critérios ROME II, constipação complica 16–24% das gravidezes. Comparativamente, a incidência de constipação em mulheres não grávidas em idade fértil é relatada como < 10%.
- Ocorre disfunção do assoalho pélvico pós-parto de qualquer tipo em 64% após cesariana, 77% após parto vaginal e em 46% das mulheres nulíparas. Durante a gravidez a incidência de incontinência fecal é de 6%.

Etiologia

- Acredita-se que HG seja causada por uma rápida elevação no estrogênio e progesterona circulantes. Os hormônios têm um efeito relaxante na musculatura lisa e alteram a motilidade gástrica. Níveis aumentados de tiroxina estimulada por altos níveis de gonadotrofina coriônica humana (HCG) emergiram com uma possível causa. Os níveis de HCG são mais elevados naquelas com HG e caem no segundo e terceiro trimestres.
- GERD na gravidez também é considerada secundária a pressões reduzidas no esfíncter esofágico inferior (LES). Elevações nos níveis de estrogênio e progesterona e a pressão do útero gravídico em expansão sobre o LES também foram implicadas. O deslocamento do LES para o tórax pressionado negativamente, afastando-se das estruturas anatômicas de apoio, é outro mecanismo proposto.
- Constipação complicando o primeiro trimestre de gravidez é tipicamente atribuída ao relaxamento hormonal da musculatura lisa, causando hipomotilidade do intestino. A progesterona sabidamente aumenta os tempos do trânsito colônico em mulheres não grávidas durante a fase lútea do ciclo menstrual, quando a progesterona está mais elevada. No terceiro trimestre, acredita-se que a pressão sobre o cólon retossigmoide e o assoalho pélvico pelo útero gravídico seja a causa predominante. Outros fatores contribuintes incluem causas iatrogênicas, como a ingestão pré-natal de vitaminas, que são ricas em ferro, ou outras medicações que podem reduzir a motilidade.
- A disfunção do assoalho pélvico pós-parto ocorre em razão do esforço, compressão e possivelmente do rasgamento dos nervos, músculos e tecidos conectivos no assoalho pélvico.

Patologia/patogênese

Veja Etiologia.

Fatores preditivos/de risco

Hiperêmese gravídica	
Fator de risco	Razão de probabilidade
Bebê do sexo feminino (estrogênio mais elevado)	1,5 (95% CI 1,4–1,7)
Obesidade	n/a
Helicobacter pylori	3,32 (95% CI 2,3–4,9)
Gravidez molar	n/a
Não fumante	n/a
HG prévia	n/a
Mãe biológica ou irmã com história de HG	n/a
Presença de refluxo ácido	n/a
Idade mais jovem	n/a
História de enjoos de movimento	n/a
História de enxaquecas	n/a
História de náuseas e vômitos com certos alimentos na pré-gravidez	n/a

GERD	
Fator de risco	Razão de probabilidade
GERD pré-gravidez	3,00 (95% CI 1,35–6,66)
Origem sul-americana (risco de desenvolvimento de GERD no primeiro trimestre)	2,75 (95% CI 1,3–5,8)
Multiparidade	N/a

Constipação	
Fator de risco	Razão de probabilidade
Suplementação de ferro	3,5 (95% CI 1,04–12,10)
História de constipação antes da gravidez	3,58 (95% CI 1,57–8,57)

Disfunção do assoalho pélvico pós-parto	
Fator de risco	Razão de probabilidade
Parto vaginal	1,45 (95% CI 1,29–1,64)
Peso ao nascimento > 3,6 kg (parto vaginal)	1,25
Tempo para expulsão > 2 horas	1,21
Parto com fórceps/vácuo	1,57
Laceração anal	2,36
Tabagismo	n/a
Constipação	1,83
Idade > 30 anos	1,34
De pé > 75% do dia na última metade da gravidez	1,48
BMI pré-gravidez > 30	1,5

Seção 2: Prevenção

PONTOS PRINCIPAIS/PÉROLAS CLÍNICAS
- A ingestão pré-natal de vitamina que contenha ácido fólico demonstrou reduzir a incidência de HG.
- Não existem estudos examinando medidas para prevenir GERD que sejam específicas para pacientes grávidas.
- O aumento na ingestão de líquidos, exercícios diários e a evitação de suplementação de ferro são frequentemente sugeridos para prevenir o desenvolvimento de constipação durante a gravidez. Entretanto, uma dieta com alto teor de fibras foi a única intervenção baseada em evidência estudada.
- O parto por cesariana antes do início do trabalho de parto demonstrou alguma redução na incidência de disfunção do assoalho pélvico pós-parto com um número necessário para tratar (NNT) de 7.

Seção 3: Diagnóstico

> **PONTOS PRINCIPAIS/PÉROLAS CLÍNICAS**
> - Hiperêmese gravídica:
>   - História clínica de vômitos intratáveis com a incapacidade de tolerar sólidos ou líquidos.
>   - Os achados em exames incluem uma frequência cardíaca elevada, baixa pressão sanguínea, membranas mucosas secas e turgor da pele reduzido.
>   - A presença de cetonúria é necessária para o diagnóstico.
> - GERD complicando a gravidez:
>   - Uma história clínica compatível é frequentemente tudo o que é necessário para o diagnóstico.
>   - Um ensaio terapêutico de antiácidos confirma o diagnóstico. A segurança das drogas antiácidas é discutida a seguir.
>   - Endoscopia não é necessária para o diagnóstico e só deve ser realizada se estiver presente disfagia severa. Estudos radiográficos devem ser evitados.
> - Constipação:
>   - Constipação é diagnosticada por uma história clínica de movimentos intestinais frequentes (< 3 por semana). Pode ser acompanhada de esforço na defecação e/ou passagem de fezes duras.
>   - Os achados do exame físico podem ser menos confiáveis na presença de um útero gravídico. Fezes duras encontradas na ampola retal durante o exame retal são úteis.
>   - Exames de imagem e testes laboratoriais não devem ser obrigatórios para o diagnóstico.
> - Transtornos do assoalho pélvico pós-parto:
>   - O diagnóstico é usualmente feito por meio de uma história clínica compatível de incontinência fecal, constipação ou prolapso dos órgãos pélvicos.
>   - O exame retal deve incluir inspeção para prolapso retal e descida perineal apropriada junto à palpação do tônus retal e contração paradoxal.
>   - Manometria anorretal e defecografia fecal por ressonância magnética (MRI) podem ser realizadas para confirmação diagnóstica.

Diagnóstico diferencial
- Estão listadas a seguir outras doenças que devem ser consideradas na paciente grávida que apresenta queixas gastrointestinais (GI).

Diagnóstico diferencial	Características
Pré-eclâmpsia	Hipertensão e proteinúria ocorrendo além de 20 semanas de gestação
Fígado gorduroso agudo da gravidez	Náuseas, vômitos, icterícia, febre, frequentemente ocorrendo às 35 semanas até imediatamente após o parto
HELLP	Hemólise, enzimas hepáticas elevadas, plaquetas baixas (trombocitopenia)
Colelitíase	Dor abdominal epigástrica que tipicamente dura horas, sinal de Murphy positivo, fosfatase alcalina e bilirrubina elevadas, ductos biliares dilatados ou cálculos biliares vistos à ultrassom ou CT
Pancreatite aguda	Dor epigástrica um pouco aliviada quando inclinado à frente. Amilase e lipase elevadas, inflamação do pâncreas vista na CT
Úlcera péptica	Dor epigástrica severa, história de uso de NSAID, ± melena
Obstrução intestinal	Vômitos intratáveis, dor abdominal, níveis hidroaéreos vistos nos raios X abdominais

Diagnóstico diferencial	Características
Apendicite aguda	Dor abdominal progressivamente cefálica até o ponto de McBurney, à medida que o útero se expande. Piúria, hematúria. Febre
Síndrome do intestino irritável	Dor abdominal com alteração nos hábitos intestinais (constipação ou diarreia). Os critérios ROME não podem ser aplicados na gravidez
Doença inflamatória do intestino	Dor abdominal periumbilical pós-prandial recorrente ou diarreia com ou sem sangue. Febre ou perda de peso comum com doença severa
Cardiomiopatia	Falta de ar, pressão venosa jugular elevada, edema periférico
Pielonefrite	Dor nos flancos, disúria, febre, náuseas
Hidronefrose da gravidez	Dor nos flancos, disúria, febre, náuseas
Pneumotórax	Dor abdominal no quadrante superior direito ou esquerdo ou dor torácica
Pneumonia	Febre, dor torácica, tosse produtiva
Crise abdominal na anemia falciforme	Dor abdominal difusa incessante, náuseas
Hipercoagulabilidade afetando o trato GI	Dor abdominal, hematoquezia, diarreia
Porfiria aguda intermitente	Dor abdominal epigástrica durante vários dias, constipação, neuropatia periférica ou envolvimento do CNS. Sem erupções presentes
Causas obstétricas: gravidez ectópica, descolamento de placenta, ruptura uterina, degeneração de um mioma uterino	Dor abdominal aguda com sensibilidade de rebote e guarda abdominal

Apresentação típica

- HG frequentemente ganha atenção do gastroenterologista quando a paciente é hospitalizada por causa da dor abdominal, hematêmese, enzimas hepáticas elevadas ou a necessidade de nutrição parenteral total (TPN). Esta é tipicamente uma queixa do primeiro trimestre; no entanto, em casos severos, pode continuar durante o segundo e até mesmo o terceiro trimestre.
- Pacientes com gravidez complicada por GERD usualmente se apresentam no consultório com queixa de azia. Esta pode estar associada a regurgitação, náuseas, vômitos ou atipicamente como uma tosse persistente, chiado ou voz rouca. Pode ocorrer em qualquer trimestre.
- Pacientes com constipação complicando a gravidez também se apresentam no consultório mais comumente durante seu primeiro trimestre. As queixas típicas incluem menos de três movimentos intestinais por semana, esforço na passagem das fezes, fezes frequentes, inchaço e náuseas.
- Disfunção do assoalho pélvico pós-parto pode-se apresentar a qualquer momento, incluindo imediatamente após o parto. Entretanto, ela ocorre mais frequentemente com idade avançada. As pacientes descreverão incontinência fecal, constipação e prolapso dos órgãos pélvicos.

Diagnóstico clínico

História
- A seguir apresentamos as características principais que devem ser investigadas durante a coleta da história clínica. Para cada uma delas, é importante não se descuidar do diagnóstico diferencial.
  - HG: é importante a duração dos vômitos e a perda de peso para determinar o estado nutricional da paciente e o risco de encefalopatia de Wernicke.
  - Gravidez complicada por GERD: a frequência e gravidade da pirose (azia) são essenciais na determinação da necessidade de terapia medicamentosa. É importante indagar sobre disfagia para descartar complicações ou refluxo, incluindo estenose péptica, anel de Schatski ou malignidade. Características associadas, incluindo náuseas, sensação de globo, tosse/espirro crônico, laringite recorrente e erosões dentárias devem ser incluídas na história clínica.
  - Gravidez complicada por constipação: as características históricas importantes incluem a frequência e a consistência das fezes, a necessidade de mudança de posição ou extração digital para passar as fezes. Também é importante investigar sobre complicações associadas, como náuseas, perda de peso e dor abdominal.
  - Distúrbios do assoalho pélvico: é adequado alertar a paciente que serão feitas perguntas delicadas sobre as suas evacuações. Será importante descobrir se ela tem uma sensação de que as fezes não podem passar quando ocorre um movimento intestinal e se precisa pressionar o períneo ou colocar um dedo na parte posterior da vagina para completar a evacuação. A paciente está ciente do prolapso dos órgãos pélvicos, está tendo incontinência fecal (acidentes) e a incontinência ou perda da sensação está relacionada com estresse? Também é importante documentar paridade e o tipo de parto. Por fim, a sua função sexual foi afetada e existe uma história de abuso?

Exame físico
- As características do exame físico especificamente para distúrbios do trato GI incluem (mas não estão limitadas) as seguintes:
  - Sinais vitais: pressão arterial, frequência cardíaca, temperatura, peso corporal.
  - Aparência geral: sinais de desnutrição, incluindo desgaste temporal.
  - Cabeça e pescoço: examinar a faringe posterior (para procurar faringite causada por refluxo). Examinar a dentição para identificar erosão.
  - Tórax: auscultar para identificar chiado expiratório.
  - Cardiovascular: examinar para identificar distensão venosa.
  - Abdome: ouvir os sons do intestino, palpar a altura uterina, percutir para identificar a presença de distensão, palpação leve para massas e/ou organomegalia.
  - Retal: examinar para identificar prolapso, hemorroidas externas. Palpar para verificar o tônus, dilatação esfincteriana anal com a tentativa de defecar, descida perineal, fezes retidas na ampola retal, granularidade ou massas.

Regras e calculadores úteis para a decisão clínica
- O sistema de classificação Motherisk-PUQE para quantificação das náuseas e vômitos na gravidez está validado, mas não é usado normalmente na prática.
- GERQ (questionário de refluxo gastroesofágico) – usado somente para fins de pesquisa. Desenvolvido e validado na Espanha.
- Os critérios ROME II para o diagnóstico de constipação e síndrome do intestino irritável (IBS) não foram validados para uso em mulheres grávidas.

Diagnóstico laboratorial
Lista de testes diagnósticos
- Hiperêmese gravídica:
  - A presença de *Helicobacter pylori* foi associada à HG e pode ser testada com segurança pela obtenção de antígeno nas fezes.
  - Endoscopia só deve ser realizada se as náuseas e vômitos forem refratários ao manejo médico ou se a hemorragia GI for significativa ou contínua.
  - Se houver suspeita de pancreatite biliar, coledocolitíase ou colangite no diagnóstico diferencial, será indicada colangiopancreatografia retrógrada endoscópica (ECRP) durante a gravidez, porque existe um risco de perda fetal se não for tratada apropriadamente.
- A história clínica e o sucesso de um ensaio terapêutico de um antiácido são tipicamente suficientes para o diagnóstico de GERD. A testagem laboratorial é frequentemente desnecessária. Endoscopia só deve ser realizada se estiverem presentes disfagia ou odinofagia.
- Constipação durante a gravidez não deve ser investigada exaustivamente.
- Não existem avaliações laboratoriais exigidas para investigação de disfunção do assoalho pélvico.
- Também é indicada endoscopia se houver diarreia severa durante a gravidez com uma avaliação negativa ou se houver uma forte suspeita de massa colônica.

Lista de técnicas de imagem
- Em geral, devem ser evitados procedimentos radiográficos durante a gravidez. No entanto, MRI não emite radiação e é considerada segura durante a gravidez. Não existem imagens radiográficas exigidas para a investigação de hiperêmese gravídica, GERD ou constipação.
- Para disfunção do assoalho pélvico pós-parto, manometria anorretal e defecografia fecal (MRI) ajudam a distinguir aquelas que se beneficiariam com técnicas de *biofeedback versus* cirurgia.

Armadilhas potenciais/erros comuns cometidos em relação ao diagnóstico da doença
- Raramente existem pacientes que alternam entre constipação e diarreia. Usualmente é possível identificar um sintoma predominante. Por exemplo, as pacientes preferem se queixar de diarreia mesmo quando constipação é o sintoma predominante. A diarreia que elas descrevem é frequentemente uma purga de fezes depois de não terem um movimento intestinal por alguns dias. A descrição do padrão das fezes durante uma semana típica pode ajudar a fazer esta distinção.
- Também é importante pensar na constipação como uma causa comum de náuseas durante a gravidez.

Seção 4: Tratamento
Justificativa do tratamento
- HG é mais comumente tratada pelo obstetra da paciente e consiste na reposição de líquidos-eletrólitos e vitaminas juntamente com antieméticos.
- GERD: modificações no estilo de vida, incluindo a elevação da cabeceira da cama, fazer pequenas refeições frequentes, não comer 3 horas antes de dormir e evitar alimentos que reduzem a pressão do esfíncter esofágico inferior, são considerados tratamentos de primeira linha. Entretanto, na paciente grávida eles raramente têm sucesso.
  - Primeira linha: antiácidos baseados em cálcio de venda livre. Contudo, devem ser evitados em pacientes que têm tendência à constipação. Além disso, o uso excessivo pode levar à síndrome do leite alcalino.

- Segunda linha: antagonistas de H2, incluindo ranitidina, cimetidina e famotidina, parecem ser seguros. Nitizadina tem dados limitados sobre a segurança na gravidez.
- Terceira linha: inibidores da bomba de prótons (PPI) não foram associados a defeitos congênitos importantes, parto prematuro ou abortos espontâneos.

- Medicamentos contendo magnésio devem ser evitados perto do final da gravidez, pois o magnésio é usado para prevenir o início do trabalho de parto. Subsalicilato de bismuto (Pepto-Bismol®) deve ser evitado por causa do potencial de teratogenicidade.
- Constipação: as intervenções primárias incluem aumento na ingestão de fibras e água. Docusato sódico é considerado seguro; no entanto, só é útil para constipação leve. Para constipação mais severa e crônica, laxativos osmóticos e polietilenoglicol são as drogas de segunda linha preferidas e são consideradas de baixo risco. Óleo mineral pode causar coagulopatia neonatal e hemorragia e, portanto, é considerado possivelmente perigoso. Laxativos estimulantes só devem ser usados a curto prazo porque existe risco de dependência.
- Para dor abdominal, drogas psicotrópicas foram associadas à toxicidade fetal e devem ser evitadas. Para cólicas abdominais, diclomina e hiosciamina também devem ser evitadas em razão da escassez de dados sobre segurança e porque o seu uso acabará levando ao agravamento da constipação.
- O tratamento de hemorroidas e outros distúrbios do assoalho pélvico em pacientes grávidas não difere do tratamento de pacientes não grávidas. A única exceção é que se for escolhida correção cirúrgica, ela deve ser adiada até depois do parto.

Quando hospitalizar
- Mulheres com HG devem ser hospitalizadas se houver náuseas e vômitos severos e constantes, resultando em desidratação ou perda de peso.
- GERD: raramente existe indicação de hospitalização para GERD na gravidez. Contudo, poderá ser necessário se ocorrerem complicações como estenose péptica impedindo a ingestão de alimentos e líquidos. Outras complicações que requerem hospitalização incluem aspiração gástrica que resulta em pneumonia por aspiração, broncospasmo ou síndrome do desconforto respiratório adulto.
- Constipação é raramente uma indicação para hospitalização. Pacientes grávidas severamente constipadas podem não conseguir autoadministrar enemas ou podem precisar de uma consulta de emergência para ajudar na desimpactação fecal.

Tabela de tratamento
Tratamento de GERD durante a gravidez (Algoritmo 9.1)

Tratamento	Comentários
Conservador Médico	Modificações no estilo de vida são raramente eficazes • Carbonato de cálcio 1–2 compr. se necessário • Antiácidos baseados em alumínio • Ranitidina 150 mg duas vezes ao dia • Omeprazol 40 mg ao dia • Todos os PPIs devem ser tomados 30 minutos antes do café da manhã com o estômago vazio e/ou 30 minutos antes do jantar se for necessária uma dosagem de duas vezes ao dia. PPIs são raramente eficazes quando usados na modalidade 'se necessário' • Esomeprazol 40 mg uma vez ao dia • Lansoprazol 30 mg uma vez ao dia • Pantoprazol 40 mg uma vez ao dia • Rabeprazol 20 mg uma vez ao dia
Complementar	Em estudos pequenos, a acupuntura demonstrou reduzir a necessidade de PPIs

Algoritmo 9.1 Tratamento da doença do refluxo gastrointestinal (GERD) durante a gravidez

```
                    Confirmar sintomas de GERD
                    /                        \
        Início típico              Características de            Considerar
        na gravidez                alarme presentes:      →      endoscopia
              ↓                    • Hematêmese
                                   • Melena
    Modificações na dieta, elevar  • Vômitos persistentes
    a cabeceira da cama,           • Perda de peso
    pequenas refeições frequentes  • Anemia inexplicável
              ↓
    Carbonato de cálcio
    (p. ex., Tums)
                                   Tratar a constipação
              ↓                    (veja o Algoritmo 9.2)
    H2RA (ranitidina 150 mg
    duas vezes ao dia)
              ↓
    Se sintomas ainda > 3×         Aumentar PPI para
    por semana, ensaio de PPI  →   duas vezes ao dia
    (p. ex., lansoprazol)
                                          ↓
              • Considerar diagnóstico alternado
              • Trocar marcas de PPI
              • Manejo agressivo da constipação
              • Ensaio de sucralfato (interromper PPI)
              • Ensaio de metoclopramida
```

Tratamento de constipação durante a gravidez (Algoritmo 9.2)

Tratamento	Comentários
Médico	• Leite de Magnésia 30–90 mL/dia • Polietilenoglicol 17 g uma vez ao dia • Docusato sódico 100 mg até 3 comprimidos ao dia para constipação leve • Supositórios de glicerina (1–2 simultaneamente PR) se necessário • 1.000 mL enema com água quente da torneira se necessário • Citrato de magnésio 300 mL a ser usado raramente para casos severos

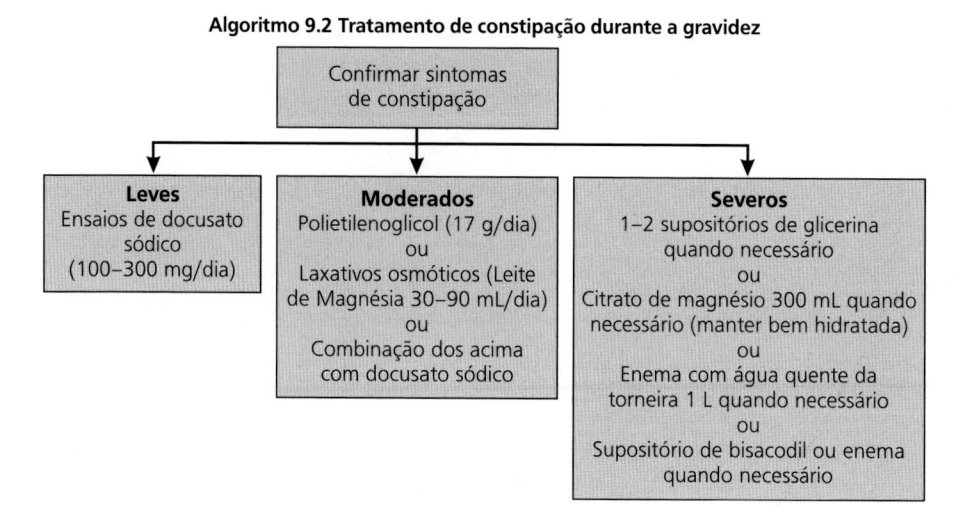

Algoritmo 9.2 Tratamento de constipação durante a gravidez

Confirmar sintomas de constipação

Leves
Ensaios de docusato sódico
(100–300 mg/dia)

Moderados
Polietilenoglicol (17 g/dia)
ou
Laxativos osmóticos (Leite de Magnésia 30–90 mL/dia)
ou
Combinação dos acima com docusato sódico

Severos
1–2 supositórios de glicerina quando necessário
ou
Citrato de magnésio 300 mL quando necessário (manter bem hidratada)
ou
Enema com água quente da torneira 1 L quando necessário
ou
Supositório de bisacodil ou enema quando necessário

Prevenção/manejo de complicações

- Complicações severas pelo tratamento de distúrbios do trato GI induzidos pela gravidez são raras e limitadas a efeitos adversos menores da droga.

> **PÉROLAS CLÍNICAS**
> - Frequentemente o tratamento da constipação irá abrandar os sintomas de GERD. Um ensaio de descontinuação de PPI depois que a constipação foi manejada é justificado.
> - Para o desempenho ideal de PPI, certifique-se de que ele é tomado com o estômago vazio seguido de uma refeição dentro de 15–30 minutos.

Seção 5: Populações Especiais

Outros

- Pacientes com doença inflamatória intestinal podem frequentemente distinguir entre os sintomas da sua irritação usual da doença de Crohn ou colite ulcerativa e novos sintomas GI, como GERD ou constipação. O tratamento para HG, GERD e constipação é inalterado nesta população.
- O manejo dos distúrbios do assoalho pélvico pós-parto em pacientes com doença de Crohn perineal ou em pacientes que tiveram colectomia subtotal com criação de uma bolsa ileoanal não foi estudado. Deve ser tomado cuidado nestas pacientes para evitar manipulação cirúrgica, se possível.

Seção 6: Prognóstico

> **PONTOS PRINCIPAIS/PÉROLAS CLÍNICAS**
> - A maioria dos distúrbios do trato GI relacionados com a gravidez são menores e se resolvem em 4–6 meses pós-parto.

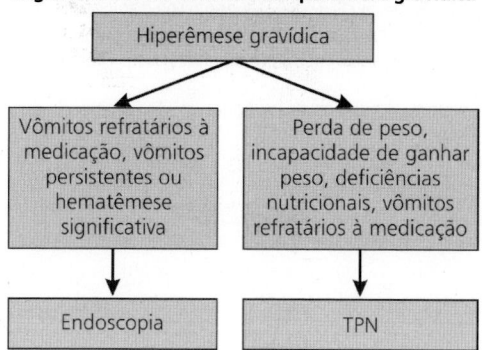

Algoritmo 9.3 Tratamento de hiperêmese gravídica

```
              Hiperêmese gravídica
              /                  \
Vômitos refratários à    Perda de peso,
medicação, vômitos       incapacidade de ganhar
persistentes ou          peso, deficiências
hematêmese               nutricionais, vômitos
significativa            refratários à medicação
        |                         |
    Endoscopia                   TPN
```

História natural da doença não tratada
- Hiperêmese gravídica (Algoritmo 9.3):
  - Em 60% dos casos, náuseas e vômitos irão ceder com 20 semanas de gestação.
  - Náuseas e vômitos podem ser um preditor de bons resultados fetais baseados em estudos que mostram um número reduzido de natimortos e abortos.
  - Efeitos a longo prazo na saúde materna são raros.
  - O risco de ter HG em gravidezes posteriores é de 15,2%.
- GERD na gravidez:
  - Frequentemente cede depois do parto. No entanto, 25% das pacientes experimentarão sintomas nos primeiros 3 meses pós-parto.
  - Pacientes com GERD induzida pela gravidez têm maior probabilidade de desenvolver GERD no futuro.
- Constipação na gravidez:
  - Sintomas de constipação induzida por gravidez retornam ao normal na maioria das pacientes até 12 meses pós-parto.

Prognóstico para pacientes tratadas
- O controle dos sintomas é alcançado na maioria das pacientes com terapia.

Testes de *follow-up* e monitoramento
- Testes de *follow-up* e monitoramento raramente são necessários.

Seção 7: Leitura Sugerida

Bradley CS, Kennedy CM, Turcea AM, Rao SS, Nygaard IE. Constipation in pregnancy: prevalence, symptoms, and risk factors. Obstetr Gynecol 2007;110:1351–7

Guise JM, Boyles SH, Osterweil P, Li H, Eden KB, Mori M. Does cesarean protect against fecal incontinence in primiparous women? Int Urogynecol J Pelvic Floor Dysfunct 2009;20:61–7

Kepeneckci I, Keskinkilic B, Akinsu F, et al. Prevalence of pelvic floor disorders in the female population and the impact of age, mode of delivery, and parity. Dis Colon Rectum 2011;54:85–94

Mahadevan U, Kane S. American Gastroenterological Association Institute Medical Position Statement on the Use of Gastrointestinal Medications in Pregnancy. Gastroenterology 2006;131:278–82

Quigley E. Impact of pregnancy and parturition on the anal sphincters and pelvic fl oor. Best Pract Res Clin Gastroenterol 2007;21:879–91

Qureshi WA, Rajan E, Adler DG, et al. ASGE Guideline: guidelines for endoscopy in pregnant and lactating women. Gastrointest Endosc 2005;61:357–62

Rey E, Rodriguez-Artalejo F, Herraiz MA, *et al.* Gastroesophageal reflux symptoms during and after pregnancy: a longitudinal study. Am J Gastroenterol 2007;102:2395–400

Sanden I, Abdelnoor M, Nesheim BI, Melby KK. *Helicobacter pylori* infection and hyperemesis gravidarum: a systematic review and meta-analysis of case-control studies. Acta Obstetr Gynecol Scand 2009;88:1190–200

Sonkusare S. Clinical management of hyperemesis gravidarum. Arch Gynecol Obstetr 2011;283:1183–92

Websites sugeridos

www.motherisk.org
www.glowm.com
www.wecareinibd.com

Seção 8: Diretrizes

Diretrizes nacionais da sociedade

Título de referência	Fonte de referência	Data
American Gastroenterological Association Institute Medical Position Statement on the Use of Gastrointestinal Medications in Pregnancy	American Gastroenterological Association	2006 (Gastroenterology 2006;131:278-82)
ASGE Guideline: guidelines for endoscopy in pregnant and lactating women	American Society for Gastrointestinal Endoscopy	2005 (Gastrointest Endosc 2005;61:357-62)

Seção 9: Evidências

Não aplicável a este tópico.

Seção 10: Imagens

Não aplicável a este tópico.

Material adicional para este capítulo pode ser encontrado *on-line* em:
www.mountsinaiexpertguides.com
A senha de acesso é a palavra Dysphagia.
Inclui um estudo de caso com perguntas de múltipla escolha, orientações para os pacientes e os códigos da ICD.

PARTE 2

Doenças/Condições Específicas

CAPÍTULO 10

Doença do Refluxo Gastroesofágico

Lawrende B. Cohen
Dr. Henry D. Janowitz Division of Gastroenterology, Icahn School of Medicine at Mount Sinai, New York, NY, USA

PONTOS PRINCIPAIS
- A Doença do refluxo gastrointestinal (GERD) é o principal distúrbio gastrointestinal entre pacientes ambulatoriais nos Estados Unidos, representando mais de 5 milhões de consultas médicas anualmente.
- As principais alterações fisiológicas que contribuem para o desenvolvimento de GERD incluem relaxamento transitório do esfíncter esofágico inferior, peristalse esofágica deficiente e tônus reduzido do esfíncter esofágico inferior.
- Os sintomas clássicos de GERD são azia e regurgitação. Dor torácica, dificuldade para engolir e eructação, assim como tosse, rouquidão e globo são sintomas adicionais que podem ser relatados por pacientes com GERD.
- Pacientes com sintomas típicos de GERD podem ser diagnosticados e tratados sem testes diagnósticos. Endoscopia com biópsia é indicada em pacientes com disfagia ou em indivíduos com suspeita de GERD que não responderam a um ensaio empírico de terapia inibidora com bomba de prótons duas vezes ao dia.

Seção I: Histórico
Definição da doença
- Não existe uma definição padronizada de GERD que tenha sido aceita universalmente. Um consenso internacional recente (o consenso de Montreal) desenvolveu uma definição global de GERD que se revelou útil para o desenvolvimento de propostas de manejo. O consenso de Montreal definiu GERD como "uma condição que se desenvolve quando o refluxo dos conteúdos estomacais causa sintomas incômodos e/ou complicações." O termo "incômodo" foi definido como afetando negativamente a sensação de bem-estar de um indivíduo.

Classificação da doença
- Uma variedade de sistemas de classificação para GERD tem sido proposta ao longo tempo. A classificação de Montreal foi desenvolvida por um grupo internacional de especialistas representando os 5 continentes e 18 países. Eles propuseram que as manifestações de GERD fossem divididas em síndromes sintomáticas e esofágicas. As síndromes sintomáticas são compostas de síndromes de refluxo típico e dor torácica de refluxo. As síndromes esofágicas são estratificadas em lesão sintomática ou esofágica. As síndromes sintomáticas são constituídas de síndrome do refluxo típica e síndrome de dor torácica de refluxo. As síndromes de lesão esofágica são classificadas da seguinte forma:
  - Esofagite de refluxo.
  - Estenose de refluxo.

- Esôfago de Barrett.
- Adenocarcinoma esofágico.
■ As síndromes extraesofágicas são divididas em associações estabelecidas e propostas. As síndromes estabelecidas incluem as seguintes:
- Tosse do refluxo.
- Laringite de refluxo.
- Asma de refluxo.
- Erosão dentária de refluxo.
■ As associações propostas incluem as seguintes:
- Faringite.
- Sinusite.
- Fibrose pulmonar idiopática.
- Otite média recorrente.

Incidência/prevalência
■ GERD é uma condição comum com taxas de prevalência de 40% na América do Norte e Europa Ocidental e taxas um pouco mais baixas na América do Sul e Ásia.
■ Mais de 50% dos pacientes com sintomas de refluxo sintomático não têm lesão esofágica.

Impacto econômico
■ Os custos médicos e de prescrição em 1 ano para o tratamento de um paciente com GERD são $316 e $655, respectivamente. No contexto dos custos de tratamento de outras doenças, o custo global do tratamento de GERD em 1 ano é menor do que o de doença arterial coronariana, porém mais do que depressão ($746), hipertensão ($523) ou diabetes tipo 2 ($937).
■ Os custos diretos anuais do manejo de GERD nos Estados Unidos são estimados em $9 bilhões.

Etiologia e patogênese
■ Uma zona de alta pressão localizada entre o estômago intra-abdominal e o esôfago intratorácico é responsável pela prevenção da passagem do fluxo retrógrado dos conteúdos estomacais para o esôfago. Esta zona de alta pressão é criada por contribuições do esfíncter esofágico inferior (LES) e o diafragma crural. O LES é um segmento de 4 cm de músculo circular no esôfago distal que é tonicamente fechado por causa das propriedades miogênicas intrínsecas deste segmento especializado. O diafragma crural aumenta o LES durante momentos de aumento da demanda, como esforço ou tosse, o que aumenta a pressão intra-abdominal. Um LES defeituoso com pressão basal reduzida é um mecanismo para o desenvolvimento de GERD.
■ O relaxamento transitório do esfíncter esofágico inferior (TLESR) representa o mecanismo principal através do qual ocorre GERD.
■ O refluxo gastroesofágico também requer um gradiente de pressão positivo entre o estômago e a zona de alta pressão. Esforço e obesidade são exemplos de condições que aumentam a pressão abdominal e contribuem para um risco de GERD.
■ O deslocamento da junção cardioesofágica acima do diafragma crural, que geralmente ocorre em consequência da presença de uma hérnia de hiato, contribui para GERD através de:
- Perda da contribuição diafragmática para a zona de alta pressão.
- Aumento do gradiente de pressão entre o estômago e o esôfago distal.
- Migração de uma bolsa de ácido acima do diafragma com aumento na exposição ácida no esôfago distal.

Fatores de risco
- Os fatores de risco para GERD estão indicados a seguir. Os dados referentes à razão de probabilidade para condições específicas não foram determinados.
  - Obesidade.
  - Hérnia de hiato.
  - Fumar cigarro.
  - Gravidez.

Seção 2: Prevenção

> **PONTOS PRINCIPAIS**
> - Os sintomas de refluxo gastrointestinal são por vezes provocados por certos fatores alimentares e comportamentais. Consequentemente, a eliminação de tais alimentos e bebidas "refluxogênicos" pode reduzir ou até mesmo eliminar estes sintomas.
> Os pacientes devem ser encorajados a evitar os alimentos que causam seus sintomas, como chocolate, café, alimentos gordurosos e álcool.
> - Os pacientes devem ser instruídos a fazer refeições menores e a permanecerem de pé por 3 horas depois de uma refeição.
> - Pacientes com sobrepeso devem ser encorajados a perder seu excesso de peso.
> - Alguns medicamentos de venda livre e drogas de prescrição podem piorar o refluxo ácido ao reduzir a pressão dentro do esfíncter inferior, retardando o esvaziamento gástrico ou produzindo lesão cáustica à mucosa esofágica.

Rastreio
- Um diagnóstico presuntivo de refluxo gastroesofágico pode ser feito com base nos sintomas característicos de refluxo (azia e regurgitação) sem a necessidade de testagem diagnóstica.
- Vários questionários específicos para GERD, alguns validados e outros não, foram desenvolvidos especificamente para auxiliar no rastreio de pacientes, avaliação da severidade dos sintomas e a resposta à terapia. Embora tais instrumentos tenham sido úteis na pesquisa clínica, seu papel na prática clínica não está comprovado.

Prevenções primária e secundária
- A prevenção primária de GERD é concebida para remover ou corrigir os fatores, alimentares e do estilo de vida, que predispõem ao refluxo gastrointestinal. Eles incluem a manutenção de um peso corporal ideal, evitar refeições grandes, permanecer de pé por 2–3 horas após a ingestão de alimentos e eliminar os alimentos que reduzem a pressão no LES.
- A prevenção secundária de GERD, que pretende controlar os sintomas do refluxo ácido e prevenir lesão no esôfago, inclui medidas dietéticas e de estilo de vida descritas anteriormente mais terapia farmacológica visando a reduzir ou eliminar o refluxo dos conteúdos gástricos para o esôfago.

Seção 3: Diagnóstico

> **PONTOS PRINCIPAIS**
> - Um diagnóstico presuntivo de GERD pode ser feito com base nos sintomas de azia e regurgitação sem testagem diagnóstica.
> - As complicações de GERD incluem esofagite erosiva, estenose esofágica, esôfago de Barrett e adenocarcinoma esofágico. Sangramento oculto crônico, assim como hemorragia explícita, também pode resultar de ulceração esofágica.
> - Uma variedade de sintomas extraesofágicos foi associada à GERD, incluindo tosse crônica, laringite crônica, asma e erosões dentárias.
> - Deve ser considerada endoscopia digestiva alta em pacientes com suspeita de GERD que têm um sintoma de alarme (disfagia, perda de peso significativa, anemia ou sinais de hemorragia GI) ou que não respondem à terapia empírica com inibidor da bomba de prótons (PPI).
> - Manometria esofágica é útil para avaliação de pacientes com disfagia ou dor torácica atípica que não respondem à terapia com PPI.
> - Cateter para pH-impedância ou monitoramento do pH sem fio pode ser útil na avaliação de pacientes que não responderam à dosagem de um PPI duas vezes ao dia.

Diagnóstico diferencial

Diagnósticos diferenciais para sintomas típicos de GERD

Diagnóstico diferencial	Características
Esofagite eosinofílica	• Sintomas de disfagia, azia e/ou impactação • Biópsias esofágicas ≥ 15 eosinófilos por campo de grande aumento
Esofagite induzida por medicação	• Início abrupto de desconforto torácico intenso e/ou dor ao engolir • Diagnóstico confirmado por endoscopia
Azia funcional	• Azia na área retroesternal sem evidência de refluxo ácido é a causa do sintoma e ausência de um distúrbio da motilidade esofágica
Distúrbio motor esofágico	• Disfagia isolada ou combinada com desconforto torácico • Diagnóstico de distúrbios específicos estabelecido pela manometria esofágica
Síndrome de ruminação	• Regurgitação de alimento ingerido após o consumo • Sem regurgitação, náusea, azia ou dor abdominal associada • O diagnóstico é clínico, baseado na história do indivíduo
Gastroparesia	• Regurgitação sem esforço do alimento ingerido • Náusea pós-prandial, regurgitação e/ou vômitos • Retardo no esvaziamento gástrico no estudo do esvaziamento gástrico

Apresentação típica
- Azia, definida como queimação retroesternal, é o sintoma mais típico de GERD. Regurgitação, definida como a percepção de líquido ou alimento fluindo cefalicamente em direção à garganta ou boca, também é característica de GERD. Embora GERD seja a causa mais comum de azia, uma variedade de outras condições também pode apresentar um quadro clínico similar (veja a tabela de Diagnóstico diferencial).

Diagnóstico clínico

História e exame físico

- Os sintomas de GERD podem ser produzidos pela ingestão alimentar, exercícios físicos e a posição reclinada. Além de azia e regurgitação, desconforto epigástrico, distúrbio do sono e dor torácica são manifestações adicionais de refluxo gastroesofágico típico. Os sintomas extraesofágicos que foram associados à GERD incluem tosse, laringite, broncospasmo e erosões dentárias.
- O exame físico contribui pouco para a avaliação de pacientes com suspeita de GERD.

Testes laboratoriais/diagnósticos (Algoritmo 10.1)

- O "teste" de PPI é realizado pela administração de uma dose padrão de PPI duas vezes ao dia por 7–14 dias e medindo a resposta sintomática, frequentemente uma redução na azia. Respostas de 50 e 75% foram recomendadas como valores de corte para um resultado positivo. A sensibilidade e especificidade reportadas deste teste são de 80 e 74%, respectivamente.
- Esofagrama com bário tem um papel limitado na avaliação de GERD não complicada. Seus papéis principais são distinguir de hérnia paraesofágica deslizante e a delineação de estenoses complexas.
- Esofagogastroduodenoscopia (EGD) é útil para a demonstração de complicações do refluxo: esofagite erosiva, ulceração com hemorragia, esôfago de Barrett, estenose e adenocarcinoma. Menos de 50% dos pacientes com sintomas típicos de GERD têm evidências endoscópicas de doença erosiva.

Algoritmo 10.1 Algoritmo diagnóstico para pacientes com sintomas de doença do refluxo gastroesofágico. Pacientes que têm um ou mais sintomas de alarme (diafagia, odinofagia, perda de peso inexplicável, evidência de perda de sangue ou vômitos recorrentes) merecem pronta avaliação endoscópica. EGD, esofagogastroduodenoscopia; GERD, doença do refluxo gastroesofágico; MII, impedância intraluminal multicanal; PPI, inibidor da bomba de prótons

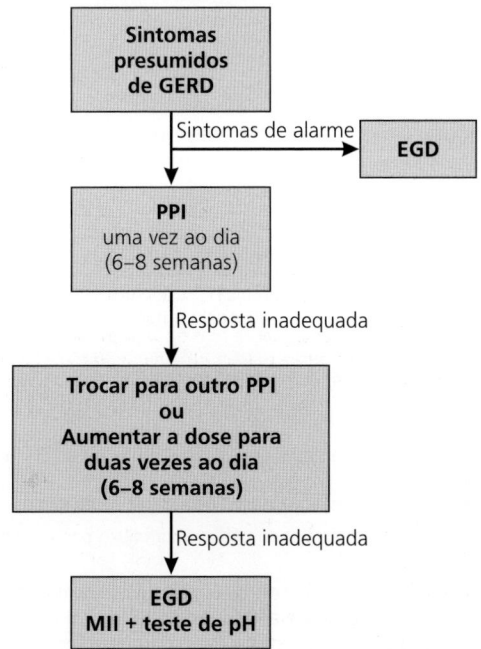

- Biópsias endoscópicas devem visar a áreas de irregularidade da mucosa e suspeita de metaplasia ou displasia. Além disso, mucosa com aparência normal deve ser biópsiada para avaliar esofagite eosinofílica.
- Manometria esofágica tem utilidade limitada na avaliação de GERD. Ela é usada para colocação de sonda de pH no esfíncter inferior e pode ser útil antes da terapia cirúrgica antirrefluxo.
- O monitoramento ambulatorial pode ser feito com o uso de uma cápsula de pH sem fio ou um sistema com cateter. O teste do pH esofágico é principalmente indicado em pacientes com refluxo negativo na endoscopia que não respondem ao teste de PPI. Neste contexto, a sensibilidade e especificidade do teste de pH prolongado são 0–71% e 85-100%, respectivamente.
- Impedância intraluminal multicanal (MII) pode ser combinada com teste de pH esofágico para detectar refluxo ácido e não ácido. Refluxo não ácido pode ser uma causa importante dos sintomas em indivíduos com sintomas de refluxo apesar da terapia com PPI.

Armadilhas potenciais/erros comuns cometidos em relação ao diagnóstico da doença
- Azia e regurgitação podem resultar de outros distúrbios esofágicos, como acalasia, azia funcional e esofagite eosinofílica, além de refluxo ácido. Os pacientes cujos sintomas não respondem completamente à terapia ácida supressiva devem ser mais avaliados.
- Desconforto torácico que é piorado com exercícios pode resultar de refluxo ácido, doença arterial coronariana, ou ambos. Uma avaliação cardíaca pode ser apropriada em indivíduos selecionados antes de se concluir que os sintomas são esofágicos.

Seção 4: Tratamento
Justificativa do tratamento
- Os objetivos do tratamento incluem:
  - Alívio dos sintomas.
  - Cicatrização da lesão na mucosa.
  - Prevenção de complicações esofágicas.
- Pacientes com sintomas esporádicos de refluxo que não afetam adversamente a sua qualidade de vida podem não precisar de tratamento.

Tabela de tratamento
Opções de tratamento para GERD

Tratamento	Comentários
Conservador	• Perda de peso em pacientes com sobrepeso • Elevação do torso superior para tratar sintomas de refluxo noturno • Antiácidos, alginato
Médico	• Antagonistas dos receptores de histamina-2 • PPI • Metoclopramida
Fundoplicatura cirúrgica	• Pacientes com sintomas que são responsivos ao PPI, mas que são intolerantes a medicações • Pacientes com regurgitação persistente na terapia com PPI
Terapia endoscópica antirrefluxo	• Nenhuma terapia endoscópica antirrefluxo pode ser recomendada atualmente
Complementar	• Acupuntura, terapia de relaxamento e licorice desglicirrizado podem proporcionar algum alívio dos sintomas de GERD

Prevenção/manejo de complicações (Algoritmo 10.2)
- Inibidores da bomba de prótons: estas drogas são notavelmente seguras quando usadas para tratamento a curto prazo. Entretanto, quando tomados cronicamente, seu uso foi associado a um risco aumentado de má absorção da vitamina B_{12}, osteopenia, deficiência de magnésio, infecção por *Clostridium difficile* e pneumonia nosocomial.
- Metoclopramida: deve ser tomado cuidado quando se prescreve metoclopramida decorrente do risco de discinesia tardia. Iniciar o tratamento com baixa dose (p. ex., 5 mg duas vezes ao dia) e titular a dose para cima lentamente, quando necessário.
- Fundoplicação cirúrgica: 10–15% dos pacientes experimentarão uma reação adversa depois da cirurgia, incluindo plenitude ou desconforto pós-prandial, disfagia, excesso de flatulência ou diarreia.

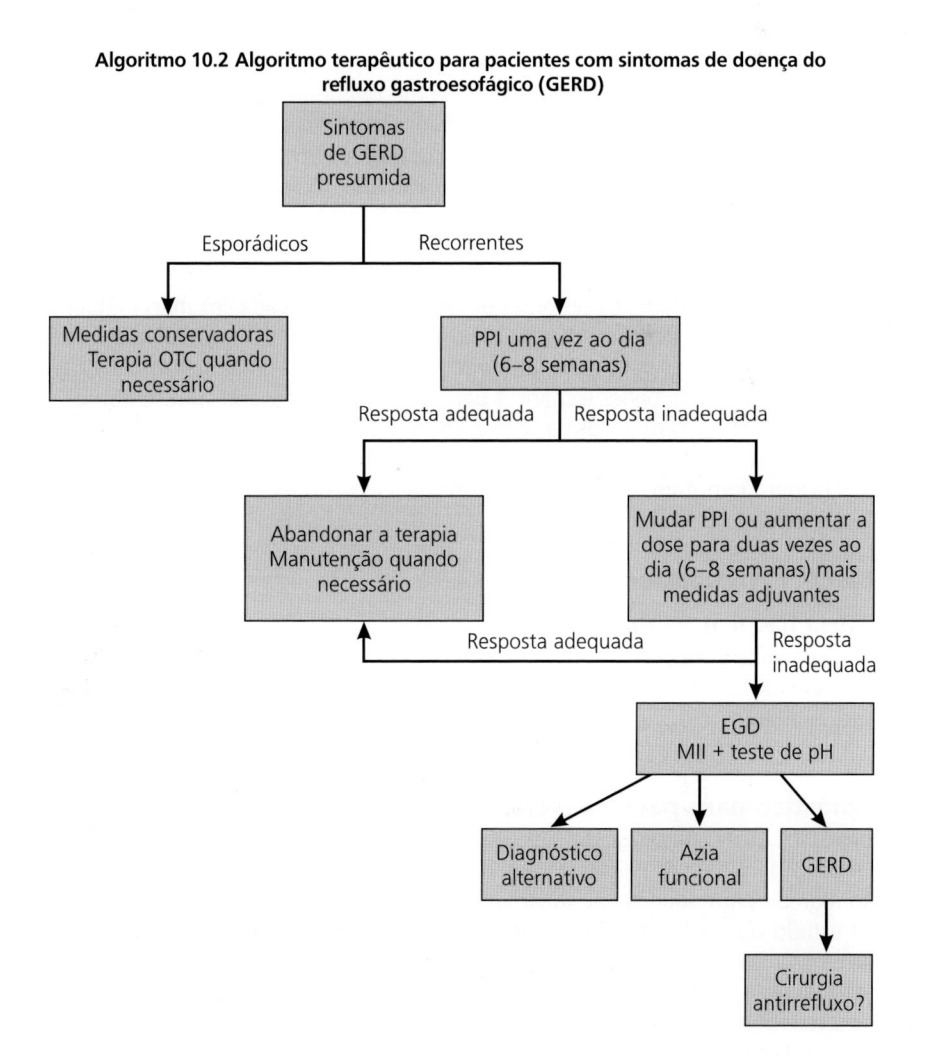

Algoritmo 10.2 Algoritmo terapêutico para pacientes com sintomas de doença do refluxo gastroesofágico (GERD)

> **PÉROLAS CLÍNICAS**
> - A severidade dos sintomas não pode ser usada para predizer a presença ou severidade da inflamação de um paciente individual.
> - A dose de PPI necessária para cicatrização é a dose necessária para manter a remissão.
> - O melhor preditor do sucesso da cirurgia antirrefluxo é uma resposta favorável à terapia com PPI. A cirurgia não deve ser considerada como um tratamento "de salvação" para pacientes com uma resposta ambígua à terapia médica.

Seção 5: Populações Especiais
Gravidez
- Estima-se que ocorre azia em 30–50% das gravidezes. A maioria das pacientes com refluxo observa piora dos sintomas nos estágios finais da gestação. Medidas alimentares e de alteração no estilo de vida, juntamente com antiácidos, devem ser experimentadas primeiro antes de se recorrer à terapia medicamentosa.
- Os antagonistas do receptor H2 são considerados seguros para uso durante a gravidez.
- Uma metanálise de sete estudos examinando o uso de PPI na gravidez, incluindo 1.530 expostos e 133.410 não expostos, não observou aumento no risco de aborto espontâneo, parto prematuro ou malformações congênitas com o uso de omeprazol.

Crianças
- Acima de 1 ano de idade, os sintomas de GERD se tornam cada vez mais frequentes à medida que as crianças crescem, com 18% daquelas entre 10-17 anos relatando azia.
- Em crianças com mais de 8 anos, azia e regurgitação são as manifestações usuais de GERD. Por outro lado, bebês e crianças pequenas frequentemente apresentarão manifestações atípicas, como recusa a comer, choro excessivo, vômitos, dor abdominal ou retardo no desenvolvimento.
- Os princípios do tratamento para GERD em crianças maiores e adolescentes são semelhantes ao descritos para adultos.

Seção 6: Prognóstico
História natural da doença não tratada
- A história natural da doença do refluxo não tratado é incerta porque foram realizados poucos estudos a longo prazo antes da viabilização da terapia ácido-supressora.
- Aproximadamente 12% dos pacientes com refluxo ácido serão diagnosticados com uma ou mais complicações de GERD.

Prognóstico para pacientes tratados
- Com base nos resultados de um único estudo, 25% dos pacientes com refluxo não erosivo progridem para esofagite erosiva, enquanto que muitos mais com doença erosiva irão regredir para doença não inflamatória com terapia.
- Um estudo observou que o risco de adenocarcinoma esofágico era aumentado em pacientes com sintomas de refluxo de longa duração. A razão de probabilidade era mais alta em pacientes cujos sintomas eram mais severos, mais frequentes (> 3 vezes por semana) e de mais longa duração (> 20 anos).
- O efeito da terapia antirrefluxo no risco de adenocarcinoma esofágico não está comprovado, embora existam estudos inferenciais sugerindo que o risco é reduzido com o tratamento.

Testes de *follow-up* e monitoramento

- Existem evidências insuficientes atualmente para recomendação de rastreio com endoscopia de rotina em pacientes com GERD de longa duração para reduzir a mortalidade por adenocarcinoma esofágico.
- Endoscopia digestiva alta de rotina ou periódica em pacientes com GERD crônica não demonstrou melhorar o manejo sintomático do refluxo ácido ou reduzir o risco de complicações relacionadas com o refluxo, não devendo ser realizada.
- O *follow-up* de GERD é recomendado depois de 8 semanas de terapia com PPI em pacientes com esofagite severa para documentar a cicatrização e avaliar a presença de esôfago de Barrett.

Seção 7: Leitura Sugerida

Boeckxstaens GE. Alterations confined to the gastro-oesophageal junction: the relationship between low LOSP, TLOSRs, hiatus hernia and acid pocket. Best Pract Res Clin Gastroenterol 2010;24:821–9
Dent J, El-Serag HB, Wallender MA, *et al*. Epidemiology of gastroesophageal reflux disease: a sysmatic review. Gut 2005;54:710–7
Hong SKS, Vaezi MF. Gastroesophageal reflux monitoring: pH (catheter and capsule) and impedance. Gastrointest Endoscopy Clin North Am 2009;19:1–22
Ip S, Chung M, Moorthy D, *et al*. Comparative effectiveness of management strategies for adults with gastroesophageal reflux disease: an update to the 2005 report. Comparative Effectiveness Review No. 29. Rockville, MD: Agency for Healthcare Research and Quality, 2011. AHRQ Publication No.11-EHC049-EF. www.effectivehealthcare.ahrq.gov/gerdupdate.cfm (accessed 20 April 2014)
Labenz J, Nocon M, Lind T, *et al*. Prospective follow-up data from the ProGERD study suggest that GERD is not a categorical disease. Am J Gastroenterol 2006;101:2457–62
Lacy BE, Weiser K, Chertoff J, *et al*. The diagnosis of gastroesophageal refl ux disease. Am J Med 2010;123:583–92
Lagergren J, Bergstrom R, Lindgren A, Nyren O. Symptomatic gastroesophageal reflux as a risk factor for esophageal adenocarcinoma. N Engl J Med 1999;340:825–31
Lundell L. Surgical therapy of gastro-oesophageal refl ux disease. Best Pract Res Clin Gastroenterol 2010;24:947–59
Shaheen NJ, Hansen RA, Morgan DR, *et al*. The burden of gastrointestinal and liver diseases, 2006. Am J Gastroenterol 2006;101:2128–38
Shaheen NJ, Weinberg DS, Denberg TD, *et al*. Upper endoscopy for gastroesophageal reflux disease: best practice advice from the clinical guidelines committee of the American College of Physicians. Ann Intern Med 2012;157:808–16
Vakil N, van Zanten SV, Kahrilas P, *et al*. The Montreal definition and classification of gastroesophageal refl ux disease: a global evidence-based consensus. Am J Gastroenterol 2006;101:1900–20

Websites sugeridos
American College of Gastroenterology. www.acg.gi.org
American Gastroenterological Association. www.gastro.org

Seção 8: Diretrizes

Título de referência	Fonte de referência	Data
Guidelines for surgical treatment of gastroesophageal reflux disease	Society for American Gastrointestinal and Endoscopic Society	2010 (Surg Endosc 2010;24:2647-69)
American Gastroenterological Association medical position statement on the management of gastroesophageal reflux disease	American Gastroenterological Association	2008 (Gastroenterology 2008;135:1383-91)
		(Continua)

Título de referência	Fonte de referência	Data
Pediatric gastroesophageal reflux clinical practice guidelines: joint recommendations of the North American Society for Pediatric Gastroenterology, Hepatology, and Nutrition (NASPGHAN) and the European Society for Pediatric, Hepatology, and Nutrition (ESPGHAN)	North American Society for Pediatric Gastroenterology, Hepatology, and Nutrition and the European Society for Pediatric, Hepatology, and Nutrition	2009 (J Pediatr Gastroenterol Nutr 2009;49:498-547)
Upper endoscopy for gastroesophageal reflux disease: best practice advice from the clinical guidelines committee of the American College of Physicians	American College of Physicians	2012 (Ann Intern Med 2012;157:808-16)

Seção 9: Evidências
Não aplicável a este tópico.

Seção 10: Imagens
Não aplicável a este tópico.

Material adicional para este capítulo pode ser encontrado *on-line* **em:**
www.mountsinaiexpertguides.com
A senha de acesso é a palavra Dysphagia.
Inclui um estudo de caso com perguntas de múltipla escolha, e os códigos da ICD.

CAPÍTULO 11
Esôfago de Barrett

Sharmila Anandasabapathy
Dr. Henry D. Janowitz Division of Gastroenterology, Icahn School of Medicine at Mount Sinai, New York, NY, USA

> **PONTOS PRINCIPAIS**
> - Esôfago de Barrett é uma condição pré-cancerosa que se considera originar-se de lesão relacionada com o refluxo ácido crônico para o esôfago distal.
> - Patologicamente, o esôfago de Barrett é caracterizado pela substituição do epitélio escamoso normal por um epitélio de revestimento colunar, conhecido como metaplasia.
> - Pacientes diagnosticados com esôfago de Barrett fazem acompanhamento endoscópico por toda a vida em razão de um risco 20 a 50 vezes maior de desenvolvimento de adenocarcinoma esofágico.
> - Pacientes com evidência de displasia ou neoplasia esofágica tipicamente se submetem a tratamento endoscópico ou cirúrgico do esôfago.

Seção I: Histórico

Definição da doença
- Esôfago de Barrett é o precursor do adenocarcinoma esofágico e é caracterizado pela substituição do epitélio escamoso normal por uma mucosa colunar especializada.
- O diagnóstico é confirmado com endoscopia digestiva alta e biópsia do esôfago distal.
- A aparência endoscópica clássica do esôfago de Barrett é de manchas "de cor salmão" na mucosa que se estendem acima da junção gastroesofágica. No entanto, o diagnóstico requer confirmação histopatológica de metaplasia intestinal especializada com células caliciformes, a marca característica do esôfago de Barrett.

Incidência/prevalência
- A verdadeira prevalência de esôfago de Barrett não é conhecida, já que muitos pacientes são assintomáticos e nunca se submetem à endoscopia superior com biópsia.
- Acredita-se que a doença seja mais comum no mundo ocidental e que esteja associada a taxas elevadas de doença do refluxo gastroesofágico (GERD) e obesidade.
- Em pacientes com GERD encaminhados para endoscopia digestiva alta, é identificado esôfago de Barrett em aproximadamente 10–12%.
- Na população em geral, foram estimadas taxas de prevalência de 1,3–6,8%.
- Existe variação demográfica significativa na incidência de esôfago de Barrett, com taxas mais elevadas em homens brancos não hispânicos.

Etiologia
- Acredita-se que o esôfago de Barrett se origina de lesão ácida crônica do esôfago distal decorrente da GERD persistente.
- Os achados anatômicos e fisiológicos associados à presença de esôfago de Barrett incluem fatores que contribuem para o aumento de lesões relacionadas com o refluxo, como a presença de uma hérnia de hiato > 4 cm, um esfíncter esofágico inferior defeituoso e uma contração esofágica inferior defeituosa.
- Outras associações marcantes ao esôfago de Barrett incluem situação socioeconômica, obesidade central (abdominal) e tabagismo.

Patologia/patogênese
- GERD crônica causa danos à mucosa esofágica. Uma hipótese é que as células escamosas danificadas sejam substituídas por células colunares durante o processo de reparo.
- A metaplasia intestinal que se origina como consequência da lesão epitelial pode progredir sequencialmente para adenocarcinoma esofágico através de um estágio intermediário, reconhecido como displasia.

Fatores preditivos/de risco
- Alguns dos fatores de risco para esôfago de Barrett estão listados a seguir. Entretanto, a razão de probabilidade específica para cada fator de risco não é conhecida.
  - Doença do refluxo gastroesofágico.
  - Depuração esofagiana defeituosa.
    - hérnia de hiato.
    - peristalse esofágica prejudicada.
  - Pressão do esfíncter esofágico inferior reduzida.
  - Fumar cigarros.
  - Obesidade.

Seção 2: Prevenção
- A prevenção de lesão do esôfago por refluxo ácido é o melhor meio de prevenir o desenvolvimento de esôfago de Barrett. Isto envolve manter um peso corporal sadio, evitando a ingestão de alimentos e bebidas que provocam refluxo ácido (alimentos com alto teor de gordura, bebidas carbonatadas, álcool) e não fumar.
- Não existem dados indicando que medicamentos bloqueadores ácidos (inibidores da bomba de prótons, bloqueadores H2) previnem a progressão do esôfago de Barrett e a sua evolução para adenocarcinoma esofágico. No entanto, medicamentos bloqueadores ácidos são usados para tratar sintomas de refluxo em sujeitos com esôfago de Barrett.

Rastreio
- Atualmente não existem evidências de que o rastreio para esôfago de Barrett previna a progressão para adenocarcinoma esofágico. Apesar da falta de evidências, na prática clínica o rastreio endoscópico é frequentemente realizado em pacientes com sintomas de GERD crônica, particularmente se são homens e têm > 45 anos. O rastreio é realizado por meio de esofagogastroduodenoscopia (EGD) com avaliação criteriosa da junção gastroesofágica. Se for visualizada no esôfago mucosa com revestimento colunar, são obtidas biópsias para confirmação patológica da presença de metaplasia intestinal especializada.

Prevenção primária
- A prevenção primária é direcionada para a redução da lesão no esôfago distal relacionada com o refluxo por meio de modificação na dieta e no estilo de vida.
- As modificações no estilo de vida incluem evitar comer antes da hora de dormir, manter um peso corporal saudável e não fumar.
- As modificações na dieta envolvem evitar alimentos refluxogênicos incluindo bebidas carbonatadas, café, álcool, sucos cítricos e alimentos com alto teor de gordura.
- Para pacientes assintomáticos, podem ser usados inibidores da bomba de prótons (PPIs) ou bloqueadores H2 para reduzir a produção de ácido gástrico e melhorar os sintomas.
- Para pacientes com sintomas de GERD refratária à terapia com alta dose de PPI e aqueles com doença do refluxo crônica, pode ser realizado rastreio endoscópico para descartar a presença de esôfago de Barrett e outra patologia esofágica.

Prevenção secundária
- Para pacientes diagnosticados com esôfago de Barrett, é realizada vigilância endoscópica para adenocarcinoma esofágico.
- Os intervalos de vigilância do esôfago de Barrett são baseados na patologia. As diretrizes atuais são apresentadas na tabela: grau de Barrett e intervalo de vigilância do esôfago de Barrett.

Grau de Barrett e intervalo de vigilância do esôfago de Barrett	
Grau de displasia nas linhas de base	Recomendações para *follow-up*
Metaplasia intestinal (sem displasia)	Repetir EGD com biópsias em 1 ano Se não houver displasia, repetir EGD com biópsias a cada 3 anos
Displasia de baixo grau	Repetir EGD com biópsias dentro de 6 meses Repetir EGD a intervalos de 1 ano até que não haja displasia
Displasia de alto grau	Repetir EGD com biópsias dentro de 3 meses Cirurgia *vs.* terapia endoscópica para displasia de alto grau Ressecção endoscópica da mucosa (EMR) de qualquer irregularidade na mucosa Ablação de mucosa plana

Seção 3: Diagnóstico (Algoritmo 11.1)
- O diagnóstico do esôfago de Barrett é feito com base nos achados endoscópicos e histológicos.
- O primeiro passo durante o rastreio endoscópico superior para esôfago de Barrett é a clara identificação da junção gastroesofágica (margem proximal das pregas gástricas observada em um esôfago minimamente distendido).
- O segundo passo é a identificação de um esôfago com revestimento colunar (mucosa de "cor salmão") com documentação do comprimento e circunferência desta área (Figura 11.3).
- O passo final é a biópsia endoscópica da mucosa com revestimento colunar para a confirmação patológica da presença de metaplasia intestinal especializada. São obtidas biópsias sistemáticas múltiplas feitas nos quatro quadrantes por todo o segmento de Barrett para confirmar o diagnóstico de Barrett e descartar a presença de neoplasia (displasia ou câncer).

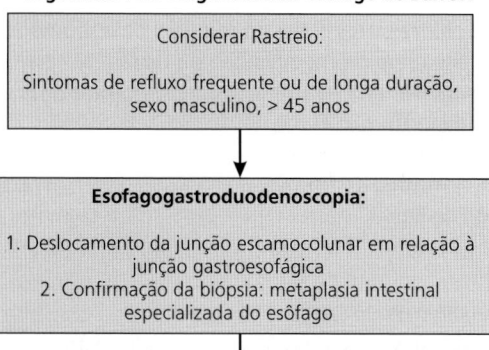

Algoritmo 11.1 Diagnóstico de esôfago de Barrett

```
┌─────────────────────────────────────────────┐
│            Considerar Rastreio:             │
│ Sintomas de refluxo frequente ou de longa   │
│ duração, sexo masculino, > 45 anos          │
└─────────────────────────────────────────────┘
                      ↓
┌─────────────────────────────────────────────┐
│         Esofagogastroduodenoscopia:         │
│ 1. Deslocamento da junção escamocolunar em  │
│    relação à junção gastroesofágica         │
│ 2. Confirmação da biópsia: metaplasia       │
│    intestinal especializada do esôfago      │
└─────────────────────────────────────────────┘
                      ↓
┌─────────────────────────────────────────────┐
│ 1. Manejo médico para sintoma de refluxo    │
│    (PPI, bloqueadores H2, modificação da    │
│    dieta e do estilo de vida)               │
│ 2. Vigilância Endoscópica Determinada pelo  │
│    Grau Patológico:                         │
│    Metaplasia: Repetir EGD dentro de 1 ano. │
│    Se não houver displasia, a cada 3 anos.  │
│    Displasia de Baixo Grau: Repetir EGD     │
│    dentro de 6 meses. Se LGD persistente,   │
│    todos os anos                            │
│    Displasia de Alto Grau: Confirmação      │
│    patológica por especialista. Se          │
│    confirmada HGD, terapia endoscópica      │
│    (ablação, ressecção endoscópica) vs.     │
│    terapia cirúrgica.                       │
└─────────────────────────────────────────────┘
```

Diagnóstico diferencial

Esofagite erosiva

- A presença de danos ao esôfago distal relacionados com o refluxo pode criar lesões na mucosa com eritema e inflação que podem endoscopicamente simular as manchas rosadas do esôfago de Barrett.

Junção escamocolunar irregular

- Em alguns indivíduos, a junção entre a mucosa escamosa do esôfago e a cárdia gástrica pode ser irregular e pode endoscopicamente se parecer com um segmento curto do esôfago de Barrett. É necessária confirmação histológica de metaplasia intestinal especializada do esôfago distal para o diagnóstico de esôfago de Barrett.

Apresentação típica

- O paciente típico com esôfago de Barrett é do sexo masculino, caucasiano, acima de 45 anos e frequentemente de condição socioeconômica mais alta. Embora a maioria dos pacientes tenha uma história de doença do refluxo crônico, muitos são assintomáticos. Estudos do sangue, urina ou radiológicos não são úteis no diagnóstico de esôfago de Barrett. O diagnóstico só pode ser feito por meio de exame endoscópico e biópsia.

Diagnóstico clínico

História

- Uma história de sintomas de GERD frequentes ou de longa duração em um paciente com mais de 45 anos deve aumentar o índice de suspeição para esôfago de Barrett. Os sintomas de refluxo podem ser típicos (azia, regurgitação) ou atípicos (tosse crônica, rouquidão, globo).

Exame físico
- Não existem sinais confiáveis de esôfago de Barrett no exame físico de rotina. O diagnóstico só pode ser feito com endoscopia e biópsia. O exame orofaríngeo pode sugerir a presença de GERD atípica (cáries dentárias, eritema faríngeo posterior), porém estes são indicadores não específicos de doença do refluxo ácido.

Classificação da severidade da doença
- O manejo de esôfago de Barrett é ditado pelo grau patológico da doença (veja a tabela: Opções de tratamento para esôfago de Barrett com displasia de alto grau).

Diagnóstico laboratorial
Lista de testes diagnósticos
- Não existem marcadores séricos ou urinários para esôfago de Barrett no momento atual. O diagnóstico só pode ser feito por meio de endoscopia com confirmação de biópsia de metaplasia intestinal especializada no esôfago distal.

Lista de técnicas de imagem
- Não existem estudos radiológicos confiáveis que confirmem um diagnóstico de esôfago de Barrett. Estudos com bário podem sugerir a presença de doença do refluxo ácido; entretanto, a associação é indireta, e um esofagrama com bário não consegue confirmar nem excluir a presença de esôfago de Barrett.

Armadilhas potenciais/erros comuns cometidos em relação ao diagnóstico da doença
- O diagnóstico de esôfago de Barrett nos Estados Unidos requer a confirmação histopatológica da presença de metaplasia intestinal especializada no esôfago distal.
- A aparência endoscópica do esôfago com revestimento colunar isoladamente não é suficiente para o diagnóstico, uma vez que a junção gastroesofágica pode ser irregular em alguns pacientes e esofagite erosiva e/ou outras alterações na mucosa podem simular esôfago de Barrett.

Seção 4: Tratamento
Justificativa do tratamento
- O manejo de esôfago de Barrett está centrado no manejo dos sintomas do refluxo e na vigilância endoscópica para detecção de neoplasia.
- Os sintomas do refluxo são tipicamente manejados com uma combinação de modificação na dieta e no estilo de vida e terapia médica. Medicamentos ácido-supressores são parte fundamental da terapia para os sintomas do refluxo e incluem PPIs ou antagonistas do receptor H2; ambos são usados para reduzir a secreção do ácido gástrico e lesões relacionadas com o refluxo no esôfago distal.
- A vigilância com endoscopia é feita a intervalos baseados no grau da patologia do paciente (veja a tabela: Grau de Barrett e intervalo de vigilância do esôfago de Barrett). A remoção do esôfago de Barrett, seja por meio de terapia endoscópica ou esofagectomia, só é realizada para um diagnóstico de displasia de alto grau (HGD) ou câncer.

Quando hospitalizar
- Não aplicável, a doença é manejada em nível ambulatorial.

Tabela de tratamento
Opções de tratamento para esôfago de Barrett com HGD

Tratamento	Descrição	Comentários
Ressecção endoscópica da mucosa	Ressecção do tecido da mucosa e submucosa, possibilitando avaliação histológica	Possibilita a determinação precisa da profundidade da invasão e a avaliação das margens
Ablação por radiofrequência (RFA)	Energia de radiofrequência emitida de um cateter endoscópico com balão ou equipamento para ablação focal	Perfil de baixos efeitos colaterais
Terapia fotodinâmica	Energia fotoquímica gerada com luz de *laser* e fotossensibilizadores	Taxa mais elevada de morbidade e estenose do que RFA
Coagulação com plasma de argônio	Gás ionizado de argônio distribui energia monopolar	Resultados variáveis em HGD
Crioterapia	Criogênio distribuído endoscopicamente (nitrogênio líquido ou dióxido de carbono)	Bem tolerado pela maioria dos pacientes. Tecnologia recente com dados limitados

> **PÉROLAS CLÍNICAS**
> - O controle dos sintomas de refluxo gastroesofágico e a vigilância endoscópica (endoscopia com biópsia) são realizados em todos os pacientes com esôfago de Barrett.
> - Os intervalos de vigilância são determinados pelo grau da patologia, com intervalos mais curtos indicados para displasia agravada.
> - As opções para o manejo do esôfago de Barrett com HGD incluem terapia endoscópica (ressecção endoscópica da mucosa, ablação), esofagectomia cirúrgica ou vigilância intensiva até que as biópsias revelem evidência de adenocarcinoma intramucoso.
> - Mais recentemente, em razão da alta morbidade associada à esofagectomia cirúrgica, a terapia endoscópica emergiu como o tratamento de escolha para HGD, com ablação por radiofrequência (RFA) ou segmentos planos de Barrett combinados com EMR da nodularidade.

Seção 5: Populações Especiais

Gravidez
- Endoscopia digestiva alta é tipicamente adiada para depois do parto, a menos que exista uma necessidade imediata e aguda de intervenção terapêutica.

Crianças
- Esôfago de Barrett é tipicamente uma doença de pacientes mais velhos (> 45 anos) e raramente encontrada em crianças.

Idosos
- Os intervalos de vigilância permanecem os mesmos numa população idosa.
- Pacientes idosos e indivíduos com comorbidades múltiplas que são diagnosticados com HGD de Barrett ou adenocarcinoma intramucoso devem ser considerados para terapia endoscópica (p. ex., EMR, RFA), dada a morbidade e mortalidade da esofagectomia cirúrgica.

Seção 6: Prognóstico
- Um diagnóstico de esôfago de Barrett confere um risco aumentado em 30 a 60 vezes de adenocarcinoma esofágico (EAC).

- As estimativas do risco anual de progressão para HGD ou EAC são de 0,5-1,3%.
- O risco de progressão para malignidade aumenta com o aumento no comprimento do esôfago de Barrett e o aumento no grau patológico (agravamento da displasia).

História natural da doença não tratada
- Em pacientes com **metaplasia de Barrett**, o risco anual de progressão para HGD ou EAC é de 0,5-1,3%.
- Em pacientes com **displasia de baixo grau**, o risco anual de desenvolvimento de adenocarcinoma esofágico é 2-5,5 vezes maior do que em pacientes com esôfago de Barrett não displásico. Apesar disso, a maioria dos indivíduos não irá progredir para câncer, e uma abordagem individualizada pode ser feita nestes indivíduos, com ablação considerada para pacientes com um diagnóstico de displasia de baixo grau confirmado por um patologista GI especializado.
- Em pacientes com **displasia de alto grau** (que permanecem não tratados), o desenvolvimento de câncer ocorre em até 80%. Assim sendo, deve ser considerada terapia endoscópica em todos os sujeitos com HGD, dadas as baixas taxas de morbidade e mortalidade associadas às modalidades atuais em centros especializados.

Seção 7: Leitura Sugerida

Das A, Singh V, Fleischer DE, Sharma VK. A comparison of endoscopic treatment and surgery in early esophageal cancer: an analysis of surveillance, epidemiology and end results data. Am J Gastroenterol 2008;103:1340-5

Ronkainen J, Aro P, Storskrubb T, et al. Prevalence of Barrett's esophagus in the general population: an endoscopic study. Gastroenterology 2005;129:1825-31

Shaheen NJ, Sharma P, Overholt BF, et al. Radiofrequency ablation in Barrett's esophagus with dysplasia. N Engl J Med 2009;360:2277-88

Wang KK, Sampliner RE; Practice Parameters Committee of the American College of Gastroenterology. Updated guidelines 2008 for the diagnosis, surveillance, and therapy of Barrett's esophagus. Am J Gastroenterol 2008;103:788-97

Website sugerido
http://digestive.niddk.nih.gov/ddiseases/pubs/barretts/

Seção 8: Diretrizes

Título de referência	Fonte de referência	Data
Updated guidelines 2008 for the diagnosis, surveillance and therapy of Barrett's esophagus	American College of Gastroenterology	2008 (Am J Gastroenterol 2008;103:788-97)
ASGE Guideline: The role of endoscopy in the surveillance of premalignant conditions of the upper GI tract	American Society of Gastrointestinal Endoscopy	2006 (Gastrointest Endosc 2006;63:570-80)
Consensus statements for management of Barrett's dysplasia and early-stage esophageal adenocarcinoma, based on a Delphi process	American Gastroenterological Association	2012 (Gastroenterology 2012;143-:336-46)

Seção 9: Evidências
Não aplicável a este tópico.

118 Parte 2 ■ Doenças/Condições Específicas

Seção 10: Imagens

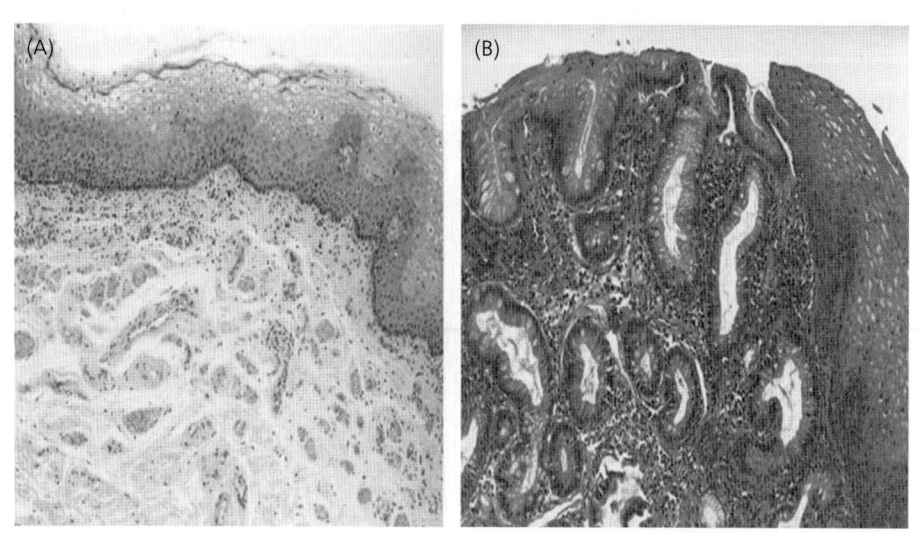

Figura 11.1 Imagens histopatológicas de (**A**) epitélio escamoso normal e (**B**) metaplasia intestinal de Barrett. (Ver Prancha em Cores.)

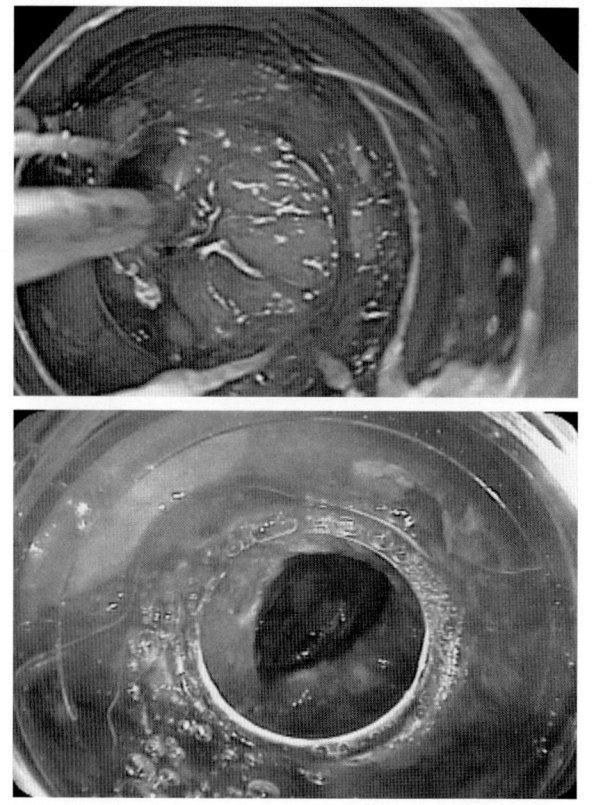

Figura 11.2 Ressecção endoscópica da mucosa (EMR). (Ver Prancha em Cores.)

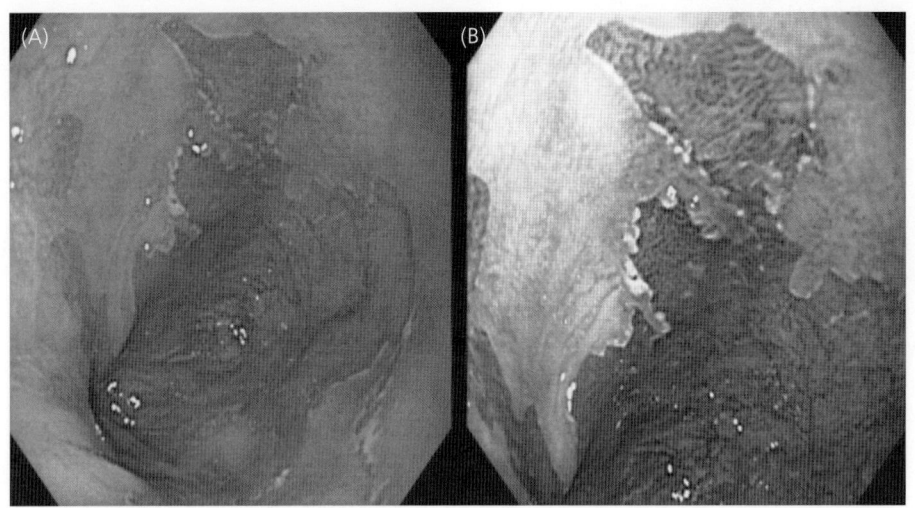

Figura 11.3 Imagem de banda estreita: (**A**) padrão; (**B**) imagem de banda estreita. (Ver Prancha em Cores.)

Material adicional para este capítulo pode ser encontrado *on-line* em:
www.mountsinaiexpertguides.com
A senha de acesso é a palavra Dysphagia.
Inclui um estudo de caso com perguntas de múltipla escolha.

CAPÍTULO 12
Esofagite Eosinofílica

Brijen J. Shah
Dr. Henry D. Janowitz Division of Gastroenterology, Icahn School of Medicine at Mount Sinai, New York, NY, USA

PONTOS PRINCIPAIS
- A incidência de esofagite eosinofílica (EE) está crescendo e apresenta uma variação sazonal, com os sintomas aumentando durante os meses da primavera e outono, época em que os aeroalérgenos estão em maior presença.
- Pacientes com EE podem ter outros sintomas alérgicos associados ou achados cutâneos, como eczema ou atopia.
- EE é diagnosticada por traços característicos e biópsia esofágica com > 15 eosinófilos por campo de alta potência.
- EE pode ser difícil de distinguir de doença do refluxo gastroesofágico; idade mais jovem, disfagia, achados endoscópicos característicos de sulcos, placas e anéis e altas concentrações de eosinófilos apoiam o diagnóstico de EE.
- O tratamento de EE deve visar a alterações inflamatórias ou estruturais associadas à doença usando esteroides tópicos ou sistêmicos, inibidores da bomba de prótons (PPI), modificação da dieta e tratamento endoscópico, quando necessário.

Seção I: Histórico
Definição da doença
- Esofagite eosinofílica (EE) é um distúrbio inflamatório crônico marcado pelo acúmulo de eosinófilos no epitélio esofágico, causando disfagia, dor abdominal e impactação alimentar. É uma entidade clinicopatológica que depende da história e patologia para fazer o diagnóstico.

Classificação da doença
- EE pode ser dividida em **EE primária** e **secundária**. EE primária, que é a entidade tradicionalmente considerada como EE, pode ser classificada em EE alérgica se for identificado um alérgeno (atópica) ou EE idiopática (não atópica). EE secundária é causada por uma etiologia extraesofágica ou uma etiologia esofágica, como a doença do refluxo gastroesofágico (GERD).

Incidência/prevalência
- Estudos baseados na população estimam que EE está presente em 0,03% em oito estudos. Dados do Condado de Olmsted mostram uma prevalência de 105 em 100.000 de EE em 2007.
- Tem aumentado a incidência de EE nos últimos 30 anos, com 0,35 caso por 100.000 pessoas em 1976-1985 e 9,45 casos por 100.000 pessoas em 1996-2005. Este aumento na incidência não é explicado inteiramente pelo maior conhecimento da doença.

- EE é mais prevalente entre pacientes com sintomas. Para aqueles com GERD refratária, houve uma prevalência de 4%, enquanto que em pacientes com disfagia existe uma prevalência de 12%. Em uma população de pacientes que se submeteram à esofagogastroduodenoscopia (EGD) eletiva para uma variedade de sintomas, houve uma prevalência de 6,5% de EE.
- Existe uma variação sazonal no diagnóstico e redução dos sintomas de EE, com estudos mostrando uma relação com a concentração de pólen e as estações da primavera/outono com mais aeroalérgenos.

Etiologia/patogênese
- Não existe um agente causativo implicado no desenvolvimento de EE. Fatores, como melhoria na higiene do ambiente, alto teor de gordura na dieta e supressão ácida, não têm uma associação comprovada. Dois estudos apresentaram uma relação inversa entre *Helicobacter pylori* e EE. Um estudo pediátrico documentou uma associação maior entre doença celíaca e EE; no entanto, um estudo com adultos usando um teste de alergia alimentar foi inconclusivo. Alguns dados animais apoiam um papel para os aeroalérgenos na proteína alimentar, porém não existem dados humanos. O pólen e outros aeroalérgenos ambientais podem ter um papel, apoiado pela variação de EE nas estações. Uma combinação dos fatores acima provavelmente induz o desenvolvimento de EE.
- Eosinófilos não ocorrem no esôfago normal. Evidências translacionais obtidas da análise da exposição alergênica respiratória e esofágica, estrutura e função da barreira cutânea e exposição ácida começaram a elucidar a patogênese da EE.
- A exposição intratraqueal a *Aspergillus fumigatus* em ratos e exposição à interleucina-13 (IL-13) dose-dependente em ratos e humanos provoca um aumento nos eosinófilos esofágicos e respiratórios através de uma resposta Th2.
- Dietas para eliminação de alimentos baseadas no teste da picada da pele indicam um papel para os alérgenos alimentares na patogênese da EE.
- A filagrina, uma proteína de barreira estrutural cuja perda da função foi associada à dermatite atópica, desempenha um papel na EE. Na EE existe uma deficiência na expressão da filagrina, que é regulada para baixo pela IL-13. No esôfago, esta perda da função leva a um prejuízo na função de barreira do epitélio esofágico, e um mecanismo de assimilação do antígeno no esôfago causa maior inflamação.
- Naqueles indivíduos predispostos ao desenvolvimento de EE, um esfíncter esofágico inferior (LES) mais fraco leva a uma maior exposição ácida. O ácido gástrico e a pepsina danificam as junções herméticas da barreira epitelial, levando a uma maior exposição aos antígenos. Com a inflamação continuada, ocorre um remodelamento esofágico que causa redução na peristalse e prejuízo na eliminação do ácido. A cicatrização da mucosa com PPIs apoia o papel do ácido na patogênese da EE.
- Uma resposta imune vigorosa de Th2, juntamente com eosinófilos ativados, provoca danos no tecido.
- Eotaxina-3, uma quimiocina de eosinófilos, aumenta em concentração decorrente das células epiteliais esofágicas ativadas e dos níveis mais elevados de IL-13. A resposta Th2 ao antígeno regula para cima a expressão da IL-5, levando a maior resposta dos eosinófilos à eotaxina e migração para o esôfago.
- A reação inflamatória local resultante da lesão leva à produção de IgE eà migração de mastócitos, o que pode causar fibrose.
- Em altas concentrações, os eosinófilos secretam quimiocinas e citocinas, liberam grânulos citotóxicos e criam armadilhas de DNA mitocondrial com a sua morte, originando armadilhas bacterianas na matriz extracelular.

Fatores preditivos/de risco

- Foram realizados estudos dos fatores de risco para EE em populações específicas: população em geral, pacientes com disfagia, pacientes com EGD eletiva. A tabela apresenta a variação das razões de probabilidade para os fatores de risco comuns.

Fator de risco	Razão de probabilidade
< 40-45 anos de idade	0,93–4,8
Sexo masculino	3,1–4,23
Asma/atopia	0,8–4,47
Disfagia	2,86–12,2

Seção 2: Prevenção

- Nenhuma intervenção demonstrou a capacidade de prevenir o desenvolvimento da doença.

Seção 3: Diagnóstico (Algoritmo 12.1)

> **PONTOS PRINCIPAIS/PÉROLAS CLÍNICAS**
> - Além dos sintomas associados à GERD, os pacientes com EE possuem um padrão de disfagia, impactação alimentar e sintomas associados à doença alérgica, incluindo sintomas respiratórios e cutâneos.
> - O exame físico na avaliação de EE deve focar na procura de outras causas para inflamação sistêmica para descartar outra doença autoimune e documentar evidências de processos cutâneos e pulmonares mediados por IgE.
> - Endoscopia digestiva alta com biópsia esofágica proximal e distal é a base do diagnóstico. Biópsias com altas concentrações de eosinófilos intraepiteliais (IEE) que são > 15 por campo de alta energia (hpf) e outros critérios importantes podem estabelecer o diagnóstico de EE.

Algoritmo 12.1 Diagnóstico de esofagite eosinofílica. GEJ, junção gastroesofágica; HEENT, cabeça, olhos, ouvidos, nariz e garganta; PE, exame físico

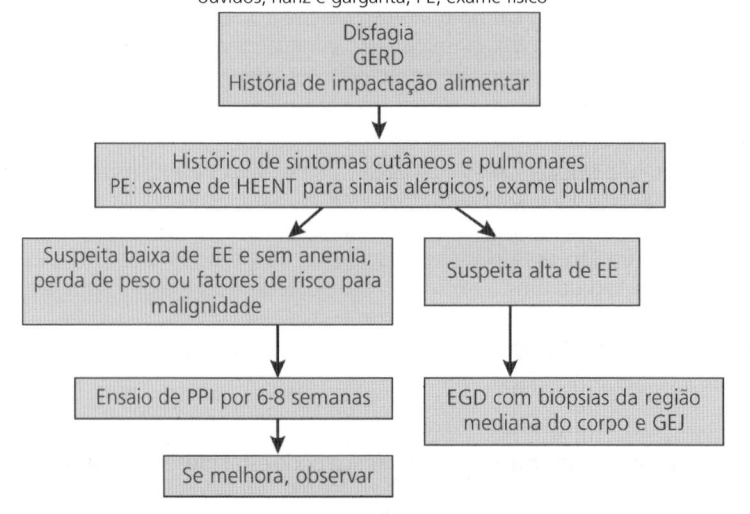

```
Disfagia
GERD
História de impactação alimentar
        ↓
Histórico de sintomas cutâneos e pulmonares
PE: exame de HEENT para sinais alérgicos, exame pulmonar
        ↓                              ↓
Suspeita baixa de EE e sem anemia,   Suspeita alta de EE
perda de peso ou fatores de risco
para malignidade
        ↓                              ↓
Ensaio de PPI por 6-8 semanas       EGD com biópsias da região
                                     mediana do corpo e GEJ
        ↓
Se melhora, observar
```

Diagnóstico diferencial

Diagnóstico diferencial	Características
Doença do refluxo gastresofágico	• Sintomas alérgicos não são comuns em GERD • Erosões esofágicas e friabilidade raras em EE e mais comuns em GERD • Biópsias endoscópicas proximais e distais com IEE > 15/hpf e critérios importantes (veja a seguir)
Esofagite infecciosa, incluindo parasitária, fúngica e herpética, *Candida*	• Fatores de risco associados em história sugestiva de causa infecciosa (HIV, diabetes, viagem) • Biópsias/escovação endoscópica com achados microbiológicos
Esclerodermia, doença de Crohn	• História de outras manifestações sistêmicas da doença respectiva • Esclerodermia: achados na manometria esofágica de peristalse deficiente e pressão reduzida no esfíncter esofágico inferior • Doença de Crohn: alterações na mucosa do intestino delgado ou grosso frequentemente também presentes, IEE < 15/hpf
Lesão cáustica	• História sugestiva de ingestão cáustica
Gastrite eosinofílica	• Biópsias gástricas com altas concentrações de eosinófilos

Apresentação típica
- EE se apresenta de maneiras diferentes em cada grupo. Crianças com menos de 2 anos têm problemas alimentares, enquanto que aquelas até 12 anos apresentam vômitos, sintomas de GERD ou dor abdominal. Os adolescentes se apresentam de forma semelhante aos adultos.
- EE é comumente diagnosticada após um episódio de impactação alimentar, como parte de uma investigação de disfagia ou na reavaliação em pacientes com GERD refratária.
- Muitos pacientes com EE e disfagia terão de esperar quase 5 anos antes do diagnóstico.

Diagnóstico clínico
História
- Em pacientes com suspeita de EE, os clínicos devem investigar sobre disfagia. Histórico de impactação alimentar e sintomas de disfagia ao longo da vida. Sintomas de GERD, dor torácica retroesternal e xifoesternal sem uma causa devem alertar o médico. Uma história positiva de alergia, incluindo alérgenos ambientais e alimentares, sintomas de asma, erupções e prurido, reforça o diagnóstico.

Exame físico
- Não existe um achado físico específico em EE; entretanto, achados sugerindo doenças alérgicas ou atópicas são úteis. Cornetos nasais dilatados, pólipos nasais ou aparência pavimentada sugestivos de gotejamento pós-nasal podem sugerir um processo alérgico. Chiado apoia um possível processo pulmonar obstrutivo, como asma. Um exame da pele em pacientes com atopia pode demonstrar xerose (pele seca), pápulas eritemato-escamosas (dermatite atópica subaguda), liquenificação (dermatite atópica crônica) e escoriações.

Diagnóstico laboratorial
Lista de testes diagnósticos
- Não existe um teste laboratorial que diagnostique EE.
- Hemograma completo com eosinofilia periférica pode estar presente, mas não é confiável.

- Uma taxa elevada de sedimentação de eritrócitos ou proteína C-reativa deve sugerir um diagnóstico alternativo, como um distúrbio inflamatório sistêmico.
- O teste de contato atópico pode identificar desencadeantes alérgicos por meio da resposta de hipersensibilidade tardia de Th-2 tipo IV, enquanto que o teste da picada da pele identifica reações de hipersensibilidade mediada tipo I. Estes testes são adjuvantes e são mais úteis no manejo de EE do que no diagnóstico.

Lista de técnicas de imagem
- Um esofagrama com bário, solicitado como parte da avaliação inicial de disfagia, pode mostrar anéis ou estenoses por todo o esôfago ou no esôfago distal. Este teste também pode descartar outras anormalidades estruturais que causam vômitos, dor ou disfagia.
- Endoscopia digestiva alta com biópsia é o teste preferido para avaliar a estrutura e histologia do esôfago. É possível uma aparência macroscópica normal. A presença de algum dos achados em negrito listados a seguir em um paciente com EE tem uma sensibilidade de 72 e 89% de especificidade.
- Achados na mucosa:
  - **Anéis circulares semelhantes à traqueia.**
    - Nódulos brancos.
  - **Sulcos lineares.**
    - Laceração longitudinal decorrente de trauma.
  - **Estenoses.**
    - Sulcos pálidos.
  - **Exsudato semelhante a placas.**
    - "Mucosa em papel crepom".
    - Estreitamento luminal ou esôfago de pequeno calibre.
- Pelo menos duas biópsias extraídas dos esôfagos proximal e distal fornecem os dados histológicos para apoiar o diagnóstico (80% de rendimento). Como gastrite eosinofílica e duodenite podem simular EE, é importante uma biópsia de cada uma dessas localizações.

Patologia
- Existem critérios patológicos maiores (necessários) e menores (apoiadores, mas não necessários) para o diagnóstico de EE:
  - Maiores: IEE > 15/hpf, microabscessos eosinofílicos, camada superficial de eosinófilos, descamação superficial das células escamosas, desgranulação de eosinófilos.
  - Menores: hiperplasia das células basais "acentuada", alongamento das papilas da lâmina própria, aumento nos linfócitos intraepiteliais/mastócitos, fibrose da lâmina própria, inflamação crônica.

Armadilhas potenciais/erros comuns cometidos em relação ao diagnóstico da doença
- Como eosinófilos podem estar presentes no esôfago em inúmeros distúrbios, o exame cuidadoso da patologia e os achados endoscópicos ajudarão a fazer um diagnóstico preciso.
- Em razão da sobreposição da história e a presença de eosinofilia em GERD por exposição ácida, EE pode facilmente não ser identificada. Um estudo caso-controle identificou os seguintes itens como mais preditivos de diferenciação entre EE e GERD: idade jovem, disfagia, alergias alimentares documentadas; anéis, sulcos ou exsudatos por endoscopia superior; ausência de hérnia de hiato na endoscopia; contagem máxima de eosinófilos mais alta e a presença de desgranulação de eosinófilos nas amostras de biópsias (AUC para modelo 0,934).

Seção 4: Tratamento (Algoritmo 12.2)

Justificativa do tratamento
- O tratamento de EE está baseado nos sintomas e achados endoscópicos.
- Para pacientes com sintomas de GERD, deve ser iniciado um PPI. Se a endoscopia revelar uma estenose ou estreitamento, poderá ser necessária dilatação esofágica.
- Em pacientes com um quadro inflamatório (sulcos, placas, exsudatos), esteroides tópicos ou sistêmicos, dependendo da severidade dos sintomas de disfasia, podem ajudar a aliviar os sintomas e a inflamação.
- Pacientes cuja história sugere um forte mecanismo alérgico (atopia, asma, alergias alimentares) podem ser encaminhados para teste de picada da pele ou de contato para orientar o manejo alimentar.
- Como as crianças têm mais tendência a efeitos adversos de medicações, testes para alergia e terapia alimentar devem ser o tratamento de primeira linha, seguidos pela adição de esteroides tópicos e PPI; os esteroides sistêmicos devem ser reservados para casos refratários.

Quando hospitalizar
- Impactação alimentar pode necessitar de cuidados no pronto-socorro ou internação.
- Pacientes que desenvolvem dor torácica severa após tratamento endoscópico devem ser observados para o caso de perfuração e internados para controle da dor.

Tabela de tratamento

Conservador
- Eliminação alimentar ou dietas elementais foram estudadas em crianças e apresentam melhora sintomática e na biópsia em EE. Os seis alimentos mais comuns que causam uma resposta alérgica são laticínios, ovos, trigo, soja, amendoim e peixes/mariscos. Os testes de contato e de picada podem ajudar a descobrir quais alimentos restringir, uma opção para o paciente adulto.

Algoritmo 12.2 Tratamento de esofagite eosinofílica

Médico
Corticosteroides
- Esteroides sistêmicos e tópicos podem ser usados para tratar EE. Proprionato de fluticasona (880 µg/dia em doses divididas), ingerido, demonstrou ser mais eficaz do que placebo para a obtenção de resolução histológica e melhora nos sintomas (vômitos) numa população pediátrica.
- Prednisona oral (1 mg/kg dividida em duas vezes ao dia por 4 semanas, seguida por uma redução em 4 semanas) foi comparada à fluticasona tópica (110–120 µg/baforada 4 vezes ao dia por 8 semanas) em um ensaio controlado com um *follow-up* de 24 semanas. O tratamento com prednisona resultou em maior melhora histológica; entretanto, os dois braços tiveram melhora nos sintomas na semana 4. As taxas de recaída e o tempo de recaída foram similares em ambos os grupos. Quarenta por cento dos pacientes com prednisona tiveram efeitos colaterais sistêmicos, enquanto que 15% desenvolveram candidíase esofágica no grupo com fluticasona.
- Recentemente, budesonida oral (1 mg duas vezes ao dia por 15 dias) *versus* placebo apresentou melhora histológica e endoscópica e melhora nos escores de disfagia. Um estudo semelhante em crianças confirmou estes achados.
- Um *follow-up* de 3 anos de adultos tratados com fluticasona mostrou que 91% dos pacientes tinham recaída dos sintomas em 8,8 meses.

Inibidores da bomba de prótons
- Omeprazol 40 mg todas as manhãs foi comparado à fluticasona duas vezes ao dia e demonstrou melhora semelhante em sintomas de disfagia e decréscimo na eosinofilia na biópsia.

Montelucaste
- Um estudo retrospectivo de crianças usando montelucaste (4–10 mg/dia) mostrou que três em cada oito crianças tinham melhora com montelucaste, enquanto que quatro outras crianças, em tratamentos múltiplos, também tinham melhora clínica. Um estudo de 2003 examinou oito adultos com EE usando montelucaste (dose inicial de 10–100 mg, manutenção de 20–40 mg/dia) e apresentou resolução da disfagia em seis dos oito pacientes, com um *follow-up* médio de 14 meses.

Mepolizumab
- (Anticorpo anti-IL-5) (doses de 750 mg a cada semana por 2 semanas, com acompanhamento de 1.500 mg a cada 4 semanas para 2 doses). Embora estudos pequenos tenham demonstrado um decréscimo na eosinofilia do tecido, houve pouca melhora clínica comparada ao placebo.

Outros
Tratamento endoscópico – dilatação esofágica
- Para complicações estruturais de EE, como anéis e estreitamento de segmento longo, é recomendada dilatação esofágica combinada com terapia médica (PPI e/ou esteroides). Foi descrita na literatura dilatação com vela e balão. O objetivo da dilatação é um diâmetro esofágico de 15–16 mm. Relatos atuais mostram que isto é seguro em crianças e adultos, com dor torácica (74%) sendo o evento adverso mais comum, seguido de hemorragia. A técnica é eficaz com a maioria dos pacientes precisando de dilatações em série e alívio da disfagia, mas sem alteração na contagem de eosinófilos. Perfuração esofágica, considerada como de maior risco em EE do que outras condições, foi relatada e tratada medicamente; no entanto, alguns questionam a crença de que o risco de perfuração é aumentado em EE.

Tratamento	Comentários
Conservador • Eliminação alimentar ou dietas elementares	Este tratamento adjuvante é benéfico em crianças menores. Com teste de alergia para identificar alérgenos específicos, os adultos têm probabilidade de aderir
Médico • Esteroides sistêmicos (prednisona 1 mg/kg, dividida em duas doses ao dia por 4 semanas com redução; budesonida 1 mg duas vezes ao dia por 15 dias)	Monitorar para hiperglicemia, considerar risco de osteoporose com o uso de mais longo prazo
• Esteroides tópicos (fluticasona 110, 220, 440 μg 2–4 vezes ao dia, dose máx 880 μg/dia) • Inibidor da bomba de prótons (dose diária ou duas vezes ao dia) • Montelucaste (10–40 mg/dia)	Usar sem espaçador; risco de *Candida* esofágica
Tratamento endoscópico: • Dilatação com vela ou balão	Útil para estreitamento e estenoses em segmento longo. Deve ser combinada com tratamento médico. Dilatações em série poderão ser necessárias. Podem ocorrer dor torácica, hemorragia e perfuração

Prevenção/manejo de complicações
- Para pacientes usando esteroides sistêmicos, hiperglicemia, risco de formação de catarata e efeitos colaterais Cushingoides devem ser monitorados, e os esteroides reduzidos, se estes se desenvolverem.
- O uso de esteroides tópicos pode resultar em candidíase esofágica, que deve ser tratada com fluconazol.
- O tratamento endoscópico de estenoses e estreitamento aumenta o risco de perfuração (especialmente para aqueles pacientes que fazem uso de esteroides) e dor torácica, que necessitam de observação atenta e concomitante tratamento com PPI para evitar maior dano à mucosa pelo ácido.

> **PÉROLAS CLÍNICAS**
> - Esteroides tópicos e PPIs são a base do tratamento e podem resultar em melhora clínica na maioria dos pacientes. No entanto, é comum recaída após a cessação.
> - Esteroides sistêmicos devem ser usados para casos refratários.
> - O tratamento endoscópico, combinado com tratamento médico, é eficaz naqueles pacientes com alterações estruturais, levando à disfagia.

Seção 5: Populações Especiais

Crianças
- Em crianças, o tratamento de EE começa com a identificação de alérgenos alimentares e eliminação alimentar ou dieta elemental. Seis dietas empíricas de eliminação alimentar podem ser uma alternativa prática antes da realização de testes mais rigorosos.
- Os esteroides tópicos são preferidos em comparação aos esteroides sistêmicos por causa dos efeitos deletérios no crescimento.
- O tratamento endoscópico é seguro em crianças com estenoses e melhora a disfagia.

Idosos
- Não existem ensaios terapêuticos específicos ou considerações sobre o tratamento em idosos.
- Os efeitos colaterais dos esteroides podem ser mais pronunciados.
- Pacientes com cognição prejudicada ou má coordenação podem ter dificuldade para administrar esteroides inalados.

Seção 6: Prognóstico

PONTOS PRINCIPAIS/PÉROLAS CLÍNICAS
- EE tem um curso variável dos sintomas, e os sintomas em pacientes não tratados podem variar com a estação e a exposição alérgica.
- O tratamento é eficaz, mas os sintomas retornam com a cessação da terapia.
- O *follow-up* endoscópico em EE não está claro e estudos de mais longo prazo são necessários para determinar o *follow-up* e o prognóstico.

História natural da doença não tratada
- EE é uma doença crônica que tem um curso com recaídas e remissão. Embora existam poucos relatos de remissão espontânea, a doença não tratada provoca inflamação persistente que pode causar disfagia, impactações alimentares, estenoses (57% dos casos em adultos, 6% em crianças), GERD secundária decorrente da remodelagem estrutural, infecções fúngicas e virais e, raramente, síndrome de Boerhaave (perfuração esofágica).
- Existe um risco de malignidade extremamente baixo, e não foi relatada nenhuma alteração na sobrevivência em um estudo de *follow-up* de 11,5 anos.
- Não existem mortes relatadas por causa da doença.

Prognóstico para pacientes tratados
- O tratamento pode levar à melhora sintomática na disfagia e reduzir o número de eosinófilos na biópsia; entretanto, depois que o tratamento é removido, os sintomas retornam.

Testes de *follow-up* e monitoramento
- A frequência e a utilidade do *follow-up* por endoscopia e biópsia ainda não foram estabelecidas.

Seção 7: Leitura Sugerida

Bernstein IL, Li JT, Bernstein DI, et al. American Academy of Allergy, Asthma and Immunology, American College of Allergy, Asthma and Immunology. Allergy diagnostic testing: an updated practice parameter. Part 1. Ann Allergy Asthma Immunol 2008;100(Suppl 3):S15–66

Boyce JA, Assa'ad A, Burks AW, et al. Guidelines for the diagnosis and management of food allergy in the United States: report of the NIAID-sponsored expert panel. J Allergy Clin Immunol 2010;126(Suppl):S1–58

Egan JV, Baron TH, Adler DG, et al. Standards of Practice Committee. Esophageal dilation. Gastrointest Endosc 2006;63:755–60

Furuta GT, Liacouras CA, Collins MH, et al. First International Gastrointestinal Eosinophil Research Symposium (FIGERS). Eosinophilic esophagitis in children and adults: a systematic review and consensus recommendations for diagnosis and treatment. Gastroenterology 2007;133:1342–63

Gonsalves N, Policarpio-Nicolas M, Zhang Q, et al. Histopathologic variability and endoscopic correlates in adults with eosinophilic esophagitis. Gastrointest Endosc 2006;64(3):313–9

Kahrilas PJ, Shaheen NJ, Vaezi MF, et al. American Gastroenterological Association. American Gastroenterological Association Medical Position Statement on the management of gastroesophageal refl ux disease. Gastroenterology 2008;135:1383–91

Konikoff MR, Noel RJ, Blanchard C, et al. A randomized, double-blind, placebo-controlled trial of fl uticasone propionate for pediatric eosinophilic esophagitis. Gastroenterology 2006;131:1381–91

Liacouras CA, Spergel JM, Ruchelli E, et al. Eosinophilic esophagitis: a 10-year experience in 381 children. Clin Gastroenterol Hepatol 2005;3(12):1198–206.

Odze RD. Pathology of eosinophilic esophagitis: what the clinician needs to know. Am J Gastroenterol 2009;104:485–90

Schaefer ET, Fitzgerald JF, Molleston JP, et al. Comparison of oral prednisone and topical fluticasone in the treatment of eosinophilic esophagitis: a randomized trial in children. Clin Gastroenterol Hepatol 2008;6:165–73

Seção 8: Diretrizes
Diretrizes da sociedade nacional

Título de referência	Fonte de referência	Data
Esophageal dilation	American Society for Gastrointestinal Endoscopy Standards of Practice Committee	2006 (http://www.asge.org/assets/0/71542/71544/8928a08bo0aa943a39e9364270a4181d1.pdf)
AGA Medical Positional Statement on the management of GERD	American Gastroenterological Association	2008 (Gastroenterology 2008;135:1383-1391,1391.e1-5)
Allergy diagnostic testing: an updated parameter	American Academy of Allergy, Asthma and Immunology; American College of Allergy, Asthma and Immunology	1995 (atualização em 2008) Anais de Alergia, Asma e Imunologia, 2008;100(3):53
Guidelines for the diagnosis and management of food allergies in the United States	National Institute of Allergy and Infectious Diseases (NIAID) sponsored expert panel	2010 (J Allergy Clin Immunol 2010;126:S1-58)

Diretrizes da sociedade internacional

Título de referência	Fonte de referência	Data
Eosinophillic esophagitis in children and adults: a systematic review and consensus recommendation for diagnosis and treatment	First International Gastrointestinal Eosinophil Research Symposium (FIGERS)	2007 (http://ncbi.nlm.nih.gov/pubmed/17919504)

Seção 9: Evidências

Tipo de evidência	Título, data	Comentários
RCT	A randomized, double-blind, placebo-controlled trial of fl uticasone propionate for pediatric eosinophilic esophagitis. (Gastroenterology 2006;131:1381-91)	Este ensaio mostrou a superioridade da fluctiasona tópica em relação ao placebo para EE em crianças
RCT	Comparison of oral prednisone and topical fl uticasone in the treatment of eosinophilic esophagitis: a randomized trial in children. (Clin Gastroenterol Hepatol 2008;6:165-73)	Este ensaio comparou esteroide oral a esteroide tópico para o tratamento de EE em crianças e apresentou melhora similar nos sintomas até a semana 4
Revisão retrospectiva do quadro	Eosinophilic esophagitis: a 10-year experience in 381 children. (Clin Gastroenterol Hepatol 2005;3(12):1198-206)	Estudo em grande escala ilustrando a melhora sintomática e histológica em EE com modificação na dieta em crianças
Revisão retrospectiva do quadro	Histopathologic variability and endoscopic correlates in adults with eosinophilic esophagitis. (Gastrointest Endosc 2006;64(3):313-9)	Este trabalho mostrou que eram necessárias cinco biópsias para melhorar a sensibilidade da detecção de EE

Seção 10: Imagens

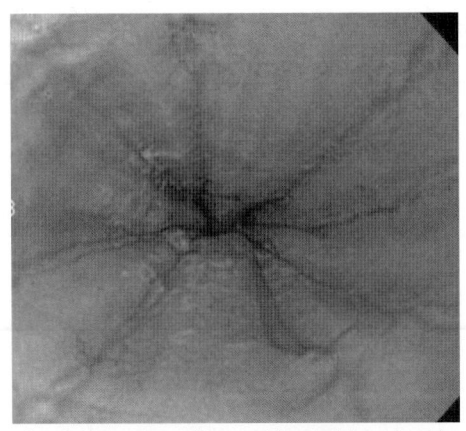

Figura 12.1 Esta imagem endoscópica mostra anéis no esôfago médio e distal (traquealização). Fonte: Foto cortesia da Dra. Mirna Chehade. (Ver Prancha em Cores.)

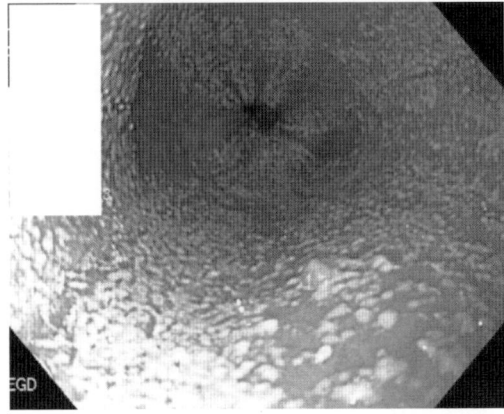

Figura 12.2 Esta imagem endoscópica mostra inúmeras placas brancas pequenas no corpo do esôfago. Fonte: Foto cortesia da Dra. Mirna Chehade. (Ver Prancha em Cores.)

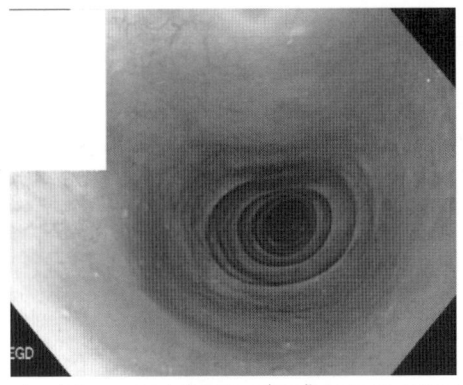

Figura 12.3 Esta imagem endoscópica mostra inúmeros sulcos lineares no corpo esofágico. Fonte: Foto cortesia da Dra. Mirna Chehade. (Ver Prancha em Cores.)

CAPÍTULO 13
Distúrbios da Motilidade Esofágica

Barry W. Jaffin
Dr. Henry D. Janowitz Division of Gastroenterology, Icahn School of Medicine at Mount Sinai, New York, NY, USA

> **PONTOS PRINCIPAIS**
> - Distúrbios da motilidade esofágica são condições em que a função peristáltica desordenada ou o tônus anormal do esfíncter esofágico inferior, com ou sem relaxamento, resultam em sintomas de disfagia, dor torácica, azia, regurgitação e refluxo laringofaríngeo.
> - O auxílio de testes da motilidade esofágica no diagnóstico de pacientes com disfagia depois de lesões estruturais do esôfago foi descartado, seja por endoscopia ou deglutograma de bário.
> - Testes da motilidade esofágica podem ser úteis antes de ser contemplada cirurgia para doença do refluxo ou após fundoplicatura para avaliação de disfagia pós-operatória.
> - O teste de pH de 24 horas com ou sem fio, com ou sem impedância intraluminal multicanais, é útil para determinar a quantidade de refluxo ácido (ou não ácido) e a relação do refluxo esofágico com a sintomatologia do trato gastrointestinal (GI) superior.

Seção I: Histórico
Definição da doença
- Classicamente, os distúrbios da motilidade esofágica foram limitados a apenas um punhado de diagnósticos que estão baseados na porcentagem da contração peristáltica, amplitude e duração das contrações esofágicas e numa avaliação do tônus na fase de relaxamento e em repouso do esfíncter esofágico inferior (LES).
- No passado, estes parâmetros conduziam à designação de vários distúrbios manométricos esofágicos "distintos", incluindo acalasia, espasmo esofágico difuso (DES), "esôfago em quebra-nozes" e "esclerodermia esofágica."
- Ao ser avaliado o LES, a pressão da linha de base pode ser classificada como pressão baixa (menos de 10 mmHg, conforme visto no refluxo e esclerodermia), pressão normal (10–35 mmHg, que pode ser vista em algum distúrbio da motilidade esofágica) ou pressão alta (acima de 40 mmHg, como pode ser visto em acalasia ou "síndrome hipertensiva do LES"). A falha do LES em relaxar pode resultar em obstrução funcional na junção gastroesofágica causando sintomas de disfagia.
- Ultimamente, têm sido desenvolvidas mais classificações da motilidade esofágica à medida que a tecnologia para avaliação da função peristáltica e relaxamento do LES se desenvolveu. Expressões como "função peristáltica ineficaz" (baixa amplitude distal das contrações esofágicas, isto é, menos de 30 mmHg) são agora comumente usadas na literatura. No entanto, a relação entre o rastreamento da pressão manométrica e a sintomatologia clínica é variável.
- Sintomas de dor torácica, disfagia, azia, regurgitação, globo, tosse e refluxo laringofaríngeo (LPR) podem não estar associados aos padrões manométricos esofágicos clássicos.

- Com o advento da manometria de alta resolução (HRM), padrões e tramas de onda tridimensional identificaram agora subtipos de padrões manométricos, como disfunção peristáltica, aperistalse, peristalse hipertensiva, pressurização rapidamente propagada, tônus anormal do LES, acalasia e obstrução funcional.

Distúrbios da motilidade clássicos
- **Acalasia** é considerada por muitos esofagologistas como o principal distúrbio da motilidade. As anormalidades envolvidas nesta condição envolvem:
  - Falha do LES em relaxar ao deglutir.
  - A ausência completa de peristalse dentro do corpo do esôfago.
  - Outros achados manométricos podem incluir uma pressão intraesofágica elevada comparada à linha de base gástrica.
  - Clinicamente, os pacientes com acalasia usualmente apresentam disfagia para líquidos e sólidos. Outros sintomas incluem dor torácica atípica, azia (refluxo intraesofágico), regurgitação de alimento não digerido e perda de peso.
  - Veja Figura 13.1.
- **Espasmo esofágico** pode ser dividido em duas categorias: "esôfago em quebra-nozes" e DES.
- **Esôfago em quebra-nozes** foi definido como tendo a amplitude média de contrações no esôfago distal de 180 mmHg (> 2 desvios-padrão) por 10 ondas de contração consecutivas. Usando HRM, esôfago em quebra-nozes ou de britadeira seria definido como tendo um DCI > 8.000 mmHg/cm/segundo. Os sintomas incluem dor torácica atípica. A etiologia é incerta. Isto pode refletir um esôfago hipersensível.
- **DES** geralmente ocorre quando 20–30% ou mais das ondas são simultâneas, enquanto que as formas de onda restantes são peristálticas. A amplitude e duração destas contrações são bastante variáveis. Embora tido como um achado comum, na verdade é muito raro.
  - As contrações simultâneas podem resultar em decréscimo na propulsão do alimento e líquidos que descem pelo esôfago, resultando em disfagia intermitente e síndromes de dor torácica associadas.
  - Doença arterial coronariana deve ser descartada antes de atribuir ao DES de um paciente a causa da dor torácica. A disfagia pode ser intermitente. Azia e regurgitação podem estar relacionadas com o tempo prolongado de liberação ácida.
- A doença do refluxo gastroesofágico (GERD) não é um diagnóstico manométrico. Embora GERD seja um dos distúrbios GI mais comuns vistos pelos gastroenterologistas, a manometria esofágica raramente tem um papel no diagnóstico desta condição.
  - Embora o LES seja uma barreira importante ao refluxo, a verdadeira medida da pressão pode ser menos importante do que a quantidade de relaxamento transitório do LES (TLESR).
  - Além de uma pressão do LES baixa ou normal, os achados de motilidade esofágica ineficaz (IEM), definida como pressão menor do que 30 mmHg ou ondas não transmitidas em 30% ou mais das deglutições, são comumente vistos em GERD severa.
  - As medidas específicas da função peristáltica, amplitude, duração e pressão do LES podem não predizer a resposta aos inibidores da bomba de prótons (PPI) ou à terapia procinética.

Distúrbios da motilidade esofágica em distúrbios sistêmicos
- **Esclerodermia:** embora não seja um distúrbio motor primário, pacientes com esclerose sistêmica progressiva (esclerodermia difusa) ou a síndrome CREST frequentemente têm função peristáltica fraca ou inexistente dentro dos dois terços distais do esôfago

(músculo liso). Além disso, a pressão do LES tende a ser muito baixa. Estes pacientes tendem a ter esofagite erosiva, disfagia, refluxo e regurgitação.
- **Dermatomiosite/polimiosite:** estes distúrbios geralmente afetam os músculos estriados (terço proximal) do esôfago que podem resultar em disfagia orofaríngea.
- **Amiloidose:** pacientes com este distúrbio usualmente apresentam ausência completa de peristalse esofágica nos dois terços distais do esôfago ou redução na amplitude da contração esofágica distal por causa do envolvimento amiloide nos músculos lisos do esôfago. A pressão do LES é geralmente baixa.
- **Diabetes:** existe uma variabilidade na função peristáltica do esôfago em pacientes com diabetes. Diabetes de longa duração pode originar sintomas recorrentes de GERD.
- **Presbiesôfago:** este termo é frequentemente utilizado em pacientes idosos em que o esofagrama é levemente dilatado com diminuição na motilidade esofágica.
- **Síndromes de pan-dismotilidade:** um subgrupo raro de pacientes apresenta inércia colônica, crescimento bacteriano excessivo no intestino delgado e sintomas esofágicos. A manometria esofágica pode revelar redução na atividade peristáltica e contrações de baixa amplitude.

Incidência/prevalência
- Acalasia é um distúrbio raro. A incidência oscila entre 1–2 por 100.000 por ano. O esôfago pode dilatar mais, o que pode originar sintomas pulmonares de tosse e aspiração.
- A razão entre homens e mulheres para esta condição é de 1:1, enquanto que a idade geral de apresentação pode variar entre 25 e 65 anos. Seguramente, alguns pacientes se apresentam na infância ou acima de 65 anos. Pseudoacalasia (acalasia como a presença de um sintoma de malignidade) precisa ser excluída em idosos.
- A incidência de distúrbios espásticos, como DES e esôfago em quebra-nozes, somente é encontrada em 5–15% dos padrões manométricos. Estas condições são mais comuns em brancos e mulheres e aumentam em incidência com a idade (raro em crianças). Os sintomas podem não estar correlacionados com este padrão manométrico.

Impacto econômico
- O impacto econômico dos distúrbios da motilidade esofágica não é conhecido.

Etiologia
- A etiologia da acalasia ou outros distúrbios espásticos do esôfago é desconhecida, embora atualmente tenha sido levantada a hipótese de vários fatores, incluindo etiologias virais, infecções, fatores genéticos ou ambientais.
- Acalasia pode resultar de infecção pelo parasita *Trypanosoma cruzii*, também denominada doença de Chagas.

Patologia/patogênese
- Na acalasia pode ser vista perda de células ganglionares da parede esofágica e LES.
- No LES, a perda do óxido nítrico sintetase e peptídeo intestinal vasoativo (VIP) pode resultar num desequilíbrio dos neurotransmissores excitatórios e inibitórios que subsequentemente causa a incapacidade da pressão do LES para relaxar apropriadamente.
- No corpo, a perda de nervos contendo acetilcolina pode contribuir para a dismotilidade.
- A perda do axoplasma e das bainhas de mielina dentro do nervo vago e núcleo motor dorsal também pode contribuir.

Fatores preditivos/de risco
- Não existem fatores de risco conhecidos além de doenças sistêmicas específicas com distúrbios da motilidade conhecidos associados (dermatomiosite, esclerose sistêmica, diabetes melito, amiloidose). Não existem fatores de risco conhecidos para acalasia primária além de infecção com *Trypanosoma cruzi* na doença de Chagas.

Seção 2: Prevenção

> **PONTOS PRINCIPAIS/PÉROLAS CLÍNICAS**
> - Não foram demonstradas intervenções que impeçam o desenvolvimento de acalasia idiopática ou distúrbios espásticos do esôfago.

Rastreio
- Pacientes que apresentam sintomas de disfagia devem-se submeter a um teste diagnóstico para excluir distúrbios estruturais, como estenose, membrana, anel ou neoplasia por meio de endoscopia ou deglutição com bário, com ou sem séries GI superiores.

Seção 3: Diagnóstico (Algoritmo 13.1)

> **PONTOS PRINCIPAIS/PÉROLAS CLÍNICAS**
> - Acalasia deve estar no diagnóstico diferencial de qualquer paciente que apresente disfagia para líquidos e sólidos.
> - Exceto por caquexia, o exame físico é usualmente normal. Achados de linfonodos cervicais ou supraclaviculares afastam o diagnóstico de acalasia primária e apontam para neoplasia.
> - Deve ser considerada manometria esofágica em pacientes com sintomas esofágicos com anatomia normal na endoscopia superior ou deglutição com bário.
> - Acalasia primária deve ser distinguida de pseudoacalasia. Esta ocorre quando existe uma obstrução orgânica na junção gastroesofágica, frequentemente por um tumor que envolve o estômago ou o esôfago distal.
> - Manometria não distingue acalasia de pseudoacalasia ou doença de Chagas.

Diagnóstico diferencial

Diagnóstico diferencial	Características
Estenose do esôfago, membranas, anéis	Disfagia para sólidos, geralmente não líquidos, deglutição com bário ou endoscopia revelarão estreitamento específico
Pseudoacalasia	Endoscopia usualmente revelará câncer esofágico distal ou gástrico na junção gastroesofágica; compressão extrínseca por câncer não GI pode ser vista no rastreio com CT
Acalasia	Comparada à pseudoacalasia: idade mais jovem, maior duração dos sintomas (tipicamente 4 anos), menos perda de peso
Esofagite	Endoscopia/biópsia pode revelar esofagite eosinofílica, *Candida* ou esofagite por pílula. GERD de longa duração está associada a peristalse ineficaz estabelecida no estudo com manometria

Apresentação típica
Acalasia
- A apresentação típica de acalasia é a de uma pessoa jovem ou de meia-idade que apresenta uma história de 6 meses ou mais de dificuldade para engolir líquidos, sólidos ou ambos.
- É comum que um paciente com acalasia apresente sintomas sugestivos de GERD que não respondem a bloqueadores H2 ou PPI. Isto pode ser explicado pelo refluxo intraesofágico (não refluxo gastroesofágico) em que os conteúdos esofágicos se tornam ácidos em razão da fermentação do alimento retido.
- Vômito do alimento não digerido, regurgitação noturna e queixa de uma sensação "espumosa" na parte de trás da garganta podem refletir estase crônica de líquido dentro do esôfago.

Distúrbios do espasmo esofágico
Distúrbios associados a doenças sistêmicas
- Muitas condições sistêmicas como diabetes, hipotireoidismo, distúrbios vasculares do colágeno como lúpus sistêmico eritematoso, polimiosite, dermatomiosite e distúrbios neurológicos, como doença de Parkinson, esclerose amiotrófica lateral e esclerose múltipla podem concomitantemente ter sintomas esofágicos de disfasia (orofaríngeos e/ou torácicos) durante o envolvimento do músculo estriado ou músculo liso do esôfago. Distúrbios do músculo estriado podem resultar em pneumonia por aspiração, quando existe descoordenação entre o mecanismo de deglutição e o esfíncter esofágico superior. Distúrbios dos músculos lisos no trato GI superior podem resultar em refluxo, regurgitação e disfagia torácica.

Diagnóstico clínico
História
- A obtenção de uma história minuciosa referente a alimentos ou líquidos que fazem com que o paciente tenha disfagia é a chave para fazer o diagnóstico de um distúrbio da motilidade esofágica.
- Disfagia para líquidos (quentes ou frios) é um indício de que o paciente tem um distúrbio da motilidade do esôfago. A duração dos sintomas, a presença de perda de peso, vômitos e o fracasso de medicações são úteis para discernir um problema de motilidade. Distúrbios espásticos do esôfago podem apresentar dor torácica que não está relacionada com esforço ou posição.

Exame físico
- Achados específicos ao exame físico são raros em pacientes com distúrbios da motilidade esofágica. Perda de peso, caquexia e linfonodos supraclaviculares podem representar um distúrbio neoplásico subjacente se manifestando como pseudoacalasia.

Diagnóstico laboratorial
Lista de testes diagnósticos
- Testes sanguíneos não são úteis para fazer o diagnóstico de um transtorno da motilidade esofágica, exceto se um paciente for proveniente de uma área endêmica onde a doença de Chagas é prevalente. A sorologia de *T. cruzii* seria útil.

Lista de técnicas de imagem
- Um teste de **deglutição com bário** ou **cine-esofagrama** deve ser o primeiro teste de escolha se houver suspeita de um distúrbio da motilidade esofágica. Não só as esteno-

ses, membranas, anéis ou neoplasia são excluídos (ou incluídos), mas também a função peristáltica (ou ausência) pode ser vista fluoroscopicamente. A presença de uma hérnia de hiato pode ser vista em pacientes com refluxo crônico, ou um esôfago em "saca-rolhas" pode ser observado em distúrbios espásticos.
- **Endoscopia digestiva alta** pode ser realizada em vez de deglutição com bário quando os pacientes apresentam disfagia. Podem ser realizadas biópsias da mucosa esofágica ou gástrica, se houver suspeita de uma lesão.
- **Rastreio com CT do tórax** pode identificar incidentalmente um esôfago dilatado, implicando uma estenose distal, acalasia ou presbiesôfago.
- **Manometria esofágica:** depois de descartados distúrbios obstrutivos do esôfago, deve ser realizada manometria esofágica para avaliar a função peristáltica e do LES.
  - Manometria esofágica é um teste ambulatorial em que um cateter fino com sensores de pressão (variando de 4 a 360) é inserido por via nasal e posicionado para transpor a junção gastroesofágica. Água ou solução salina (5 mL) é frequentemente dada a cada 30 segundos para avaliar a força e a duração das contrações esofágicas, além de medir a fase em repouso e de relaxação do LES.
- **Manometria de alta resolução:** os sistemas de pressão de perfusão com água estão sendo substituídos por sondas que possibilitam estudos simultâneos da impedância para avaliar a função esofágica com maior precisão e com leitura detalhada gerada por computador.
- **Sonda de pH de 24 horas** (com ou sem impedância): um sensor (cateter) de pH é inserido pelo nariz por 24 horas para determinar a quantidade de refluxo ácido durante o período do teste. Cinco parâmetros compõem o escore DeMeester: porcentagem de refluxo na posição ereta; porcentagem de refluxo na posição supina; porcentagem total de refluxo; número de episódios por mais de 5 minutos; duração mais longa do refluxo ácido. Sondas duplas são capazes de medir o pH proximal e distal.
- **Teste com Capsula Bravo®:** este aparelho é uma cápsula sem fio presa à mucosa esofágica 6 cm acima da junção gastroesofágica. A radiotelemetria transmite dados sobre o grau de acidificação dentro do esôfago por até 48 horas.
- **Impedância intraluminal multicanais:** esta tecnologia permite a medição do refluxo ácido e não ácido (pH > 4,0) ao medir a redução na resistência a uma corrente elétrica, quando o líquido reflui do estômago para o esôfago. O líquido atua como um condutor da corrente elétrica, enquanto que o ar resulta em alta resistência (impedância) ao fluxo da corrente dentro da sonda esofágica.

Armadilhas potenciais/erros comuns cometidos em relação ao diagnóstico da doença
- Pacientes com dor torácica atípica precisam ser avaliados para doença arterial coronariana antes de realizar manometria esofágica para descartar espasmo esofágico difuso, esôfago em quebra-nozes ou acalasia.
- Manometria esofágica nunca deve ser o primeiro teste quando se considera um distúrbio da motilidade. Deglutição com bário ou endoscopia para excluir patologia obstrutiva do esôfago é obrigatória antes de estudos da motilidade.
- A acalasia pode-se apresentar com GERD refratária, e deglutição com bário ou comprimido de bário deve ser considerada, se a endoscopia for normal. Um comprimido de bário é útil não só para descartar estenoses, mas também ajudará a avaliar a fase de relaxamento do LES e as propriedades de esvaziamento do esôfago.

- Se um paciente apresentar sintomas semelhantes à acalasia e for proveniente de uma área endêmica que tem *Trypanosoma cruzi*, como o Brasil, deve-se considerar a possibilidade de doença de Chagas. A obtenção de anticorpos séricos para este organismo auxiliará no diagnóstico. O tratamento visa a reduzir a pressão do LES.

Seção 4: Tratamento
Justificativa do tratamento
- O objetivo do tratamento de acalasia é reduzir a pressão do LES.
- O uso farmacológico de bloqueadores de cálcio sublinguais ou nitratos é de valor limitado por causa da curta duração da ação destes relaxantes da musculatura lisa e seus efeitos colaterais.
- Dilatação pneumática é um tratamento eficaz nas mãos de um gastorenterologista experiente. A taxa de perfuração varia de 2–5%.
- Miotomia laparoscópica de Heller com uma fundoplicatura de Nissen ou plicatura de dor para prevenir refluxo refratário é agora a forma mais comum de tratamento. **POEMS** (miotomia endoscópica peroral) é uma nova técnica endoscópica para acalasia que pode revolucionar as opções de tratamento.
- A injeção de toxina botulínica na junção gastroesofágica é agora reservada para aqueles cujas comorbidades impedem uma cirurgia definitiva.

Tratamento
- Depois de feito o diagnóstico de acalasia, o tratamento visa a reduzir o gradiente de pressão no LES. Infelizmente, persiste aperistalse dentro do esôfago apesar do tratamento. Desta forma, os sintomas de disfagia e dor torácica podem persistir apesar da diminuição da pressão no LES.
- As **medicações** que reduzem a pressão no LES incluem nitratos ou bloqueadores dos canais de cálcio. Estas medicações são de curta duração e de eficácia limitada. Se for identificado que a doença do refluxo gastroesofágico está contribuindo para os sintomas do paciente, será necessário um tratamento apropriado com bloqueadores H2 ou PPI. Agentes procinéticos raramente desempenham um papel no tratamento de distúrbios espásticos. Medicação antiansiedade e inibidores seletivos de recaptação da serotonina (SSRIs) podem ser úteis em pacientes com distúrbios espásticos, já que nem todos os sintomas relacionados podem estar diretamente relacionados com a dismotilidade observada.
- **Injeção com toxina botulínica** causará a redução temporária na pressão do LES, reduzindo a liberação de acetilcolina pelas terminações nervosas no plexo mesentérico. Contudo, geralmente são necessárias injeções repetidas (25 unidades em cada quadrante), e a eficácia a longo prazo é limitada. Assim sendo, a terapia com injeção frequentemente está limitada aos pacientes enfermos que não conseguem tolerar um tratamento mais definitivo.
- *Biofeedback* **comportamental** pode ser um adjuvante útil em pacientes com distúrbios espásticos do esôfago.
- **Dilatação com balão:** durante anos, a dilatação com balão esofágico usando 30, 35 ou 40 mm (diâmetro) foi considerada a modalidade principal de tratamento para acalasia. No entanto, em razão de uma taxa de perfuração de 2–%, da necessidade de dilatação repetida e de novas técnicas cirúrgicas, a dilatação com balão é usada menos comumente, especialmente porque os aprendizes GI mais recentes possuem menos experiência com esta modalidade.

- **Miotomia laparoscópica de Heller** se tornou agora o método mais comumente usado para tratar acalasia. No momento da laparoscopia, as fibras musculares do esôfago são separadas para reduzir a pressão do LES. As vantagens deste método são o tempo mais curto de hospitalização (1 dia), desconforto pós-operatório mínimo e uma excelente taxa de resposta de 90%. Usualmente é realizada endoscopia intraoperatória para confirmar o posicionamento anatômico da miotomia. Depois de realizada uma miotomia, geralmente é realizado, na mesma hora, um procedimento para prevenir refluxo (fundoplicação). Deve-se tomar cuidado para não fazer a fundoplicação muito apertada, caso contrário ocorrerá disfagia.

Tabela de tratamento

Tratamento	Comentários
Conservador: • Tratamento de distúrbios da motilidade espástica esofágica (acalasia, DES, esôfago em quebra-nozes) • Tratamento conservador para pressão hipotensiva do LES, GERD, função peristáltica ineficaz)	• Um ensaio empírico de nitroglicerina sublingual ou bloqueadores dos canais de cálcio pode resultar em melhora temporária • O uso de PPI ou bloqueadores H2 pode ser útil para sintomas de azia, dor torácica e refluxo laringofaríngeo relacionados com a GERD
Médico	Agentes pró-motilidade, como metoclopramida, betanecol, domperidona (não aprovados nos Estados Unidos), podem ajudar a aumentar a função peristáltica
Cirúrgico	Miotomia de Heller por laparoscopia para acalasia e talvez DES
Radiológico	Com fluoroscopia: dilatação pneumática da acalasia
Psicológico	O uso concomitante de SSRI com ou sem antiansiolíticos pode ser útil para distúrbios espásticos do esôfago
Complementar	Redução do estresse, ioga e exercícios podem ajudar a aliviar a ansiedade associada

Manejo das complicações
- Perfuração é a complicação mais temida e potencialmente com maior risco de vida no tratamento de acalasia, especialmente se não for reconhecida imediatamente.
- Pode ocorrer disfagia persistente apesar do tratamento com alguma modalidade. Após o tratamento, o gradiente de pressão do LES ainda pode ser elevado, o que pode requerer dilatação ou a conversão da miotomia de Heller.
- Estenoses por refluxo pós-miotomia podem-se formar secundárias ao refluxo ácido, se o LES estiver completamente patente. Isto é frequentemente tratado com PPI e dilatação.

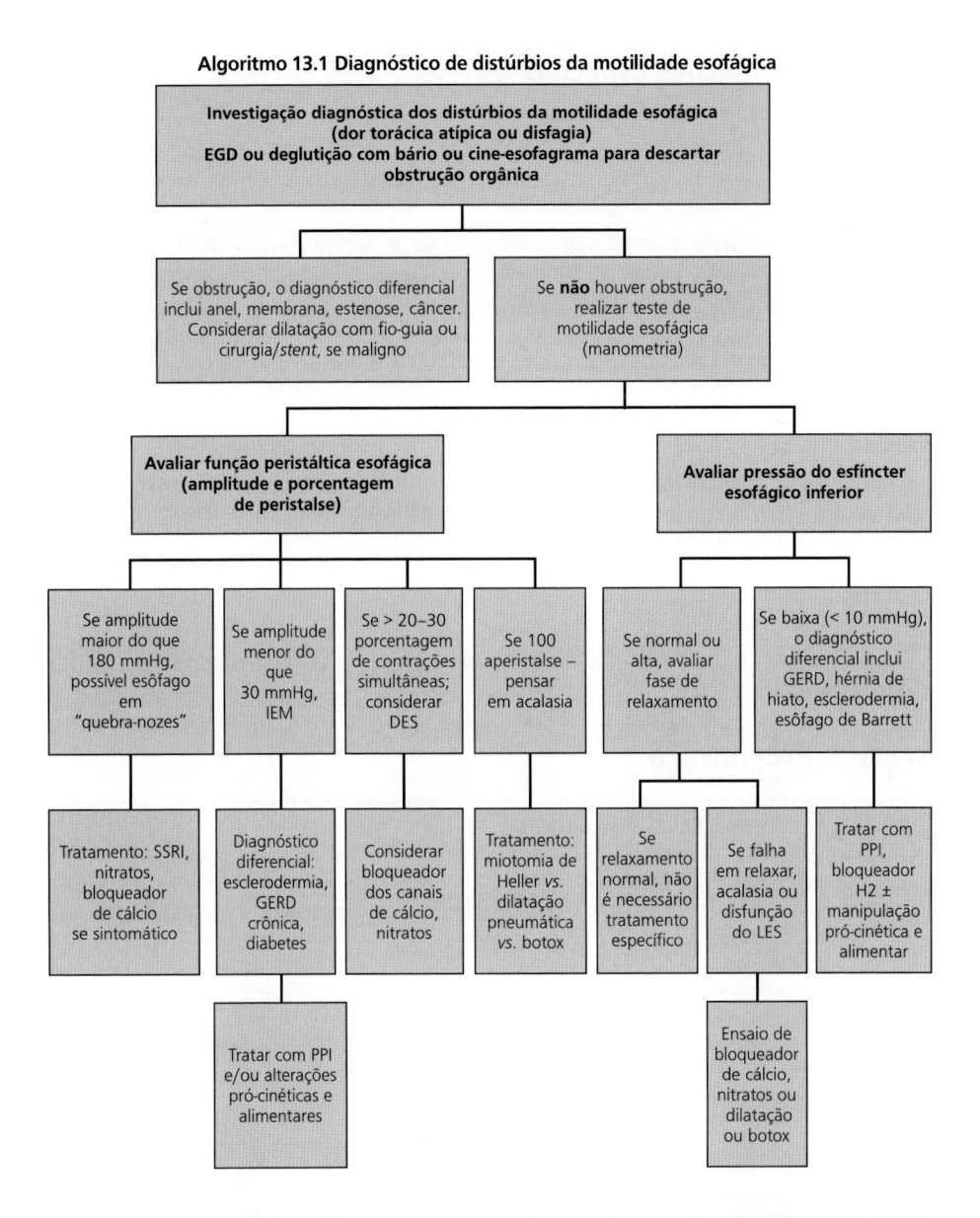

Algoritmo 13.1 Diagnóstico de distúrbios da motilidade esofágica

```
┌─────────────────────────────────────────────────────────┐
│ Investigação diagnóstica dos distúrbios da motilidade   │
│ esofágica (dor torácica atípica ou disfagia)            │
│ EGD ou deglutição com bário ou cine-esofagrama para     │
│ descartar obstrução orgânica                            │
└─────────────────────────────────────────────────────────┘
                           │
        ┌──────────────────┴──────────────────┐
        │                                     │
┌───────────────────────┐          ┌───────────────────────┐
│ Se obstrução, o       │          │ Se não houver         │
│ diagnóstico           │          │ obstrução, realizar   │
│ diferencial inclui    │          │ teste de motilidade   │
│ anel, membrana,       │          │ esofágica             │
│ estenose, câncer.     │          │ (manometria)          │
│ Considerar dilatação  │          └───────────────────────┘
│ com fio-guia ou       │                    │
│ cirurgia/stent, se    │         ┌──────────┴──────────┐
│ maligno               │         │                     │
└───────────────────────┘  ┌──────────────┐      ┌──────────────┐
                           │ Avaliar      │      │ Avaliar      │
                           │ função       │      │ pressão do   │
                           │ peristáltica │      │ esfíncter    │
                           │ esofágica    │      │ esofágico    │
                           │ (amplitude   │      │ inferior     │
                           │ e %          │      └──────────────┘
                           │ peristalse)  │
                           └──────────────┘
```

Avaliar função peristáltica esofágica				Avaliar pressão do esfíncter esofágico inferior		
Se amplitude maior do que 180 mmHg, possível esôfago em "quebra-nozes"	Se amplitude menor do que 30 mmHg, IEM	Se > 20–30 porcentagem de contrações simultâneas; considerar DES	Se 100 aperistalse – pensar em acalasia	Se normal ou alta, avaliar fase de relaxamento		Se baixa (< 10 mmHg), o diagnóstico diferencial inclui GERD, hérnia de hiato, esclerodermia, esôfago de Barrett
Tratamento: SSRI, nitratos, bloqueador de cálcio se sintomático	Diagnóstico diferencial: esclerodermia, GERD crônica, diabetes	Considerar bloqueador dos canais de cálcio, nitratos	Tratamento: miotomia de Heller vs. dilatação pneumática vs. botox	Se relaxamento normal, não é necessário tratamento específico	Se falha em relaxar, acalasia ou disfunção do LES	Tratar com PPI, bloqueador H2 ± manipulação pró-cinética e alimentar
	Tratar com PPI e/ou alterações pró-cinéticas e alimentares				Ensaio de bloqueador de cálcio, nitratos ou dilatação ou botox	

PÉROLAS CLÍNICAS
- Não causam danos: os distúrbios da motilidade geralmente são condições benignas, embora condições não tratadas, como acalasia, possam causar desnutrição e aumentar o risco de aspiração decorrente de secreções e alimento retido.
- O tratamento dos distúrbios da motilidade esofágica visa ao alívio dos sintomas de disfagia, dor torácica atípica, azia, regurgitação e sintomas de LPR.
- A relação custo-benefício do tratamento (medicações vs. dilatação com balão vs. cirurgia) precisa ser adequada ao paciente individual.

Seção 5: Populações Especiais

Gravidez
- As medicações usadas para tratar distúrbios da motilidade esofágica são geralmente seguras (Categoria B), embora o uso de benzodiazepinas, SSRIs e nitratos seja frequentemente evitado na gravidez.
- Cirurgia laparoscópica durante a gravidez é em geral segura, e a relação risco-benefício precisa ser adequada à paciente individual.

Crianças
- Embora acalasia e outros distúrbios da motilidade esofágica sejam raros na população pediátrica, os tratamentos destas condições são semelhantes aos dos adultos.

Idosos
- O tratamento de idosos é semelhante ao de pacientes mais jovens, embora as dosagens de alguns medicamentos possam precisar ser reduzidas para evitar efeitos colaterais como hipotensão e taquicardia.

Outros
- As dosagens dos bloqueadores dos canais de cálcio, nitratos, SSRI e bensodiazepinas podem precisar ser modificadas, se os pacientes tiverem distúrbios hepáticos, cardíacos, ou renais.

Seção 6: Prognóstico

> **PONTOS PRINCIPAIS/PÉROLAS CLÍNICAS**
> - O prognóstico dos distúrbios da motilidade esofágica é favorável, e a taxa de mortalidade é igual à da população em geral.
> - O tratamento de acalasia deve ser realizado depois que o diagnóstico é feito para ajudar a reduzir o risco de aspiração e os sintomas de disfagia que geralmente levam à perda de peso e desnutrição.
> - A morbidade dos distúrbios da motilidade esofágica reside nos sintomas recorrentes de dor torácica, refluxo ácido e não ácido, disfagia e LPR.

História natural da doença não tratada
- Existe um aumento na incidência de neoplasia esofágica em pacientes com acalasia de longa duração. Além disso, se não tratado, o esôfago continuará a dilatar, o que poderá levar à estase alimentar com subsequente aspiração.

Prognóstico para pacientes tratados
- O prognóstico para pacientes com distúrbios da motilidade esofágica é geralmente bom, embora os sintomas possam persistir apesar do tratamento farmacológico.

Testes de *follow-up* e monitoramento
- Em razão do aumento na incidência de câncer esofágico em pacientes com acalasia comparados à população em geral, deve ser considerada vigilância endoscópica em doença de longa duração, embora a frequência específica da endoscopia não esteja clara, porque a maioria das lesões é detectada como neoplasia avançada.

Seção 7: Leitura Sugerida

AGA Technical Review on the Clinical Use of Esophageal Manometry. Gastroenterology 2005;128:209-24
American Gastroenterological Association Medical Position statement: Clinical Uses of Esophageal
  Manometry. Gastroenterology 2005;128:207-8
Boeckxstaens GE, Annese A, Bruley des Varannes S, et al. Pneumatic dilatation versus laparoscopic Heller's
  myotomy for idiopathic achalasia. N Engl J Med 2011;364:1807-16
Kahrilas PJ, Ghosh SK, Pandolfi no JE. Esophageal motility disorders in terms of pressure topography: the
  Chicago Classifi cation. J Clin Gastroenterol 2008;42:627-35
Leeuwenburgh I, Scholten P, Alderliesten J, et al. Long-term esophageal cancer risk in patients with primary
  achalasia: a prospective study. Am J Gastroenterol 2010;105:2144-9
Pandolfi no JE, Kim H, Ghosh SK, et al. High-resolution manometry of the EGJ: an analysis of crural
  diaphragm function in GERD. Am J Gastroenterol 2007;102:1056-63
Pandolfi no JE, Kwiatek MA, Nealis T, et al. Achalasia: a new clinically relevant classifi cation by
  high-resolution manometry. J Am Coll Surg 2008;135:1526-33
Salvado R, Dubecz A, Polomsky M, et al. A new era in esophageal diagnostics: the image-based paradigm of
  high-resolution manometry. J Am Coll Surg 2009;208:1035-44
Tutuian R, Castell DO. Clarifi cation of esophageal defects in patients with manometric ineffective
  esophageal motility: studies using combined impedance-manometry. Clin Gastroenterol Hepatol
  2004;2:230-6

Websites sugeridos
www.motilitysociety.org
www.nature.com/gimo/index.html
http://emedicine.medscape.com/article/174783

Seção 8: Diretrizes
Não aplicável a este tópico.

Seção 9: Evidências
Não aplicável a este tópico.

142 Parte 2 ▪ Doenças/Condições Específicas

Seção 10: Imagens

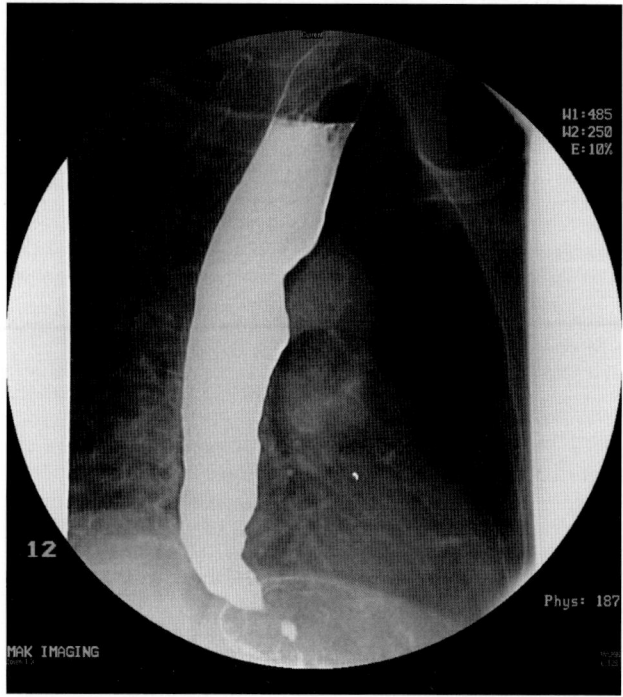

Figura 13.1 Acalasia. Fonte: Imagem de nymi.com.

Material adicional para este capítulo pode ser encontrado *on-line* em:
www.mountsinaiexpertguides.com
A senha de acesso é a palavra **Dysphagia**.
Inclui um estudo de caso com perguntas de múltipla escolha, orientações para os pacientes e os códigos da ICD.

CAPÍTULO 14

Distúrbios Esofágicos Relacionados com Medicamento, Trauma e Infecção

Stuart I. Finkel

Dr. Henry Janowitz Division of Gastroenterology, Icahn School of Medicine at Mount Sinai, New York, NY, USA

DISTÚRBIOS ESOFÁGICOS RELACIONADOS COM MEDICAMENTO

PONTOS PRINCIPAIS
- O esôfago é comumente exposto a medicamentos, cujas lesões são muito prováveis de ser subdiagnosticadas ou sub-reportadas.
- Qualquer comprimido ou cápsula pode causar lesão esofágica.
- Muitos medicamentos, de prescrição ou venda livre, podem produzir lesão esofágica por uma variedade de mecanismos em todas as faixas etárias.
- Os sintomas podem-se justapor à doença coronariana ou pulmonar e a distúrbios esofágicos por outras causas.
- Nenhum tratamento específico se revelou eficaz, exceto pela identificação e suspensão do medicamento agressor e o tratamento sintomático.
- Antibióticos tetraciclinas são a causa mais comum de lesão esofágica induzida por comprimidos.

Seção I: Histórico
- Lesão esofágica induzida por medicamento pode ocorrer com medicamentos usados muito comumente e em qualquer idade. Os sintomas incluem dor torácica, frequentemente pleurítica, que pode ser confundida com embolia pulmonar, síndromes coronarianas agudas ou refluxo gastroesofágico. Em decorrência desta justaposição clínica e porque muitos medicamentos causativos são tomados sem prescrição e podem ter sido usados pelo paciente durante anos, a lesão esofágica induzida por medicamento pode não ser considerada pelos pacientes ou reconhecida pelos médicos.
- Os mecanismos incluem lesão direta na mucosa esofágica através de:
  - Toxicidade direta da droga (tetraciclinas).
  - Produção de um ácido cáustico (sulfato ferroso, ácido ascórbico).
  - Produção de álcali cáustico (bifosfonatos).
  - Produção de uma solução hiperosmolar (cloreto de potássio).
  - Outros mecanismos de lesão indireta podem ser mediados por efeitos na motilidade esofágica, promovendo estase ou facilitando refluxo (bloqueadores dos canais de cálcio).

Incidência/prevalência
- A real incidência e prevalência é provavelmente sub-reportada e subavaliada.

Impacto econômico
- Provavelmente subavaliado, se não inteiramente desconhecido, por ser sub-reportado.

Etiologia
- Fatores de risco que predispõem à lesão esofágica induzida por medicamento:
  - Produção reduzida de saliva: envelhecimento, síndrome seca, medicamentos anticolinérgicos.
  - Distúrbios da motilidade esofágica: acalasia, estenoses, motilidade ineficaz, envelhecimento.
  - Anatomia local desordenada: átrio esquerdo aumentado, aneurisma aórtico.
  - Formulação do medicamento: cápsula, formulações com liberação controlada, comprimidos grandes ou com formatos estranhos.
  - Drogas que afetam o tônus do esfíncter esofágico inferior: agonistas alfa-adrenérgicos, benzodiazepinas, bloqueadores dos canais de cálcio, antagonistas opioides, teofilina.
  - Ingestão de medicamento na posição supina.
- Várias classes de medicamentos sabidamente causam lesão esofágica:
  - Antibióticos: clindamicina, doxociclina, penicilina, rifampicina, tetraciclina.
  - Agentes antivirais: nelfinavir, zalcitabina, zidovudina.
  - Bifosfonatos: alendronato, etidronato, pamidronato.
  - Drogas quimioterápicas: bleomicina, citarabina, dactinomicina, daunorrubicina, 5-fluoracil, metotrexato, vincristina.
  - NSAIDs: aspirina, ibuprofeno, naproxeno.
  - Outros: ácido ascórbico, sulfato ferroso, lanzoprazol, multivitaminas, micofenolato de mofetila, cloreto de potássio, quinidina, teofilina.
- Tetraciclina, doxiciclina e derivados são a causa mais comum de lesão esofágica induzida por medicamento, contabilizando quase tantos casos reportados quanto todas as outras causas combinadas.

Seção 2: Prevenção
- Como o tratamento é somente de apoio, a prevenção está focada na administração adequada de drogas potencialmente lesivas, incluindo tomar o medicamento com pelo menos 28 mL de líquido; permanecer em posição vertical por pelo menos 30 minutos após a ingestão; e escolha criteriosa para identificar pacientes em risco de esofagite por comprimido por causa de condições subjacentes (distúrbios da deglutição, distúrbios anatômicos e motores do esôfago). Não se sabe se um histórico de doença do refluxo gastroesofágico (GERD) aumenta o risco por bifosfonatos, ou se o próprio grau de refluxo aumenta o risco de dano esofágico.

Seção 3: Diagnóstico
- Qualquer comprimido ou cápsula pode causar lesão esofágica. Como os sintomas de lesão esofágica induzida por medicamento podem-se sobrepor a outras condições, causas cardíacas e pulmonares precisam ser descartadas, mas a possibilidade de lesão induzida por droga ainda deve ser considerada, especialmente em pacientes que tomam uma ou mais drogas comumente associadas a tal lesão.
- Se for necessária confirmação diagnóstica, endoscopia é mais sensível do que raios-X. os achados endoscópicos incluem úlceras solitárias discretas, múltiplas úlceras de tamanhos variados, esofagite difusa severa e alterações que imitam candidíase esofágica.

- Lesão crônica pode causar hemorragia, formação de estenose, septações, fístulas e perfurações.

Diagnóstico diferencial

Diagnóstico diferencial	Características
Síndrome coronariana aguda (ACS)	Histórico médico de doença coronariana, sinais vitais instáveis, alterações sugestivas no EKG e no exame físico devem sugerir consulta cardiológica urgente e cateterização, se justificado clinicamente
Embolia pulmonar (PE)	História recente ou predisposição para trombose venosa profunda, achados sugestivos no exame físico, EKG, gases no sangue arterial e/ou radiografia torácica devem sugerir rastreio pulmonar ou angiografia pulmonar urgente
GERD	Histórico médico de GERD, sem característica sugestiva de ACS ou PE, endoscopia precoce justificada para diferenciar entre GERD e lesão induzida por dorna

Apresentação típica
- A apresentação mais típica pode ser nenhuma apresentação, já que os pacientes mais comumente não reconhecem os sintomas. Quando presentes, os sintomas típicos incluem dor torácica de início agudo que pode imitar síndrome coronariana aguda, dor pleurítica severa que sugere embolia pulmonar ou azia que imita GERD típica. Também pode ser reportada odinofagia severa e deve sugerir imediatamente uma causa esofágica subjacente.

Diagnóstico clínico

História
- Uma história completa dos medicamentos atuais deve ser obtida. Deve ser discutido o histórico médico, incluindo doença coronariana, trombose venosa profunda e embolia pulmonar, e GERD deve ser discutida. A natureza da dor torácica apresentada deve ser avaliada quanto à probabilidade de fenômenos coronários ou embólicos, e obtidas consultas apropriadas, se for justificado clinicamente.

Exame físico
- A avaliação dos sinais vitais do paciente é importante na diferenciação entre ACS, PE, GERD e doença esofágica induzida por medicamento.

Diagnóstico laboratorial

Lista de testes diagnósticos
- Estudos laboratoriais de rotina são de pouco valor diagnóstico.
- EKG para todos os pacientes.
- Radiografia torácica se a dor for pleurítica.
- Endoscopia, se necessário descartar outros distúrbios esofágicos.

Lista de técnicas de imagem
- Endoscopia.
- Estudo do esôfago com contraste hidrossolúvel, por fluoroscopia ou CT, se houver suspeita de doença esofágica complicada ou perfuração.

Armadilhas potenciais/erros comuns cometidos em relação ao diagnóstico da doença

- Não considerar a possibilidade de doença esofágica induzida por droga em um paciente com dor torácica severa aguda depois que foi excluída síndrome coronariana aguda e embolia pulmonar.
- Não considerar a possibilidade de doença esofágica induzida por droga em um paciente com sintomas semelhantes à GERD.

Seção 4: Tratamento

- O tratamento é sintomático, enquanto a identificação e descontinuação do medicamento suspeito estão sendo realizadas, e inclui controle da dor, manutenção de hidratação adequada e prevenção de danos adicionais decorrente da GERD sobreposta. Odinofagia pode ser aliviada pelo uso de lidocaína viscosa tópica ou, se necessário, narcóticos.

Quando hospitalizar

- Quando houver odinofagia severa impedindo hidratação oral e alimentação adequadas que requerem terapia intravenosa.
- Quando houver doença esofágica complicada, incluindo hemorragia, formação de estenose, perfuração ou formação de fístula.

Prevenção/manejo de complicações

- O diagnóstico precoce de doença esofágica induzida por medicamento e a descontinuação do medicamento agressor é imperativo para que sejam evitadas complicações. Os pacientes em risco de doença esofágica induzida por medicamento devem ser identificados. É recomendado minimizar o uso de medicamentos potencialmente lesivos, se clinicamente possível.

Seção 5: Populações Especiais

Idosos

- Muitos pacientes idosos estão fazendo uso de bifosfonatos para osteoporose e devem ser lembrados regularmente de observar as advertências para estas drogas, incluindo permanecer na posição vertical por pelo menos 30 minutos após ingerir a droga e tomar um copo cheio de água.

Seção 6: Prognóstico

- O prognóstico é excelente, se o medicamento agressor for identificado e descontinuado antes da formação de estenose ou perfuração. A maioria dos sintomas se resolve em 2-3 semanas após a descontinuação da droga agressora.
- Até um terço dos pacientes com lesão por bifosfonato desenvolverá estenoses. Não se sabe se um novo desafio com o medicamento agressor, com melhor observância do paciente e medidas preventivas, apresenta um risco maior de dano recorrente.
- Pacientes com problemas anatômicos ou de motilidade que predispõem à estase estão em alto risco para lesão induzida por droga recorrente e devem ser acompanhados de perto, se a droga for reiniciada.

DISTÚRBIOS ESOFÁGICOS RELACIONADOS COM TRAUMA

> **PONTOS PRINCIPAIS**
> - Uma perfuração esofágica apresenta potencialmente risco de vida, com a mortalidade variando entre 5 e 75%, dependendo da localização e da apresentação.
> - O esôfago está em maior risco por lesão mecânica do que o resto do trato gastrointestinal porque ele não tem a resistência proporcionada por uma camada serosa.
> - Pode ocorrer lesão esofágica mecânica por causas iatrogênicas, trauma fechado ou penetrante, ou espontaneamente.
> - Os mecanismos incluem perfuração direta, forças de cisalhamento longitudinais, ruptura por forças radiais e afinamento decorrente de processos patológicos.
> - A incidência de perfurações esofágicas está aumentando com a proliferação de procedimentos endoscópicos, que são agora a causa mais frequente.

Seção 1: Histórico

Incidência/prevalência
- Causas iatrogênicas respondem por 50–75% de todas as perfurações esofágicas, a maioria das quais são por procedimentos endoscópicos (veja Capítulo 46).
- A síndrome de Boerhaave causa 15% de todas as perfurações esofágicas.
- Trauma penetrante responde por 2–9%.
- Outras causas, incluindo corpos estranhos, são raras (veja Capítulo 15).

Etiologia e patologia/patogênese
- Sondas nasogástricas podem causar lesão mecânica direta, incluindo ulceração e perfuração. Essas lesões podem ocorrer em um esôfago normal e também naqueles com doenças subjacentes ou condições anatômicas que afetam a patência do lúmen. O esôfago cervical, especialmente em torno do seio piriforme, é o sítio mais comum dessas perfurações. Também pode ocorrer lesão decorrente de sondas nasogástricas de permanência prolongada por causa de refluxo gastroesofágico e lesão crônica por exposição ácida prolongada. Isto pode causar a formação de estenoses, que são tipicamente longas, estreitas e difíceis de dilatar.
- Foram relatadas lesões esofágicas mecânicas decorrentes de aparelhos de intubação respiratória, frequentemente ulcerações, perfuração ou inserção. Foi relatada fístula traqueoesofágica após o uso prolongado de uma sonda endotraqueal com balonete. Também ocorreram lesões causadas por sondas de ecocardiografia transesofágica e sondas de toracostomia.
- Lesões não iatrogênicas do esôfago são mais comumente causadas por trauma penetrante em vez se fechado. A maioria dos casos de perfurações esofágicas fechadas ocorre por causa de impactos por volante ou cintos de segurança de carros. A maioria dos ferimentos penetrantes que resultam em perfurações esofágicas é causada por ferimentos à faca ou por arma de fogo.

Seção 2: Prevenção
- Medidas de qualidade em endoscopia e intubação endotraqueal estão atualmente sendo investigadas. É desencorajado o uso rotineiro de sondas nasogástricas para descompressão depois de cirurgia abdominal.

Seção 3: Diagnóstico
Apresentação típica
- Perfurações esofágicas cervicais estão frequentemente associadas a lesões traqueais, das carótidas e/ou medular. Lesões esofágicas distais podem-se estender até o mediastino e pleura e podem causar lesão na aorta.

Diagnóstico clínico
História
- Um histórico de acidente recente com veiculo motor, ferimento com arma de fogo ou faca será óbvio. Após instrumentação esofágica, a presença de dor no pescoço, tórax ou abdome; dispenia, disfonia, disfagia, odinofagia; e/ou febre devem sugerir perfuração esofágica cervical. Pacientes com perfuração esofágica torácica podem apresentar os sintomas anteriores, bem como dor lombar ou dor referida no ombro provocada por irritação diafragmática.

Exame físico
- Enfisema subcutâneo do pescoço e/ou tórax superior, com crepitação na palpação, está presente em até 60% dos pacientes pelo menos 1 hora após a perfuração. Taquipneia e taquicardia estão comumente presentes desde o início. Pode levar horas a dias para que se desenvolva febre.

Diagnóstico laboratorial
- Estudos laboratoriais são de pouco valor diagnóstico.

Lista de técnicas de imagem
- Radiografia torácica simples pode ter achados sugestivos em 90% das perfurações esofágicas, incluindo enfisema subcutâneo, pneumomediastino ou outro ar livre extramural.
- Um esofagrama com contraste hidrossolúvel deve ser realizado em todo o paciente com suspeita de perfuração esofágica, mas pode não ser possível em um paciente com lesão severa. A perfuração é confirmada por extravasamento do contraste.
- Deve ser realizada uma varredura realçada com contraste do tórax e abdome, se um esofagrama não for possível ou se o estudo com contraste for negativo, apesar da alta suspeita clínica.
- Endoscopia de rotina é relativamente contraindicada em suspeita de perfuração cervical, mas pode ser útil intraoperatoriamente. Também pode ser realizada endoscopia naqueles pacientes muito instáveis para exame com contraste.

Armadilhas potenciais/erros comuns cometidos em relação ao diagnóstico da doença
- A falha em diagnosticar e iniciar o tratamento de uma perfuração esofágica em tempo hábil pode aumentar substancialmente a mortalidade decorrente de infecção e sepse.

LACERAÇÕES DE MALLORY-WEISS (Veja Capítulo 7)

> **PONTOS PRINCIPAIS**
> - Uma laceração de Mallory-Weiss ocorre na cárdia gástrica em consequência de vômito forçado.
> - A apresentação clássica é vômitos, regurgitação, ou "refluxo", seguida de hematêmese.
> - Raramente ocorre melena sem hematêmese.
> - A hemorragia é tipicamente autolimitada, mas pode raramente ser massiva ou até mesmo fatal.
> - O tratamento após o diagnóstico endoscópico pode ser de apoio ou exigir terapia endoscópica.

Capítulo 14 ▪ Distúrbios Esofágicos Relacionados com Medicamento, Trauma e Infecção

Seção 1: Histórico

Etiologia

- A laceração na síndrome de Mallory-Weiss é causada por cortes na junção esofágica e estômago proximal no ponto do hiato diafragmático, como consequência do aumento no gradiente de pressão intra-abdominal-intratorácica decorrente de vômito forçado. As forças de cisalhamento são aumentadas em proporção direta com o rádio do lúmen e, portanto, pacientes com uma hérnia de hiato são predispostos a essas lacerações. A maioria das lacerações de Mallory-Weiss ocorre em pacientes com uma hérnia de hiato, a 2 cm da junção esofágica. As lacerações de Mallory-Weiss também foram associadas à manobra de Valsalva, tosse forçada, regurgitação ou passagem retrógrada de ar durante endoscopia gastrointestinal (incluindo a experiência do autor), ecocardiografia transesofágica e ressuscitação cardiopulmonar.

Seção 2: Prevenção

Não aplicável a este tópico.

Seção 3: Diagnóstico

Apresentação típica

- A apresentação clássica é hematêmese imediatamente após vômitos, regurgitação ou "refluxo" em dois terços dos pacientes. Um terço não tem história de vômitos recentes. Raramente melena sem hematêmese é o sintoma apresentado.

Diagnóstico clínico

Exame físico

- O exame físico de um modo geral não é significativo, embora possa haver sinais de instabilidade hemodinâmica em casos raros.

Diagnóstico laboratorial

- Estudos laboratoriais são de pouco valor diagnóstico.

Lista de estudos de imagem

- O diagnóstico de laceração de Mallory-Weiss é confirmado com endoscopia GI superior, que também irá descartar outras causas potenciais de hematêmese. Tipicamente, é encontrada uma laceração, juntamente com o aspecto de menor curvatura da cárdia gástrica. Raramente são encontradas lacerações múltiplas.

SÍNDROME DE BOERHAAVE

> **PONTOS PRINCIPAIS**
> - A apresentação clássica de ruptura esofágica espontânea é dor abdominal torácica ou superior aguda severa após vômito severo ou regurgitação e representa uma laceração mais severa do que uma Mallory-Weiss.

Seção 1: Histórico
Incidência/prevalência
- A síndrome de Boerhaave representa cerca de 15% de todas as perfurações e ocorre tipicamente com vômitos após o consumo pesado de alimentos ou álcool.

Etiologia
- A síndrome de Boerhaave pode ocorrer depois de qualquer coisa que aumente a pressão intra-abdominal agudamente contra um esfíncter esofágico inferior fechado, aumentando o gradiente da pressão intragástrica- intratorácica. Foram relatados casos associados à manobra de Valsalva, parto, halterofilismo, acessos de tosse, gargalhada, soluço e deglutição forçada. Mucosa esofágica anormal, incluindo esofagite de refluxo, esôfago de Barrett com ulceração, esofagite infecciosa e eosinofílica podem aumentar o risco de ruptura espontânea. Mais de 90% dos casos ocorrem no terço inferior do esôfago, mais frequentemente na área posterolateral esquerda, e estendem-se superiormente em razão da falta de estruturas de apoio adjacentes, musculatura fina e angulação do esôfago no pilar diafragmático.

Seção 2: Prevenção
Não aplicável a este tópico.

Seção 3: Diagnóstico
Diagnóstico diferencial

Diagnóstico diferencial	Características
Eventos coronariano e cardiovascular agudos	Síndrome coronariana aguda, aneurisma dissecante, infarto do miocárdio, pericardite e tamponamento cardíaco, aneurisma aórtico abdominal
Eventos pulmonares agudos	Embolia pulmonar, pneumotórax espontâneo, pneumonia
Eventos gastrointestinais agudos	Pancreatite, úlcera péptica

Apresentação típica
- A apresentação é frequentemente catastrófica, com dor torácica severa, choque e sepse resultante de uma grande perfuração esofágica. O diagnóstico diferencial é extenso. Uma demora no diagnóstico aumentará a morbidade e mortalidade.

Apresentação clínica
Exame físico
- A "tríade de Mackler" de vômitos, dor torácica e enfisema subcutâneo está classicamente associada à ruptura esofágica espontânea, mas está presente em apenas 50% dos casos.

Seção 4: Tratamento
Quando hospitalizar
- Todos os pacientes com lesão esofágica presumida por trauma fechado ou penetrante devem ser avaliados em um serviço de emergência. Pacientes que se submeteram à

intubação endoscópica ou endotraqueal devem fazer avaliação de emergência tão logo surja suspeita de perfuração iatrogênica.
- Pacientes com suspeita de lacerações de Mallory-Weiss que provavelmente já compareceram a um serviço de emergência por causa da hematêmese severa ou que devem ser encaminhados imediatamente.
- Pacientes com suspeita de síndrome de Boerhaave que provavelmente já compareceram a um serviço de emergência em razão de dor torácica severa ou que devem ser encaminhados imediatamente.

Prevenção/manejo de complicações
- Antibióticos de amplo espectro devem ser iniciados cedo no curso de uma perfuração esofágica. Os pacientes não devem ingerir nada por via oral, devendo ser inserida uma sonda nasogástrica para remover os conteúdos gástricos e reduzir a contaminação adicional. O manejo da dor pode requerer analgésicos narcóticos. Pacientes com hemodinâmica instável ou comprometimento respiratório devem receber medidas de ressuscitação e monitoramento apropriados.
- Manejo conservador e cirurgia: a exploração cirúrgica poderá não ser necessária para todos os pacientes com uma perfuração esofágica cervical. O manejo médico conservador com alimentação enteral e antibióticos pode possibilitar a cicatrização não operatória em alguns pacientes com pequenas perfurações definidas e sem sinais ou sintomas de sepse. As contraindicações para o manejo conservador incluem perfurações associadas a uma neoplasia ou obstrução e sepse. As inquietações associadas à abordagem conservadora são sepse, fístula traqueoesofágica e comprometimento das vias aéreas, que ocorrem em cerca de 4% desses pacientes. Dependendo do grau de contaminação, o fechamento primário pode ser possível, ou então será necessário um procedimento em dois estágios com uma esofagotomia cervical com desvio temporária.
- Cirurgia precoce é recomendada para a maioria dos pacientes com perfuração esofágica distal. A morbidade e mortalidade são grandemente aumentadas depois de 12 horas por causa da contaminação do mediastino. O acesso cirúrgico é mais complicado do que em perfurações cervicais, e lesões distais podem estar mais associadas à ferida isquêmica. Consequentemente, ressecção esofágica com anastomose gastroesofágica poderá ser necessária.
- Terapia endoscópica: recentemente o *stenting* endoscópico temporário foi reportado como tratamento eficaz para uma maioria de perfurações esofágicas benignas. Em um relato recente, 58% dos pacientes tratados com *stenting* endoscópico tinham lesões iatrogênicas; 30% eram devidas à síndrome de Boerhaave, dois pacientes tinham vazamento anastomótico, um resultante de trauma e um de um corpo estranho. A taxa de migração do *stent* era alta, porém gerenciável pela inserção de um segundo *stent*. Os *stents* parcialmente recobertos foram mais difíceis de remover, e os *stents* totalmente recobertos tiveram uma taxa de migração mais elevada. Os *stents* foram removidos depois de 6 semanas da inserção. A taxa de mortalidade neste estudo foi de 21%, a maior parte em 90 dias. Dos pacientes que sobreviveram, apenas 12% precisaram de esofagectomia. Outros ensaios foram recomendados para o *design* ideal do *stent* e duração da terapia. Outros autores concluem que um *stenting* de rotina de perfurações traumáticas não deve ser considerado neste momento.
- O tratamento da síndrome de Mallory-Weiss é frequentemente de apoio, dada a natureza autolimitada da maior parte desta hemorragia. Poderá ser necessário tratamento para suprimir vômitos, se houver recorrência. Medidas terapêuticas endoscópicas incluíram a

injeção de epinefrina e agentes esclerosantes, colocação de clipe endoscópico e ligação com banda. Uma redução significativa de hemorragia, da necessidade de transfusão e do tempo de internação pode ser o resultado da terapia endoscópica. Se persistir hemorragia apesar da terapia endoscópica, poderá ser usada embolização angiográfica por meio da artéria gástrica esquerda. Raramente é necessária cirurgia.

Seção 5: Populações Especiais
- Anormalidades anatômicas, estenoses e neoplasia do esôfago aumentam o risco de perfurações iatrogênicas. Pacientes com hérnia de hiato estão em maior risco de síndrome de Mallory-Weiss em consequência de vômito forçado.
- Anormalidades da mucosa esofágica podem predispor à ruptura espontânea após vômito forçado.

Seção 6: Prognóstico
- A taxa de mortalidade de perfurações esofágicas não tratadas é de 100%. O prognóstico de perfurações esofágicas pode ser reservado, especialmente se o diagnóstico e tratamento forem retardados. A taxa de mortalidade depois de reparo cirúrgico é de 12–50%.

DISTÚRBIOS ESOFÁGICOS RELACIONADOS COM INFECÇÃO
PACIENTES IMUNOCOMPETENTES

> **PONTOS PRINCIPAIS**
> - Infecções esofágicas são mais comuns em pacientes imunodeficientes e imunossuprimidos.
> - Infecção com *Candida albicans* é a infecção esofágica mais comum em pacientes imunocompetentes.
> - Os fatores de risco para infecção esofágica em pacientes imunocompetentes incluem distúrbios esofágicos subjacentes, especialmente aqueles que predispõem à estase, e medicamentos.
> - Os distúrbios médicos subjacentes que podem predispor a infecções esofágicas incluem alcoolismo, insuficiência suprarrenal e diabetes melito.

Seção 1: Histórico
Etiologia
- Os fatores de risco que predispõem a infecções esofágicas em hospedeiros imunocompetentes incluem distúrbios esofágicos que resultam em estase dos conteúdos luminais, especialmente se houver dilatação esofágica, como acalasia ou esclerodermia. Também foi reportado que esofagite eosinofílica aumenta o risco de infecção esofágica, especialmente se tratada com esteroides tópicos. Um distúrbio raro associado à infecção por *Candida* pode ser pseudodiverticulose intramural esofágica. Os fatores de risco adicionais em tais pacientes incluem esteroides inalados ou orais e terapia supressora de ácido. Distúrbios médicos subjacentes que podem predispor a infecções esofágicas incluem alcoolismo, insuficiência suprarrenal, especialmente se for necessária terapia com corticosteroides, diabetes melito e desnutrição. Idade avançada e estado debilitado também podem predispor à infecção esofágica, embora ela também possa estar relacionada com o estado imune. Deve ser observado que organismos causadores de infecções esofágicas em pacientes imunocompetentes também podem causar infecção em hospedeiros imunocomprometidos (vide a tabela: Organismos específicos).

Não foram reportados casos de esofagite por citomegalovírus (CMV) em pacientes com sistemas imunológicos normais, e o diagnóstico de esofagite por CMV deve motivar uma busca das causas de imuossupressão, se não foram previamente reconhecidas. Foi reportado que um paciente imunocompetente em outros aspectos desenvolveu esofagite por CMV depois de terapia com corticosteroides de curta duração.

Organismos específicos	
Candida albicans	Candida albicans é responsável pela maioria das infecções esofágicas no hospedeiro imunocomprometido, embora tenham sido reportadas outras espécies de Candida. Foi reportada colonização em até 20% dos adultos sadios, e a infecção pode ser assintomática. Os sintomas incluem disfagia e odinofagia. Diabetes melito e terapia com corticosteroides podem predispor à infecção. O diagnóstico é tipicamente feito pela sua aparência endoscópica característica de placas esbranquiçadas e pseudomembranas que podem ser múltiplas e pequenas ou confluentes e lineares. Também pode-se suspeitar do diagnóstico em estudos de bário com duplo contraste. A confirmação do diagnóstico é feita por meio de escovação endoscópica, biópsia ou citologia, mostrando hifas ou levedura em desenvolvimento. O tratamento para esofagite por Candida no hospedeiro imunocompetente inclui terapia tópica com antibióticos antifúngicos não absorvíveis, como nistatina ou clotrimazol, ou terapia oral com fluconazol. Embora a maioria dos pacientes imunocompetentes responda à terapia tópica, diretrizes recentes afirmam que terapia antifúngica sistêmica é sempre necessária. O tratamento deve ser continuado por 14–21 dias.
Vírus do herpes simples	Esofagite por HSV pode afetar todas as idades e representa infecção primária ou a reativação de infecção latente. O início abrupto de odinofagia severa, sintomas de GERD e febre são comuns. O diagnóstico é feito por endoscopia. As lesões esofágicas iniciais são vesículas redondas de 1–3 mm no esôfago médio a distal. Posteriormente, pode haver friabilidade difusa, ulcerações e exsudatos. Na biópsia, são encontradas células gigantes multinucleadas e corpos de inclusão intranuclear. Manchas imuno-histoquímicas podem melhorar o resultado diagnóstico. A infecção é frequentemente autolimitada em pacientes imunocompetentes, mas podem ocorrer hemorragia e perfuração gastrointestinal. O tratamento é feito com aciclovir ou valaciclovir oral por 7–10 dias. Odinofagia severa pode requerer aciclovir parenteral até que o paciente possa tomar medicação por via oral.
Papilomavírus humano	A infecção esofágica pelo HPV é frequentemente assintomática e pode ser encontrada em endoscopia digestiva alta feita por outras razões. As lesões incluem máculas eritematosas, placas brancas ou nódulos, ou lesões tipo frondes semelhantes a condilomas no esôfago médio a distal. Infecção pelo HPV pode ser um fator de risco para carcinoma das células escamosas do esôfago, e foi demonstrada em tais tumores pela reação em cadeia da polimerase. Ao contrário do carcinoma cervical, em que existe uma associação de quase 100% ao HPV, o seu papel na causação do carcinoma das células escamosas do esôfago é polêmico, com amplas variações na taxa de infecção reportada. O diagnóstico é feito com biópsia que mostra coilocitose –núcleos atípicos rodeados por um anel e células gigantes ou por manchas imuno-histoquímicas. O tratamento é frequentemente desnecessário, porém lesões grandes requerem remoção endoscópica. Foi relatado sucesso variável no tratamento com agentes antivirais.

(Continua)

Outras Infecções Esofágicas no Hospedeiro Imunocompetente

Micobacterium tuberculosis
A maioria das infecções esofágicas ocorre como uma extensão de infecções mediastinais adjacentes, mas foi reportada infecção primária do esôfago. Ao contrário de outras infecções esofágicas, os sintomas proeminentes incluem perda de peso, tosse e febre, além de disfagia. As complicações incluem hemorragia, perfuração e fístula.

Embora o diagnóstico de tuberculose já tenha sido estabelecido na maioria dos casos, a infecção esofágica pode requerer diagnóstico endoscópico, o que requer precauções apropriadas por parte da equipe de endoscopia. Os achados endoscópicos incluem úlceras superficiais, lesões agrupadas sugerindo neoplasia e compressão esofágica extrínseca por doença adjacente. Coloração acidorrápida e cultura micobacteriana devem ser obtidas na biópsia e amostras escovadas.

O tratamento é como para tuberculose pulmonar e disseminada. Poderá ser necessária cirurgia para hemorragia grave, perfuração ou fístulas.

Trypanosoma cruzii
A doença de Chagas é endêmica na América do Sul, mas pode ser vista em imigrantes de outras áreas. Podem ocorrer manifestações esofágicas décadas depois da infecção inicial, que provocam a destruição de células nervosas no esfíncter esofágico inferior. Os sintomas são idênticos à acalasia, assim como os achados manométricos, e pode ocorrer megaesôfago. Os sintomas incluem disfagia, regurgitação, dor torácica, tosse e febre. Pode haver manifestações de cardiomiopatia decorrente do envolvimento chagásico. O risco de câncer esofágico escamoso é aumentado.

O tratamento inclui nitratos, dilatação com balão e miotomia. Poderá ser necessária esofagectomia para megaesôfago com sintomas intratáveis ou aspiração.

Infecções Esofágicas Raras em Pacientes Imunocomprometidos
- Sífilis
- Herpes-zóster
- Vírus Epstein-Barr
- Blastomicose
- Histoplasmose

Seção 7: Leitura Sugerida

Geagea A, Cellier C. Scope of drug-induced, infectious, and allergic esophageal injury. Curr Opin Gastroenterol 2008;24:496–501

Katzka D. Esophageal disorders caused by medications, trauma, and infection. In Feldman M, Friedman LS, Brand LJ (eds) Sleisenger and Fordtran's Gastrointestinal and Liver Diseases, 9th edition. Philadelphia, PA: Saunders Elsevier, 2010:735–4

Long, CM. Esophageal rupture and tears in emergency medicine. Medscape 2011;April

Mencke T, Echternach M, Kleinschmidt S, et al. Laryngeal morbidity and quality of tracheal intubation. Anesthesiology 2003;98:1049–56

Pace F, Antinori S, Repici A. What is new in esophageal injury (infection, drug-induced, caustic, stricture, perforation). Curr Opin Gastroenterol 2009;25:372–9

Pappas PG, Kauffman CA, Andes D, et al. Clinical practice guidelines for the management of candidiasis: 2009 update by the Infectious Diseases Society of America. Clin Infect Dis 2009;48:503–35

Scheiman JM. Unmet needs in non-steroidal anti-inflammatory drug-induced upper gastrointestinal diseases. Drugs 2006;66(Suppl 1);15–21

Si HX, Tsao SW, Poon CS, Wong YC, Cheung AL. Physical status of HPV-16 in esophageal squamous cell carcinoma. J Clin Virol 2005;32:19–23

Van Heel NCM, Haringsma J, Spaander MC, Bruno MJ, Kuipers EJ. Short-term esophageal stenting in the management of benign perforations. Am J Gastroenterol 2010;105:1515–20

Wallace MB, Smith CD. Closing holes that leak: another Dutch success story. Am J Gastroenterol 2010;105:1521–2

Weile J, Streeck B, Muck J, et al. Severe cytomegalovirus-associated esophagitis in an immunocompetent patient after short-term steroid therapy. J Clin Microbiol 2009;47:3031–3

Seção 8: Diretrizes

Título de referência	Fonte de referência	Data
Management of candidiasis	Infectious Diseases Society of America. Clinical practice guidelines for the management of candidiasis	2009 (Clin Infect Dis 2009;48:503-35)

Material adicional para este capítulo pode ser encontrado *on-line* em:
www.mountsinaiexpertguides.com
A senha de acesso é a palavra **Dysphagia**.
Inclui um estudo de caso com perguntas de múltipla escolha, orientações para os pacientes e os códigos da ICD.

CAPÍTULO 15

Manejo de Corpos Estranhos no Trato GI

James George
Dr. Henry D. Janowitz Division of Gastroenterology, Icahn School of Medicine at Mount Sinai, New York, NY, USA

PONTOS PRINCIPAIS
- As abordagens corretas de corpos estranhos podem ser endoscópicas, cirúrgicas ou expectantes.
- O manejo seguro requer o reconhecimento precoce de condições instáveis: obstrução das vias aéreas, sepse, perfuração.
- As ingestões de emergência incluem baterias, objetos cortantes e corpos estranhos impactados.
- O endoscopista precisa ter conhecimento dos métodos adequados para a remoção de corpos estranhos.

Seção 1: Histórico
- Os objetos alojados no trato gastrointestinal (GI) incluem corpos estranhos ou impactação de um bolo alimentar.
- A maioria é acidental na população pediátrica entre 6 meses e 6 anos, em idosos, em pacientes com transtornos psiquiátricos e naqueles com intoxicação por álcool. Indivíduos aprisionados também têm tendência à ingestão de corpos estranhos.
- Impactação alimentar é mais provável em pacientes com patologia esofágica subjacente.
- Obstrução ou perfuração são mais prováveis em pacientes com angulação ou estreitamento do trato digestório.

Seção 2: Prevenção
Não aplicável a este tópico.

Seção 3: Diagnóstico

PÉROLAS CLÍNICAS
- **Crianças:** o diagnóstico é sugerido por sialorreia, incapacidade de tolerar sólidos ou sinais de obstrução ou perfuração.
- **Adultos:** o diagnóstico é sugerido pela sensação de corpo estranho, sinais de obstrução intestinal ou perfuração.
- O diagnóstico pode ser confirmado por meio de radiografias simples, CT ou endoscopia.

Apresentação típica
- As apresentações da ingestão de corpos estranhos variam, dependendo da idade e do estado mental do paciente, do tipo de ingestão e de alguma doença subjacente do intestino.
- A maioria das ingestões ocorre na população muito jovem ou em idosos e é acidental.
- A maioria dos pacientes não apresenta uma história de ingestão. Estima-se que em 80% dos casos o corpo estranho migrará espontaneamente.
- Crianças podem apresentar sialorreia, choque, recusa a comer, chiado e desconforto respiratório.
- Pacientes idosos e crianças também podem apresentar sinais clínicos de peritonite ou perfuração.
- Adultos coerentes frequentemente apresentam sinais de impactação alimentar.

Diagnóstico clínico
História
- Os clínicos devem obter uma história com atenção especial ao momento da ingestão, o tipo de ingestão e a patologia GI subjacente potencial.
- Em crianças, a ingestão de botões ou baterias em forma de disco são emergências porque podem provocar necrose da parede esofágica.
- Impactações alimentares esofágicas de mais de 24 horas têm uma maior probabilidade de erosão transmural e perfuração.
- Objetos não cortantes têm uma maior probabilidade de migração. Objetos afiados e aqueles com mais de 2,5 cm de largura ou mais de 6,5 cm de comprimento têm maior probabilidade de perfurar ou obstruir.
- Indivíduos aprisionados podem ingerir múltiplos objetos, e traficantes de drogas tipicamente embrulham narcóticos em plástico ou preservativos para traficar drogas ilegalmente.
- As ingestões de ímãs também apresentam um problema peculiar porque eles se atraem no intestino delgado e causam necrose por pressão e perfuração.

Exame físico
- Os achados do exame físico são limitados.
- Deve ser dada atenção especial aos sinais de obstrução das vias aéreas e aos sinais de perfuração no pescoço ou abdome.
- Observar os sinais de impactação esofágica com sialorreia e incapacidade de controlar a própria saliva.

Diagnóstico laboratorial
Lista de técnicas de imagem
- Radiografias simples identificam a maioria dos corpos estranhos. Elas podem auxiliar na verificação do tipo, forma, localização, tamanho e número de corpos estranhos ingeridos. Também são úteis na detecção de ar no mediastino, perfuração intestinal e obstrução intestinal.
- O rastreio com CT pode ajudar a visualizar objetos que não são radiopacos, como palitos de dentes e anéis de latas de refrigerante, quando a história de ingestão é menos clara.
- Estudos com raios X não devem retardar a extração em casos de emergência. Botões ou baterias em forma de disco que estão no estômago devem ser acompanhados com raios X em série. Embora não sejam tóxicos no estômago, se não passarem dentro de 24 horas, devem ser retirados.

Seção 4: Tratamento
- O tratamento depende do tamanho, forma, conteúdo, localização e tempo de ingestão do corpo estanho. Como a maioria dos corpos estranhos migra por conta própria, pode-se apenas usar a observação para ingestões pequenas, não cortantes e não cáusticas. Elas tipicamente migram dentro de 4–6 dias.
- Endoscopia e extração de emergência são necessárias para:
  - Pacientes com obstrução esofágica completa que não conseguem controlar as próprias secreções.
  - Baterias em forma de disco dentro do esôfago.
  - Objetos pontiagudos dentro do esôfago.
- Endoscopia urgente é necessária para:
  - Impactação esofágica com obstrução incompleta.
  - Objetos pontiagudos no estômago ou duodeno.
  - Objetos com mais de 6 cm de comprimento próximos ao duodeno.
  - Múltiplos ímãs dentro do alcance endoscópico.
- Endoscopia não urgente é necessária para:
  - Objetos com mais de 2,5 cm.
  - Baterias em forma de disco que não migraram do estômago em mais de 24 horas.

Manejo não endoscópico
- Remoção com cateter de Foley guiada por fluoroscopia. Isto é feito com a colocação do cateter de Foley além do corpo estranho, enchendo o balão e depois retirando o cateter cuidadosamente. Isto deve ser feito com cuidado para evitar a aspiração do corpo estranho e não deve ser usado com objetos cortantes ou em pacientes mentalmente deprimidos para evitar lesão no esôfago ou aspiração.
- Bougienage com 48 French ou dilatador do tipo Maloney pode ser usado para corpos estranhos lisos, como moedas. Para evitar lesão, deve ser tomado cuidado com pacientes com uma história de suspeita de uma estenose esofágica.
- Fórceps de Magill com visualização direta para itens alojados no músculo cricofaríngeo. Isto é geralmente realizado por um cirurgião ENT experiente.
- Glucagon 1–2 mg IV em adultos (0,02 mg/kg em crianças) para causar relaxação do esfíncter esofágico inferior (LES) e permitir a passagem dentro de 30 minutos.

Manejo endoscópico
- Impactação do bolo alimentar:
  - Até 60% dos pacientes têm uma patologia esofágica subjacente, incluindo estenoses, câncer, esofagite erosiva e esofagite eosinofílica. Frequentemente podem ser realizadas biópsias no momento da terapia para o bolo alimentar ou posteriormente, se houver trauma significativo no esôfago.
  - Múltiplas técnicas de remoção, incluindo remoção em bloco com um alça de polipectomia ou cesta, ou técnica de empurrar para o estômago. A remoção com um laço é usada para pequenos objetos, que podem migrar facilmente pelo esfíncter esofágico superior (UES) na retirada. Se houver uma ponta afiada, a extremidade não afiada deve ser agarrada, a borda de fuga mais afiada. A técnica do empurrão pode ser usada para bolos alimentares mais macios que não causarão danos ao esôfago. Ocasionalmente, o alimento é partido em pequenos pedaços com uma alça de polipectomia para possibilitar a passagem pelo LES. Amaciadores de carne não são seguros e podem causar hipernatremia, erosão esofágica ou perfuração.

- Remoção de corpo estranho:
  - Objetos com mais de 6 cm de comprimento provavelmente não migrarão e devem ser extraídos com o uso de um *overtube*. O objeto deve ser agarrado, puxado e todo o escópio é removido, removendo assim o objeto e o *overtube* ao mesmo tempo.
  - Objetos afiados têm um risco de perfuração de 35%. Estes devem ser agarrados na extremidade não afiada com a borda de fuga afiada e removidos com um *overtube*. Objetos afiados que estão além do alcance do endoscópico devem ser acompanhados com radiografias em série e se não progredirem depois de 3 dias deve ser considerada uma remoção cirúrgica.
  - Baterias em forma de disco ou botões no esôfago representam um alto risco de necrose por liquefação da parede esofágica e requerem remoção endoscópica de emergência com um cesto ou rede. Caso não possam ser removidos, eles podem ser empurrados até o estômago para que possam migrar por conta própria, sendo acompanhados por meio de radiografias.
  - Pacotes de narcóticos: pacotes no interior do corpo com drogas ilegais embaladas em balões ou preservativos de látex devem ser removidos cirurgicamente por causa do alto risco de ruptura durante a remoção endoscópica e vazamento fatal. Aqueles que já estão no intestino delgado devem ser acompanhados com raios X em série para assegurar a migração e remover cirurgicamente, se não progredirem.

Seção 5: Populações Especiais
Não aplicável a este tópico.

Seção 6: Prognóstico
- O prognóstico depende dos seguintes aspectos:
  - Reconhecimento da ingestão de um corpo estranho.
  - Reconhecimento do comprometimento das vias aéreas.
  - Reconhecimento de quando é necessário manejo endoscópico precoce.
  - Proteção das vias aéreas durante a remoção dos corpos estranhos.
- O prognóstico é em geral bom para pessoas com doença benigna como fator predisponente para suas impactações de corpos estranhos. O resultado para obstrução maligna depende do estágio da doença. Prisioneiros e pacientes psiquiátricos podem ter ingestões repetidas.

Seção 7: Leitura Sugerida
Antoniou D, Christopoulos-Geroulanos G. Management of foreign body ingestion and food bolus impaction in children: a retrospective analysis of 675 cases. Turk J Pediatr 2011;53:381–7

ASGE Standards of Practice Committee, Ikenberry SO, Jue TL, Anderson MA, et al. Management of ingested foreign bodies and food impactions. Gastrointest Endosc 2011;73:1085–91

Chen T, Wu HF, Zhou PH, et al. Endoscopic management of impacted esophageal foreign bodies. Dis Esophagus 2013;26:799–806

Munter DW. Gastrointestinal foreign bodies in emergency medicine treatment and management. Medscape 2012:May 24

Wu WT, Chiu CT, Kuo CJ. Endoscopic management of suspected esophageal foreign body in adults. Dis Esophagus 2011;24:131–7

Material adicional para este capítulo pode ser encontrado *on-line* em:
www.mountsinaiexpertguides.com
A senha de acesso é a palavra Dysphagia.
Inclui um estudo de caso com perguntas de múltipla escolha.

CAPÍTULO 16
Dispepsia Funcional

Sita S. Chokhavatia
Rutgers Robert Wood Johnson Medical School, New Brunswick, NJ, USA

PONTOS PRINCIPAIS
- Dispepsia funcional é um distúrbio crônico, recorrente e é também denominada dispepsia não ulcerosa, dispepsia idiopática ou dispepsia essencial.
- Os critérios de Roma III definem dois subgrupos de dispepsia funcional com base em sintomas específicos: síndrome da dor epigástrica e síndrome do desconforto pós-prandial.
- Não existe um teste específico, e o diagnóstico é o de exclusão.
- O tratamento é desafiador por causa da heterogeneidade dos sintomas e etiopatogênese, assim como da sobreposição com outros distúrbios gastrointestinais funcionais.
- Os custos diretos e indiretos da dispepsia funcional levam a um ônus financeiro substancial para a sociedade.

Seção I: Histórico
Definição de doença
- Os critérios de Roma III para distúrbios gastroduodenais funcionais foram publicados, em 2006, pelo *Rome Committee on Functional Gastrointestinal Disorders*. Os critérios baseados em sintomas definem dispepsia funcional (FD), como a presença de sintomas que surgem da área gastroduodenal sem qualquer doença orgânica, sistêmica ou metabólica para explicar sua presença.
- Os sintomas diagnósticos de FD (presentes nos últimos 3 meses e com início no mínimo 6 meses antes do diagnóstico) devem incluir um ou mais de:
  - Plenitude pós-prandial incômoda.
  - Saciedade precoce.
  - Dor epigástrica
  - Queimação epigástrica.

  e
  - Nenhuma evidência de doença estrutural (incluindo na endoscopia digestiva alta) que provavelmente explique os sintomas.
- Anteriormente, a FD foi definida como um grupo de sintomas heterogêneos, ou presença de sintomas dispépticos (dor ou desconforto epigástricos, distensão abdominal superior, eructação, queimação epigástrica ou retroesternal, saciedade precoce, náusea, vômito, perda de peso) ou critérios de Roma II.

Classificação da doença
- Dois subgrupos de FD foram definidos pelo Rome Committee para uso em pesquisa fisiopatológica e de tratamento: síndrome do desconforto pós-prandial (PDS) e síndrome da dor epigástrica (EPS).

- Os sintomas diagnósticos de PDS (sintomas dispépticos induzidos pela refeição) (presentes por pelo menos 3 meses e com início pelo menos 6 meses antes do diagnóstico) devem ocorrer pelo menos várias vezes uma semana e incluem **um ou ambos** dos seguintes:
  - Plenitude pós-prandial incômoda, que ocorrem após refeições de tamanho normal.
  - Saciedade precoce que impede o término de uma refeição regular.
    Critérios de suporte:
  - Distensão abdominal superior ou náusea pós-prandial ou excessiva eructação podem estar presentes.
- EPS pode coexistir.
- Os sintomas diagnósticos de EPS (presentes por no mínimo 3 meses e com início pelos 6 meses antes do diagnóstico) devem incluir **todos** dos seguintes:
  - Dor ou queimação localizada no epigástrio de pelo menos moderada gravidade no mínimo uma vez por semana.
  - A dor é intermitente.
  - Não generalizada ou localizada em outras regiões abdominais ou torácicas.
  - Não aliviada pela defecação ou passagem de flatos.
  - O não preenchimento dos critérios para distúrbios da vesícula biliar ou esfíncter de Oddi.
    Critérios de suporte:
  - A dor pode ter a qualidade de queimação, mas sem um componente retroesternal.
  - A dor geralmente é induzida ou aliviada pela ingestão de uma refeição, mas pode ocorrer durante jejum.
  - PDS pode coexistir.

Incidência/prevalência
- A prevalência relatada de dispepsia não investigada é de 10,6–41%. Quando os pacientes que relatam ou sintomas de azia ou regurgitação foram incluídos, a prevalência vitalícia aumenta de 12,1 a 27,1 por 100. A endoscopia negativa em dois estudos levou a uma prevalência calculada de FD de 11,5–14,7%.
- Estudos recentes confirmaram a existência de subgrupos distintos definidos pelo *Rome III Committee* e relataram uma taxa de prevalência de dispepsia não investigada de 15%. Houve sobreposição de sintoma, e a dor epigástrica foi relatada em 51%, saciedade precoce em 47%, e 21% tiveram náusea e vômito. O refluxo esofágico patológico foi comum em FD especialmente em pacientes com EPS.
- A incidência anual de FD é estimada em menos de 1–5,6%.

Impacto econômico
- Os custos diretos e indiretos do tratamento de FD resultam em significativo ônus financeiro para a sociedade. Nos Estados Unidos, os custos diretos, em 2006, eram de US$698 por pessoa, não incluindo o período de absenteísmo. Um relatório anterior sobre os custos dos cuidados de saúde na Suécia afirmou um custo anual de US$40 por pessoa e totalizou um gasto de US$340 milhões por ano com a FD, em 1997. No Reino Unido, foram relatados custos anuais tão altos quanto um bilhão de libras.

Etiologia
- A etiologia de FD não é conhecida. A erradicação de *Helicobacter pylori* alivia a dispepsia em um pequeno subgrupo de pacientes, mas a bactéria não é considerada um agente etiológico.

- Similar à síndrome do intestino irritável (IBS), relatou-se FD pós-infecciosa após um surto de infecção proveniente da água de *Escherichia coli* O157:H7 e *Campylobacter*. Infecções por *Giardia* e *Salmonella* também podem levar à FD pós-infecciosa. A eosinofilia duodenal foi notada por alguns pesquisadores. A doença do refluxo gastroesofágico (GERD) e a IBS podem-se sobrepor ou coexistir com a FD. A gordura da dieta, anti-inflamatórios não esteroides (NSAIDs), ansiedade, depressão, somatização e transtornos do sono são associados à FD. Sabe-se que a gordura da dieta desencadeia sintomas dispépticos em pacientes com FD e é atribuída à hipersensibilidade visceral, colecistocinina e fatores psicológicos. Esses pacientes também relatam intolerância a outros alimentos, como temperos, cebolas, frutas cítricas, bebidas cafeinadas e carbonatadas e transtornos do sono. O agrupamento familiar sugere uma predisposição genética para a FD. Polimorfismos da proteína de sinalização intracelular, a subunidade da proteína G-$f\beta 3$ (GN$f\beta 3$), são prevalentes em pacientes com FD e podem ser o gene candidato predisponente à FD.

Patologia/patogênese
- Múltiplos mecanismos fisiopatológicos podem levar a sintomas de FD. Além da associação dos sintomas com os da infecção por *H. pylori* e com medicações, como NSAIDs, antibióticos e ferro, dismotilidade gástrica e duodenal, a hipersensibilidade tem sido implicada na patogênese de FD. Ocorre função gástrica acomodativa prejudicada em 40% dos pacientes e pode causar sintomas pós-prandiais de plenitude epigástrica, distensão, saciedade precoce e desconforto. O esvaziamento gástrico retardado é notado em até 40% de pacientes com FD e resulta em plenitude pós-prandial, distensão e vômito. A disfunção sensorial do estômago, caracterizada como hipersensibilidade visceral, pode levar à dor epigástrica induzida pela refeição, eructação e perda de peso. Embora dois terços dos pacientes com FD exibam sensação aumentada de distensão intragástrica em balão, os sintomas geralmente não se correlacionam com essa hipersensibilidade visceral. A sobreposição de sintomas e anormalidades gastroduodenais motoras e sensoriais ressaltam a heterogeneidade da FD.

Seção 2: Prevenção
- Nenhuma das intervenções demonstrou prevenir o desenvolvimento da doença.

Seção 3: Diagnóstico (Algoritmo 16.1)

PONTOS PRINCIPAIS/PÉROLAS CLÍNICAS
- A FD é definida pelos critérios de Roma III e geralmente é um diagnóstico de exclusão.
- Como a GERD e a IBS podem-se sobrepor ou coexistir com a FD, a história detalhada deve incluir a duração de dor ou desconfortos abdominais epigástricos e sua relação com as refeições, e também com os sintomas de doença do refluxo e hábitos intestinais alterados.
- Ansiedade, depressão e somatização podem estar presentes e devem ser extraídos na história.
- Sinais ou sintomas de alarme de perda de peso, disfagia, icterícia ou anemia são indicativos de uma doença orgânica.
- O exame físico é normal em pacientes com FD.
- Testes laboratoriais de rotina devem incluir perfil bioquímico sérico, hemograma completo, hormônio estimulador da tireoide, e amilase e lipase, se houver suspeita de doença biliar ou pancreática.
- Ultrassom abdominal e CT são indicados se houver suspeita de doença biliar ou pancreática ou estiverem presentes sintomas de alarme.

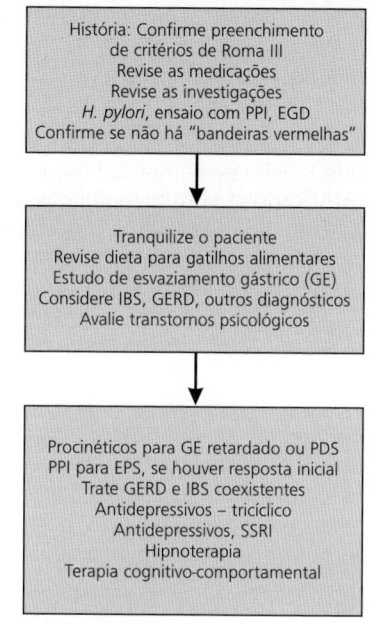

Algoritmo 16.1 Abordagem à dispepsia funcional (FD)

> História: Confirme preenchimento
> de critérios de Roma III
> Revise as medicações
> Revise as investigações
> *H. pylori*, ensaio com PPI, EGD
> Confirme se não há "bandeiras vermelhas"

↓

> Tranquilize o paciente
> Revise dieta para gatilhos alimentares
> Estudo de esvaziamento gástrico (GE)
> Considere IBS, GERD, outros diagnósticos
> Avalie transtornos psicológicos

↓

> Procinéticos para GE retardado ou PDS
> PPI para EPS, se houver resposta inicial
> Trate GERD e IBS coexistentes
> Antidepressivos – tricíclico
> Antidepressivos, SSRI
> Hipnoterapia
> Terapia cognitivo-comportamental

Diagnóstico diferencial

Diagnóstico diferencial	Características
Doença ulcerosa péptica	História anterior de úlceras, uso de NSAID, infecção por *Helicobacter pylori*, anemia, achados positivos na endoscopia digestiva alta
Colelitíase	Localização no quadrante superior direito de dor exacerbada ao consumir alimentos gordurosos; a dor pode-se irradiar para o ombro; febre se houver colecistite e sinal de Murphy positivo ao exame. Cálculos biliares vistos ao ultrassom abdominal

Apresentação típica

- Os pacientes apresentam-se com dor ou desconforto abdominal recorrentes localizados no abdome superior ou região epigástrica. Os pacientes podem relatar plenitude, distensão ou timpanismo nessa região. A dor pode ser descrita como em queimação ou aguda e intermitente. Pode haver dor em queimação retroesternal associada.
- Os sintomas podem ser exacerbados pelas refeições e pode haver gatilhos específicos de alimentos que a intensificam.
- A dor não é aliviada com a defecação.
- A ausência de hábitos intestinais alterados diferencia FD de IBS.
- Os pacientes relatam saciedade precoce e se sentem plenos após consumir porções menores do que a refeição usual. Geralmente consomem pequenas refeições a intervalos frequentes. Náusea, e ocasionalmente vômito, é um sintoma de FD.

Diagnóstico clínico

História

- Os critérios de Roma III definem FD, e a história deve incluir descrição da dor ou desconforto no que se refere à sua localização, caráter e relação com a ingestão alimentar, o

conteúdo da refeição, e relação temporal com os sintomas. As medicações devem ser revistas porque NSAIDs, antibióticos e ferro são alguns dos fármacos que podem causar sintomas dispépticos. As características de alarme são as bandeiras vermelhas que devem levantar a suspeita de doença orgânica e levar à imediata investigação de dispepsia. Os sintomas de alarme incluem idade acima de 55 anos, disfagia, vômito excessivo, perda não intencional de peso, melena, hematêmese, sintomas noturnos, massa abdominal ao exame, linfadenopatia e anemia.
- Uma história abrangente exclui etiologia orgânica para os sintomas de dispepsia como etiologia ou doença arterial coronariana e outros distúrbios do tipo funcional, como IBS, que podem coexistir com FD. A frequência e duração de sintomas determinam se os sintomas preenchem os critérios de Roma III para diagnóstico de FD conforme é notado na definição feita anteriormente. É importante fazer a distinção de dispepsia não investigada e dispepsia investigada.

Exame físico
- O exame físico geralmente é normal na FD. Os pacientes podem ter leve sensibilidade epigástrica, mas a presença de atitude de proteção ou de sensibilidade de rebote indica uma causa orgânica para dispepsia. Outros achados que sugerem uma etiologia orgânica incluem massa abdominal, linfonodos palpáveis, hepatomegalia, sinal de Murphy positivo, ascite, icterícia, ou outros sinais de doença hepática crônica.

Diagnóstico laboratorial
Lista de testes diagnósticos
- O valor dos testes laboratoriais de rotina é discutível.
- Hemogramas completos podem revelar anemia e direcionar mais investigações para determinar se o ferro, a vitamina B_{12} ou deficiência de folato estão presentes.
- O perfil bioquímico avalia para diabetes melito, doença pancreática ou hepatobiliar.
- O painel celíaco pode excluir doença celíaca, cuja prevalência é mais alta na IBS, que por sua vez se sobrepõe à FD.
- O teste para *H. pylori* deve ser realizado em pacientes com dispepsia não investigada porque uma das estratégias para o tratamento de dispepsia é "testar e tratar". Os testes sorológicos não são recomendados. Os testes da ureia respiratória e do antígeno fecal são testes não invasivos para infecção por *H. pylori*. Se o paciente esteve sob um inibidor da bomba de prótons (PPI), preparação de bismuto ou antibiótico, essas medicações devem ser descontinuadas por pelo menos 2 semanas antes de um teste de ureia respiratória.
- A resposta positiva a um ensaio terapêutico de PPIs administrado por 4–6 semanas é vista em pacientes com doença ulcerosa péptica e GERD.
- A endoscopia digestiva alta é indicada se estiverem presentes características de alarme e em pacientes em que falham o teste e o tratamento de *H. pylori* bem como as estratégias de ensaio de PPI mencionadas anteriormente. Ela permite que sejam obtidas biópsias gástricas para o diagnóstico de *H. pylori*. O achado endoscópico clinicamente significativo visto com mais frequência é a esofagite em 43%. As úlceras são encontradas com menos frequência em 5% e os cânceres em <1% de pacientes investigados para dispepsia. Um exame endoscópico negativo ajuda a aliviar a ansiedade do paciente e aumenta a satisfação do paciente.

Listas de técnicas de imagens
- As séries GI superiores são de limitado valor no diagnóstico de doença ulcerosa péptica, uma vez que as lesões sutis da mucosa sejam omitidas.

- As séries de intestino delgado podem diagnosticar obstrução luminal em pacientes com vômito excessivo, e divertículo duodenal ou jejunal, que podem levar a um supercrescimento bacteriano no intestino delgado, causando sintomas de gás e/ou distensão.
- Ultrassom e CT abdominais são indicados quando colelitíase, doenças biliares e pancreáticas estão sendo consideradas nos diagnósticos diferenciais.
- O esvaziamento gástrico retardado pode ser visto em um estudo cintilográfico em até 40% de pacientes com FD, podendo também ser visto em pacientes com gastroparesia idiopática e diabéticos.
- Testes de pH esofágico podem diferenciar os pacientes com GERD se for documentado o refluxo de ácido patológico.
- Estudos gástricos barostáticos são realizados em situações de pesquisa e testam a sensibilidade e acomodação gástrica.

Riscos potenciais/erros comuns referentes ao diagnóstico de doença
- Os subgrupos de FD baseados em sintomas são definidos pelos critérios Roma, e investigações são indicadas somente quando estão presentes características de alarme.
- A FD é uma doença crônica com sintomas recorrentes. Investigações desnecessárias e frustrações ocorrem quando há comunicação inadequada entre o médico que faz o tratamento e o paciente com FD.
- Os critérios de Roma III para distúrbios gastroduodenais também definem distúrbios isolados de eructação; náusea idiopática crônica, síndromes de vômitos funcional e cíclico; e a síndrome de ruminação, enquanto eructação, distensão, náusea e vômito eram anteriormente incluídos no complexo de sintomas de FD.
- Os transtornos de somatização ou ansiedade e depressão comórbidos devem ser reconhecidos e diagnosticados.

Seção 4: Tratamento
Racional de tratamento
- Um diagnóstico de FD implica avaliação negativa para sintomas de dispepsia e ausência de características de alarme. Além disto, o exame endoscópico não revelou doença ulcerosa. Quando a prevalência local de *H. pylori* é > 10%, a estratégia inicial recomendada é realizar um teste não invasivo para *H. pylori* e instituir um regime de erradicação, se os resultados forem positivos para a infecção. Em áreas de baixa prevalência e nos pacientes não portadores de *H. pylori*, recomenda-se um ensaio de 4 semanas de um PPI. Os pacientes com sintomas persistentes de dispepsia e pacientes > 55 anos de idade podem ser avaliados por endoscopia digestiva. O alto resultado da endoscopia na FD é baixo.
- Os sintomas estão aumentados no período pós-prandial, as recomendações dietéticas incluem evitando grande volume de refeições e diminuindo o conteúdo de gordura. NSAIDs, bebidas carbonatadas e cafeinadas, cebolas, frutas cítricas e temperos também devem ser evitados. A cessação do tabagismo é defendida.
- Em pacientes que relatam uma resposta inicial parcial ao PPI, uma opção pode ser a repetição do ensaio de supressão ácida com uma dose mais alta de PPI, e isto beneficia os pacientes com EPS e GERD coexistentes. No entanto, uma abordagem em etapas progressivas (aumento progressivo da supressão ácida que se inicia com antiácidos, seguida pelos antagonistas receptores da histamina-2 [H2] e finalmente PPIs) é recomendada por seus custos mais baixos. Entretanto, uma abordagem em etapas de diminuição gradual pode efetuar uma resposta mais precoce. Sucralfato e simeticona podem melhorar os sintomas de distensão e dor epigástrica.

- Procinéticos aceleram o esvaziamento gástrico e podem melhorar os sintomas de PDS. São esperados fármacos mais novos, uma vez que cisaprida e tegaserode foram retirados do mercado, e efeitos adversos limitam o uso de metoclopramida e eritromicina. Domperidona não se encontra disponível nos Estados Unidos.
- Baixas doses de antidepressivos tricíclicos, incluindo amitriptilina e desipramina, podem melhorar os sintomas de dispepsia. Os inibidores seletivos da recaptação de serotonina podem ser usados em pacientes com IBS coexistente e podem também relaxar o fundo gástrico (como o faz a buspirona).
- Terapias complementares e alternativas incluem acupuntura e terapia de relaxamento. Hipnoterapia e terapia cognitivo-comportamental beneficiam alguns pacientes com FD não responsiva. Relata-se que o iberogast, um fitoterápico em estudos na Europa, melhora os sintomas de FD.

Tabela de tratamento

Tratamento	Comentário
Intervenções dietéticas	Como os sintomas no subgrupo PDS de FD são relacionados com a refeição e a alimentos específicos podem desencadear os sintomas, refeições pequenas, frequentes, com baixo teor de gordura são recomendadas, e alimentos conhecidos por exacerbar os sintomas devem ser evitados. Evidência limitada
Antagonistas do receptor de histamina-2: • Ranitidina 150–300 mg • Famotidina 20–40 mg • Cimetidina 200–400 mg	Superior ao placebo para dor epigástrica, mas não é efetiva para os sintomas gerais de FD
Inibidores da bomba de prótons: • Omeprazol 10–40 mg • Esomeprazol 10–40 mg • Rabeprazol 20–40 mg • Pantoprazol 40 mg • Lansoprazol 15–30 mg	Superiores ao placebo (NNT = 9). Se usados a longo prazo, devem-se levar em consideração os riscos relatados para pneumonia adquirida na comunidade, osteoporose e fratura do quadril, colite por *Clostridium difficile*, infecções entéricas, interação com clopidogrel e hipomagnesemia
Sucralfato 1–4 g	Resposta não é significativamente melhor do que placebo
Simeticona 80–120 mg	Evidência limitada
Bismuto 240–480 mg	Possível benefício como parte do regime de erradicação de *H. pylori*
Metoclopramida 10–20 mg	Efeitos colaterais frequentes (CNS) e benefício limitado
Amitriptilina 10–50 mg	Pequenos estudos sugerem benefícios
Erradicação de *H. pylori* (vários regimes; veja Talley et al., 2005)	Dados conflitantes. Benefício significativo na erradicação de *H. pylori*. O benefício pode persistir até 5 anos. NNT = 17
Hipnoterapia Terapia cognitivo-comportamental Terapia psicodinâmica Terapia do relaxamento muscular progressivo	Redução do estresse e ansiedade e melhorar os sintomas de FD. Estudos de pequeno porte
Complementar	Fitoterapia Iberogast, melhora dos sintomas de FD nos estudos europeus
Outros	É essencial providenciar tranquilização do paciente e abordagem a seu temor infundado da progressão da FD para malignidade para o tratamento da FD

> **PÉROLAS CLÍNICAS**
> - São importantes a tranquilização e educação.
> - Um ensaio de antagonista do receptor de H2 ou PPI por 4 semanas pode ser benéfico em abordagens em etapas progressivas e redução gradual.
> - Teste para *H. pylori* em áreas de alta prevalência e tratamento para erradicar a infecção, se o teste for positivo.
> - IBS e GERD frequentemente se sobrepõem à FD e devem ser avaliadas e tratadas.
> - Reconheça e trate estresse comórbido, ansiedade, depressão e somatização de distúrbios.

Seção 5: Populações Especiais

Crianças
- Dor abdominal persistente de etiologia não esclarecida em crianças tem sido denominada dor abdominal recorrente e é vista frequentemente em crianças em idade escolar (prevalência de 10-17%). A maioria dessas crianças tem dor epigástrica ou náusea e preenche os critérios de FD do tipo úlcera ou dismotilidade (prevalência 5-16%).
- O tratamento deve ser multidisciplinar e inclui abordagens médicas e psicológicas. Os tratamentos médicos são similares aos do adulto e incluem fármacos supressores de ácido e procinéticos para tratar os sintomas de apresentação. Embora a doença neoplásica ou orgânica seja incomum em crianças, a presença de bandeiras vermelhas (sintomas noturnos, dificuldade em se desenvolver, perda de peso involuntária, sintomas urinários) deve incentivar a avaliação adicional para a presença de doença orgânica.

Idosos
- Endoscopia precoce pode ser eficaz no diagnóstico e tratamento de FD em idosos, primariamente para excluir outras condições significativas ou tratáveis.

Seção 6: Prognóstico

> **PONTOS PRINCIPAIS/PÉROLAS CLÍNICAS**
> - O prognóstico de FD é variado, e até metade a dois terços de pacientes têm alívio completo ou parcial dos sintomas quando acompanhados por 1-5 anos. Não há idade ou dados baseados em gênero para prognóstico de FD.
> - Os sintomas de FD podem persistir em pacientes com duração mais longa de sintomas antecedentes (> 2 anos), história de doença ulcerosa péptica, presença de sintomas de refluxo, infecção por *H. pylori*, uso de NSAID, perda de peso, estado educacional mais baixo, e distúrbios psicológicos concomitantes.

Seção 7: Leitura Sugerida

Camilleri EC, Carlson PJ, Camilleri M, *et al*. A study of candidate genotypes associated with dyspepsia in a US community. Am J Gastroenterol 2006;101:581-92

Ford AC, Thabane M, Collins SM, *et al*. Prevalence of uninvestigated dyspepsia 8 years aftr a large waterborne outbreak of bacterial dysentery: a cohort study. Gastroenterol 2010;138:1727-36

Hammer J, Talley NJ. Disturbed bowel habits in patients with non-ulcer dyspepsia. Aliment Pharmacol Ther 2006;24:405-10

Karamanolis G, Caenepeel P, Arts J, *et al*. Association of the predominant symptom with clinical characteristics and pathophysiological mechanisms in functional dyspepsia. Gastroenterol 2006;130:296-303

Lacy BE, Cash BD. A 32-year-old woman with chronic abdominal pain. J Am Med Assoc 2008;299:555-65

Moayyedi P, Talley NJ, Fennerty MB, et al. Can the clinical history distinguish between organic and functional dyspepsia? J Am Med Assoc 2006;295:1566-76

Saad RJ, Chey WD. Review article: current and emerging therapies for functional dyspepsia. Aliment Pharmacol Ther 2006;24:475-92

Tack J, Caenepeel P, Arts J, et al. Prevalence of acid reflux in functional dyspepsia and its association with symptom profi le. Gut 2005;34:1370-6

Tack J, Talley NJ, Camilleri M, et al. Functional gastroduodenal disorders. Gastroenterol 2006;130:1466-79

Tack J, Talley NJ. Gastroduodenal disorders. Am J Gastroenterol 2010;105:757-63

Talley NJ, Vakil N and the Practice Parameters Committee of the American College of Gastroenterology. Guidelines for the Management of Dyspepsia. Am J Gastroenterol 2005;100:2324-37. Available at: http://gi.org/guideline/management-of-dyspepsia/(accessed 26 July 2014)

Website sugerido
www.IFFGD.org

Seção 8: Diretrizes
Diretrizes de Sociedades Nacionais

Título da diretriz	Fonte da diretriz	Data
American Gastroenterological Association Technical Review on the Evaluation of Dyspepsia	American American Gastroenterological Association	2005 (Gastroenterology 2005;129(5):1756-80)
Practice Guidelines for the Management of Dyspepsia	American College of Gastroenterology	2005 (Am J Gastroenterol 2005;100:2324-37)

Diretrizes de sociedades internacionais

Título da diretriz	Fonte da diretriz	Data
Evidence-based recommendations for short- and long-term management of uninvestigated dyspepsia in primary care: an update of the Canadian Dyspepsia Working Group (CanDys) clinical management tool	Canadian Dyspepsia Working Group (CanDys)	2005 (Can J Gastroenterol 2005;19(5):285-303)

Seção 9: Evidência

Tipo de evidência	Título, data	Comentário
The Cochrane Collaboration systematic review	Antidepressants for the treatment of abdominal pain-related functional gastrointestinal disorders in children and adolescents, 2011 (Cochrane Database Syst Rev. 2011;(7):CD008013)	Nenhum benefício evidente em crianças dos antidepressivos sobre o placebo Uma vez que os antidepressivos e ansiolíticos sejam frequentemente prescritos para FD, o protocolo publicado, em 2010, para uma revisão de antidepressivos e ansiolíticos por FD, aguarda resultados

Tipo de evidência	Título, data	Comentário
	Pharmacological interventions for non-ulcer dyspepsia (Review), 2006 (Cochrane Database Syst Rev. 2006;(4):CD001960)	Terapia antissecretória (antagonistas do receptor H2 e PPI) significativamente mais efetiva do que o placebo, o bismuto de forma marginal, antiácidos e sucralfato não são significativamente superiores ao placebo, e procinéticos provavelmente são efetivos Protocolo para avaliar "Prokinetics for Dyspepsia" publicado em 2011 aguarda resultados
	Eradication of *H. pylori* for non-ulcer dyspepsia (Review), 2006 (http://www.ptolemy.ca/members/archives/2007/ulcer/docs/moayyedi2007.pdf)	A erradicação de *H. pylori* resulta em pequena melhora, mas estatisticamente significativa em sintomas de dispepsia nos pacientes dispépticos positivos para *H. pylori*
	Initial management strategies for dyspepsia (Review), 2005 (http://www.ptolemy.ca/members/archives/2007/ulcer/docs/delaney2007.pdf)	Estudos incluíram pacientes investigados, cinco estratégias identificadas e estudos agrupados como segue: 1. Intervenção farmacológica com terapia antissecretória: efetiva em pacientes dispépticos (PPI > antagonistas do receptor H2 > antiácidos). Entretanto, alguns desses pacientes também tiveram sintomas de refluxo gastroesofágico 2. Endoscopia inicial *vs.* supressão ácida inicial: endoscopia inicial não é custo-efetiva 3. Teste e endoscopia para *H. pylori vs.* endoscopia não selecionada: não é superior ao tratamento usual (supressão ácida empírica ou endoscopia) 4. Teste e estratégia para erradicação de *H. pylori vs.* endoscopia imediata: teste e tratamento benéficos e talvez custo-efetivos 5. Teste e tratamento para *H. pylori* ou supressão ácida em pacientes positivos para a bactéria: a erradicação de H. pylori mais efetiva do que PPI somente Ponto de partida: Ensaio inicial de PPI ou em áreas de alta prevalência de tratamento de *H. pylori* em pacientes < 55 anos de idade pode ser mais custo-efetiva que a endoscopia imediata

Seção 10: Imagens
Não aplicáveis a este tópico.

Material adicional para este capítulo pode ser encontrado *on-line* em:
www.mountsinaiexpertguides.com
A senha de acesso é a palavra Dysphagia.
Inclui um estudo de caso com perguntas de múltipla escolha, orientações para os pacientes e os códigos da ICD.

CAPÍTULO 17
Doença Ulcerosa Péptica

Neville D. Bamji e Ariel A. Benson
Dr. Henry D. Janowitz Division of Gastroenterology, Icahn School of Medicine at Mount Sinai, New York, NY, USA

> **PONTOS PRINCIPAIS**
> - Anti-inflamatórios não esteroides (NSAIDs) e *Helicobacter pylori* são os principais fatores de risco para o desenvolvimento de úlceras duodenais.
> - A doença ulcerosa péptica pode causar complicações, como sangramento, obstrução, penetração e perfuração.
> - O termo gastrite refere-se à inflamação do estômago e é um diagnóstico histológico que pode abranger gastrite por *H. pylori*, gastrite hemorrágica, ou gastrite autoimune.

Seção I: Histórico
Definição de Doença
- Úlceras gastroduodenais formam-se como resultado de quebra dos mecanismos de defesa da mucosa contra ácido clorídrico e enzimas proteolíticas, a maioria geralmente é secundária a *H. pylori* ou uso de NSAID.
- A gastrite pode ser considerada uma resposta inflamatória da mucosa à lesão decorrente de uma variedade dos agentes e mecanismos, incluindo infecções, fármacos e reações autoimunes. A gastropatia é uma lesão às células da mucosa gástrica, um dano sem inflamação que se desenvolve dos processos similares que causam gastrite, mas também pode ser causada por estados congestivos vasculares crônicos, como hipertensão portal.
- A doença de Ménétrier é um tipo específico de gastropatia que resulta em hiperplasia da mucosa gástrica, aumento das secreções e perda de proteína.

Classificação da doença
- Houve múltiplas tentativas de classificar gastrite e gastropatia, mas esses esforços foram dificultados pela falta de compreensão da patogênese e por nomenclatura inconsistente.
- Gastrite aguda é caracterizada por um infiltrado neutrofílico, enquanto a gastrite crônica é caracterizada por um infiltrado linfocítico ou plasmócito.

Incidência/prevalência
- Na doença ulcerosa péptica (PUD), diagnosticada pelo médico, a prevalência em um ano é de 0,12–1,50% da população, sendo demonstrado por dados de hospitalização uma prevalência em 1 ano de 0,10–0,19%.
- Como a gastrite é um diagnóstico histológico que pode ser assintomática, sua incidência e prevalência reais são desconhecidas. No entanto, uma publicação do *National Institutes of Health* (NIH) de 1994 relatou que a gastrite afetou até 2,7 milhões de pessoas nos Estados Unidos.

Impacto econômico
- Um estudo sobre o custo de PUD e gastrite do Kaiser Permanente of Northern California estimou um custo anual de U$21,9 milhões e de U$13,4 milhões atribuídos a PUD e gastrite, respectivamente.
- Um estudo posterior estimou que a PUD acrescentou um custo anual total de U$1.374 para pacientes com PUD comparados àqueles sem a doença.

Etiologia
- Os principais fatores de risco para o desenvolvimento de PUD incluem *H. pylori* e uso de NSAID.
- Uma grande metanálise descobriu que um terço dos usuários crônicos de NSAID desenvolveu úlceras gástricas ou duodenais. Nos usuários de NSAID ocorreu um aumento de cinco vezes na PUD acima dos controles de mesma idade.
- A infecção por *H. pylori* elevou o risco de PUD em 18 vezes em não usuários de NSAID e um adicional de 3,5 vezes em usuários de NSAID. O desenvolvimento de úlcera péptica sem uso precedente de NSAID ou infecção por *H. pylori* é incomum.
- A gastrite atrófica metaplásica autoimune é uma forma autossômica dominante de gastrite com uma resposta imune direcionada contra a mucosa oxíntica, enquanto a gastrite metaplásica ambiental é causada por um insulto externo, geralmente por dieta ou infecção por *H. pylori*.
- A etiologia da doença de Ménétrier é incerta. Os agentes causativos potenciais incluem aumento da proliferação secundária ao fator de crescimento epidérmico aberrante sinalizando má função dos receptores H2, e, em casos pediátricos, de citomegalovírus (CMV).
- A gastropatia do refluxo biliar ocorre em pacientes com cirurgias gastrointestinais prévias, esfíncteres pilóricos deficientes ou distúrbios de motilidade gastrointestinal, levando à irritação da mucosa gástrica pelo sal biliar.

Patologia/patogênese
- A PUD é principalmente causada pela toxicidade de NSAID e infecção por *H. pylori*.
- NSAIDs causam toxicidade gastroduodenal pela inibição das enzimas ciclo-oxigenase (COX). A isoforma COX-1 é expressa constitutivamente em todo o corpo, enquanto a COX-2 é uma enzima indutível expressa em resposta às citocinas pró-inflamatórias. NSAIDs não seletivos bloqueiam síntese de ambas as isoenzimas COX. A inibição de COX-1 impede a quebra de ácido araquidônico em prostaglandinas, que têm um importante papel na defesa da mucosa gastroduodenal. Os NSAIDs que bloqueiam seletivamente a COX-2 têm um efeito quase imperceptível sobre a síntese da prostaglandina da mucosa e seu efeito pode ser menos deletério sobre a mucosa gastroduodenal.
- A infecção por *H. pylori* é outro fator de risco por PUD. O organismo sobrevive no ambiente ácido do estômago por meio da divisão da ureia, mantendo assim um pH quase neutro. Embora *Helicobacter* raramente penetre na superfície do epitélio, sua presença desencadeia uma resposta imune por meio da secreção de uma variedade de enzimas, incluindo urease e fosfolipase bacteriana. Portanto, embora a bactéria não invada realmente a mucosa gástrica, a resposta imune que ela gera torna a mucosa gástrica mais suscetível à lesão.
- A infecção por *H. pylori* pode levar à gastrite aguda ou crônica. A gastrite aguda por *Helicobacter* é encontrada predominantemente no antro, e os achados da biópsia mostram infiltração neutrofílica da lâmina própria.
- Se não for tratada, a gastrite aguda por *Helicobacter* geralmente leva à gastrite crônica. A gastrite crônica quase sempre envolve o antro e o corpo, mas pode envolver somente

cada segmento isoladamente. Quando a infecção por *Helicobacter* estiver em fase antral predominante, há maior secreção da gastrina que pode ser suficiente para causar úlceras duodenais. Com o tempo, as células produtoras de gastrina podem parar de funcionar, levando à atrofia gástrica e metaplasia intestinal. As bactérias podem então migrar para o corpo, resultando em gastrite do corpo. Portanto, os pacientes com gastrite predominante no antro estão em maior risco de desenvolver úlceras duodenais, enquanto naqueles com gastrite predominante no corpo é maior o risco de desenvolver úlceras e câncer gástricos. O mecanismo patogênico de gastrite atrófica metaplásica autoimune é uma resposta imune contra a célula parietal e o fator intrínseco. Estudos em animais têm sugerido uma resposta de anticorpo contra as bombas de sódio-potássio de células parietais. A resposta autoimune leva à atrofia e metaplasia glandular. A destruição da célula parietal leva à hipocloridria, e os anticorpos antifator intrínseco levam à deficiência de vitamina B_{12} e anemia perniciosa. Embora a resposta inflamatória seja direcionada contra o antro, metaplasia e atrofia são vistas somente no corpo e no fundo.
- A gastrite atrófica metaplásica ambiental provavelmente é causada pela ingestão de compostos nitrosos e infecção por *H. pylori*. Há importantes distinções a partir da forma autoimune da gastrite metaplásica. A gastrite metaplásica ambiental pode ter uma distribuição irregular, os níveis séricos de gastrina são normais, e a célula parietal e o fator intrínseco dos autoanticorpos estão ausentes.
- Teorias referentes à fisiopatologia de doença de Ménétrier estão baseadas em defeitos de sinalização celular, levando ao aumento das células epiteliais gástricas. Em alguns casos, esses defeitos podem estar relacionados com o CMV.
- Na gastropatia de refluxo biliar, sais biliares irritam a mucosa gástrica causando sua ruptura, que se agrava somente com a presença de enzimas pancreáticas.
- Em um paciente gravemente enfermo, muitos fatores provavelmente contribuem para o risco aumentado de úlceras de estresse. Estes incluem má perfusão gastrointestinal (GI) e aumento das toxinas, que podem danificar a barreira da mucosa gástrica. Alguns estudos demonstraram que aqueles com trauma craniano podem apresentar aumento da acidez gástrica.

Fatores preditivos/de risco
- Um risco:
  - História de uma úlcera anteriormente complicada, especialmente recente.
  - Múltiplos fatores de risco (> 2).
- Risco moderado (1–2 fatores de risco):
  - Idade > 65 anos.
  - Terapia com NSAID de alta dose
  - História anterior de úlcera não complicada.
  - Uso concomitante de aspirina (incluindo baixa dose), corticosteroides ou anticoagulantes.
- Baixo risco:
  - Nenhum fator de risco.

Seção 2: Prevenção

> **PONTOS PRINCIPAIS/PÉROLAS CLÍNICAS**
> - A prevenção de PUD está primariamente baseada em evitar os fatores de risco para o desenvolvimento da doença.
> - Evitar NSAIDs e tratar a infecção por *H. pylori* são a chave.

Rastreamento
- Não existem testes de triagem para PUD. Se houver suspeita de PUD, pode-se realizar endoscopia para confirmar o diagnóstico.
- De acordo com as diretrizes da *American Society for Gastrointestinal Endoscopy* (ASGE), não houve estudos extensos de triagem de câncer gástrico para pacientes com conhecida metaplasia intestinal gástrica. Portanto, a triagem não foi universalmente recomendada. Se o paciente tiver fatores de risco como uma história familiar de câncer gástrico ou alto risco de antecedente étnico (p. ex., japonês), eles podem-se beneficiar com a endoscopia de vigilância.
- Pacientes com anemia perniciosa devem obter uma endoscopia para fazer a triagem de tumores carcinoides e câncer gástrico.

Prevenção primária
- Diagnóstico e erradicação de *H. pylori* antes do desenvolvimento de PUD.
- Evitar NSAIDs.
- Em pacientes hospitalizados, profilaxia da úlcera de estresse é geralmente reservada aos pacientes gravemente enfermos (ICU, trauma craniano ou queimadura). Bloqueadores H2 e inibidores da bomba de prótons (PPIs) são as duas medicações mais usadas para profilaxia da úlcera de estresse, mas a alimentação enteral também demonstrou reduzir a incidência da úlcera de estresse.

Prevenção secundária
- Se encontrada no quadro de PUD, a erradicação de *H. pylori* demonstrou que previne úlceras pépticas recorrentes.
- Evitar NSAIDs também é aconselhável. Se cursos forem prescritos a longo prazo de NSAIDs, o cotratamento com um PPI ou misoprostol mostrou reduzir o risco de desenvolvimento de úlcera gástrica.
- No tratamento de pacientes com PUD anterior, se o tratamento com NSAID for iniciado, o cotratamento com PPI for recomendado. Além disso, esses pacientes devem ser testados para *H. pylori* (e, se eles testarem positivos, deverão ser tratados) antes de iniciar o curso de NSAID.

Seção 3: Diagnóstico (Algoritmo 17.1)

> **PONTOS PRINCIPAIS/PÉROLAS CLÍNICAS**
> - Deve-se suspeitar de PUD em indivíduos que estão tomando NSAIDs com dor abdominal em queimação que se pode irradiar para as costas.
> - Ao exame físico, os pacientes podem ter sensibilidade epigástrica e movimentos intestinais melênicos, se a úlcera estiver sangrando.
> - O diagnóstico de PUD é feito durante realização de endoscopia digestiva alta.
> - Os testes laboratoriais podem ser normais ou significativos para a diminuição de hemoglobina e hematócrito, se a úlcera estiver sangramento.
> - O diagnóstico de gastropatia geralmente é feito por biópsia endoscópica.
> - A distinção entre gastrite atrófica metaplásica autoimune e gastrite atrófica ambiental depende da localização e grau de metaplasia.
>   - Biópsias devem ser obtidas do antro, corpo e fundo. A gastrite atrófica metaplásica autoimune é encontrada com mais frequência no corpo e fundo, enquanto a gastrite metaplásica ambiental é encontrada no antro.
>   - Para diferenciar gastrite atrófica metaplásica ambiental das áreas de metaplasia intestinal focal, algumas autoridades sugerem que, pelo menos, 20% da mucosa antral disponível deva estar substituída por metaplasia ou que está presente atrofia inequívoca.
> - A doença de Ménétrier é diagnosticada com achados histológicos característicos de hiperplasia foveolar e atrofia glandular.

Diagnóstico diferencial

Diagnóstico diferencial	Características
Pancreatite	Os pacientes podem relatar uma história de ingestão alcoólica ou colelitíase. Os testes laboratoriais demonstram amilase e lipase elevadas. (Embora existam casos quando úlceras pépticas podem penetrar no pâncreas causando uma lipase elevada)
Colecistite	Os pacientes podem ter cálculos biliares. O ultrassom abdominal pode mostrar parede espessada da vesícula biliar com edema.

Apresentação típica
- Os pacientes com PUD geralmente chegam à atenção clínica por dor abdominal. Geralmente eles relatam dor abdominal em queimação incômoda que pode estar presente há 1–2 semanas. A dor geralmente é na área epigástrica e pode irradiar-se para as costas. Com frequência, os pacientes podem estar tomando NSAIDs de forma crônica ou a curto prazo. Os pacientes também podem encontrar alívio da dor com antiácidos de venda livre, bloqueadores H2 ou PPIs.

Diagnóstico clínico
História
- Os pacientes com PUD com mais frequência se queixam de dor abdominal. A dor geralmente é epigástrica e pode-se irradiar para as costas. No entanto, alguns pacientes também podem descrever dor abdominal mais difusa. Se a úlcera estiver sangrando ativamente, os pacientes podem relatar história de hematêmese ou melena. Se a úlcera penetrou um vaso e causou rápido sangramento, os pacientes podem relatar sangramento retal vermelho brilhante.
- Na maioria das vezes, os pacientes com gastrite são assintomáticos.
- Os pacientes com doença de Ménétrier podem apresentar-se com dor epigástrica, perda de peso e anorexia.

Exame físico
- Os pacientes com úlceras pépticas podem ter dor aguda e parecem desconfortáveis.
- Se a úlcera estiver sangrando, o paciente pode parecer pálido por causa da anemia. Sinais vitais ortostáticos podem sugerir depleção de volume decorrente de sangramento agudo. Durante o exame abdominal, o paciente pode apresentar sensibilidade no epigástrio ou no quadrante superior direito.
- Se houver ulceração crônica no bulbo duodenal ou canal pilórico, o paciente pode apresentar um som de chapinhar decorrente da obstrução duodenal.
- Se a úlcera penetrou e causou perfuração, o paciente pode exibir abdome distendido com sensibilidade de rebote e atitude de proteção.
- O exame retal é crucial para excluir sangramento gastrointestinal superior.
- Uma variação na aparência das fezes, de marrom com sangue oculto, para melena ou até sangue vermelho abundante pode sugerir a taxa de sangramento.

Classificação da gravidade da doença
- Existem formas atípicas de PUD incluindo:
  - **Úlceras gigantes:** úlceras com mais de 2 cm de diâmetro podem abrigar um risco aumentado de malignidade e podem ser complicadas por sangramento ou obstrução da saída gástrica.
  - **Úlceras do canal pilórico:** pacientes com úlceras localizadas no canal pilórico podem-se apresentar com vômito decorrente de obstrução da saída gástrica.

- **Úlceras hemorrágicas:** úlceras que causam sangramento podem necessitar ressuscitação com sangue e fluidos e terapia endoscópica emergente.

Diagnóstico laboratorial
Lista de testes diagnósticos
- Um hemograma completo (CBC) deve ser realizado, se houver uma possibilidade de sangramento.
- Uma amostra de amilase e lipase deve ser extraída, se um diagnóstico alternativo de pancreatite estiver sendo considerado.
- O perfil bioquímico hepático deve ser obtido para ajudar a excluir a coledocolitíase.
- Um ultrassom abdominal pode ser realizado para ajudar a diagnosticar colecistite ou cólica biliar.
- A endoscopia digestiva alta é diagnostica em todos os casos.

Listas de técnicas de imagens
- Caso se constate que um paciente tem sangramento retal ou hematêmese no quadro de abdome distendido e sons intestinais hipoativos, deve-se suspeitar de PUD perfurada. Se a úlcera perfurou, o ar livre pode ser visto em radiografia abdominal em posição ereta ou em imagem de CT abdominal.
- Exceto em séries de GI superior – agora raramente realizadas – as imagens seriam não diagnósticas em casos de úlceras não perfuradas.
- A gastrite não seria visualizada em imagens transversais.

Algoritmo 17.1 Algoritmo diagnóstico de doença ulcerosa péptica

```
┌─────────────────────────────────────┐
│              História               │
│    Dor abdominal (epigástrica)      │
└─────────────────────────────────────┘
                  ↓
┌─────────────────────────────────────┐
│            Exame físico             │
│ Sinais vitais ortostáticos, exame   │
│    abdominal, exame retal           │
└─────────────────────────────────────┘
                  ↓
┌─────────────────────────────────────┐
│       Estudos laboratoriais         │
│ CBC, perfil bioquímico hepático,    │
│        amilase, lipase              │
└─────────────────────────────────────┘
                  ↓
┌─────────────────────────────────────┐
│            Endoscopia               │
└─────────────────────────────────────┘
```

Riscos potenciais/erros comuns referentes ao diagnóstico da doença
- Se houver suspeita de úlcera, um exame retal deve ser realizado para excluir melena.
- Deve-se suspeitar de PUD em casos de dor abdominal com testes de imagens que não revelam outros diagnósticos explanatórios.

Seção 4: Tratamento (Algoritmo 17.2)
Tratamento racional
- O tratamento de PUD envolve múltiplas modalidades. Primeiro, se a úlcera estiver sangrando ativamente, a prioridade é controlar o sangramento. Isto muitas vezes pode ser realizado com uma combinação de injeção de epinefrina, cautério e clipes endoscópicos.

Depois de resolvido o sangramento, a terapia antissecretória pode ser feita com um PPI. Os NSAIDs devem ser estritamente evitados, e o paciente deve ser testado para *H. pylori*.
- Não existe um tratamento específico para gastrite metaplásica. Se *H. pylori* for encontrada, deve ser erradicada – com mais frequência com terapia tripla (PPI, amoxicilina e claritromicina) ou terapia quádrupla (PPI, bismuto, metronidazol e tetraciclina).
- Os pacientes com doença de Ménétrier devem ser testados para infecção por *H. pylori* e CMV. Adicionalmente, os pacientes podem ser tratados com agentes antissecretórios, como antagonistas do receptor de histamina e PPIs. Estudos de anticorpos monoclonais para o receptor do fator de crescimento epidérmico, incluindo erbitux e cetuximabe, mostraram-se promissores em estudos pequenos. Para os casos medicamente refratários, a gastrectomia também é uma opção.

Quando hospitalizar
- Pacientes com úlcera ativamente hemorrágica que têm um dos seguintes:
  - Hematêmese.
  - Distensão abdominal e diminuição dos sons intestinais.
  - Melena.
  - Instabilidade hemodinâmica.

Tratando o paciente hospitalizado
- As indicações para hospitalização incluem dor abdominal, instabilidade hemodinâmica, ou sangramento melênico ou vermelho vivo.
- Se houver suspeita de uma úlcera hemorrágica, os pacientes devem ser reanimados com fluido e receber transfusões de sangue antes da endoscopia.
- Se uma úlcera hemorrágica for vista durante endoscopia, a hemostasia pode ser alcançada com uma combinação de injeção de epinefrina e cautério.
- Uma revisão sistemática dos preditores de sangramento recorrente após terapia para úlceras hemorrágicas demonstrou que os achados da endoscopia que prenunciam ressangramento incluem sangramento ativo visto durante a endoscopia, uma úlcera grande e sua localização (duodeno posterior ou curvatura gástrica menor).

Tabela de tratamento

Tratamento	Comentário

Médico	• Misoprostol (a ser administrado oralmente): 200 mcg 4 vezes ao dia com alimento. Deve-se notar que essa medicação é contraindicada durante a gravidez, gravidez categoria X
	• Os pacientes devem ser tratados para *H. pylori* se presente
	• Os pacientes com úlceras pépticas não hemorrágicas devem ser tratados com terapia antissecretória com PPI, p. ex.:
	  • Omeprazol 40 mg PO ao dia
	  • Pantoprazol 40 mg PO ao dia
	  • Esomeprazol 40 mg PO ao dia
	  • Lansoprazol 30 mg PO ao dia
	  • Dexlansoprazol 30 mg PO ao dia
	  • Rabeprazol 20 mg PO ao dia

Cirúrgico	• Pacientes com úlceras perfuradas devem ser tratados cirurgicamente – geralmente com tampão de Graham (fechamento com um pedaço de omento) • Para PUD refratária ao tratamento médico, estão disponíveis opções cirúrgicas (embora sejam usadas com uma frequência significativamente reduzida). Esses incluem vagotomia, antrectomia e ressecção gástrica

Capítulo 17 ■ Doença Ulcerosa Péptica

Tratamento	Comentário
Radiológico	A colocação radiográfica de molas ou esferas é raramente necessária para os pacientes em que o controle hemostático não pode ser obtido por meios endoscópicos
Psicológico	Nenhum papel
Complementar	Apesar da precária metodologia em estudos clínicos, vários agentes complementares e alternativos têm sido usados no tratamento da doença relacionada com a úlcera péptica: óleo de hortelã, óleo de alcaravia e curcuma

Prevenção/tratamento de complicações

- Se um paciente tiver uma úlcera hemorrágica que está causando hematêmese, ele deve ser intubado para proteger contra aspiração antes da realização de endoscopia digestiva alta.
- Uma obstrução da saída gástrica que não se resolve, e a perfuração requer cirurgia.

Algoritmo 17.2 Tratamento de doença ulcerosa péptica

```
                    Avalie a
                  necessidade de
                  hospitalização
                  /            \
        Precisa de          Não necessita de
      hospitalização         hospitalização
       /    |    \                |
Ressuscitação Proteja a Terapia   Endoscopia
com volume   via aérea antissecretória
       \    |    /                |
        Endoscopia              Terapia
                              antissecretória
                                  |
                              Teste/Trate
                               H. pylori
                                  |
                              Evite NSAIDs,
                            álcool e tabagismo
```

PÉROLAS CLÍNICAS
- Para úlceras hemorrágicas, é essencial para ressuscitar com volume para instabilidade hemodinâmica, manter uma via aérea padrão, e controlar o sangramento.
- Teste e, se necessário, trate para H. pylori.
- Inicie o tratamento médico de PUD com terapia antissecretória – com mais frequência PPIs.
- Evite NSAIDs em indivíduos com PUD.

Seção 5: Populações Especiais
Gravidez
- Com exceção de misoprostol, a terapia antissecretória geralmente é tolerada com poucos efeitos adversos para o feto e a mãe grávida.

Crianças
- A PUD grave é rara em crianças, mas quando presente é menos provável que resulte da presença de *H. pylori*.

Idosos
- Esses pacientes geralmente requerem mais tempo para que as úlceras se curem. Além disso, o risco de desenvolvimento da úlcera de NSAIDs aumenta com a idade.

Seção 6: Prognóstico

> **PONTOS PRINCIPAIS/PÉROLAS CLÍNICAS**
> - O prognóstico de PUD geralmente é excelente, uma vez que uma condição responda prontamente à erradicação de *H. pylori* e terapia com PPI.
> - NSAIDs devem ser evitados em todos os pacientes com PUD.
> - Existem várias formas de gastropatia, e estes podem ser distinguidos por endoscopia e biópsia para histopatologia.

História natural de doença não tratada
- A história natural de PUD em grande parte derivou dos dados observacionais antes do desenvolvimento de PPIs. Úlceras não tratadas podem-se curar espontaneamente, porém a maioria recorrerá dentro de meses ou um ano.

Testes de acompanhamento e monitoramento
- Se for constatado que um paciente com PUD tem *H. pylori* e for tratado com antibióticos apropriados, devem ser realizados testes de acompanhamento para assegurar a erradicação de *H. pylori*.
- Pacientes em que se constatou a existência de úlceras duodenais secundárias a NSAIDs ou *H. pylori* geralmente não requerem uma segunda endoscopia. No entanto, os pacientes com úlceras gástricas devem ter uma endoscopia de acompanhamento para assegurar que a úlcera se curou e descartar outras causas de úlceras gástricas, como o câncer gástrico.

Seção 7: Leitura Sugerida
Gralnek IM, Barkun AN, Bardou M. Management of acute bleeding from a peptic ulcer. N Engl J Med 2008;359:928–37
Lai KC, Lam SK, Chu KM, *et al*. Lansoprazole for the prevention of recurrences of ulcer complications from long-term low-dose aspirin use. N Engl J Med 2002;346:2033–8
Laine L, Hennekens C. Proton pump inhibitor and clopidogrel interaction: fact or fiction? Am J Gastroenterol 2010;105:34–41
Sung JJY, Kuipers EJ, El-Serag HB. Systematic review: the global incidence and prevalence of peptic ulcer disease. Aliment Pharmacol Ther 2009;29:938–46
Vakil N, Moayyedi P, Fennerty MB, Talley NJ. Limited value of alarm features in the diagnosis of upper gastrointestinal malignancy: systematic review and meta-analysis. Gastroenterology 2006;131:390–401
Yamada T. Textbook of Gastroenterology, 3rd edition. Wiley-Blackwell, 2013

Website sugerido

Peptic ulcers. National Digestive Diseases Information Clearinghouse (NDDIC). National Institute of Diabetes and Digestive and Kidney Diseases (NIDDK), National Institutes of Health (NIH), http://digestive.niddk.nih.gov/ddiseases/topics/pepticulcers.aspx

Seção 8: Diretrizes
Diretrizes de sociedade nacionais

Título da diretriz	Fonte da diretriz	Data
The role of endoscopy in the management of patients with disease ulcer peptic	American Society for Gastrointestinal Endoscopy	2010 (Gastrointest Endosc 2010;71(4):663-8)
American Gastroenterological Association Medical Position Statement: Evaluation of Dyspepsia	American Gastroenterological Association	2005 (Gastroenterology 2005;129(5):1753-1755)

Seção 9: Evidência

Tipo de evidência	Título, data	Comentário
Revisão sistemática	Systematic review: the global incidence and prevalence of peptic ulcer disease, 2009 (Aliment Pharmacol Ther 2009;29(9):938–46)	Incidência global e prevalência de doença ulcerosa péptica

Seção 10: Imagens
Não aplicáveis a este tópico.

Material adicional para este capítulo pode ser encontrado *on-line* em:
www.mountsinaiexpertguides.com
A senha de acesso é a palavra Dysphagia.
Inclui um estudo de caso com perguntas de múltipla escolha, orientações para os pacientes e os códigos da ICD.

CAPÍTULO 18

Tratamento e Erradicação de *Helicobacter pylori*

Anthony A. Weiss
Dr. Henry D. Janowitz Division of Gastroenterology, Icahn School of Medicine at Mount Sinai, New York, NY, USA

PONTOS PRINCIPAIS
- *Helicobacter pylori* é uma bactéria Gram-negativa que se adaptou para sobreviver ao ambiente ácido do estômago humano, resultando em inflamação crônica.
- A maioria dos indivíduos é assintomática, entretanto *H. pylori* responde por uma significativa porção de doença ulcerosa péptica e malignidades gástricas.
- O tratamento de *H. pylori* demonstrou que melhora os sintomas da dispepsia, cura e previne doença ulcerosa, cura linfoma MALT e diminui a recorrência de câncer gástrico endoscopicamente ressecado. A erradicação de *H. pylori* pode diminuir a incidência de câncer gástrico em populações de alto risco.
- O tratamento inicial com antibiótico falha em 20% ou mais dos casos. A documentação da erradicação é um componente essencial do tratamento.

Seção I: Histórico

Definição de doença
- *H. pylori* é uma bactéria Gram-negativa que infecta o estômago, causando gastrite crônica.
- Embora a maioria dos indivíduos seja sintomática, *H. pylori* é uma causa importante de doença ulcerosa péptica e é classificada pela Organização Mundial da Saúde como um carcinógeno para malignidades gástricas.

Incidência/prevalência
- *H. pylori* é a infecção bacteriana humana mais comum no mundo, afetando metade da população mundial.
- A incidência varia de 7% nos países desenvolvidos da Europa a 97% nos países menos desenvolvidos da África, América do Sul e Ásia.
- A incidência geral parece estar declinando, especialmente em países desenvolvidos.

Impacto econômico
- Nos Estados Unidos, o câncer gástrico e a doença péptica responsável por aproximadamente 5 bilhões de dólares dos custos diretos e indiretos. Pode ser razoavelmente estimado que 50% dessas duas condições são atribuíveis à infecção por *H. pylori*.
- A dispepsia responde por quase 2 milhões de visitas em consultório por ano e cerca de 9 bilhões de dólares gastos anualmente em endoscopia digestiva alta e medicações antiácidas. Pode-se assumir razoavelmente que *H. pylori* responde por 5–10% dos gastos relacionados com a dispepsia.

Etiologia
- Os humanos são o principal reservatório de *H. pylori*.
- A transmissão provavelmente ocorre de pessoa a pessoa.
- *H. pylori* está altamente concentrada em vômito e pode ser detectada na saliva e fezes.
- A infecção pode ocorrer pela ingestão de água não tratada e produtos não lavados.

Patologia/patogênese
- *H. pylori* destina-se a sobreviver em ambiente ácido do estômago. Ela produz urease, que cria um microambiente alcalino protetor. Seu formato em espiral e os múltiplos flagelos permitem-lhe escavar a camada de gel mucoso protetor do estômago, onde é encontrada a maioria dos organismos.
- A capacidade da bactéria em se aderir à superfície da célula epitelial impede sua eliminação e permite a persistência da colonização gástrica. *H. pylori* realiza isto por meio da expressão de uma variedade de proteínas das membranas externas adesivas, como SabA, e BabA. Essas moléculas de adesão se ligam a glicoproteínas de superfície da célula hospedeira.
- A aderência permite que *H. pylori* secrete toxinas diretamente dentro da célula epitelial.
- As duas toxinas mais bem descritas são o antígeno associado à citoxina (CagA) e citotoxina vacuolizante (VacA).
- Aproximadamente 60–70% das cepas de *H. pylori* expressam o CagA. Este se transloca para dentro das células epiteliais e linfócitos, levando a aumento da produção de citocina e inibição de apoptose, que pode promover carcinogênese.
- VacA é visto em cerca da metade das infecções por *H. pylori*. Seu nome deriva de sua capacidade de se inserir dentro das membranas endossomais, levando a edema osmótico e apoptose por seu efeito nas membranas mitocondriais.
- *H. pylori* causa três padrões de gastrite:
  - Pangastrite benigna associada a pouca alteração da mucosa.
  - Uma infecção antral predominante associada a aumento da produção de ácido e doença péptica.
  - Um corpo predominante de infecção associado à acloridria, atrofia gástrica multifocal e câncer gástrico.
- **Doença ulcerosa péptica:** cerca de 10–15% dos indivíduos infectados por *H. pylori* têm uma inflamação antral predominante. Este padrão (tipo 2) está associado a níveis elevados de gastrina, altos níveis de produção de ácido e aumento do risco de úlcera péptica.
- **Câncer gástrico:** aproximadamente 1% dos pacientes têm um padrão de gastrite associado à infecção predominante no corpo (tipo 3). Esse padrão está associado à hipocloridria, níveis elevados de gastrina, supercrescimento bacteriano e atrofia multifocal da mucosa gástrica. Esta condição pode progredir para ulceração gástrica, metaplasia intestinal e neoplasia.
- **Dispepsia não ulcerosa:** *H. pylori* é encontrada com mais frequência em pacientes com dispepsia do que nos controles. No entanto, há muitas causas de dispepsia. Aproximadamente 10% dos pacientes com *H. pylori* e dispepsia beneficiam-se com a sua erradicação. O mecanismo exato de dispepsia não ulcerosa associada a *H. pylori* não é claro.
- **Doença do refluxo gastroesofágico (GERD):** vários estudos relataram um aumento da incidência de refluxo gastroesofágico após erradicação de *H. pylori*, presumivelmente por causa da reversão da acloridria. Taxas populacionais em declínio de *H. pylori* parecem correlacionar-se com aumento da prevalência de GERD e câncer esofágico. A maioria dos estudos e metanálises, porém, não apoia o aumento de risco de GERD após erradicação de *H. pylori*.

- **Linfoma MALT:** linfoma de tecido linfoide, associado à mucosa gástrica (MALT) ou MALToma, responde por 8% de todos os linfomas não Hodgkin. A vasta maioria dos MALTomas (92–97%) ocorre na presença de infecção ativa por *H. pylori*. A relação do linfoma MALT com *H. pylori* é apoiada pelo fato de que a erradicação bem-sucedida resulta em regressão e remissão a longo prazo dessa condição.
- **Trombocitopenia autoimune idiopática (ITP):** a prevalência de *H. pylori* parece ser maior em pacientes com ITP do que nos controles de mesma idade e gênero. A erradicação de *H. pylori* é associada à melhora nas contagens plaquetárias na maioria dos estudos. O mecanismo pelo qual *H. pylori* pode causar ITP não é bem compreendido.
- **Anemia ferropriva:** é a deficiência de nutriente mais comum no mundo desenvolvido, especialmente em crianças. Os mecanismos propostos incluem sangramento gastrointestinal de baixo grau, acloridria ou consumo bacteriano de ferro. Estudos clínicos e metanálises sugerem maior prevalência de *H. pylori* em populações com anemia ferropriva e melhora com a sua erradicação.
- **Outras condições associadas a *H. pylori*:** muitas outras condições foram ligadas a infecções por *H. pylori* incluindo doenças cardiovasculares, cerebrovasculares, neurológicas e hepatobiliares. Uma relação inversa com a obesidade e condições alérgicas também foi sugerida. Até o momento, a associação com *H. pylori* com essas condições é inconclusiva.

Fatores preditivos/de risco
- Fatores de risco associados à infecção por *H. pylori* são compatíveis com o suposto potencial para transmissão de uma pessoa a outra dos fluidos corporais contaminados:
  - *Status* socioeconômico baixo.
  - Saneamento precário, superlotação.
  - Exposição a patógenos da água.
  - Consumo de vegetais crus ou não cozidos.
  - Ocupacional (profissionais da área de saúde).

Seção 2: Prevenção

> **PONTOS PRINCIPAIS/PÉROLAS CLÍNICAS**
> - Não existem intervenções atualmente para prevenir a infecção primária por *H. pylori*.
> - A infecção por *H. pylori* está associada a múltiplas doenças distintas. A erradicação de *H. pylori* é indicada para tratar a doença associada, prevenindo sua recorrência ou desenvolvimento subsequente de patologia futura em pacientes em alto risco.

Rastreamento
- Como a porcentagem de pacientes infectados que desenvolvem doença relacionada com *H. pylori* é pequena, não se recomenda teste de triagem.
- Diretrizes recentes recomendaram a triagem em pacientes com alto risco de câncer gástrico baseado no risco endêmico e história familiar de câncer gástrico.

Prevenção primária
- A infecção por *H. pylori* está associada a baixo *status* socioeconômico, superlotação e saneamento precário. A melhora nos serviços de saúde pública é reconhecida como importante para a diminuição da incidência e prevalência de *H. pylori*.
- O desenvolvimento de uma vacina é uma importante área de interesse da pesquisa.

Prevenção secundária
- *H. pylori* é uma causa importante de úlceras péptica e gástrica não relacionada com NSAID. A erradicação de *H. pylori* reduz a taxa de recorrência dessas condições.
- Em pacientes com ressecção endoscópica de câncer gástrico inicial, a erradicação de *H. pylori* demonstrou que previne o desenvolvimento de câncer gástrico subsequente.
- A erradicação de *H. pylori* é recomendada em parentes em primeiro grau de indivíduos com câncer gástrico, uma vez que são considerados em alto risco.
- Embora sejam controversas, várias diretrizes recomendam a erradicação de *H. pylori* em pacientes com gastrite atrófica e metaplasia intestinal. Estudos sugerem que a erradicação pode levar à regressão dessas condições, que são percebidas como pré-neoplásicas.
- Em pacientes em alto risco de sangramento gastrointestinal, a erradicação de *H. pylori* deve ser considerada, especialmente em indivíduos que necessitam de uso a longo prazo de NSAIDs ou aspirina.

Seção 3: Diagnóstico

> **PONTOS PRINCIPAIS/PÉROLAS CLÍNICAS**
> - A apresentação de *H. pylori* é inespecífica e depende de suas sequelas específicas.
> - *H. pylori* pode ser diagnosticada via biópsia endoscópica ou testes não invasivos, como o teste respiratório de teste respiratório de urease (UBT) e teste de antígeno fecal.
> - Ocorre falha no tratamento frequentemente (> 20%). A documentação de erradicação é mandatória.
> - O teste é suscetível a uma alta taxa de falsos negativos na situação de uso recente de PPI ou antibiótico.

Diagnóstico diferencial

Diagnóstico diferencial	Características
Gastrite autoimune	Associada à anemia perniciosa, *H. pylori* pode ser encontrado em 50% dos casos
Gastrite atrófica ambiental multifocal	Histologicamente similar, 85% dos casos se devem a *H. pylori*
Outras espécies de *Helicobacter*	Uma pequena porcentagem dos humanos pode-se infectar com outras espécies de *Helicobacter* geralmente encontradas em animais, como *H. heilmannii*. O diagnóstico requer análise de reação em cadeia da polimerase (PCR). Seu significado clínico não é claro

Apresentação típica
- A apresentação mais comum é a dispepsia, que se pode manifestar como dor abdominal, náusea ou saciedade precoce.
- A apresentação e os achados do exame físico de dispepsia, doença péptica e tumores gástricos são discutidos em outra parte deste livro.

Diagnóstico clínico
História
- Relevantes questões em pacientes com *H. pylori* incluem história familiar de câncer gástrico e antecedentes étnicos com atenção à prevalência de *H. pylori* e malignidade gástrica na população de pacientes.
- É importante obter uma história anterior de doença ulcerosa e complicações.

- O uso de NSAID concomitante pode afetar as decisões de tratamento.
- Devem-se obter informações sobre o tratamento anterior para *H. pylori* e, especificamente, quais antibióticos foram usados.

Regras e calculadores úteis para decisão clínica
- Dispepsia não complicada pode ser abordada com uma estratégia não invasiva "teste e trate". Os testes não invasivos são descritos a seguir.
- A endoscopia é recomendada em pacientes com "sintomas de alarme" como perda de peso, dor abdominal intensa, náusea, anemia ferropriva, ou, em pacientes idosos (> 50 anos), conforme as diretrizes para avaliação de dispepsia.

Diagnóstico laboratorial
- Um conhecimento completo dos vários testes diagnósticos é crucial para o tratamento de *H. pylori*.
- O objetivo do teste diagnóstico é determinar a presença de infecção bacteriana ativa.
- Uma variedade de testes está disponível, cada qual com características que os tornam mais apropriados para uma determinada situação clínica.

Lista de testes diagnósticos
- Os testes diagnósticos são divididos em duas categorias: invasiva e não invasiva.
- Os testes invasivos envolvem a obtenção de uma amostra da mucosa gástrica, por meio do desempenho de endoscopia digestiva alta. A endoscopia tem a vantagem de oferecer uma avaliação mais completa dos sintomas e patologia gastrointestinais superiores.
  - **Cultura:** pode-se fazer a cultura de *H. pylori* diretamente das amostras de biópsia. Esta tem a vantagem de permitir a determinação de sensibilidade ao antibiótico. Isto se tornou mais importante uma vez que a resistência aos regimes de antibióticos atualmente prescritos seja cada vez mais comum. A cultura é um trabalho intensivo, que requer fastidioso manuseio da amostra de biópsia. A cultura também consome tempo uma vez que leva 7–10 dias para assegurar uma cultura negativa.
  - **Histologia:** *H. pylori* pode ser identificada usando-se uma variedade de técnicas de coloração padrão (p. ex., Giemsa) ou imunológica. A vantagem da histologia é que permite a identificação de outra patologia gástrica, como metaplasia e malignidades intestinais. A identificação pode ser dificultada por condições que afetam a densidade e a distribuição da bactéria.
  - **Teste de urease:** a capacidade de *H. pylori* de produzir grandes quantidades de urease permite o uso deste teste barato, rápido e relativamente simples. A colocação de uma amostra de biópsia em um meio rico em ureia irá liberar íons amônio, ativando um indicador de pH e causando alteração da cor do meio de cultura. Resultados confiáveis podem ser obtidos, geralmente dentro de 2 horas. Este teste é dependente da quantidade de bactérias presentes. Condições como gastrite atrófica ou o uso de inibidores da bomba de prótons, que aumentam o pH gástrico, podem inativar a enzima urease, levando a resultados falsos negativos.
  - **PCR/teste molecular:** o advento do diagnóstico molecular pode produzir um importante avanço nos testes, como a capacidade de quantificar a infecção e de se direcionar geneticamente para cepas mais ativas. Esta técnica não se encontra disponível rotineiramente.
- **Teste não invasivo:** tem a capacidade de detector a presença de *H. pylori* sem o tempo e o custo da endoscopia. Embora não seja apropriado para avaliar pacientes com sin-

tomas de "alarme", é bastante adequado para avaliação de dispepsia não complicada e para documentar a erradicação da bactéria.

- **Sorologia:** anticorpos IgG têm alta sensibilidade para testar para a presença de infecção por *H. pylori*. A maioria dos laboratórios usa o ensaio imunoenzimático (ELISA) e/ou técnicas de quimioluminescência. O diagnóstico sorológico tem a vantagem de não estar sujeito a condições que afetam o ambiente gástrico, o que diminui a acurácia da histologia e dos testes de urease. Os anticorpos persistem por meses a anos após infecção se resolver; portanto sua presença não distingue entre infecções ativa e passada. Ensaios de anticorpos IgM e IgA estão disponíveis e, quando encontrados, são boa evidência da infecção ativa; no entanto, a presença inconsistente desses anticorpos limita sua utilidade. As diretrizes atuais não recomendam o uso de rotina do diagnóstico sorológico.
- **Teste respiratório de urease (UBT):** similar à técnica tecidual, este teste depende da produção dessa enzima pela bactéria. A ureia marcada com um isótopo não radioativo (geralmente 13C) é ingerida. Quando a infecção está presente, o isótopo é liberado e é coletado pela exalação dentro de um recipiente de amostra. Os pacientes devem estar em jejum por 1 hora antes do procedimento. As amostras são estáveis por 7 dias pós-coleta. As amostras podem ser coletadas no laboratório ou no consultório. Com mais frequência, o citrato é adicionado à amostra de ureia, o que potencializa atividade específica de urease da *H. pylori* por meio da otimização do pH gástrico. O pH mais baixo inibirá as ureases não provenientes de *H. pylori* secretadas por outras bactérias, que podem ser vistas na acloridria e no supercrescimento bacteriano, levando a um teste falso positivo.
- **Teste do antígeno fecal:** a presença de *H. pylori* nas fezes pode ser medida diretamente por imunoensaio. O teste evoluiu com o uso de um ensaio monoclonal mais preciso, melhorando sua acurácia diagnóstica. As limitações técnicas incluem falta de estabilidade da amostra de fezes, que deve ser congelada dentro de 24 horas. A amostra deve ser coletada em um recipiente sem conservante. As fezes devem ser bem formadas, uma vez que alguns ensaios não funcionem com amostras diarreicas. O derramamento do antígeno fecal pode persistir por até 8 semanas após a erradicação, causando um teste falso positivo.

- **Escolhendo um teste:**
  - A cultura se reserva às situações em que é necessária a sensibilidade antibacteriana.
  - A histologia é ideal quando outra patologia gástrica, como GERD e malignidade, precisa ser excluída. O achado de metaplasia intestinal pode ter implicações para a vigilância e tratamento.
  - Testes UBT e de antígeno fecal têm a vantagem de baixo custo e são adequados durante a triagem de pacientes dispépticos ou assintomáticos que podem se beneficiar com a terapia (p. ex., para a prevenção de câncer e doença péptica). Eles são os testes de escolha para documentar a erradicação do organismo após o tratamento.
  - Sorologia não é recomendada rotineiramente, mas pode ser útil em casos em que outros testes não invasivos são prejudiciais.
- **Inibidores da bomba de prótons:** diminuem a distribuição e a densidade populacional de *H. pylori*. Em um terço dos pacientes, as bactérias não serão encontradas no antro, e um terço dos pacientes terá um falso negativo mesmo que seja feita a biópsia de todas as áreas do estômago. A redução da densidade bacteriana interfere na capacidade de detectar o antígeno fecal. O pH aumentado inativa a atividade da urease bacteriana, afetando o UBT e os testes das amostras de biópsia. Os PPIs devem ser interrompidos 2 semanas antes do teste com o uso dessas modalidades. Bloqueadores do receptor de histamina 2 podem ser usados, mas devem ser interrompidos 24 horas antes do teste.

- **Antibióticos:** podem suprimir a presença de *H. pylori*, causando um resultado falso negativo. Não se deve tentar realizar os testes até, pelo menos, 4 semanas após exposição ao antibiótico. O bismuto tem propriedades antibacterianas e similarmente deve ser interrompido.
- **Sangramento gastrointestinal:** a sensibilidade da histologia e dos testes à base de urease se reduz durante o sangramento agudo gastrointestinal superior.

Riscos potenciais/erros comuns referentes ao diagnóstico da doença
- Falha em obter um número adequado de biópsias gástricas. Em razão de sua distribuição irregular pelo menos duas biópsias devem ser obtidas de duas áreas diferentes do antro e duas áreas diferentes do corpo.
- Falha em interromper PPI por 2 semanas antes do teste.
- Falha em interromper os antibióticos por pelo menos 4 semanas antes de realizar o teste.
- Falha em esperar por pelo menos 8 semanas após a erradicação antes de realizar o teste de antígeno fecal.

Seção 4: Tratamento
Racional do tratamento
- A presença de *H. pylori* deve ser avaliada e tratada nas seguintes situações clínicas.
  - **Doença ulcerosa péptica:** em pacientes com úlcera duodenal ou gástrica documentada ou história anterior desta, a erradicação reduz a taxa de recorrência de > 80% para < 10%. Os pacientes que requerem terapia a longo prazo com aspirina e/ou NSAIDs estão em alto risco de PUD. NSAIDs e *H. pylori* são responsáveis pela maioria das úlceras pépticas. Há um efeito sinergístico quando ambos estão presentes. A erradicação de *H. pylori* demonstrou reduzir o risco de PUD em pacientes que iniciam o tratamento com NSAIDs. Também é benéfico para a redução de complicações de PUD em indivíduos que tomam aspirina em baixa dose.
  - **Linfoma MALT:** *H. pylori* é encontrada em > 90% dos pacientes com linfoma MALT, e a erradicação é curativa em 60–80%, embora a resolução completa possa levar de vários meses a um ano.
  - **Câncer gástrico:** em pacientes com história de carcinoma gástrico mucoso endoscopicamente ressecado, a erradicação reduz o desenvolvimento de lesões metacrônicas. *H. pylori* também deve ser tratada nos parentes em primeiro grau dos pacientes com câncer gástrico, uma vez que é documentada em caso de alto risco. O tratamento deve ser considerado em indivíduos que vivem em áreas com altas taxas endêmicas de câncer gástrico. Estudos prospectivos na Ásia mostraram uma redução na ocorrência de câncer gástrico e possivelmente a reversão da metaplasia.
  - **Dispepsia não ulcerosa:** ainda que de modesto benefício na dispepsia não ulcerosa, uma porcentagem pequena, mas significativa, de pacientes se beneficiará com a erradicação.
  - **Cirurgia bariátrica:** as diretrizes do American College of Gastroenterology recomendam triagem pré-operatória e tratamento de indivíduos positivos para *H. pylori*. A erradicação de *H. pylori* pode estar associada à diminuição do risco de úlceras marginais pós-operatórias.
  - **Anemia ferropriva:** metanálise de estudos controlados randomizados mostra erradicação de *H. pylori* em indivíduos com anemia ferropriva de moderada a grave, demonstra melhora da resposta às suplementações de ferro.

- **Trombocitopenia autoimune idiopática:** revisão sistemática de estudos totalizando mais de 1.500 pacientes mostra que a erradicação de *H. pylori* leva a melhores contagens plaquetárias em aproximadamente 50% dos casos.
- **Outras condições:** como a deficiência de B_{12} está associada à atrofia gástrica e acloridria, a erradicação de *H. pylori* pode ser considerada. Postula-se que *H. pylori* tenha um papel em uma variedade de outras condições extragástricas e autoimunes. No entanto, não existe evidencia de apoio ao tratamento nesse momento.
- Antibioticoterapia é o único tratamento da infecção de *H. pylori*.

Recomendações das diretrizes do American College of Gastroenterology
(Am J Gastroenterol 2007;102:1808-25)
1. Um regime de três fármacos utilizando um inibidor da bomba de prótons (PPI) e claritromicicina com amoxicilina ou metronidazol por 14 dias.
2. Um regime de quatro fármacos utilizando bismuto, metronidazol, tetraciclina e PPI ou antagonista H2 por 10–14 dias.
3. Terapias sequenciais ou "híbridas", em que se administra amoxicilina aos pacientes durante 5 dias, antes de 5 dias de claritromicina e tinidazol, podem ser uma alternativa à terapia-padrão à base de claritromicina tripla ou quádrupla com bismuto.
4. Para as falhas de tratamento pela primeira vez, recomenda-se que o tratamento não seja repetido com o tratamento de primeira linha anteriormente usado.
5. Uma combinação de levofloxacina, amoxicilina e PPI também é recomendada em resposta à resistência à claritromicina.

- Há uma crescente conscientização de que esses regimes estão se tornando menos efetivos. As taxas de erradicação, especialmente com a "terapia tripla", podem ser rotineiramente inferiores a 80%.
- Literatura recente focalizou a crescente resistência mundial à claritromicina, mas a resistência é relatada para todos os indivíduos para os quais atualmente os antibióticos são prescritos, dependendo da região estudada. A resistência à claritromicina é três vezes mais alta nos Estados Unidos do que na Europa. A resistência à tetraciclina é rara no mundo desenvolvido e na Ásia, mas excede 40% na África.
- Regimes com taxas de erradicação abaixo de 90% devem ser evitados. Idealmente, o tratamento seria guiado pelo conhecimento dos padrões de resistência local. No entanto, essa informação geralmente não se encontra disponível.
- A resistência ao antibiótico de *H. pylori* geralmente origina-se de falhas de antibióticos anteriores. Geralmente isto resulta de tratamento incompleto, porque os regimes atuais têm alta taxa (até 30%) dos efeitos adversos, geralmente gastrointestinais.
- A diminuição da eficácia das terapias-padrão levou à procura de terapias mais agressivas, incluindo a "terapia quádrupla", utilizando tanto o metronidazol como a claritromicina, terapia à base de bismuto "otimizada" aumentando a dose total de metronidazol e estendendo a duração para 14 dias, e combinando levofloxacina com metronidazol e claritromicina. Essas estratégias parecem aumentar as taxas de erradicação para o limiar de 90%.
- O maior dilema então é a escolha de um regime potencialmente mais eficaz *versus* risco de uma taxa potencial mais alta de não adesão por causa dos efeitos adversos aumentados.
- As terapias à base de rifabutina, nitazoxanida e furazolidona se mostram promissoras como terapia de salvamento das falhas anteriores dos antibióticos. Entretanto, o uso de rifabutina deve ser monitorado para mielotoxicidade em potencial. Também há a preocupação de que o uso mundial disseminado comprometa sua eficácia como agente antituberculose. O uso de furazolidona, um agente nitrofurano sintético, está banido para uso em humanos nos Estados Unidos e Europa.

Tratamentos atualmente recomendados incluindo a terapia-padrão, "terapias otimizadas" recém-sugeridas e terapias de "salvamento" de segunda e terceira linhas	
Regimes atualmente recomendados	
1 Terapia tripla padrão	
PPI duas vezes ao dia, amoxicilina* 1 g 2 vezes ao dia, claritromicina 500 mg 2 vezes ao dia	10–14 dias
*Pode substituir o metronidazol se o paciente for alérgico à penicilina	
2 Terapia à base de bismuto	
Subsalicilato de bismuto 2 comprimidos 4 vezes ao dia, metronidazol 250 mg 3 vezes ao dia, tetraciclina 500 4 vezes ao dia, PPI ou bloqueador H2 duas vezes ao dia	10–14 dias
3 Terapia à base de levofloxacina	
Levofloxacina 500 mg/dia, PPI 2 vezes ao dia, amoxicilina 1 g 2 vezes ao dia	14 dias
Novos regimes propostos	
1a Terapias quádruplas	
Sequencial	
PPI 2 vezes ao dia, amoxicilina 1 g 2 vezes ao dia, seguidos de	1–5 dias
PPI 2 vezes ao dia, claritromicina, metronidazol 500 g 2 vezes ao dia	6–10 dias
Sequencial/híbrida	
PPI 2 vezes ao dia, amoxicilina 1 g 2 vezes ao dia	1–5 dias
PPI 2 vezes ao dia, amoxicilina 1 g 2 vezes ao dia, claritromicina 500 mg, metronidazol 500 g 3 vezes ao dia	6–10 dias
Terapia concomitante com todos os fármacos anteriores (metronidazol 2 vezes ao dia)	14 dias
2a Terapia otimizada com bismuto	
Bismuto 2 comprimidos 4 vezes ao dia, tetraciclina 500 mg 4 vezes ao dia, metronidazol 500 mg 3 vezes ao dia, PPI 2 vezes ao dia	14 dias
3a Terapias otimizadas à base de levofloxacina	
Sequencial	
PPI 2 vezes ao dia, amoxicilina 1 g 2 vezes ao dia	1–5 dias
PPI 2 vezes ao dia, levofloxacina 500 mg 2 vezes ao dia, metronidazol 500 mg 2 vezes ao dia	6–10 dias
Terapia concomitante com os fármacos anteriores	5 dias
Terapia de salvamento	
Falha pela primeira vez	
1 Se for um tratamento 1 ou 1a usado anteriormente, use o 2, o 2a ou o 3, ou vice-versa	
O novo regime deve ter pelo menos um novo fármaco	
Falha pela segunda vez	
1 Qualquer classe de terapia não utilizada: 1 ou 1a, 2 ou 2a, 3 ou 3a	
2 Se possível obtenha exame de sensibilidade antimicrobiana	
3 Terapias experimentais	
• Rifabutina* 150 mg 2 vezes ao dia, amoxicilina 1 g 2 vezes ao dia, PPI 2 vezes ao dia	10 dias
*Interações medicamentosas, mielotoxicidade	
• Nitazoxanida 500 mg, levofloxacina 250 mg, omeprazol 40 mg todas as manhãs	

Nitazoxanida 500 mg, doxiciclina 100 mg toda as tardes (estudos insuficientes para determinar a eficácia)	10 dias
• Furazolidona** 200 mg 2 vezes ao dia, levofloxacina 250 mg 2 vezes ao dia, lansoprazol 30 mg 2 vezes ao dia	7 dias

**Não está prontamente disponível, alto perfil de efeitos colaterais, interação inibidor MAO com significativa interação medicamentosa e alimentar com risco de vida

Terapia alternativa

A administração de rotina de probióticos (incluindo *Lactobacillus* e *Saccharomyces boulardii*) pode aumentar as taxas de erradicação assim como reduzir os efeitos colaterais (veja Prevenção/tratamento das complicações.)

Uma variedade de preparações herbáceas e/ou temperos, incluindo extrato de chá verde, curcumina, gengibre e canela, demonstrou que inibem *H. pylori in vitro* e *in vivo*. Não existem dados clínicos humanos significativos para recomendar seu uso. Os remédios herbais tradicionais chineses não demonstraram qualquer benefício clínico.

Prevenção/tratamento das complicações

- A maioria das complicações da terapia para *H. pylori* inclui efeitos colaterais gastrointestinais leves a moderados e pode ser o maior obstáculo ao tratamento.
- Duas metanálises distintas demonstraram que a coadministração de rotina dos probióticos, com *Lactobacillus acidophilus* ou *S. boulardii*, está associada à diminuição da incidência de efeitos colaterais gastrointestinais, particularmente da diarreia (Algoritmo 18.1).

PÉROLAS CLÍNICAS
- Sempre obtenha a história de uso anterior de antibiótico para guiar a terapia de *H. pylori*.
- A erradicação de *H. pylori* deve ser documentada pós-tratamento, idealmente com testes UBT ou de antígeno fecal.
- Em pacientes com PUD não complicada, não é preciso continuar a terapia com PPI após a erradicação. No entanto, na PUD complicada (sangramento, cirurgia), recomenda-se continuar a terapia com PPI.
- Não avalie para erradicação até pelo menos 4 semanas pós-tratamento para o teste UBT e 8 semanas para o teste de antígeno fecal.
- A administração concomitante de um probiótico é útil para reduzir os efeitos colaterais e pode aumentar as taxas de erradicação.
- O tabagismo afeta de maneira adversa o tratamento de *H. pylori*, e os pacientes devem ser encorajados a parar de fumar durante a terapia.

Seção 5: Populações Especiais

Gravidez
- A maioria, se não todos os regimes de *H. pylori*, contém pelo menos um fármaco que é contraindicado na gravidez. A erradicação de *H. pylori* em geral deve ser postergada para até após a gravidez.

Crianças
- A terapia empírica não é recomendada em crianças com dor abdominal. Uma avaliação completa deve ser realizada antes do tratamento.
- Recomenda-se o tratamento de *H. pylori* na anemia ferropriva inexplicável.

Algoritmo 18.1 Tratamento da infecção por *Helicobacter pylori*

Infecção documentada por *H. pylori*

PPI 2 vezes ao dia, claritromicina 500 mg
2 vezes ao dia, amoxicilina 1 g 2 vezes ao dia
10–14 dias
ou
PPI 2 vezes ao dia, claritromicina 500 mg
2 vezes ao dia, amoxicilina 1 g 2 vezes ao dia,
metronidazol 500 mg 14 dias

Bismuto dois comprimidos 4 vezes ao dia,
tetraciclina 500 mg 4 vezes ao dia,
metronidazol 250 mg
3 vezes ao dia, PPI 2 vezes ao dia 10–14 dias
ou
Bismuto dois comprimidos 4 vezes ao dia,
tetraciclina 500 mg 4 vezes ao dia,
metronidazol, 500 mg
3 vezes ao dia, PPI 2 vezes ao dia 14 dias
ou

Terapia de segunda linha
Regime à base de bismuto
ou
Levofloxacina 500 mg ao dia diariamente,
amoxicilina 1 g 2 vezes ao dia
PPI 2 vezes ao dia (+/- metronidazol
500 mg 2 vezes ao dia)

Terapia de segunda linha
Regime à base de amoxicilina,
claritromicina (e/ou metronidazol)
ou
Levofloxacina 500 mg diariamente,
amoxicilina 1 g 2 vezes ao dia
PPI 2 vezes ao dia (+/- metronidazol 500 mg
2 vezes ao dia)

Terapia de salvamento
Terapia acima não utilizada ou considere:
Rifabutina 150 mg 2 vezes ao dia,
amoxicilina 1 g 2 vezes ao dia, PPI
2 vezes ao dia x 10 dias
ou
Nitazoxanida 500 mg 2 vezes ao dia,
levofloxacina 250 mg todas as manhãs, PPI
todas as manhãs, doxiciclina 100 mg todas
as tardes x 10 dias

Terapia de salvamento
Terapia acima não utilizada ou considere:
Rifabutina 150 mg 2 vezes ao dia,
amoxicilina 1 g 2 vezes ao dia
PPI 2 vezes ao dia x 10 dias
ou
Nitazonixanida 500 mg 2 vezes ao dia,
levofloxacina 250 mg todas as manhãs
PPI todas as manhãs, doxiciclina 100 mg
todas as tardes x 10 dias

Idosos

- Indivíduos com dispepsia e idade > 55 anos não devem ser tratados empiricamente, mas devem ser avaliados para possível câncer gástrico.

Seção 6: Prognóstico

> **PONTOS PRINCIPAIS/PÉROLAS CLÍNICAS**
> - A erradicação bem-sucedida geralmente resulta em eliminação a longo prazo de *H. pylori*, com taxas de recorrência anuais de 1,5% ou menor em países desenvolvidos.
> - Em países desenvolvidos, as taxas médias de recorrência anual são de 12%.

Seção 7: Leitura Sugerida

Amieva MR, El-Omar EM. Host-bacterial interactions in *Helicobacter pylori* infection. Gastroenterology 2008;134:306–23
Attumi TA, Graham DY. Follow-up testing after treatment of *Helicobacter pylori* infections: cautions, caveats, and recommendations. Clin Gastroenterol Hepatol 2011;9:373–5
Basso D, Plebani M, Kusters JG. Pathogenesis of *Helicobacter pylori* infection. Helicobacter 2010;15(Suppl 1):14–20
Baudron CR, Francheschi F, Salles N, Gasbarrini A. Extragastric diseases and *Helicobacter pylori*. Helicobacter 2013;18(Suppl 1):44–51
Brown LM. *Helicobacter pylori*: epidemiology and routes of transmission. Epidemiol Rev 2000;22:283–97
Graham DY, Fishbach L. *Helicobacter pylori* treatment in the era of increasing antibiotic resisitance. Gut 2010;59:1143–53
O'Connor A, Molina-Infante J, Gisbert JP, O'Morain C. Treatment of *Helicobacter pylori* infection. Helicobacter 2013;18(Suppl 1):58–65
Papagiannakis P, Michalopoulos C, Papalexi F, Dalampoura D, Diamantidis MD. The role of *Helicobacter pylori* in hematological disorders. Eur J Intern Med 2013;24:685–90
Suzuki H, Saito Y, Hibi T. *Helicobacter pylori* and gastric mucosa-associated lymphoid tissue (MALT) lymphoma: updated review of clinical outcomes and molecular pathogenesis. Gut Liver 2009;3:81–7
Wroblewski LE, Peek RM, Wilson KT. *Helicobacter pylori* and gastric cancer: factors that modulate disease risk. Clin Microbiol Rev 2010;23:713–39
Zullo A. *Helicobacter pylori* therapy: present and future. World J Gastrointest Pharmacol Ther 2012;3:68–73

Seção 8: Diretrizes

Diretrizes de sociedade nacional

Título da diretriz	Fonte da diretriz	Data
American College of Gastroenterology Guideline on the Management of *Helicobacter pylori* infection	American College of Gastroenterology	2007 (Am J Gastroenterol 2007;102:1808-25)

Diretrizes de sociedade internacional

Título da diretriz	Fonte da diretriz	Data
Management of *Helicobacter pylori* infection: the Maastricht IV/Florence Consensus Report	European *Helicobacter* Study Group	2012 (Gut 2012;61:646-64)
Second Asia-Pacific Consensus Guidelines for *Helicobacter pylori* Infection	Second Asia-Pacific Conference	2009 (J Gastroenterol Hepatol 2009;24:1587-600)

Seção 9: Evidência

Tipo de evidência	Título, data	Comentário
Metanálise	Meta-analysis: the effect of supplementation with probiotics on eradication rates and adverse events during *Helicobacter pylori* eradication therapy. (Aliment Pharmacol Ther 2007;25:155-68)	Demonstra benefícios dos probióticos

Seção 10: Imagens
Não aplicável a este tópico.

Material adicional para este capítulo pode ser encontrado *on-line* em:
www.mountsinaiexpertguides.com
A senha de acesso é a palavra Dysphagia.
Inclui um estudo de caso com perguntas de múltipla escolha, orientações para os pacientes e os códigos da ICD.

CAPÍTULO 19

Gastroparesia

Eric S. Goldstein
Dr. Henry D. Janowitz Division of Gastroenterology, Icahn School of Medicine at Mount Sinai, New York, NY, USA

PONTOS PRINCIPAIS
- Gastroparesia é uma condição de esvaziamento gástrico retardado sem obstrução mecânica.
- Os sintomas incluem náusea, vômito, plenitude abdominal e saciedade precoce às refeições. A presença de dor abdominal significativa deve incentivar a investigação para outras causas. Desnutrição acentuada pode ocorrer nos casos graves.
- A gastroparesia geralmente está associada ao diabetes, mas pode também estar relacionada com disfunção nervosa autonômica, dano ao nervo vago, medicações, doenças do tecido conectivo e infecções, ou ser idiopática.
- O diagnóstico de gastroparesia pode ser realizado com um dos vários estudos não invasivos.
- As opções de tratamento centram-se na melhora do esvaziamento gástrico. Isto pode ser realizado por meio do aumento da função e coordenação neuromuscular. Opções farmacológicas, endoscópicas e cirúrgicas podem ser consideradas. Modificações dietéticas e o tratamento das causas subjacentes também são essenciais. Nos casos graves, devem ser consideradas as opções cirúrgicas.

Seção I: Histórico

Definição de doença
- Gastroparesia é o esvaziamento gástrico retardado de sólidos e líquidos que não se deve a uma causa obstrutiva mecânica (p. ex., obstrução da saída gástrica decorrente de doença ulcerosa péptica anterior ou obstrução do intestino delgado por adesões pós-cirúrgicas).

Classificação da doença
- Os casos de gastroparesia ocasionalmente são divididos em grupos diabético e idiopático para fins de pesquisa.
- A gastroparesia refratária é definida como casos que falham em responder à terapia médica, que são incapazes de manter a nutrição por via oral, e requer visitas frequentes à sala de emergência e/ou hospitalização.
- A classificação de gastroparesia em tipos em que é predominante o vômito, é predominante a dispepsia e é predominante a regurgitação foi proposta, mas não foi adotada amplamente.

Incidência/prevalência
- A real prevalência de gastroparesia nos Estados Unidos é desconhecida. Um estudo do Olmsted County, MN, Estados Unidos, relata uma prevalência ajustada por idade de 9,6 para homens e 37,8 para mulheres por 100.000 pessoas.

- Até 65% dos diabéticos podem apresentar algum retardo no esvaziamento gástrico, embora muitos sejam assintomáticos.

Impacto econômico
- Dados específicos não estão disponíveis referentes ao real impacto econômico da gastroparesia, mas a incidência de hospitalização relacionada com a gastroparesia tem crescido significativamente.

Etiologia
- Aproximadamente metade dos casos de gastroparesia é um resultado do diabetes. Ocorre gastroparesia diabética relacionada com a neuropatia entérica autonômica, assim como perda dos mecanismos intrínsecos de controle neuromotor. Não há diferença etiológica entre o diabetes tipos 1 e 2.
- O esvaziamento gástrico retardado pode ser causado por muitas medicações, incluindo anticolinérgicos muscarínicos, narcóticos, bloqueadores do canal de cálcio, agonistas da dopamina, antidepressivos tricíclicos, clonidina, fenotiazinas e octreotida.
- As causas menos comuns incluem esclerodermia e outras doenças do tecido conectivo, síndromes da neuropatia entérica e miopatia, dano ao nervo vagal decorrente de cirurgia anterior (p. ex., gastrectomia, vagotomia, fundoplicatura), disautonomias (incluindo a da doença de Parkinson), amiloidose e síndromes paraneoplásicas.
- Cerca de metade dos casos permanece classificada como idiopática.

Patologia/patogênese
- A coordenação neuromuscular gástrica adequada é necessária para o armazenamento e trituração adequados do alimento, assim como o controle sobre a liberação de pequenas partículas dentro do duodeno. Normalmente, o sistema nervoso autônomo influencia o esvaziamento gástrico através das entradas simpáticas e parassimpáticas (vagal) para os nervos efetores pós-ganglionares nos plexos submucoso, mientérico e muscular profundo (do sistema nervoso entérico – ENS). O plexo muscular profundo contém as células de Cajal intersticiais (ICCs). Esses plexos controlam diretamente a função muscular gástrica, tipicamente por meio da atividade de marca-passo das ICCs nas células do músculo liso.
- O esvaziamento gástrico retardado ocorre quando a coordenação é perdida.
- Diminuição da frequência das contrações antrais, das contrações gástricas proximais (comprometendo a trituração e a acomodação), ou aumento da frequência das ondas de pressão isolada pilórica (IPPW – "piloroespasmo") podem todos ser observados.
- Os distúrbios anteriores de motilidade geralmente resultam na perda de função do neurônio nitrérgico (isto é, na diminuição da atividade da óxido nítrico sintase neuronal, ou nNOS) na ENS. Diminuições no números de fibras nervosas nitrérgicas, aumentos de infiltrados inflamatórios nesses nervos e fibrose têm sido todos relatados. A expressão de nNOS pode estar mais prejudicada na gastroparesia idiopática do que na gastroparesia diabética. A perda de ICCs também é um importante fator no desenvolvimento da gastroparesia. Isto pode ser por causa dos processos inflamatórios ou fibróticos, ou a perda de fatores tróficos. O dano a outros nervos entéricos, nervos autonômicos, células do músculo liso e células gliais também pode estar implicado, embora com menos frequência.
- Em diabéticos, a neuropatia autonômica pode afetar o controle do esvaziamento gástrico por causa da disfunção vagal e da perda de inervação dos plexos mientéricos.

Além disso, a deficiência do fator de crescimento semelhante à insulina 1 (IGF-1) pode levar à perda de ICCs. A hiperglicemia aguda grave (nível sérico > 250 mg/dL) também compromete quase completamente a contratilidade antral, e algum comprometimento é visto mesmo no caso de hiperglicemia aguda em graus menores. Os pacientes com gastroparesia diabética geralmente têm outras complicações diabéticas, como neuropatia periférica, retinopatia ou nefropatia, embora os níveis de hemoglobina A1c não se correlacionem com a gastroparesia.
- Foram relatadas gastroparesias paraneoplásica e pós-infecciosa e estão associadas a aumento de infiltrados inflamatórios e fibróticos. Os últimos estão sendo identificados com crescente frequência, e são referidos nas gastroenterites virais, incluindo infecções por norovírus e rotavírus.

Fatores preditivos/de risco

Fator de risco	Índice de probabilidade
Relação homens:mulheres	4:1
Diabetes	–
Vagotomia	–
Gastroenterite viral	–
Disautonomia	–

Seção 2: Prevenção

PONTOS PRINCIPAIS/PÉROLAS CLÍNICAS
- Nenhuma intervenção demonstrou que previne o desenvolvimento da gastroparesia. A sabedoria convencional sugere que melhorar o controle glicêmico nos diabéticos melhore o resultado na gastroparesia diabética, mas isto não foi provado.

Seção 3: Diagnóstico (Algoritmo 19.1)

Algoritmo 19.1 Diagnóstico de gastroparesia

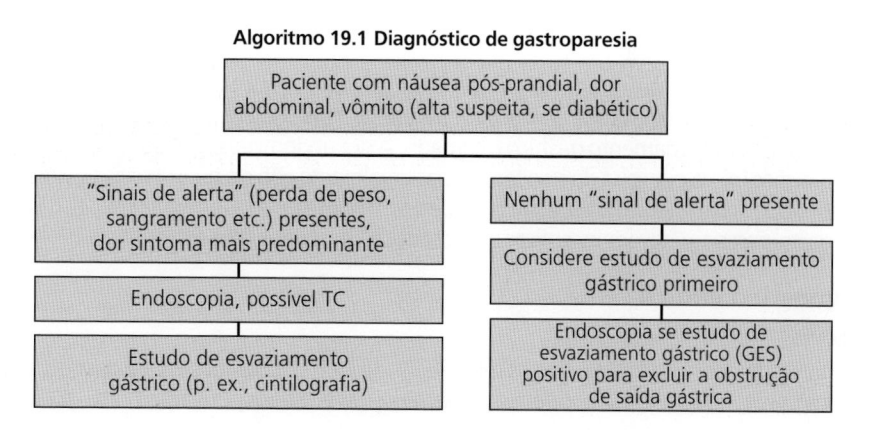

Paciente com náusea pós-prandial, dor abdominal, vômito (alta suspeita, se diabético)

- "Sinais de alerta" (perda de peso, sangramento etc.) presentes, dor sintoma mais predominante
  - Endoscopia, possível TC
  - Estudo de esvaziamento gástrico (p. ex., cintilografia)
- Nenhum "sinal de alerta" presente
  - Considere estudo de esvaziamento gástrico primeiro
  - Endoscopia se estudo de esvaziamento gástrico (GES) positivo para excluir a obstrução de saída gástrica

> **PONTOS PRINCIPAIS/PÉROLAS CLÍNICAS**
> - Náusea, dor epigástrica após comer, saciedade precoce e vômito de alimentos parcialmente digeridos são sintomas típicos de gastroparesia.
> - O exame pode ser normal ou revelar sensibilidade epigástrica e sons gorgolejantes.
> - Imagem de esvaziamento gástrico (cintilografia) continua a ser o teste diagnóstico de escolha.

Diagnóstico diferencial

Diagnóstico diferencial	Características
Doença ulcerosa péptica	Dor mais prevalente do que náusea; melena ou hematêmese pode ocorrer
Obstrução da saída gástrica	História de doença ulcerosa, cirurgia gástrica anterior etc.
Dispepsia não ulcerosa (funcional)	Podem-se agravar com o desconforto emocional; estudos diagnósticos normais
Síndrome do intestino irritável	Alívio da distensão com flatos ou movimento intestinal; também é vista alteração do movimento intestinal
Obstrução do intestino delgado	História de cirurgia abdominal anterior ou doença inflamatória (p. ex., doença de Crohn)
Câncer gástrico	Dor geralmente mais proeminente do que a náusea
Câncer pancreático	Icterícia, dor nas costas, esteatorreia
Supercrescimento bacteriano no intestino delgado	Diarreia, esteatorreia podem ser vistas; pode haver história de cirurgia gastrointestinal anterior
GERD	A escolha do alimento (em vez de simplesmente fazer uma refeição) pode afetar os sintomas
Dismotilidade esofágica (p. ex., acalasia)	Vômito relacionado mais estreitamente com a hora da refeição; disfagia comum
Síndrome do vômito cíclico	Episódios isolados em vez de sintomas crônicos
Pressão intracraniana elevada	Provavelmente outros achados neurológicos
Distúrbios endócrinos (p. ex., tireoide, doença de Addison)	
Transtorno alimentar	
Gravidez	

Apresentação típica
- Náusea pós-prandial persistente, distensão e vômito devem levantar a suspeita de gastroparesia. A perda de peso é uma característica frequente. Pode ocorrer refluxo gastroesofágico secundário ao esvaziamento gástrico retardado. A dor abdominal em cólica é comum após as refeições (piora por volta do anoitecer), mas geralmente não é a queixa mais significativa. A dor abdominal intensa, aguda, ou dispepsia sem náusea não são características clássicas de gastroparesia e devem incentivar a investigação de outras causas.

Diagnóstico clínico
História
- O momento dos sintomas relativo às refeições pode indicar o diagnóstico de gastroparesia. Tipicamente, náusea e dor ocorrem após as refeições e duram por várias horas. A náusea

geralmente é mais predominante do que a dor. Vômito ocorre várias horas após as refeições e geralmente contém alimentos mal digeridos. Indague sobre história de diabetes, doença ulcerosa, gastroenterite recente, uso de medicação, cirurgia abdominal, fenômeno de Raynaud sugestivo de esclerodermia, azia, disfagia e outras doenças sistêmicas.

Exame físico
- O exame físico pode revelar distensão abdominal, sensibilidade epigástrica e sons gorgolejantes – ruídos dos conteúdos gástricos retidos, quando o abdome é comprimido pelo examinador. A evidência de neuropatia (p. ex., déficits sensoriais decorrentes de neuropatia diabética) e doença do tecido conectivo (p. ex., achados cutâneos e pulmonares de esclerodermia) deve ser procurada.

Regras e calculadores úteis para a decisão clínica
- Se a dor abdominal for desproporcional aos outros sintomas ou se irradiar difusamente ou para as costas, considere outros diagnósticos, incluindo doença ulcerosa, obstrução, malignidade, distúrbios gastrointestinais funcionais e transtornos pisquiátricos.

Diagnóstico laboratorial

Lista de testes diagnósticos
- Não existe um teste laboratorial específico para gastroparesia.
- A glicose sérica e a hemoglobina A1c podem ser úteis, caso não se saiba se o paciente é diabético ou haja suspeita de um controle precário.
- Autoanticorpos, como o anticorpo antinuclear (ANA) e Scl-70, devem ser considerados, se houver suspeita de doença do tecido conectivo.
- A exclusão laboratorial da tireoide e de doença suprarrenal pode ser útil.
- Avaliação nutricional (p. ex., proteína total, albumina, pré-albumina) deve ser considerada.

Listas de técnicas de imagens
- Imagem do esvaziamento gástrico (cintilografia) é o teste usado com mais frequência. Ela utiliza uma refeição padrão radiomarcada e visualiza o esvaziamento gástrico durante várias horas. É amplamente disponibilizada e é de fácil aplicação nos pacientes.
- Cápsula de motilidade sem fio (SmartPill™) é um meio efetivo de diagnóstico além de ser especialmente útil, se houver suspeita de dismotilidade gastrointestinal difusa (Figura 19.1).
- Eletrogastrograma pode detectar arritmias bradigástricas ou taquigástricas.
- Testes respiratórios CO_2 marcados com ^{13}C usando vários compostos (acetato, octanoato ou proteína de algas *Spirulina*) estão sendo desenvolvidos.
- A manometria antroduodenal pode detectar miopatia entérica ou neuropatia, mas geralmente é realizada apenas em centros especializados e, muitas vezes, não é necessária.
- Estudos de endoscopia e/ou bário devem ser considerados para excluir obstrução mecânica. A CT pode ser considerada, se houver suspeita de obstrução ou malignidade do intestino delgado.

Riscos potenciais/erros comuns cometidos em relação ao diagnóstico da doença
- Mantenha um alto índice de suspeita de gastroparesia em pacientes com um complexo de sintomas corretos – não esqueça que metade dos casos não é diabética.
- Não esqueça as causas iatrogênicas, como medicações.

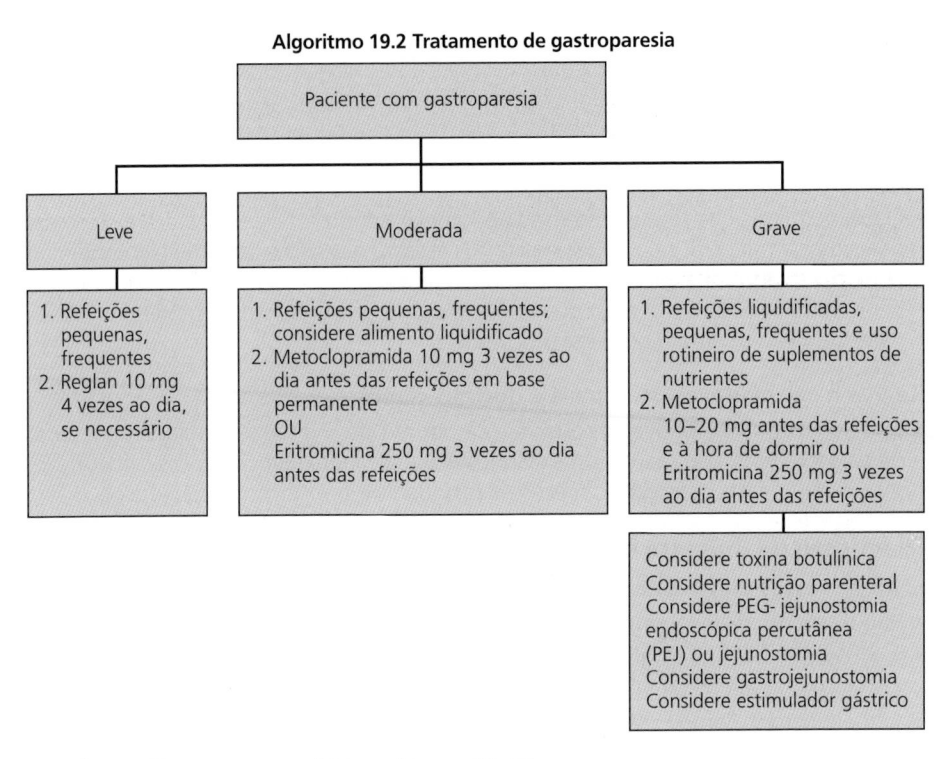

Algoritmo 19.2 Tratamento de gastroparesia

Paciente com gastroparesia

Leve
1. Refeições pequenas, frequentes
2. Reglan 10 mg 4 vezes ao dia, se necessário

Moderada
1. Refeições pequenas, frequentes; considere alimento liquidificado
2. Metoclopramida 10 mg 3 vezes ao dia antes das refeições em base permanente
OU
Eritromicina 250 mg 3 vezes ao dia antes das refeições

Grave
1. Refeições liquidificadas, pequenas, frequentes e uso rotineiro de suplementos de nutrientes
2. Metoclopramida 10–20 mg antes das refeições e à hora de dormir ou Eritromicina 250 mg 3 vezes ao dia antes das refeições

Considere toxina botulínica
Considere nutrição parenteral
Considere PEG- jejunostomia endoscópica percutânea (PEJ) ou jejunostomia
Considere gastrojejunostomia
Considere estimulador gástrico

Seção 4: Tratamento (Algoritmo 19.2)

Tratamento racional

- O tratamento sempre deve incluir também modificações dietéticas. Metade das refeições cinco ou seis vezes ao dia é aconselhável. Alimentos com baixo teor de gordura e de fibra alimentar são os melhores, embora as refeições ricas em amidos possam tornar mais difícil o tratamento do diabético. Suplementos líquidos enterais podem ser necessários. A suplementação de eletrólitos e micronutrientes deve ser considerada.
- A terapia médica de primeira linha inclui o procinético antagonista da dopamina-2 metoclopramida, geralmente 10–20 mg antes das refeições e à hora de dormir. Domperidona (um fármaco relacionado) também é eficaz, mas não é licenciada para uso nos Estados Unidos. Eritromicina e azitromicina ligam-se aos receptores da motilina e estimulam o esvaziamento gástrico, e podem ser usadas; a azitromicina pode ser preferida. A eritromicina pode ser mais eficaz por via intravenosa, mas geralmente desenvolve taquifilaxia. Agentes colinérgicos, como betanecol e fisostigmina, podem estimular o esvaziamento gástrico. Cisaprida e tegaserode estimulam os receptores 5HT-4 a aumentar o esvaziamento gástrico, mas também não são facilmente disponibilizados nos Estados Unidos.
- Os pacientes refratários à terapia médica ou que experimentam efeitos colaterais inaceitáveis podem ser candidatos a injeções endoscópicas de toxina botulínica no piloro, embora sejam necessários tratamentos repetidos, e sua eficácia seja controversa apesar dos relatos iniciais. A colocação de gastrostomia endoscópica percutânea (PEG) pode permitir a manutenção nutricional se os líquidos, mas não os sólidos, forem tolerados ou, senão, puder ser colocada uma "super-PEG" com orifícios de acessos gástrico e jejunal. Tratamentos cirúrgicos incluindo gastrojejunostomia, sondas de jejunostomia e estimuladores gástricos ("marca-passos") podem ser considerados.

- A supressão de ácido com inibidores da bomba de prótons ou bloqueadores H2 pode melhorar o conforto do paciente. O tratamento sintomático com antieméticos, como benzodiazepínicos e antagonistas 5HT-3, e aprepitant pode ser útil, mas os antieméticos fenotiazínicos (p. ex., proclorperazina) e anti-histamínicos (como a hidroxizina) podem tornar lento o esvaziamento gástrico.
- O estrito controle da glicose sanguínea em pacientes com gastroparesia diabética é recomendável.

Quando hospitalizar
- Vômito intratável.
- Desidratação.
- Desnutrição.
- Necessidade de colocação de acesso enteral em razão do mencionado anteriormente.
- Necessidade de iniciar a nutrição parenteral.

Tratando o paciente hospitalizado
- Fluido intravenoso provavelmente será necessário.
- Antieméticos intravenosos, como benzodiazepínicos e aprepitant, podem ser preferidos uma vez que não tornam lento o esvaziamento gástrico. Os antagonistas 5HT-3 podem ser na forma dissolvível oralmente ou administrados por via intravenosa. Estes podem ser preferidos em lugar de anti-histamínicos ou dos antieméticos fenotiazínicos (como proclorperazina).
- Metoclopramida intravenosa 10–20 mg a cada 6 horas e/ou eritromicina intravenosa 125–250 mg a cada 8 horas.
- Considere a nutrição parenteral em cursos prolongados.

Tabela de tratamento

Tratamento	Comentário
Conservador	• Refeições menores, com baixo teor de gordura, e baixo teor de fibra alimentar mais frequentemente • Evitar alimentar-se em horas avançadas
Médico	• Metoclopramida 10–20 mg antes das refeições e à hora de dormir; dose IV a cada 6 horas • Domperidona 10–20 mg antes das refeições e hora de dormir • Eritromicina 125–250 mg PO 3–4 vezes ao dia; dose IV a cada 8 horas • Azitromicina 250 mg/dia • Betanecol 10 mg 4 vezes ao dia • Antagonista 5HT-3 para náusea (p. ex., ondansetrona 8 mg a cada 6 horas) • Benzodiazepínico para náusea (p. ex., lorazepam 0,5 mg a cada 6–8 horas)
Endoscópico	• Injeções endoscópicas de toxina botulínica, 20–25 unidades, circunferencialmente no piloro • Colocação de PEG para nutrição se os líquidos, mas não os sólidos, forem tolerados • "Super-PEG" para drenagem gástrica e administração de alimentação jejunal, se os líquidos não forem tolerados
Cirúrgico	• Gastrojejunostomia • Colocação de sonda de jejunostomia • Estimulador gástrico

Prevenção/tratamento de complicações
- O tratamento é essencial para manter uma adequada nutrição para o paciente. A ingestão adequada de macro e micronutrientes deve ser assegurada; suplementos podem ser necessários.

- Efeitos neuropsiquiátricos podem ser vistos com a metoclopramida, incluindo discinesia tardia. Esta pode ser irreversível mesmo após a suspensão do fármaco, e a terapia por mais de 12 semanas deve ser continuamente reavaliada para a necessidade do momento. A hiperprolactinemia, com aumento de tamanho da mama, galactorreia e amenorreia, também pode ocorrer.

> **PÉROLAS CLÍNICAS**
> - Refeições pequenas, frequentes, com baixo teor de gordura e baixo teor de fibra alimentar são mais bem toleradas e devem ser encorajadas. Abacate e iogurte são dois alimentos caloricamente densos e mecanicamente fáceis de tolerar, apesar de seu conteúdo de gordura, e devem ser oferecidos.
> - Metoclopramida é geralmente um tratamento de primeira linha para gastroparesia, mas os efeitos colaterais neuropsiquiátricos podem limitar seu uso. Eritromicina pode ser um tratamento eficaz, mas o uso a longo prazo geralmente é limitado por taquifilaxia.
> - Injeções endoscópicas de toxina botulínica podem ser muito eficazes, mas são necessários tratamentos repetidos. Os dados publicados são conflitantes no que se refere à eficácia desse tratamento.
> - Estimuladores gástricos podem ser considerados para os casos medicamente refratários de gastroparesia para o tratamento dos sintomas. A terapia cirúrgica geralmente destina-se a desviar e/ou drenar o estômago.

Seção 5: Populações Especiais

Gravidez
- Metoclopramida é categoria B na gravidez. Eritromicina é categoria B na gravidez.

Crianças
- Ajustes de dose baseados no peso devem ser feitos para metoclopramida e eritromicina em pacientes pediátricos.

Idosos
- Os pacientes idosos mais provavelmente podem experimentar efeitos adversos com metoclopramida; eritromicina e injeções endoscópicas de toxina botulínica devem ser consideradas precocemente em pacientes idosos.

Outros
- A manipulação dietética em diabéticos pode ser desafiadora. Uma dieta simples de amido, com baixo teor de fibra alimentar, preferida para facilitar o esvaziamento gástrico pode criar problemas para o controle glicêmico. O contato íntimo com um endocrinologista e um nutricionista registrado é aconselhável.

Seção 6: Prognóstico

> **PONTOS PRINCIPAIS/PÉROLAS CLÍNICAS**
> - A gastroparesia diabética e a gastroparesia idiopática geralmente não são reversíveis, mas podem ser tratadas com eficácia, levando a uma excelente qualidade de vida e excelente estado nutricional.
> - A gastroparesia pós-viral muitas vezes se resolve espontaneamente, embora possa levar até 2,5 anos.

História natural de doença não tratada
- A gastroparesia não tratada pode resultar em significativa morbidade decorrente de desnutrição, assim como profunda dor e sofrimento.

Prognóstico para pacientes tratados
- A maioria dos pacientes responde aos tratamentos convencionais.

Seção 7: Leitura Sugerida

Bai Y, Xu M, Yang X, et al. A systematic review on intrapyloric botulinum toxin injection for gastroparesis. Digestion 2010;81:27–34
Fraser R, Horowitz M, Maddox A, et al. Hyperglycemia slows gastric emptying in type I (insulin-dependent) diabetes mellitus. Diabetologia 1990;33:675–80
Grover M, Farrugia G, Lurken M, et al. Cellular changes in diabetic and idiopathic gastroparesis. Gastroenterology 2011;140:1575–585
Harrel S, Studts J, Dryden G, et al. A novel classification scheme for gastroparesis based on predominant-symptom presentation. J Clin Gastroenterol 2008;42:455–9
Hejazi R, McCallum R. Treatment of refractory gastroparesis: gastric and jejunal tubes, botox, gastric electrical stimulation, and surgery. Gastrointest Endosc Clin North Am 2009;19:73–82
Horvath V, Vittal H, Lorincz A, et al. Reduced stem cell factor links smooth myopathy and loss of interstitial cells of cajal in murine diabetic gastroparesis. Gastroenterology 2006;130:759–70
Jones K, Russo A, Stevens J, et al. Predictors of delayed gastric emptying in diabetes. Diabetes Care 2001;24:1264–9
Jung H, Choung R, Locke G, et al. The incidence, prevalence, and outcomes of patients with gastroparesis in Olmstead County, Minnesota, from 1996 to 2006. Gastroenterology 2009;136:1225–33
Larson J, Tavakkoli A, Drane W, et al. Advantages of azithromycin over erythromycin in improving the gastric empting half-time in adult patients with gastroparesis. J Neurogastroenterol Motil 2010;16:407–13
Reddy S, Ramsubeik K, Vega K, et al. Do HbA1c levels correlate with delayed gastric emptying in diabetic patients? J Neurogastroenterol Motil 2010;16:414–7
Wang Y, Fisher R, Parkman H. Gastroparesis-related hospitalizations in the United States: trends, characteristics, and outcomes, 1995–2004. Am J Gastroenterol 2008;103:313–22

Websites sugeridos
www.aboutgastroparesias.org
www.iffgd.org

Seção 8: Diretrizes de Sociedades Nacionais

Título da diretriz	Fonte da diretriz	Data
American Gastroenterological Association Technical Review on the Diagnosis and Treatment of Gastroparesis	American Gastroenterological Association	2004 (Gastroenterology 2004;127:1592-1622)
American Gastroenterological Association Medical Position Statement: Diagnosis and Treatment of Gastroparesis	American Gastroenterological Association	2004 (Gastroenterology 2004;127:1589-1591)
Treatment of Gastroparesis: A Multidisciplinary Clinical Review	American Motility Society, Task Force on Gastroparesis	2006 (Neurogastroenterol Motil 2006;18:263-283)
Management of Gastroparesis	American College of Gastroenterology	2013 (Am J Gastroenterol 2013;108:18-37)

Seção 9: Evidência
Não aplicável a este tópico.

Seção 10: Imagens

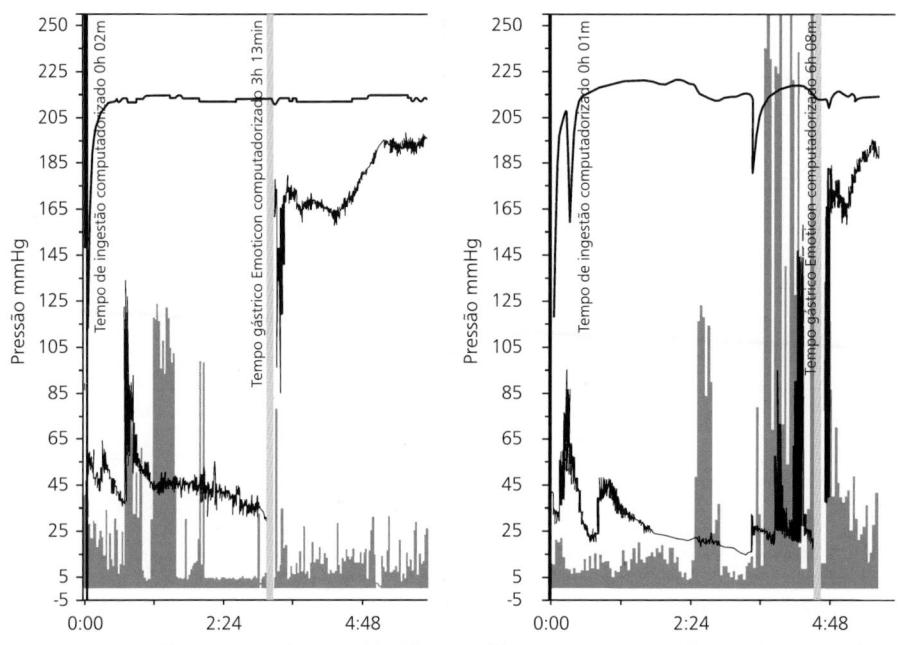

Figura 19.1 SmartPill™ em um paciente saudável (à esquerda) e com gastroparesia (à direita). O tempo de esvaziamento gástrico é de 3 horas 13 minutos no estudo normal, 6 horas 6 minutos no estudo anormal.

> **Material adicional para este capítulo pode ser encontrado *on-line* em:**
> www.mountsinaiexpertguides.com
> A senha de acesso é a palavra Dysphagia.
> Inclui um estudo de caso com perguntas de múltipla escolha, orientações para os pacientes e os códigos da ICD.

CAPÍTULO 20

Complicações GI da Cirurgia de Obesidade

Jonathan Z. Potack
Dr. Henry D. Janowitz Division of Gastroenterology, Icahn School of Medicine at Mount Sinai, New York, NY, USA

PONTOS PRINCIPAIS
- O número de cirurgias bariátricas realizadas nos Estados Unidos anualmente cresceu para mais de 200.000 diante de uma epidemia intratável de obesidade.
- Os quatro procedimentos bariátricos mais comuns são: derivação gástrica Roux-en-Y (RYGB), banda gástrica ajustável (AGB), gastrectomia vertical (SG) e derivação biliopancreática com *switch* duodenal (BPD-DS).
- As taxas e tipos de complicações variam com cada cirurgia, mas podem ser tão altos quanto 10–15%.
- As principais complicações gastrointestinais (GI) da cirurgia bariátrica podem ser amplamente divididas em problemas mecânicos, problemas nutricionais, doença pancreaticobiliar e sangramento GI.
- Por causa da rápida elevação no número de cirurgias realizadas, os gastroenterologistas devem esperar encontrar um número crescente de pacientes com complicações pós-cirurgia bariátrica.

Seção I: Histórico

Definição de doença
- A maioria das complicações GI da cirurgia bariátrica se enquadra em duas classes: mecânica ou nutricional. Este capítulo focaliza-se nessas duas áreas.
- O sangramento é raro, e a doença pancreaticobiliar está se tornando menos comum.
- Complicações mecânicas surgem da manipulação cirúrgica do trato GI luminal com dispositivos restritivos, anastomose cirúrgica ou derivações de segmentos do intestino.
- As complicações nutricionais em geral são vistas somente depois de RYGB (predominantemente micronutrientes) ou BPD-DS (macronutriente e micronutriente).

Classificação de doença
- Não existe uma classificação específica da doença.

Incidência/prevalência
- A taxa em 30 dias da morbidade significativa é de aproximadamente 1% para AGB e 3,5% para RYGB, porém a maioria das complicações GI ocorre além desse período de 30 dias.
- As complicações GI mais comuns da AGB são: obstrução estomal, infecção de portal e erosão da banda. Estes ocorrem em até 10–15% dos pacientes.
- As complicações GI mais comuns da RYGB são a estenose estomal e as úlceras marginais, que ocorrem em até 15–20% dos pacientes (Figuras 20.1 e 20.2).

Etiologia
- A etiologia de cada complicação é única e em geral não é claramente conhecida. As etiologias para as complicações mais comuns são discutidas adiante.
- De AGB:
  - A obstrução estomal pode ser causada por edema pós-operatório ou inclusão de gordura perigástrica embaixo da banda.
  - A erosão da banda é causada, geralmente, porque a banda está apertada demais ao redor do estômago.
  - A infecção do portal geralmente é uma consequência da erosão da banda.
  - Pode ocorrer deslizamento da banda secundária a vômito prolongado.
- De RYGB:
  - A estenose estomal tem uma etiologia pouco clara, mas pode ser causada por isquemia local.
  - Úlceras marginais podem ser secundárias à reação tecidual a grampos ou suturas ou secundárias às etiologias tradicionais de úlceras, como anti-inflamatórios não esteroides (NSAIDs), infecção por *Helicobacter pylori*, ou tabagismo.
- De SG:
  - Os extravasamentos da linha de grampos são uma causa significativa de morbidade e podem estar relacionados com a isquemia local.
- De BPD-DS:
  - Deficiências de macro e micronutrientes podem ser secundárias à má absorção decorrente da derivação intestinal e de supercrescimento bacteriano no intestino delgado.
- A maioria dos sangramentos GI surge em uma anastomose ou linha de grampos e pode ser causada por isquemia com ulceração da mucosa ou por trauma direto por grampos ou suturas.
- A perda de peso rápida após a cirurgia pode levar à formação de cálculo biliar e a complicações de colecistite, colangite e pancreatite.

Patologia/patogênese
- A patogênese das complicações mecânicas é causada com mais frequência por obstrução, ulceração ou extravasamento do trato luminal GI. A alteração da anatomia normal do trato GI pode levar à má digestão e má absorção por variedade de vias, incluindo diminuição do tempo de exposição do alimento ingerido à mucosa do intestino delgado, desviando-se dos segmentos intestinais necessários para a absorção de micronutrientes específicos (p. ex., duodeno para absorção de ferro), mistura retardada de bile e enzimas pancreáticas com o alimento ingerido e supercrescimento bacteriano no intestino delgado decorrente da criação de alças cegas intestinais.

Fatores preditivos/de risco
- Idade avançada.
- Gênero masculino.
- Índice de massa corporal (BMI) mais alto.

Seção 2: Prevenção

> **PONTOS PRINCIPAIS/PÉROLAS CLÍNICAS**
> - Certas complicações mecânicas podem ser prevenidas.
> - Evitar NSAIDs, cessar tabagismo e erradicar infecção por *H. pylori* podem reduzir o risco das úlceras marginais em pacientes RYGB.
> - Todos os pacientes devem ser mantidos sob um polivitamínico após a cirurgia e pacientes selecionados, principalmente após RYGB e BPD-DS, necessitam de suplementação de micronutrientes para prevenir deficiências.

Rastreamento
- Não existe uma triagem para complicações mecânicas; os pacientes são investigados somente na presença de sintomas. Todos os pacientes submetidos à cirurgia bariátrica, mas especialmente aqueles submetidos a RYGB e BPD-DS, têm deficiências regulares, vitalícias, de micro e macronutrientes em triagem pós-operatória.

Prevenção primária
- A suplementação com polivitamínico e micronutriente selecionado (ferro, cálcio, tiamina, folato) é útil na prevenção de deficiências clinicamente relevantes de micronutrientes.
- Testes pré-operatórios para erradicação de *H. pylori* pode diminuir o risco de úlcera marginal em pacientes RYGB.
- Colecistectomia no momento da cirurgia em pacientes com uma história de doença de cálculo biliar sintomática pode prevenir doença do cálculo biliar recorrente ou complicada na situação pós-operatória.
- O uso de ácido ursodesoxicólico na situação pós-operatória pode reduzir a formação de cálculo biliar.

Prevenção secundária
- Uso de inibidores da bomba de prótons, evitar o tabagismo e a erradicação de *H. pylori* podem diminuir a taxa de úlcera marginal recorrente em pacientes RYGB.

Seção 3: Diagnóstico (Algoritmo 20.1)

> **PONTOS PRINCIPAIS/PÉROLAS CLÍNICAS**
> - Pacientes com complicações mecânicas geralmente presentes com dor abdominal, náusea, vômito e intolerância alimentar ocasional completa. Isto geralmente ocorre pelo menos 30 dias após a cirurgia.
> - A maioria dos sangramentos GI ocorre em 1–2 semanas de cirurgia, embora o sangramento de úlceras marginais possa ser retardado.
> - Os achados do exame físico não são específicos e com mais frequência revelam sensibilidade epigástrica. Se um paciente com RYGB tiver sensibilidade significativa, distensão ou mostrar toxicidade com ou sem sinais peritoneais, uma hérnia interna com obstrução do intestino delgado precisa ser considerada, devendo ser realizada a rápida obtenção de imagens ou a exploração cirúrgica.
> - A endoscopia digestiva alta deve ser considerada precocemente, uma vez que ela seja diagnóstica de estenose estomal e úlcera marginal na RYGB bem como de obstrução estomal e de erosão da banda na AGB. Pode ser terapêutica em certos casos. Estudos contrastados do GI superior são mais valiosos para detectar linhas de grampos na SG ou fistulização gastrogástrica, uma rara complicação de RYGB. Uma radiografia simples abdominal pode mostrar deslizamento AGB ou evidência de obstrução do intestino delgado. Imagens transversais de CT podem ser úteis em uma hérnia interna que está sendo considerada como diagnóstico.

Diagnóstico diferencial

Diagnóstico diferencial	Características
Úlcera marginal ou estenose estomal em paciente RYGB	Ambas podem se apresentar com dor epigástrica, náusea e vômito. A dor é geralmente a característica dominante na úlcera, enquanto o vômito e a intolerância alimentar são mais comuns na estenose
Deslizamento da banda ou erosão da banda em paciente com AGB	Ambos podem-se apresentar com dor abdominal, náusea e vômito. O deslizamento da banda geralmente se apresenta com um pródromo de vômito antes da dor. A erosão da banda ocorre frequentemente nas infecções do portal

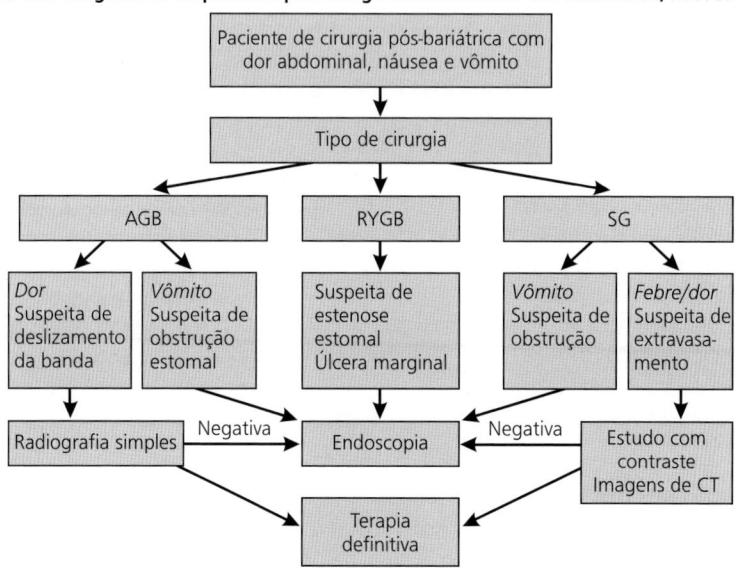

Algoritmo 20.1 Diagnóstico de paciente pós-cirurgia bariátrica com dor abdominal, náusea e vômito

```
                    Paciente de cirurgia pós-bariátrica com
                        dor abdominal, náusea e vômito
                                    │
                                    ▼
                            Tipo de cirurgia
                    ┌───────────┼───────────┐
                    ▼           ▼           ▼
                   AGB         RYGB         SG
                  ┌─┴─┐                    ┌─┴─┐
                  ▼   ▼         ▼          ▼   ▼
               Dor   Vômito  Suspeita de  Vômito  Febre/dor
            Suspeita Suspeita estenose  Suspeita Suspeita de
               de      de     estomal     de    extravasa-
            deslizamento obstrução Úlcera marginal obstrução  mento
            da banda  estomal
                │       │          │         │        │
                ▼       ▼          ▼         ▼        ▼
         Radiografia simples ─Negativa→ Endoscopia ←Negativa─ Estudo com
                                │                              contraste
                                ▼                             Imagens de CT
                            Terapia
                           definitiva
```

Apresentação típica
- Dor epigástrica, náusea, vômito e intolerância alimentar são os sintomas cardinais da maioria das complicações mecânicas.
- A presença de febre sugere um extravasamento na anastomose, na RYGB ou na linha de grampos na SG, com subsequente infecção.
- O sangramento GI geralmente se apresenta com hematêmese ou melena.
- As deficiências de micronutrientes geralmente se apresentam meses a anos após a cirurgia, mas podem apresentar-se mais cedo no caso de deficiências preexistentes. As deficiências de micronutrientes se apresentam com seus achados típicos associados como ocorreriam em pacientes não operados.
- As deficiências de macronutrientes são raras exceto nos pacientes com BDP-DS e podem-se apresentar com sinais de má absorção ou perda de peso maior do que a esperada.

Diagnóstico clínico
História
- As complicações mecânicas são exclusivas do tipo de cirurgia e geralmente não se apresentam por, pelo menos, 3–4 semanas após a cirurgia. Portanto, a informação-chave a ser obtida na história é o tipo de cirurgia realizada e a duração desde a cirurgia.
- Uma cuidadosa história da dieta é crucial, uma vez que a não adesão à dieta pós-cirurgia prescrita pode mimetizar a apresentação das complicações mecânicas.
- Uma revisão completa dos relatórios operatórios e a discussão com o cirurgião do paciente também são componentes essenciais da história e geralmente fornecem informação útil. Devem ser procurados fatores de risco para úlcera marginal com o uso de NSAID e o tabagismo em pacientes RYGB.
- A hérnia interna com obstrução estrangulante do intestino delgado requer observação especial uma vez que se trate de uma complicação potencialmente fatal de RYGB e precisa ser considerada e agressivamente descartada em pacientes que apresentam toxicidade ou sinais peritoneais.

Exame físico
- Sinais vitais anormais e uma aparência tóxica sugerem uma possível hérnia interna em um paciente RYGB.
- Estabilidade hemodinâmica deve ser avaliada em todos os pacientes com sangramento GI.
- O estado de hidratação deve ser averiguado em todos os pacientes, uma vez que haja risco de significativa desidratação decorrente de vômito e intolerância alimentar.
- Um cuidadoso exame abdominal é necessário para avaliar sinais peritoneais, distensão e localizar sensibilidade. Em pacientes com AGB, o local do portal, que pode ser palpado no tecido subcutâneo da parede abdominal, deve ser cuidadosamente examinado em busca de sinais de infecção.
- Os pacientes RYGB ou BPD-DS com vômito significativo podem desenvolver deficiência de tiamina e apresentam-se com achados de beribéri com neuropatia ou insuficiência cardíaca.
- A confusão pode ser um sinal de síndrome de Wernicke-Korsakoff, também relacionada com a deficiência de tiamina.
- Neuropatia também pode ser uma manifestação de deficiência de vitamina B_{12}.
- A deficiência de ferro pode-se apresentar com queilite angular ou estomatite.
- Hematoma pode ser um sinal de deficiência de vitamina K.

Classificação da gravidade da doença
- Não existem marcadores de gravidade das complicações mecânicas. O grau de desidratação pode servir como um marcador substituto. Os níveis de micronutrientes podem ser medidos e servem como um marcador de gravidade.

Diagnóstico laboratorial
Lista de testes diagnósticos
- Em todos os pacientes com vômito e intolerância alimentar devem ser feitas medições de eletrólitos e da função renal.
- Hemograma completo e contagem plaquetária assim como tempo de protrombina/tempo parcial de tromboplastina (PT/PTT) devem ser aferidos em todos os pacientes com sangramento GI e em qualquer paciente RYGB com suspeita de estenose estomal que possa necessitar de dilatação endoscópica (veja seção Tratamento).
- Os níveis de micronutrientes podem ser medidos em pacientes com suspeita de deficiência de micronutriente ou anemia inexplicada.

Listas de técnicas de imagens
- Uma radiografia simples abdominal é útil em qualquer paciente, mas especialmente no paciente RYGB com sinais de obstrução do intestino delgado. Radiografias simples também podem demonstrar uma banda deslizada em um paciente com AGB que se apresente com dor e vômito.
- Estudos contrastados do trato GI superior com contraste hidrossolúvel são úteis na detecção de extravasamentos em pacientes que se apresentam com dor abdominal e febre. Também são úteis em pacientes RYGB que se apresentam com vômito para avaliar estenose estomal.
- Uma imagem de CT do abdome pode ser útil em pacientes com RYGB para detectar uma hérnia interna com obstrução do intestino delgado. Imagens de CT também podem ser úteis em pacientes com suspeita de doença do trato biliar ou pancreatite.
- A endoscopia digestiva alta é útil em:
  - Pacientes AGB para avaliar para erosão da banda e obstrução do estoma.

- Pacientes RYGB com possível estenose estomal ou úlcera marginal.
- Pacientes com SG com vômito e suspeita de obstrução do manguito.
- Todos os pacientes com sangramento GI.

Riscos potenciais/erros comuns cometidos referentes ao diagnóstico de doença
- A não adesão à dieta mimetiza as complicações mecânicas que levam à confusão de diagnóstico e exames diagnósticos negativos, como endoscopia.
- A deficiência de micronutriente pode ser sutil, e o apropriado monitoramento dos níveis de micronutrientes no paciente pós-operatório é essencial.

Seção 4: Tratamento (Algoritmo 20.2)
Racional do tratamento
- Principais complicações da AGB
  - **Obstrução estomal:** dieta líquida, espera de resolução do edema, a banda deve ser totalmente deflacionada.
  - **Erosão da banda:** remoção da banda – geralmente por cirurgia, mas pode ser realizada por via endoscópica em casos selecionados.
  - **Deslizamento da banda:** a banda deve ser totalmente deflacionada, remoção da banda.
- Principais complicações da RYGB
  - Estenose estomal: dilatação endoscópica, pode necessitar de múltiplas sessões, objetivo de diâmetro: 12 mm.
  - Úlcera marginal: supressão de ácido, retirada dos NSAIDs, cessação do tabagismo, tratamento de *H. pylori*, se presente.
- Principais complicações da SG
  - Extravasamento da linha de grampos: nada por via oral (NPO), alimentações jejunais ou nutrição parenteral total (TPN), possível papel da colocação endoscópica de *stent*.
- Complicações gerais
  - **Sangramento GI:** supressão de ácido, cuidados de suporte, endoscopia precoce com hemostasia endoscópica, se necessário.

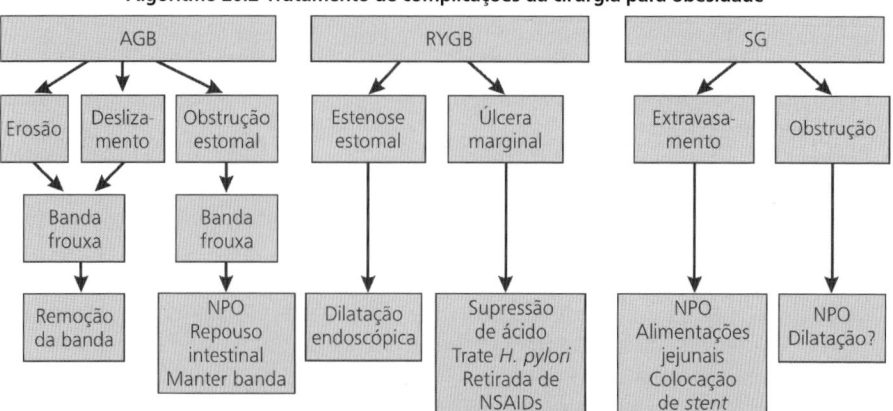

Algoritmo 20.2 Tratamento de complicações da cirurgia para obesidade

- **Colangite:** cuidados de suporte, antibióticos, colangiopancreatografia retrógrada endoscópica (ERCP) com enteroscopia profunda ou assistência cirúrgica.
- **Pancreatite biliar:** hidração IV, repouso intestinal, ERCP se necessário.
- **Deficiência de micronutriente:** repor em conformidade.

Quando hospitalizar
- Desidração ou incapacidade de ingestão por via oral.
- Sangramento GI.
- Suspeita de obstrução intestinal.
- Doença do trato biliar ou pancreatite.
- Dor intensa.

Tratando o paciente hospitalizado
- Cuidadosa atenção ao estado de fluidos e eletrólitos.
- Baixo limiar para imagens em pacientes com intensa dor abdominal.

Tabela de tratamento

Tratamento	Comentário
Conservador	Pacientes com náusea e vômito leves após cirurgia podem-se beneficiar com a modificação da dieta e reforço de uma dieta pós-cirúrgica correta
Médico	Inibidores da bomba de prótons são úteis para úlceras marginais. Os antibióticos são úteis para infecções no local do portal em uma paciente com banda lap
Cirúrgico	A obstrução do intestino delgado após derivação gástrica requer urgente laparotomia exploratória
Radiológico	A drenagem com radiologia intervencionista dos acúmulos pode ser indicada após um extravasamento anastomótico pós-operatório
Psicológico	O paciente com transtornos alimentares após cirurgia pode-se beneficiar com a psicoterapia

Prevenção/tratamento de complicações
- A dilatação endoscópica da estenose estomal em RYGB acarreta um risco de perfuração de 2–4%. As perfurações geralmente requerem reparo cirúrgico.
- A adesão aos princípios endoscópicos padrão e evitar a superdilatação devem minimizar esse risco.

PÉROLAS CLÍNICAS
- Em pacientes AGB que se apresentam com sintomas GI superior, a banda deve ser deflacionada antes da avaliação diagnóstica do tratamento. Isto é benéfico em muitas situações, e é uma intervenção segura.
- A endoscopia pode ser realizada com segurança para tratar sangramento GI dentro de dias da cirurgia. No entanto, a cauterização deve ser evitada em linhas de grampos recentes, assim os dispositivos mecânicos, como os clipes, são preferidos nessa situação.
- O objetivo-alvo da dilatação em um paciente com estenose estomal é de 12 mm. Em alguns casos, é necessário dilatar até um diâmetro ligeiramente maior. Dilatações acima de 15 mm não devem ser realizadas uma vez que estejam associadas a ganho de peso e à reduzida eficácia da cirurgia. Duas ou três sessões de dilatação podem ser necessárias para se alcançar um diâmetro de 12 mm.

Seção 5: Populações Especiais

Gravidez
- A AGB geralmente deve ser afrouxada ou totalmente deflacionada na gravidez. A endoscopia pode ser realizada com segurança na gravidez, se necessário.

Crianças
- A cirurgia bariátrica geralmente não é realizada em crianças.

Seção 6: Prognóstico

> **PONTOS PRINCIPAIS/PÉROLAS CLÍNICAS**
> - Mais de 95% das estenoses estomais respondem à dilatação endoscópica e não requer cirurgia.
> - Mais de 95% das úlceras marginais respondem à terapia médica e não requerem cirurgia.
> - Embora ocorram menos complicações a curto prazo na AGB do que na RYGB, as complicações a longo prazo são mais elevadas, e um número maior de pacientes com AGB requer reoperação do que em RYGB.
> - A SG parece ter baixas taxas de complicações a curto e longo prazos.

História natural da doença não tratada
- Ulcerações marginais não tratadas podem progredir para perfuração. Deficiências não tratadas de micronutrientes podem levar a efeitos neurológicos irreversíveis.

Prognóstico dos pacientes tratados
- O prognóstico das complicações mecânicas da cirurgia para obesidade é excelente, uma vez que a grande maioria destas possa ser tratada com medicação ou terapia endoscópica, e a cirurgia não será necessária. A mortalidade acumulada em 30 dias para todos os procedimentos bariátricos é inferior a 1%. Os pacientes obesos submetidos à cirurgia bariátrica apresentam um significativo benefício, a longo prazo, quanto à mortalidade, comparados a pacientes obesos não submetidos à cirurgia bariátrica.

Testes de acompanhamento e monitoramento
- Todos os pacientes submetidos à cirurgia bariátrica requerem monitoramento pós-operatório por toda a vida. Os pacientes devem ser monitorados para deficiências de micronutrientes em 3, 6, e 12 meses de pós-operatório e depois anualmente. Os pacientes requerem monitoramento vitalício quanto a novo ganho de peso, que ocorre em um número significativo deles.

Seção 7: Leitura Sugerida

Anderson MA, Gan SI, Fanelli RD, et al. Role of endoscopy in the bariatric surgery patient. Gastrointest Endosc 2008;68:1–10

Bal B, Koch TR, Finelli FC, Sarr MG. Managing medical and surgical disorders after divided Roux-en-Y gastric bypass surgery. Nat Rev Gastroenterol Hepatol 2010;7:320–34

Decker GA, Swain JM, Crowell MD, Scolapio JS. Gastrointestinal and nutritional complications after bariatric surgery. Am J Gastroenterol 2007;102:2571–80

Obstein KL, Thompson CC. Endoscopy after bariatric surgery (with videos). Gastrointest Endosc 2009;70:1161–6

Potack J. Management of post gastric bypass anastomotic strictures. Tech Gastrointest Endosc 2010;12:136–40.
Schreiner MA, Fennerty MB. Endoscopy in the obese patient. Gastroenterol Clin North Am. 2010;39:87–97
Shankar P, Boylan M, Sriram K. Micronutrient deficiencies after bariatric surgery. Nutrition 2010;26:1031–7

Websites sugeridos
American Board of Metabolic and Bariatric Surgery. www.asmbs.org
The Obesity Society. www.obesity.org

Seção 8: Diretrizes de Sociedades Nacionais

Título da diretriz	Fonte da diretriz	Data
Medical guidelines for clinical practice for the perioperative, nutritional, metabolic and non-surgical support of the bariatric surgery patient	American Association of Clinical Endocrinologists, The Obesity Society e American Society for Metabolic and Bariatric Surgery	2009 (Obesity [Silver Spring] 2009;17(Suppl 1): S1-70)

Seção 9: Evidência
Não se aplica a este tópico.

Seção 10: Imagens

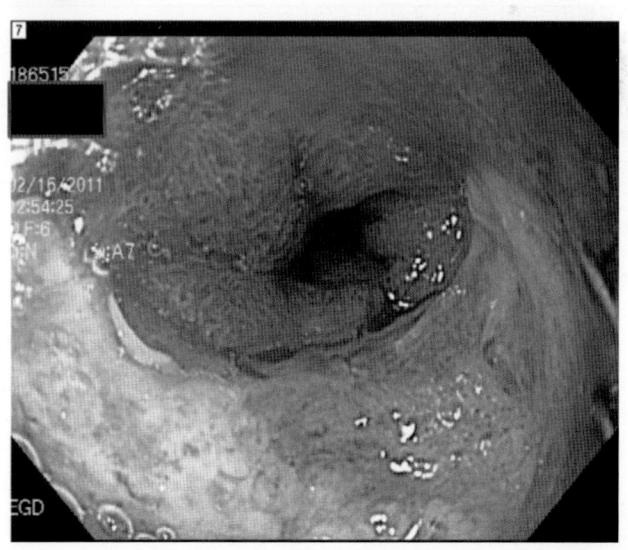

Figura 20.1 Úlcera marginal em derivação gástrica. Fonte: Jonathan Potack, MD. (Ver Prancha em Cores.)

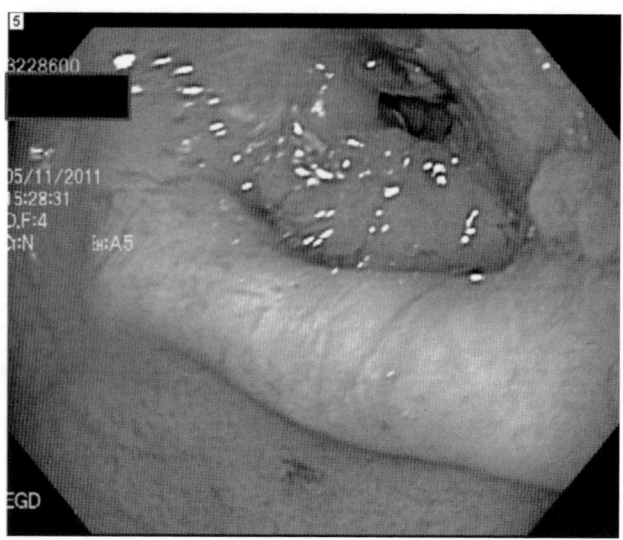

Figura 20.2 Estenose estomal em derivação gástrica. Fonte: Jonathan Potack, MD. (Ver Prancha em Cores.)

Material adicional para este capítulo pode ser encontrado *on-line* em:
www.mountsinaiexpertguides.com
A senha de acesso é a palavra **Dysphagia**.
Inclui um estudo de caso com perguntas de múltipla escolha, orientações para os pacientes e os códigos da ICD.

CAPÍTULO 21

Tumores do Intestino Anterior

Michelle Kang Kim
Dr. Henry D. Janowitz Division of Gastroenterology, Icahn School of Medicine at Mount Sinai, New York, NY, USA

PONTOS PRINCIPAIS
- Os tumores do intestino anterior representam uma série de entidades patológicas e podem variar desde doenças benigna e leve até tumores malignos potencialmente fatais.
- Os tumores gastrointestinais superiores caracterizam-se tipicamente por sintomas referentes ao trato gastrointestinal superior, incluindo disfagia, dor abdominal superior e sangramento gastrointestinal.
- O diagnóstico desses tumores depende da identificação endoscópica, com biópsia das áreas afetadas.
- O estadiamento dos tumores malignos geralmente envolve a obtenção de imagens transversais e pode incluir ultrassom endoscópico.
- Assim como em outros cânceres, o tratamento bem-sucedido desses tumores envolve uma equipe multidisciplinar, incluindo gastroenterologistas, cirurgiões e oncologistas.

Seção I: Histórico

Definição de doença
- Tumores gastrointestinais superiores constituem um grupo heterogêneo de neoplasias benignas e malignas, envolvendo esôfago, estômago e intestino delgado. O diagnóstico é feito tipicamente por endoscopia, com biópsia de uma área suspeita; é necessária a confirmação patológica para fazer o diagnóstico.

Incidência/prevalência
- A taxa de incidência ajustada por idade para cânceres esofágico, gástrico e de intestino delgado foi estimada em 4,5, 7,7 e 2,0, respectivamente por população de 100.000 por ano (www.seer.cancer.gov).
- A incidência e prevalência de neoplasias benignas esofágicas, gástricas e duodenais são desconhecidas.

Etiologia/patogênese
- Embora os mecanismos exatos sejam desconhecidos, identificou-se uma série de fatores de risco.
- A infecção por *Helicobacter pylori* é uma causa de adenocarcinoma gástrico. O linfoma de tecido linfoide associado à mucosa (MALT) também está associado à inflamação crônica decorrente da infecção por *H. pylori*.

- Tumores estromais gastrointestinais (GISTs) são neoplasias de células fusiformes, mais frequentemente causados por mutações no gene *c-kit*. Geralmente, essas neoplasias são avaliadas por tamanho do tumor e contagem mitótica; aquelas com tamanho menor (< 2 cm) e contagem mitótica mais baixa tendem a acarretar risco menor de malignidade do que os tumores maiores ou aqueles com contagem mitótica mais alta.

Fatores preditivos/de risco

Fator de risco	Odds ratio
Tabagismo	SCC esofágico
	AC esofágico
	AC gástrico
Álcool	SCC esofágico
Esôfago de Barrett (vide Capítulo 11)	AC esofágico
Obesidade	AC esofágico
GERD (vide Capítulo 10)	AC esofágico
Infecção por *H. pylori* (veja Capítulo 18)	AC gástrico
	Linfoma MALT gástrico
História familiar	AC gástrico
Alimentos defumados, salgados, picles	AC gástrico
Gastrite atrófica	AC gástrico, carcinoide gástrico tipo 1 (Videoclipe 21.1)
Síndromes de câncer hereditário (HNPCC, FAP, de Peutz-Jegher) (veja Capítulo 43)	AC de intestino delgado
Doenças autoimunes	Linfoma gastrointestinal
Imunodeficiência e imunossupressão	Linfoma gastrointestinal
Doença celíaca (veja Capítulo 24)	Linfoma gastrointestinal

AC, adenocarcinoma; FAP, polipose adenomatosa familiar; GERD, doença do refluxo gastroesofágico; HNPCC, câncer de cólon sem polipose hereditário; MALT, tecido linfoide associado à mucosa; SCC, carcinoma escamocelular.

Seção 2: Prevenção

> **PONTOS PRINCIPAIS**
> - A chave é minimizar a exposição a fatores de risco conhecidos.
> - Endoscopia precoce tem mostrado que diagnostica a doença em estágios iniciais que são tratados com mais facilidade.

Rastreamento
- As estratégias de triagem não são custo-efetivas nos Estados Unidos, onde a prevalência de malignidades de intestino anterior é baixa. Em países onde a incidência de câncer gástrico é alta, como no Japão e Coreia, pratica-se a vigilância da população em geral, e esta é custo-efetiva.

Prevenção primária
- A endoscopia precoce em populações-alvo mostrou que diminui o risco e mortalidade de carcinoma gástrico em indivíduos de alto risco.

Prevenção secundária
- A vigilância endoscópica é realizada para indivíduos com esôfago de Barrett (vide Capítulo 11); os intervalos de vigilância dependem da ausência ou presença e do grau de displasia.
- A vigilância endoscópica contínua mostrou que diminui a recorrência de carcinoma esofágico.

Seção 3: Diagnóstico (Algoritmo 21.1)

> **PONTOS PRINCIPAIS**
> - Os médicos devem estar alertas à presença de "sintomas de alarme" que podem significar a presença de uma malignidade: perda de peso, disfagia, anorexia, dor abdominal persistente, saciedade precoce e anemia, em um paciente com mais de 45 anos.
> - A história pode revelar náusea, vaga dor abdominal, disfagia ou saciedade precoce.
> - O exame físico pode revelar a presença de caquexia, linfadenopatia (p. ex., linfadenopatia supraclavicular, ou nodo de Virchow; nódulo periumbilical, ou nódulo de Sister Mary Joseph), ou uma massa abdominal palpável.
> - A endoscopia deve ser realizada em qualquer paciente em que se suspeita de tumor gastrointestinal superior. Deve ser realizada biópsia de qualquer patologia gastrointestinal superior como uma massa ou ulceração (Figura 21.1).

Diagnóstico diferencial

Diagnóstico diferencial	Características
Doença do refluxo gastroesofágico (GERD)	Os sintomas de GERD geralmente são bastante responsivos à inibição da bomba de prótons, em contraste com os da neoplasia gastrointestinal superior. A endoscopia tipicamente demonstra uma massa suspeita ou lesão, enquanto a biópsia confirma a presença ou ausência de uma neoplasia
Doença ulcerosa péptica (PUD)	Geralmente uma história clara de aspirina ou de uso de NSAID na PUD, em contraste com a história de uma neoplasia gastrointestinal superior
Gastroparesia	Sintomas de saciedade precoce, perda de peso e dor abdominal vaga podem ser similares aos de uma neoplasia GI superior. Em geral haverá um fator predisponente associado, como diabetes, na gastroparesia; além disso, um estudo de esvaziamento gástrico demonstrará esvaziamento prolongado
Dispepsia funcional	A endoscopia confirmará a ausência de neoplasia
Sangramento GI	Pode coexistir
Saída gástrica ou obstrução do intestino delgado	Pode coexistir

Apresentação típica
- O paciente típico com um tumor gastrointestinal superior maligno tem vagos sintomas gastrointestinais que progridem e incentivam o paciente a procurar cuidados médicos.
- Os sintomas iniciais incluem desconforto intermitente abdominal, enquanto os sintomas tardios incluem dor mais persistente, incapacidade de tolerar alimento e perda de peso.
- Tanto as neoplasias benignas quanto as malignas também podem-se apresentar em caráter de emergência, com hemorragia gastrointestinal e obstrução sendo a mais comum dessas apresentações. De modo importante, as neoplasias benignas podem estar associadas a sintomas mínimos e apresentam-se incidentalmente na endoscopia digestiva alta.

Diagnóstico clínico
História
- O médico deve explorar quaisquer sintomas de náusea, vômito, disfagia, odinofagia ou desconforto abdominal. Sintomas progressivos e persistentes, perda de peso e anemia são bandeiras vermelhas específicas que devem promover uma alta suspeição de malignidade gastrointestinal superior.
- O médico também deve estar alerta à presença de fatores de risco potenciais, como uma história familiar positiva, exposição a carcinógenos potenciais, como *H. pylori*, tabagismo e álcool.
- Também é importante identificar qualquer história de condições pré-cancerosas, como o esôfago de Barrett, ou doenças coexistentes, como a doença celíaca.

Exame físico
- O médico deve estar alerta aos sinais de caquexia como consunção temporal.
- Uma massa abdominal palpável deve incentivar uma imediata avaliação. A linfadenopatia palpável deve, da mesma forma, incentivar uma avaliação imediata.

Classificação da gravidade da doença
- A gravidade da doença é avaliada por estadiamento e graduação de neoplasias malignas. O sistema da *American Joint Committee on Cancer* é amplamente usado para avaliar a extensão da doença, assim como para determinar o tratamento e entender o prognóstico.

Diagnóstico laboratorial
Listas de testes diagnósticos
- Hemograma completo: anemia.
- Albumina diminuída.
- Gastrina (para carcinoides gástricos) (veja Capítulo 28).

Listas de técnicas de imagens
- A endoscopia deve ser realizada com o teste inicial para diagnosticar um paciente com uma neoplasia gastrointestinal superior. Ela não apenas é capaz de examinar acuradamente o trato GI superior, mas também tem a vantagem de poder fazer a biópsia e obter um diagnóstico tecidual no caso de lesões patológicas.
- Com menos frequência, uma série gastrointestinal superior pode ser realizada como um teste não invasivo inicial para aqueles que podem estar relutantes ou incapazes de se submeter à endoscopia.
- O exame de cápsula endoscópica também pode ser usado quando se suspeita de uma neoplasia de intestino delgado.

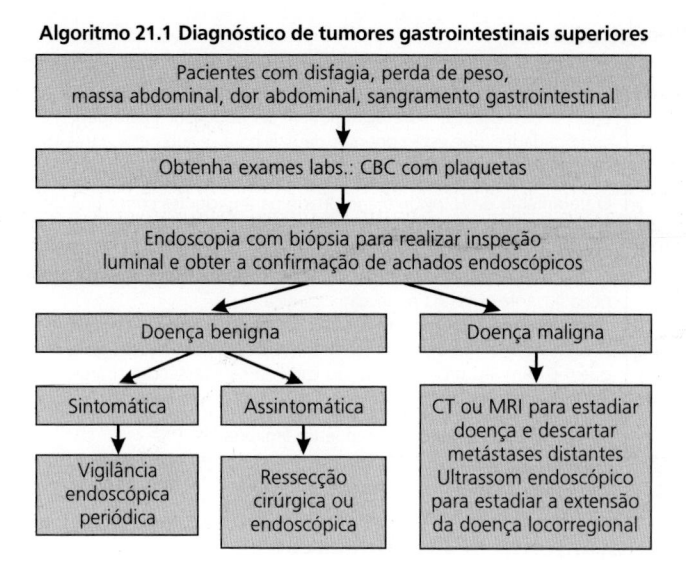

Algoritmo 21.1 Diagnóstico de tumores gastrointestinais superiores

```
┌─────────────────────────────────────────────────────────┐
│ Pacientes com disfagia, perda de peso,                  │
│ massa abdominal, dor abdominal, sangramento gastrointestinal │
└─────────────────────────────────────────────────────────┘
                            ↓
┌─────────────────────────────────────────────────────────┐
│ Obtenha exames labs.: CBC com plaquetas                 │
└─────────────────────────────────────────────────────────┘
                            ↓
┌─────────────────────────────────────────────────────────┐
│ Endoscopia com biópsia para realizar inspeção           │
│ luminal e obter a confirmação de achados endoscópicos   │
└─────────────────────────────────────────────────────────┘
              ↙                              ↘
    ┌─────────────────┐              ┌─────────────────┐
    │ Doença benigna  │              │ Doença maligna  │
    └─────────────────┘              └─────────────────┘
      ↙           ↘                           ↓
┌──────────┐ ┌──────────┐         ┌──────────────────────┐
│Sintomática│ │Assintomática│      │CT ou MRI para estadiar│
└──────────┘ └──────────┘         │doença e descartar     │
     ↓            ↓                │metástases distantes   │
┌──────────┐ ┌──────────┐         │Ultrassom endoscópico  │
│Vigilância│ │Ressecção │          │para estadiar a extensão│
│endoscópica│ │cirúrgica ou│       │da doença locorregional│
│periódica │ │endoscópica│         └──────────────────────┘
└──────────┘ └──────────┘
```

- CT ou MRI podem ser úteis para indivíduos com uma massa abdominal palpável no exame físico, para aqueles em que se suspeita de obstrução intestinal, ou naqueles em que há suspeita de doença disseminada.

Riscos potenciais
- Os pacientes podem tentar minimizar seus sintomas como negação à seriedade de sua doença.

Seção 4: Tratamento (Algoritmo 21.2)
Racional do tratamento
- Idealmente, uma abordagem multidisciplinar em equipe seria usada para cuidar de um paciente com uma neoplasia gastrointestinal superior. Os objetivos primários do tratamento são: avaliar a extensão da doença e otimizar a qualidade de vida e o estado nutricional, enquanto ocorre o tratamento.

Quando hospitalizar
- Obstrução gastrointestinal.
- Sangramento gastrointestinal com alterações hemodinâmicas (taquicardia, hipotensão), anemia profunda que requer transfusão ou proteção da via aérea.
- Mau estado nutricional e desidratação.

Tratando o paciente hospitalizado
- A consulta cirúrgica e as imagens transversais para aqueles com sintomas obstrutivos.
- Reanimação com derivados sanguíneos (hemoconcentrados, plaquetas, plasma fresco congelado, se necessário) e cuidados intensivos que monitoram para detecção daqueles com sangramento gastrointestinal ativo.
- Proteção da via aérea para indivíduos com hematêmese.
- Endoscopia urgente para aqueles com hemorragia ativa.
- Suporte nutricional e hidratação para os pacientes subnutridos e desidratados.

Tabela de tratamento

Tratamento	Comentário
Conservador	Suporte nutricional e hidratação podem ser adequados para pacientes com múltiplas comorbidades, que estão doentes demais para se submeter a tratamento médico ou cirúrgico de sua doença
Médico	O tratamento de *H. pylori* é apropriado para pacientes com MALToma A quimioterapia é apropriada para aqueles com doença metastática ou como terapia neoadjuvante antes da ressecção cirúrgica A radioterapia é apropriada para aqueles com doença locorregional e como terapia neoadjuvante antes da ressecção cirúrgica A ressecção endoscópica pode ser considerada naqueles com doença limitada A colocação endoscópica de *stent* é apropriada para aqueles com obstrução maligna que recusam a cirurgia ou não são candidatos à ressecção cirúrgica
Cirúrgico	A ressecção cirúrgica de tumores malignos esofágicos, gástricos e duodenais pode ser considerada naqueles com doença limitada

Prevenção/tratamento das complicações

- Complicações após ressecção endoscópica podem incluir sangramento. Em geral estas podem ser tratadas endoscopicamente. A perda de sangue pode ser remediada com derivados sanguíneos.
- Complicações após colocação endoscópica de *stent* podem incluir migração de *stent*. Isto pode necessitar de recuperação endoscópica ou recolocação de *stent*.
- O tratamento cirúrgico pode ser complicado por extravasamento anastomótico ou infecção. Isto pode ser tratado com antibióticos e repouso intestinal, mas também pode necessitar de repetição da intervenção cirúrgica.

Algoritmo 21.2 Tratamento de tumores gastrointestinais superiores malignos

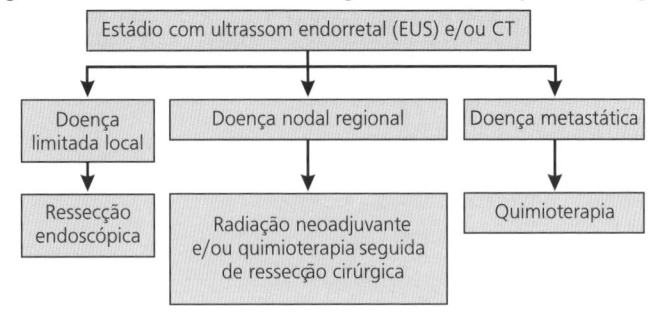

Estádio com ultrassom endorretal (EUS) e/ou CT
→ Doença limitada local → Ressecção endoscópica
→ Doença nodal regional → Radiação neoadjuvante e/ou quimioterapia seguida de ressecção cirúrgica
→ Doença metastática → Quimioterapia

PÉROLAS CLÍNICAS

- A avaliação da terapia deve ser individualizada, baseada na avaliação de risco de doença e o risco de efeitos prejudiciais ao tratamento.
- A especialização institucional pode informar as opções endoscópicas, médicas e cirúrgicas oferecidas aos pacientes.

Seção 5: Populações Especiais

Gravidez
- O tratamento da doença benigna geralmente é postergado até o nascimento da criança. Tumores gastrointestinais superiores malignos são incomuns em mulheres jovens. Quando eles ocorrem, uma avaliação de risco da iminência da ameaça à mãe precisa ser realizada.

Idosos
- Neoplasias gastrointestinais superiores ocorrem geralmente em idosos. Com o conhecimento das comorbidades do paciente, os médicos que cuidam do paciente podem tomar uma decisão informada que contrabalança o risco da doença com o risco de tratamento.

Seção 6: Prognóstico

> **PONTOS PRINCIPAIS/PÉROLAS CLÍNICAS**
> - Prognóstico e sobrevida para neoplasias gastrointestinais superiores malignas dependem do estádio ao diagnóstico.
> - A taxa geral de sobrevida relativa em 5 anos para o câncer esofágico pelos dados SEER aproxima-se de 16,8%. A sobrevida correlaciona-se com o estádio, com sobrevida em 5 anos de 37, 18 e 3% para as doenças localizada, regional e metastática, respectivamente.
> - A taxa de sobrevida relativa geral em 5 anos para o câncer gástrico segundo o mesmo conjunto de dados foi de 26,3%. Novamente, as doenças localizada, regional e metastática estavam associadas à sobrevida de 61, 28 e 4%, respectivamente.
> - A taxa de sobrevida relativa geral em 5 anos para o câncer de intestino delgado foi de 63,2%, com 80, 69 e 41% de sobrevida em 5 anos para as doenças localizada, regional e metastática, respectivamente.

História natural da doença não tratada
- A história natural da doença benigna não tratada é indolente; é improvável que a expectativa de vida seja afetada. A história natural da doença maligna não tratada é muito mais agressiva. A expectativa de vida provavelmente será limitada pela progressão da doença.

Testes de acompanhamento e monitoramento
- O acompanhamento após tratamento de doença benigna pode-se limitar à vigilância endoscópica para confirmar a ausência da doença. Para aqueles com doença maligna, endoscopia e imagens transversais são usadas para monitorar a doença e avaliar a resposta ao tratamento.

Seção 7: Leitura Sugerida

Bilimoria KY, Wayne JD, Merkow RP, et al. Incorporation of adjuvant therapy into the multimodality management of gastrointestinal stromal tumors of the stomach in the United States. Ann Surg Oncol 2012;19:184–91

Choi KS, Jun JK, Lee HY, et al. Performance of gastric cancer screening by endoscopy testing through the National Cancer Screening Program of Korea. Cancer Sci 2011;102:1559–64

Holmes RS, Vaughan TL. Epidemiology and pathogenesis of esophageal cancer. Semin Radiat Oncol 2007;17:2–9

Hosokawa O, Miyanaga T, Kaizaki Y, et al. Decreased death from gastric cancer by endoscopic screening: association with a population-based cancer registry. Scand J Gastroenterol 2008;43:1112–5

Shaheen NJ, Provenzale D, Sandler RS. Upper endoscopy as a screening and surveillance tool in esophageal adenocarcinoma: a review of the evidence. Am J Gastroenterol 2002;97:1319–27

Vleggaar FP, Siersema PD. Expandable stents for malignant esophageal disease. Gastrointest Endosc Clin North Am 2011;21:377–88

Website sugerido
www.seer.cancer.gov

Seção 8: Diretrizes

Título da diretriz	Fonte da diretriz	Data
American College of Gastroenterology Practice Guidelines: Esophageal Cancer	American College of Gastroenterology	1999 (http://s3.gi.org/physicians/guidelines/EsophagealCancer.pdf)
American Gastroenterological Association Medical Position Statement: Role of the Gastroenterologist in the Management of Esophageal Carcinoma	American Gastroenterological Association	2005 (Gastroenterology. 2005;128(5): 1468-70)
American Gastroenterological Association Technical Review on the Role of the Gastroenterologist in the Management of Esophageal Carcinoma	American Gastroenterological Association	2005 (Gastroenterology. 2005;128(5):1471-505)
American Gastroenterological Association Institute Medical Position Statement on the Management of Gastric Subepithelial Masses	American Gastroenterological Association	2006 (http://www.grupuge.com.pt/uploads/americangastroenterologicalassociationinstitutemedicalpositionstatementonthemanagementofgastricsubepithelialmasses.pdf)
American Gastroenterological Association Institute Technical Review on the Management of Gastric Subepithelial Masses	American Gastroenterological Association	2006 (Gastroenterology 2006; 130(7):2217-28)

Seção 9: Evidência
Veja as diretrizes listadas na Seção 8.

Capítulo 21 ■ Tumores do Intestino Anterior **221**

Seção 10: Imagens

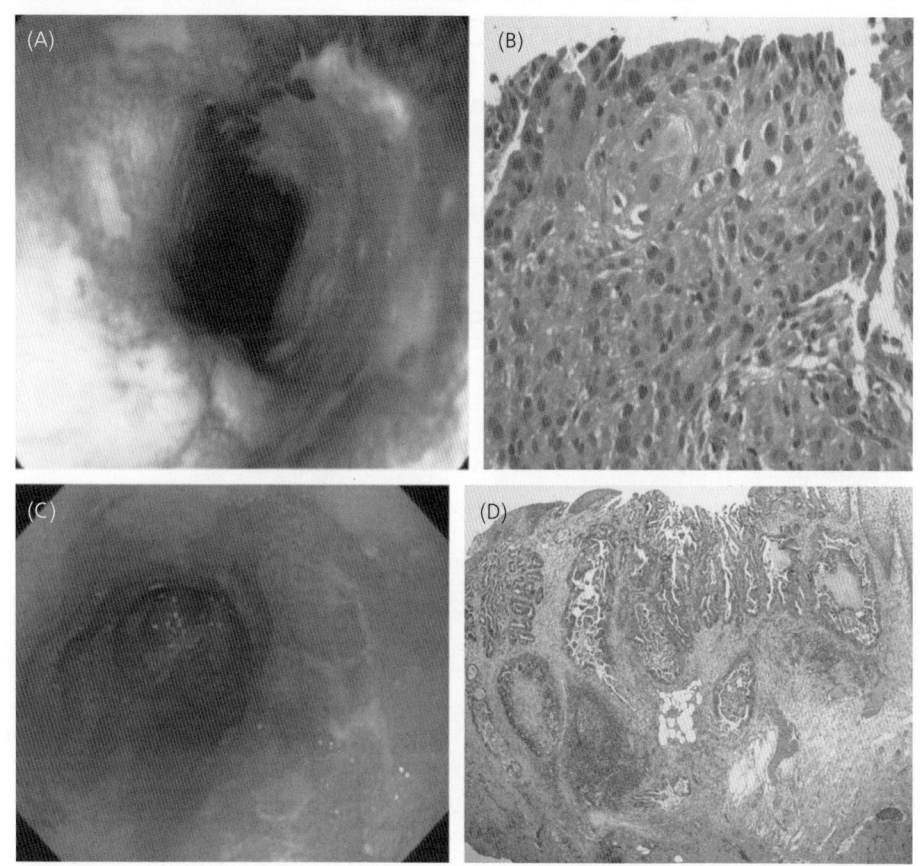

Figura 21.1 (**A**) Carcinoma esofágico escamocelular na endoscopia digestiva superior. (**B**) Aparência patológica de carcinoma escamocelular. (**C**) Adenocarcinoma esofágico no esôfago de Barrett na endoscopia digestiva alta. (**D**) Patologia correspondente. Fonte: Cortesia de Sharmila Anandasabapathy, MD. (Ver Prancha em Cores.)

Material adicional para este capítulo pode ser encontrado *on-line* em:
www.mountsinaiexpertguides.com
A senha de acesso é a palavra Dysphagia.
Inclui um estudo de caso com perguntas de múltipla escolha, orientações para os pacientes, os códigos da ICD e um videoclipe.

CAPÍTULO 22

Síndrome do Intestino Curto e Desnutrição

Lauren K. Schwartz e Benjamin L. Cohen
Dr. Henry D. Janowitz Division of Gastroenterology, Icahn School of Medicine at Mount Sinai, New York, NY, USA

PONTOS PRINCIPAIS
- Síndrome do intestino curto (SBS) é uma condição de má absorção crônica caracterizada pelo comprimento intestinal reduzido resultante de ressecção grande única por evento agudo, ressecções intestinais sequenciais, ou anomalias congênitas.
- Diarreia intensa, desidratação, distúrbios eletrolíticos, perda de peso e deficiências de nutrientes são características comuns da SBS.
- O tratamento da SBS é direcionado à restauração do estado nutricional do paciente, controlando os sintomas diarreicos, tratando desequilíbrio de fluido e eletrólitos, e maximizando a absorção enteral para promover a independência da nutrição parenteral.
- As modalidades de tratamento incluem modificação dietética e suporte nutricional, agentes antidiarreicos e antissecretórios, terapia hormonal, procedimentos cirúrgicos de aumento e transplante intestinal.
- O transplante intestinal é recomendável se os pacientes experimentaram ou estiverem em alto risco de complicação importante decorrente de nutrição parenteral a longo prazo.

Seção I: Histórico
Definição da doença
- SBS é uma condição de má absorção caracterizada por um comprimento significativamente reduzido do intestino delgado. Por convenção, a SBS é definida como um comprimento pós-duodenal do intestino delgado inferior a 150–200 cm.
- Os pacientes com SBS são designados como tendo insuficiência intestinal quando eles são incapazes de manter os equilíbrios proteína-energia, fluido, eletrólitos ou de micronutrientes quando estão sob uma dieta convencional.

Classificação da doença
- Não existe uma classificação específica de doença para SBS, mas os pacientes podem ser classificados de acordo com o seu circuito digestivo; os pacientes podem ter enterostomia terminal, anastomose jejunocólica ou anastomose jejunoileocólica.

Incidência/prevalência
- É difícil o relato de dados de incidência e prevalência por não existirem estudos prospectivos em populações definidas de paciente e nem um registro nacional de pacientes afetados.
- Estimativas de incidência baseadas no uso de nutrição parenteral total (TPN) para SBS são de 2–4 casos por 1 milhão de pessoas por ano.
- As estimativas de prevalência nos Estados Unidos baseadas no uso de TPN para SBS são de 10.000–20.000 pacientes.

Impacto econômico
- O custo dos cuidados para pacientes adultos com SBS sob TPN em casa foi estimado em US$100.000–150.000 por ano.
- Os transplantes intestinais e de múltiplos órgãos têm alto custo no primeiro ano (despesa média com a hospitalização inicial de U$100.000–300.000), porém na maioria dos casos um transplante bem-sucedido se torna custo-efetivo dentro de 2 anos.

Etiologia
- A SBS pode ser uma condição adquirida ou congênita.
- O intestino curto adquirido resulta de extensas ressecções do intestino delgado por doença de Crohn, lesão traumática, ressecção tumoral, lesão por radiação, acidentes vasculares catastróficos (p. ex., trombose de artéria mesentérica superior ou de veia mesentérica superior, embolia de artéria mesentérica superior), volvo do intestino médio ou enterocolite necrosante em crianças.
- O intestino curto congênito relaciona-se com anormalidades, como gastrosquise, atresia intestinal, má rotação e aganglionose.

Patologia/patogênese
- O comprimento do intestino delgado é tipicamente de 3–8 m. A SBS resulta quando o comprimento pós-duodenal do intestino delgado está reduzido para 1,5–2 m. A perda da área de superfície absortiva resulta em má absorção.
- A gravidade da má absorção é determinada pelo comprimento intestinal residual, pelo tipo de remanescente intestinal e sua capacidade adaptativa e pela presença ou ausência do cólon e válvula ileocecal.
- Os sintomas associados à perda de intestino delgado são dependentes da fisiologia do intestino delgado remanescente, uma vez que cada segmento tem características absortivas e adaptativas únicas (veja processos específicos de um local afetado pela ressecção intestinal ou perda de função, e mecanismos compensatórios para a SBS).

Processos específicos de um local afetado pela ressecção intestinal ou perda de função	
Intestino delgado	O intestino delgado é o principal local de absorção de nutriente e fluido. Dos 7–9 L de fluido que passam através do intestino a cada dia, tudo com exceção de cerca de 1,5 L é absorvido no intestino delgado. Os nutrientes são absorvidos por todo o intestino delgado, mas alguns são absorvidos de uma maneira específica do local
Duodeno e jejuno	A absorção de ferro e folato ocorre primariamente no duodeno e jejuno proximal. As deficiências resultam de ressecção dessa região
Íleo	A vitamina B12 é seletivamente absorvida no íleo, e a má absorção começa com uma ressecção ileal > 60 cm Os ácidos biliares são seletivamente reabsorvidos no íleo: • Com ressecções ileais < 100 cm, os ácidos biliares derramam-se no cólon, causando uma diarreia secretora • Com ressecções ileais > 100 cm, pode-se desenvolver deficiência de ácido biliar, levando à esteatorreia Hormônios produzidos no íleo e cólon proximal (peptídeos tipo glucagon, ou GLP, 1 e 2, neurotensina, peptídeo de YY) alentecem a motilidade intestinal e são denominados de "freio ileal". A perda desse mecanismo pode resultar em rápido esvaziamento gástrico e trânsito intestinal
Válvula ileocecal	A válvula ileocecal serve para alentecer a motilidade e previne o refluxo de conteúdos colônicos dentro do íleo. Sua perda resulta em trânsito intestinal mais rápido e supercrescimento bacteriano no intestino delgado

Mecanismos compensatórios para SBS	
Adaptação intestinal	• O trato gastrointestinal tem a capacidade intrínseca de se adaptar após lesão ou ressecção para compensar a perda do comprimento ou da função intestinal • Alterações adaptativas incluem hipersecreção gástrica, hipertrofia do vilo, aumento do fluxo sanguíneo da mucosa e dilatação intestinal • A melhora funcional da adaptação intestinal pode levar até 2 anos • O íleo tem a maior capacidade adaptativa do intestino delgado. Embora o jejuno possa se adaptar, ele é incapaz de compensar a perda de absorção ileal dos sais biliares e de vitamina B12
Compensação colônica	• Os colonócitos podem compensar a má absorção de nutrientes por meio da absorção dos ácidos graxos de cadeia curta (acetato, propionato, butirato) produzidos pela fermentação bacteriana dos carboidratos mal absorvidos • A eficiência da água do cólon e a absorção de sal excedem 90%, permitindo ao cólon salvar pequenas perdas do intestino delgado • A produção colônica dos hormônios contribui para o mecanismo de "freio ileal"

Fatores preditivos/de risco
- Fatores de risco para dependência de TPN a longo prazo na SBS.

Fator de risco	Odds ratio
Comprimento do intestino delgado remanescente < 50 cm	4,6 (1,9–10,9)
Comprimento do intestino delgado remanescente 50–99 cm	2,6 (1,5–4,6)
Jejunostomia terminal	3,6 (1,1–11,7)
Anastomose jejunocólica	1,8 (1,1–3,2)
Cólon remanescente > 57%	0,41 (0,26–0,83)
Concentração plasmática inicial de citrulina > 20 (µmol/L)	0,23 (0,12–0,48)

Seção 2: Prevenção

PONTOS PRINCIPAIS/PÉROLAS CLÍNICAS
- Estratégias de preservação intestinal para pacientes em risco podem reduzir o risco de SBS.
- A restauração da continuidade e medidas intestinais para aumentar a adaptação intestinal podem prevenir a dependência de TPN a longo prazo.

Prevenção primária
- A SBS pós-operatória pode ser minimizada tomando-se precauções especiais para preservar o comprimento intestinal.
- As estratégias incluem técnicas cirúrgicas para minimizar adesões, estrituroplastia e ressecção cuidadosa em pacientes com abdomes congelados. O diagnóstico precoce de isquemia intestinal também é importante.

Prevenção secundária

- A promoção da adaptação intestinal pode evitar a necessidade de TPN a longo prazo, melhorando a capacidade absortiva do intestino remanescente.
  - A exposição do intestino aos nutrientes luminais aumenta a adaptação intestinal assim como o faz a administração exógena hormônios intestinais, como o GLP-2.
- A restauração da continuidade intestinal pode melhorar a área absortiva da superfície intestinal e permite a autonomia enteral. Os procedimentos de alongamento intestinal também têm sido usados para ajudar os pacientes a desmamar da TPN.

Seção 3: Diagnóstico (Algoritmo 22.1)

PONTOS PRINCIPAIS/PÉROLAS CLÍNICAS
- A avaliação inicial do paciente com intestino curto tem por objetivo determinar a anatomia intestinal remanescente, porque essa informação confirmará o diagnóstico, direcionará o tratamento e informará o prognóstico.
- A história cirúrgica anterior, a atividade diarreica e o estado nutricional são componentes críticos da história clínica.
- O exame físico deve focar no exame abdominal, assim como na avaliação da hidratação e estado nutricional.
- Imagens do intestino delgado, incluindo uma série de intestino delgado ou enterografia por tomografia computadorizada/ressonância magnética (CT/MR), podem ser usadas para estimar a anatomia intestinal final do paciente e excluir anormalidades estruturais que podem ser sintomas exacerbadores.
- Estudos de má absorção, incluindo um teste com D-xilose ou coleta de gordura fecal de 72 horas, são inespecíficos, mas ajudam a confirmar a presença de má absorção pós-cirúrgica, quando o comprimento intestinal é limítrofe.

Diagnóstico diferencial

Diagnóstico diferencial	Características
Doença celíaca	Comprimento normal ou quase normal. Sorologias celíacas positivas. Biópsias duodenais características com linfócitos intraepiteliais, hiperplasia de cripta e atrofia vilosa
Doença de Crohn	Comprimento intestinal normal ou quase normal. Alterações inflamatórias detectadas na endoscopia/colonoscopia, exame de cápsula endoscópica e/ou estudos radiográficos. Patologia confirmatória na biópsia ou amostras cirúrgicas
Enterite por radiação	Comprimento intestinal normal ou quase normal. História anterior de feixe externo de radiação e achados radiológicos característicos em CT A/P e série de intestino delgado
Enteropatia autoimune	Comprimento intestinal normal ou quase normal. Biópsias de intestino delgado com atrofia vilosa. Presença de anticorpos antienterócitos. Ausência de imunodeficiência grave
Fistula enteroentérica	Comprimento intestinal normal ou quase normal. Uma história de cirurgia predisponente ou inflamação intestinal subjacente. Série de intestino delgado ou endoscopia demonstrando comunicação fistulosa

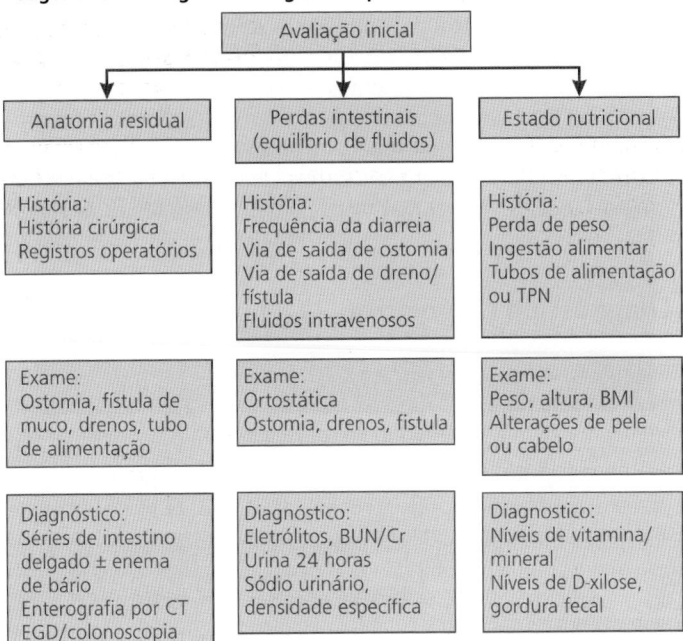

Algoritmo 22.1 Algoritmo diagnóstico para síndrome do intestino curto

```
                        Avaliação inicial
        ┌───────────────────┼───────────────────┐
        ▼                   ▼                   ▼
  Anatomia residual   Perdas intestinais   Estado nutricional
                      (equilíbrio de fluidos)
```

História:	História:	História:
História cirúrgica	Frequência da diarreia	Perda de peso
Registros operatórios	Via de saída de ostomia	Ingestão alimentar
	Via de saída de dreno/fístula	Tubos de alimentação ou TPN
	Fluidos intravenosos	

Exame:	Exame:	Exame:
Ostomia, fístula de muco, drenos, tubo de alimentação	Ortostática Ostomia, drenos, fístula	Peso, altura, BMI Alterações de pele ou cabelo

Diagnóstico:	Diagnóstico:	Diagnostico:
Séries de intestino delgado ± enema de bário	Eletrólitos, BUN/Cr	Níveis de vitamina/mineral
Enterografia por CT	Urina 24 horas	Níveis de D-xilose,
EGD/colonoscopia	Sódio urinário, densidade específica	gordura fecal

Apresentação típica
- A SBS se desenvolve tipicamente após uma extensa ressecção do intestino delgado após um evento agudo (p. ex., trombose da artéria mesentérica superior, volvo) ou após uma série de ressecções por doença subjacente (p. ex., doença de Crohn). As características clínicas incluem diarreia crônica, desidratação, distúrbios eletrolíticos, perda de peso progressiva e deficiências de micronutrientes.

Diagnóstico clínico
História
- Determine a atual anatomia intestinal do paciente:
  - Reveja a história cirúrgica e obtenha relatórios operatórios.
- Reveja sintomas gastrointestinais ativos e tratamentos, incluindo:
  - Frequência/consistência dos movimentos intestinais e perdas por ostomia.
  - Gás, distensão abdominal, flatulência.
  - Terapias antidiarreicas e antissecretórias passadas e presentes.
- Obtenha uma história nutricional:
  - Avalie perda de peso durante um período de tempo definido.
  - Obtenha um recordatório alimentar de 24 horas.
  - Determine uso passado/presente de tubo de alimentação e TPN.
  - Reveja suplementos nutricionais (vitaminas, minerais).
- Documente complicações relacionadas com o uso de SBS e TPN, incluindo:
  - Infecções na corrente sanguínea por cateter central.
  - Doença hepática.
  - Perda de acesso vascular.

Exame físico
- Avalie o estado de hidratação:
  - Pressão sanguínea ortostática e frequência cardíaca.
  - Membranas do muco orofaríngeo, turgor da pele.
- Avalie o estado nutricional:
  - Altura, peso, índice de massa corporal.
  - Consunção muscular identificada por perda de volumes temporal, deltoide e quadricipital.
  - Consunção adiposa identificada por perda de gordura periclavicular e proeminência óssea.
  - Examine pele, cabeça e unhas para sinais de deficiências de vitamina e minerais.
- Realize exame abdominal focalizado:
  - Avalie para sensibilidade abdominal, distensão e presença de hérnias, fístulas enterocutâneas ou sondas de alimentação/drenagem.
  - Rastreie em busca de sinais de doença hepática.

Diagnóstico laboratorial
- Os testes de má absorção não são essenciais para o diagnóstico de SBS, mas podem ser considerados em pacientes com comprimento intestinal limítrofe.
  - O teste de D-xilose é uma medição de má absorção de carboidrato. Após a ingestão de uma solução de D-xilose, soro e níveis urinários de xilose são obtidos.
  - A medição quantitativa de gordura fecal detecta esteatorreia e requer coleta de fezes de 48 a 72 horas, enquanto o paciente consome 100 g de gordura por dia.
- Os níveis de vitamina e minerais devem ser obtidos na linha basal e depois a cada 6 meses:
  - Vitaminas hidrossolúveis: B1, B12, folato.
  - Vitaminas lipossolúveis: A, E, 25-hidroxi D.
  - Elementos de traço: zinco, ferro, cobre, selênio, cromo, manganês.
- Medidas do estado hidreletrolítico devem ser verificadas, incluindo:
  - Um painel metabólico abrangente com magnésio e fósforo.
  - Sódio urinário e densidade específica.
  - Coleta de urina de 24 horas.
- Níveis plasmáticos de citrulina foram usados como um marcador substituto da massa de enterócitos, mas não são medidos rotineiramente na prática clínica.

Lista de técnicas de imagens
- Imagens do intestino delgado devem ser obtidas para avaliar a anatomia intestinal residual, anote o comprimento intestinal pós-duodenal, dilatação adaptativa e possíveis anormalidades estruturais (p. ex., estritura, fístula, inflamação).
  - A escolha de séries de intestino delgado ou enterografia por CT/MR como modalidades de imagens baseia-se na especialização institucional.
- Endoscopia e colonoscopia devem ser procuradas para descartar doença intestinal concomitante que possa estar afetando a função intestinal. Isto é particularmente importante em pacientes com doença de Crohn.

Riscos potenciais/erros comuns cometidos referentes ao diagnóstico da doença
- O erro de cálculo da anatomia intestinal residual é um risco potencial no diagnóstico de SBS. Não raro os pacientes são mal informados sobre seu comprimento intestinal residual e em relatos operatórios falta documentação relacionada. Obter e revisar pessoalmente as imagens do intestino delgado é essencial para se fazer uma estimativa acurada do seu comprimento.

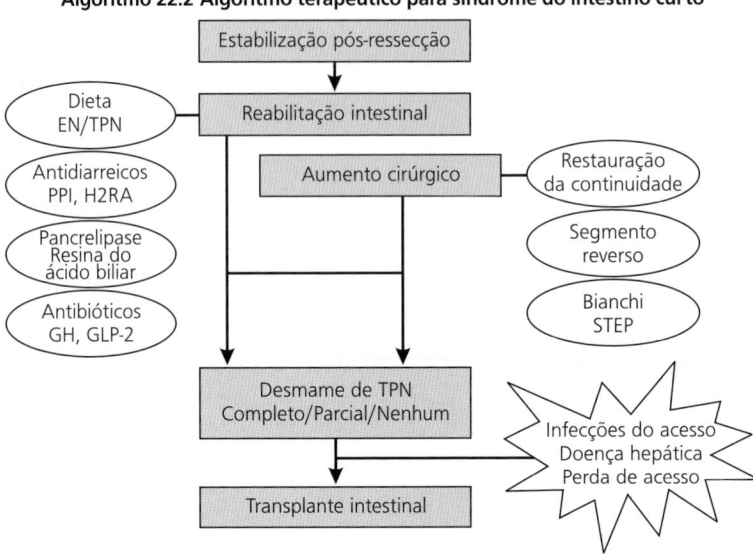

Algoritmo 22.2 Algoritmo terapêutico para síndrome do intestino curto

```
                    Estabilização pós-ressecção
                              ↓
    ┌─Dieta─────────→ Reabilitação intestinal
    │ EN/TPN                  │
    │                         ↓
    ├─Antidiarreicos── Aumento cirúrgico ──→ Restauração
    │ PPI, H2RA                                da continuidade
    │                                       
    ├─Pancrelipase                          Segmento
    │ Resina do                             reverso
    │ ácido biliar
    │                                       Bianchi
    ├─Antibióticos                          STEP
    │ GH, GLP-2
    │                         ↓
    └──────────────→ Desmame de TPN
                     Completo/Parcial/Nenhum ──→ Infecções do acesso
                              ↓                   Doença hepática
                     Transplante intestinal       Perda de acesso
```

Seção 4: Tratamento (Algoritmo 22.2)

Racional do tratamento

- Após enterectomia importante, o objetivo inicial do tratamento é a estabilização.
  - Durante o período pós-cirúrgico, a TPN deve ser iniciada, e uma dieta oral modificada deve ser introduzida, quando a função intestinal for restaurada.
  - A terapia antidiarreica deve ser iniciada junto com um inibidor da bomba de prótons ou um antagonista receptor de histamina para combater a hipersecreção gástrica.
- A reabilitação intestinal é um plano de cuidados abrangentes com vistas a restaurar o estado nutricional do paciente, controlar sintomas diarreicos, controlar o equilíbrio hidreletrolítico e maximizar a absorção enteral para promover a independência da TPN.
  - O tratamento médico inclui modificação da dieta, agentes antidiarreicos e antissecretórios, terapias hormonais e suporte nutricional (TPN/nutrição enteral [EN]).
  - Procedimentos cirúrgicos para aumento são usados para restaurar a continuidade intestinal, alentecer o trânsito intestinal e diminuir os segmentos intestinais dilatados.
- O transplante intestinal é considerado quando os pacientes não podem ser desmamados da TPN e sofrem pelo menos uma complicação importante associada à TPN, que inclui:
  - Infecções na corrente sanguínea por cateter venoso central.
  - Doença hepática progressiva.
  - Perda de múltiplos locais de acesso vascular para inserção de cateter central.

Quando hospitalizar

- Os pacientes com desidratação e distúrbios eletrolíticos importantes devem ser internados para reanimação com fluidos e reposição de eletrólitos.
- Os pacientes dependentes de TPN devem ser hospitalizados para febre para investigar a possibilidade de uma infecção por cateter central.
- Os pacientes de transplante intestinal que experienciam aumento da diarreia, vômito, ou febre devem ser internados para avaliar para possível infecção ou por rejeição aguda de enxerto.

Tabela de tratamento

Categoria	Tratamento	Comentário
Suporte nutricional		
Dieta	Consuma refeições pequenas e frequentes e soluções de reidratação oral Evite açúcares simples, fibra insolúvel, fluidos hipotônicos	Torna lentas as perdas diarreicas, maximiza a absorção
Nutrição enteral	Tubo de alimentação via gastrostomia ou sonda de jejunostomia	Infusão gradual por bomba à noite, use fórmula pré-digerida
TPN	Infunda TPN ± fluidos IV via cateter venoso central	Infunda durante 10–12 horas à noite
Médico		
Antidiarreicos	Loperamida Difenoxilato-atropina Codeína Tintura de ópio	2–4 mg PO 1–4 vezes ao dia 2,5–5 mg PO 1–4 vezes ao dia 15–60 mg PO 1–4 vezes ao dia 5–20 gotas 1–4 vezes ao dia
Terapia supressora de ácido	Antagonista do receptor H2 • Famotidina, ranitidina Inibidores da bomba de prótons • Omeprazol, lansoprazol	40 mg/dia, 150–300 mg/dia 40 mg/dia, 30 mg/dia
Enzimas pancreáticas	Pancrelipase	30.000 UI lipase/refeição
Resinas do ácido biliar	Colestiramina Colestipol Colesevelam	4 g 1–4 vezes ao dia 5 g 1–4 vezes ao dia 625–1.250 mg 2–3 vezes ao dia
Análogos da somatostatina	Octreotida	100 mg 3 vezes ao dia
Antibióticos	Metronidazol Ciprofloxacino Doxiciclina Rifaximina	250 mg 3 vezes ao dia 500 mg 2 vezes ao dia 100 mg 2 vezes ao dia 550 mg 2 vezes ao dia
Terapias hormonais	Hormônio do crescimento Teduglutida	0,1 mg/kg/dia × 28 dias 0,05 mg/kg/dia
Cirúrgico		
Procedimento RIC (incisão e corte radiais)	Restaura a continuidade intestinal	Aumenta a quantidade de intestino no circuito
Segmento reverso	Coloca 10 cm do segmento do intestino delgado na orientação antiperistáltica	Alentece a motilidade, reduz as perdas diarreicas
Enteroplastia serial transversa (STEP)	Grampeador acionado em direções alternadas através do segmento dilatado	Afunila e alonga o intestino
Procedimento de Bianchi	Divide o intestino dilatado e conecta os segmentos ponta com ponta	Afunila e alonga o intestino
Transplante intestinal		
Intestino isolado	Intestino delgado ± cólon parcial	
Fígado-intestino combinados	Fígado + intestino delgado ± cólon parcial	
Multivisceral	Intestino, fígado, estômago, pâncreas	

Prevenção/tratamento das complicações

- A sepse relacionada com o cateter requer o tratamento imediato com antibióticos intravenosos através do acesso central. Cateteres não devem ser removidos, a não ser que o paciente não responda ao tratamento ou seja fungêmico. Infecções recorrentes devem incentivar uma avaliação para o transplante.
- Doença hepática associada à insuficiência intestinal é observada com nutrição parenteral crônica. Modificações na fórmula da TPN tem potencial para reverter elevações nos testes de função hepática e possivelmente histologia. Os testes de função hepática elevada devem incentivar o encaminhamento para um centro de transplante intestinal.

> **PÉROLAS CLÍNICAS**
> - Modificação da dieta, agentes antidiarreicos e antissecretórios ajudam a reduzir as perdas diarreicas e aumentam a absorção.
> - Terapias hormonais, incluindo o hormônio do crescimento e o análogo GLP-2, teduglutida, são usadas para promover o desmame da TPN.
> - A restauração cirúrgica da continuidade intestinal deve ser procurada para maximizar o comprimento do intestino no circuito. Pacientes selecionados também devem ser considerados para cirurgias para alentecer o trânsito intestinal e diminuir e/ou alongar segmentos dilatados de intestino.
> - O transplante intestinal deve ser considerado em indivíduos dependentes de TPN que sofrem infecções repetidas ou complicadas da corrente sanguínea, doença hepática progressiva, ou perda de acesso vascular.

Seção 5: Populações Especiais
Não aplicável a este tópico.

Seção 6: Prognóstico

> **PONTOS PRINCIPAIS/PÉROLAS CLÍNICAS**
> - A sobrevida do paciente na SBS não maligna está intimamente ligada ao potencial do paciente para o total desmame da TPN.
> - A independência da TPN é predita pela anatomia intestinal residual e saúde intestinal.
> - Embora os resultados do transplante intestinal estejam melhorando, as taxas de sobrevida a longo prazo, tanto do paciente como do enxerto, permanecem significativamente aquém daquelas dos transplantes de rim e fígado.
> - As taxas de sobrevida em cinco anos entre os pacientes com SBS extrema e receptores de transplante intestinal são comparáveis. O transplante precoce deve ser considerado em sujeitos com intestino extremamente curto.

Prognóstico para pacientes tratados
Prognóstico para pacientes de TPN a longo prazo
- A sobrevida do paciente e o potencial para desmame total da TPN dependem do comprimento do intestino delgado residual e tipo de circuito intestinal.
  - Os cortes de comprimentos intestinais preditivos de desmame total da TPN incluem 100–150 cm com a endostomia, 65 cm com circuito jejunocólico e 30 cm com circuito jejunoileocólico.
  - As taxas de sobrevida em cinco anos de 93, 79 e 57% foram relatadas para comprimentos intestinais remanescentes de 100–150 cm, 50–99 cm e < 50 cm, respectivamente.

- As taxas de sobrevida agregadas dos pacientes com intestino curto dependentes de TPN são de 86–88% em 2–3 anos e 75–78% em 5 anos.
- Os fatores adicionais que impactam o desmame da TPN incluem retenção de íleo e cólon, preservação da válvula ileocecal e a saúde do intestino remanescente.

Prognóstico para pacientes transplantados
- Após o transplante intestinal, os pacientes são tipicamente desmamados da TPN dentro de um mês e retomam uma dieta modificada junto com alimentações por tubo a curto prazo.
- As taxas de sobrevida de 1 ano do enxerto e do paciente após transplante intestinal melhoraram durante as duas últimas décadas, mas ainda não alcançaram os resultados vistos nos transplantes de fígado ou rim.
- As taxas de sobrevida em 5 anos do enxerto e do paciente foram de 75 e 79%, respectivamente, entre janeiro de 2009 e junho de 2011.
- As taxas de sobrevida do enxerto e do paciente diminuem para 55 e 62%, respectivamente (2004–2009).
- As complicações infecciosas e rejeição são as principais causas de falha do enxerto e óbito do paciente pós-transplante.

Testes de acompanhamento e monitoramento
- É necessário o monitoramento contínuo para anormalidades eletrolíticas, insuficiência renal e deficiências de vitamina e mineral.
- Deve-se realizar absorciometria radiológica de dupla energia (DEXA) para monitorar a doença óssea metabólica, uma entidade comum entre os pacientes com intestino curto.

Seção 7: Leitura Sugerida
Amiot A, Messing B, Corcos O, et al. Determinants of home parenteral nutrition dependence and survival of 268 patients with non-malignant short bowel syndrome. Clin Nutr 2013;32:368–74
Fishbein T. Intestinal transplantation. N Engl J Med 2009;361:998–1008
Messing B, Crenn P, Beau P, et al. Long-term survival and parenteral nutrition dependence in adult patients with the short bowel syndrome. Gastroenterology 1999;117:1043–50
Schalamon J, Mayr JM, Hollwarth ME. Mortality and economics in SBS. Best Pract Res Clin Gastroenterol 2003;17:931–42
Seidner DL, Schwartz LK, Winkler MF, et al. Increased intestinal absorption in the era of teduglutide and its impact on management strategies in patients with short bowel syndrome-associated intestinal failure. J Parenter Enteral Nutr 2013;37:201–11
Wales PW. Surgical therapy for SBS. Pediatr Surg Int 2004;20:647–57

Websites sugeridos
www.shortbowelsupport.com
The Oley Foundation. www.oley.org
www.Intestinaltransplantregistry.org
United Network of Organ Sharing. www.UNOS.org
Scientific Registry of Transplant Recipients. www.srtr.org

Seção 8: Diretrizes de Sociedades Nacionais

Título da diretriz	Fonte da diretriz	Data
AGA technical review on SBS and intestinal transplantation	Gastroenterology	2003 (https://www.med.upenn.edu/gastro/documents/AGAtechnicalreviewshortgut.pdf)

Seção 9: Evidência

Tipo de evidência	Título, data	Comentário
RCT	Growth hormone, glutamine, and an optimal diet reduces parenteral nutrition in patients with SBS: a prospective, randomized, placebo-controlled, double-blind clinical trial. (Ann Surg 2005;242:655–61)	Injeções de hormônio do crescimento (0,1 mg/kg/dia) em combinação com glutamina oral em pó (30 g/dia) e uma dieta modificada por 28 dias resultaram em significativa diminuição da TPN semanal e da necessidade de fluidos intravenosos (IVF) comparadas a uma dieta modificada mais glutamina (7,7 L/semana vs. 3,8 L/redução semanal)
RCT	Teduglutide reduces need for parenteral support among patients with SBS with intestinal failure. (Gastroenterology 2012;143:1473–81)	Teduglutida (0,05 mg/kg/dia) reduziu significativamente as necessidades de volume de nutrição parenteral (PN)/IVF comparada ao placebo (63 vs. 30% de responsivos, respectivamente; P = 0,002). Isto se traduziu em um número reduzido de dias por semana de TPN ou IVF

Seção 10: Imagens
Não aplicável para este tópico.

Material adicional para este capítulo pode ser encontrado *on-line* em:
www.mountsinaiexpertguides.com
A senha de acesso é a palavra Dysphagia.
Inclui um estudo de caso com perguntas de múltipla escolha, orientações para os pacientes e os códigos da ICD.

CAPÍTULO 23

Supercrescimento Bacteriano

Peter H. Rubin
Dr. Henry D. Janowitz Division of Gastroenterology, Icahn School of Medicine at Mount Sinai, New York, NY, USA

PONTOS PRINCIPAIS
- Supercrescimento bacteriano refere-se a uma população anormalmente alta de bactérias no intestino delgado. Especificamente, é definido como maior que 10^5–10^6 organismos por mililitro de fluido jejunal.
- Esta condição é referida como supercrescimento bacteriano no intestino delgado (SIBO).
- SIBO pode ocorrer no quadro de acloridria gástrica, ou em uma série de condições do intestino delgado, incluindo estruturas, fístulas, diverticulose, ou alças cegas.
- Os pacientes com SIBO podem-se apresentar com desconforto abdominal gasoso, timpanismo, distensão, diarreia, flatulência, ou, em casos mais graves, má absorção.
- O diagnóstico diferencial inclui a síndrome do intestino irritável e a doença de Crohn (embora a SIBO possa ser importante na fisiopatologia de ambos).
- Testes de glicose ou teste respiratório de intolerância à lactose podem diagnosticar SIBO, embora ambos tenham sensibilidade e especificidade limitadas.
- As opções de tratamento incluem correção das causas anatômicas ou funcionais subjacentes, se possível, ou administração de antibióticos absorvíveis ou não absorvíveis de amplo espectro.

Seção I: Histórico

Definição de doença
- O supercrescimento bacteriano no intestino delgado (SIBO) é definido como uma população bacteriana anormalmente alta do intestino delgado.
- No estado saudável, o trato gastrointestinal superior, ao contrário do cólon, tem poucas bactérias. Normalmente, o intestino delgado superior contém 10^{0-4} unidades formadoras de colônias (CFU)/mL, e 10^{5-8} CFU no íleo distal, enquanto o cólon contém 10^{10-14} CFU.
- A flora do intestino delgado superior consiste principalmente em organismos Gram-positivos, e poucos organismos Gram-negativos e anaeróbicos.

Incidência/prevalência
- A incidência e prevalência exatas de SIBO não foram determinadas.
- Em parte, isto ocorre por causa da sobreposição com a síndrome do intestino irritável (IBS), doença de Crohn e da bolsite ileal em pacientes com reservatórios com bolsa de Kock ou bolsa ileoanal pélvica.

Etiologia
- Supercrescimento de bactérias aeróbicas e anaeróbicas em um ambiente (o intestino delgado) que normalmente contém algumas bactérias.

Patologia/patogênese
- Uma série de comprometimentos anatômicos e funcionais pode predispor à SIBO.
- A hipocloridria pode permitir a colonização anterógrada de bactérias do estômago para o intestino delgado, em oposição à migração retrógrada de bactérias colônicas. O papel dos inibidores da bomba de prótons e dos bloqueadores H2 na facilitação da colonização anormal do intestino delgado permanece especulativa, mas plausível.
- Estados de formação de estrituras, fistulização, diverticulose, alças cegas e hipomotilidade do intestino delgado podem predispor à estase e, desse modo, à proliferação de bactérias.
- As bactérias intraluminais podem perturbar a atividade das dissacaridases da borda em escova.
- As bactérias também podem fermentar açúcares, como sorbitol, frutose e lactose.
- As bactérias podem desconjugar os ácidos biliares, levando à má absorção de gordura e vitaminas lipossolúveis.
- As bactérias podem estimular a resposta imune intestinal, com liberação de mediadores, como interleucinas e fator de necrose tumoral.

Fatores preditivos/de risco
- Acloridria ou hipocloridria gástrica.
- Diverticulose do intestino delgado.
- Estrituras.
- Alças cegas.
- Hipomotilidade.
- Estados de imunodeficiência.

Seção 2: Prevenção
- Restauração da permeabilidade e motilidade do intestino delgado, se possível.

Seção 3: Diagnóstico
- Apresentação clínica apropriada.
- História de cirurgia abdominal com derivações, alças cegas, estrituras, fístulas ou diverticulose do intestino delgado.
- O padrão ouro consiste na aspiração e cultura direta de conteúdos jejunais. Estas manobras, porém, só obtêm amostras do intestino delgado superior e podem ser comprometidas por contaminação orofaríngea e por bactérias não cultiváveis.
- É mais prático realizar testes respiratórios após a ingestão de glicose ou lactulose. O teste respiratório de glicose é definido como positivo pela medição dos níveis de hidrogênio superiores a 10–15 partes por milhão acima da linha basal após a ingestão de 50 g de glicose. Um teste de lactulose positivo é definido como a demonstração de dois picos de hidrogênio superiores a 20 partes por milhão acima da linha basal, ocorrendo 15–180 minutos após a ingestão de lactulose.
- Esses testes têm especificidade e sensibilidade limitadas: 78–82% e 62–93% para o teste de glicose e 14–70% e 17–68% para o de lactulose, respectivamente.
- É interessante notar que a SIBO pode levar a testes respiratórios falso-positivos para lactose, frutose ou sorbitol. Antes de diagnosticar uma dessas condições de má absorção do açúcar, alguns investigadores definem a eliminação da SIBO pela prescrição de um curso de antibióticos seguido de repetição do teste específico para má absorção.

Diagnóstico diferencial
- A sobreposição entre SIBO e diarreia da IBS (IBS-D) envolve não somente o diagnóstico diferencial, mas também possível fisiopatologia compartilhada.
- Distúrbios de motilidade de IBS podem ser uma causa ou uma consequência de SIBO.
- IBS "pós-infecciosa" pode ser um caso particular de sobreposição das duas condições.
- Foram relatados testes respiratórios de lactulose anormais em 10–84% de pacientes com IBS, retornando ao negativo em 50% tratados com o antibiótico de amplo espectro, não absorvível, rifaximina. Quando a cultura jejunal foi estudada, porém, a SIBO foi encontrada em apenas 4% dos pacientes com IBS.
- Na doença de Crohn, a SIBO foi implicada em até 20%, especialmente no quadro de estrituras do intestino delgado, fistulização enteroentérica e ressecções intestinais e ileocecais anteriores.
- Doença celíaca, especialmente se a remissão não for obtida com uma dieta sem glúten.

Apresentação típica
- Dor ou desconforto abdominal.
- Distensão.
- Diarreia.
- Menos comum: perda de peso, má absorção, baixa vitamina B_{12} sérica, hipoproteinemia.

Diagnóstico clínico
- Queixas apropriadas.
- Demonstração de fatores predisponentes anatômicos e funcionais.
- Teste respiratório positivo.
- Geralmente, estudo empírico de antibióticos.

Exame físico
- Nenhum achado físico patognomônico.
- Distensão e sensibilidade abdominal.
- Em casos graves de SIBO pode haver perda de peso e outros achados de má absorção documentados.

Diagnóstico laboratorial
Lista de testes diagnósticos
- Os testes laboratoriais mais específicos são as culturas jejunais pouco práticas.
- Testes respiratórios de hidrogênio com mais frequência são empregados apesar de sua especificidade e sensibilidade um tanto limitadas.

Lista de técnicas de imagens
- A radiografia do intestino delgado, com raios X com bário ou a enterografia com CT (tomografia computadorizada) podem demonstrar diverticulose do intestino delgado, estrituras ou fístulas.
- Raios X após ingestão de bário ou estudos marcadores podem documentar hipomotilidade do intestino delgado.

Algoritmo diagnóstico
- História e queixas apropriadas.
- Imagens do intestino delgado para demonstrar diverticulose, estrituras, fístulas, alças cegas, motilidade comprometida e excluir doença de Crohn.

- Teste respiratório de hidrogênio.
- Ensaio de antibióticos.

Riscos potenciais/erros comuns cometidos referentes ao diagnóstico
- Forte sobreposição clínica com IBS-D e doença de Crohn.
- Culturas e testes respiratórios podem ser difíceis de realizar e interpretar.

Seção 4: Tratamento
- Antibióticos orais de amplo espectro. A literatura fornece algum suporte ao prescrever neomicina, amoxicilina-ácido clavulânico, metronidazol, fluoroquinolonas e tetraciclina.
- Metronidazol pode ser especialmente eficaz no quadro de síndromes da alça cega.
- Tetraciclinas não são particularmente eficazes contra anaeróbios e *Bacteroides*.
- Rifaximina recebeu considerável atenção como um antibiótico bem tolerado, eficaz contra aeróbios e anaeróbios. Menos de 0,1% de uma dose oral de rifaximina é absorvida. Em doses divididas de 1.200–1.600 mg/dia, ela parece ser significativamente eficaz na reversão dos sintomas e dos achados do teste respiratório de hidrogênio nos pacientes com SIBO documentada.
- A duração da terapia com antibióticos além de 2 semanas, bem como a necessidade e eficácia do retratamento não foram bem estudadas.
- Considere a correção cirúrgica das alças cegas, estrituras e fístulas.
- Não existe boa evidência para os procinéticos ou probióticos no tratamento da SIBO.

Seção 5: Populações Especiais
- Pacientes com cirurgia abdominal ou pélvica anterior com as resultantes estrituras e motilidade prejudicada.
- Estados de hipomotilidade, como esclerodermia, amiloide ou comprometimento neurológico.

Seção 6: Prognóstico
- Não está claramente estabelecido qual é a duração do benefício após interrupção dos antibióticos.
- Alguns investigadores defendem cursos repetidos, se houver recorrência dos sintomas e achados da SIBO.

Seção 7: Leitura Sugerida
Attar A, Flourie B, Rambaud JC, *et al*. Antibiotic efficacy in small intestinal bacterial overgrowth-related chronic diarrhea: a crossover, randomized trial. Gastroenterology 1999;117:794–7

Ford AC, Spiegel BM, Talley NJ, *et al*. Small intestinal bacterial overgrowth in irritable bowel syndrome: systematic review and meta-analysis. Clin Gastroenterol Hepatol 2009;7:1279–86

Pimenel M, Lembo A, Chey WD, *et al*. Rifaximin therapy for patients with irritable bowel syndrome without constipation. N Engl J Med 2011;364:22–32

Posserud I, Stotzer P, Bjornsson E, *et al*. Small intestinal bacterial overgrowth in patients with irritable bowel syndrome. Gut 2007;56:802–8

Seção 8: Diretrizes
Não é aplicável para este tópico.

Seção 9: Evidência

Tipo de evidência	Título, data	Comentário
RCT	Antibiotic efficacy in small intestinal-related bacterial overgrowth diarrhea, 1999 (Gastroenterology. 1999;117(4):794–7)	Antibióticos orais de amplo espectro, não absorvíveis pareceram ser mais úteis

Seção 10: Imagens
Não é aplicável para este tópico.

Material adicional para este capítulo pode ser encontrado *on-line* em:
www.mountsinaiexpertguides.com
A senha de acesso é a palavra Dysphagia.
Inclui um estudo de caso com perguntas de múltipla escolha, e os códigos da ICD.

CAPÍTULO 24
Doença Celíaca

Ariel A. Benson e James Aisenberg
Department of Medicine, Icahn School of Medicine at Mount Sinai, New York, NY, USA

PONTOS PRINCIPAIS
- A doença celíaca, um distúrbio imunomediado que afeta primariamente o intestino delgado, é causada por uma resposta anormal ao glúten da dieta em indivíduos geneticamente suscetíveis.
- A doença celíaca ocorre no mundo todo, afeta aproximadamente 1% dos adultos em países ocidentais, e é subdiagnosticada.
- A doença celíaca é definida por anormalidades histológicas características do intestino delgado, geralmente associadas a estudos sorológicos anormais e à resolução de sinais e sintomas com uma dieta livre de glúten (GF).
- Classicamente, a doença celíaca apresenta-se com desconforto abdominal, perda de peso e diarreia. Alguns pacientes apresentam-se com sintomas não clássicos, como anemia por deficiência de ferro, osteoporose ou fadiga.
- Até 30% dos pacientes não respondem a uma dieta GF, com mais frequência por causa da má adesão.

Seção I: Histórico

Definição da doença
- A doença celíaca é um distúrbio imunomediado desencadeado pela ingestão de proteínas de glúten em indivíduos geneticamente predispostos. A doença celíaca causa uma ampla gama de sintomas e sinais, incluindo má absorção dos nutrientes, diarreia, desconforto intestinal e sintomas constitucionais. A doença celíaca está associada a aumento da mortalidade e do risco de malignidade. A doença celíaca pode-se desenvolver da infância à vida adulta, e o diagnóstico é estabelecido por biópsia intestinal no quadro clínico apropriado.
- Depois de estabelecido o diagnóstico de doença celíaca por meio dos sinais e sintomas clínicos apropriados junto com achados apropriados na biópsia duodenal, as anormalidades clínicas, sorológicas e histológicas tipicamente se resolvem após semanas a meses de tratamento com dieta GF.
- A doença celíaca refratária, definida pela falha em responder a uma dieta GF, ocorre em aproximadamente 5% dos pacientes.

Incidência/prevalência
- A prevalência geral da doença celíaca nos Estados Unidos e Europa é de, aproximadamente, 1%, ocorrendo a maioria dos casos em pessoas de ancestralidade norte-europeia.
- A doença celíaca também é detectada no Oriente Médio, Ásia, América do Sul e norte da África, embora a prevalência seja menos bem definida nessas áreas.

Impacto econômico
- Há escassez de dados referentes ao ônus econômico cumulativo, direto e indireto da doença celíaca (p. ex., relacionado com a ausência em dias de trabalho, ou complicações como fraturas osteoporóticas).
- Em um estudo de caso-controle com base na população, o paciente em Olmsted County, MN, com doença celíaca não diagnosticada tiveram custos médicos totais mais altos do que os controles equiparáveis não afetados (diferença média de U$3.964 durante 4 anos), e também tiveram uma redução média nos custos médicos de U$1.800/ano após o diagnóstico.

Etiologia/patogênese
- A exposição de indivíduos suscetíveis à gliadina, o principal componente da proteína do glúten de trigo, centeio e cevada, desencadeia uma resposta imune inata e adaptativa anormal da mucosa do intestino delgado.
- Peptídeos diamidados de gliadina da enzima transglutaminase tecidual intestinal, o que os torna mais imunogênicos.
- Peptídeos da gliadina são apresentados às células T ligadas ao antígeno leucocitário humano HLA-DQ2 ou moléculas HLA-DQ8 na superfície das células apresentadoras de antígeno.
- A ativação dos linfócitos T específicos da gliadina 4$^+$ da doença celíaca resulta na amplificação da resposta imune local.
- Esta ativação imune anormal resulta em dano epitelial, hiperplasia da cripta e atrofia vilosa.
- Mais de 95% dos indivíduos com doença celíaca expressam HLA-DQ2 ou HLA-DQ8. No entanto, só aproximadamente 6% das pessoas com esses alelos desenvolvem doença celíaca.
- Outros fatores ambientais (desconhecidos) contribuem para a doença celíaca, uma vez que estudos com gêmeos idênticos demonstrem uma taxa de concordância < 50%.

Fatores preditivos/de risco
- Parente em primeiro grau com doença celíaca.
- Ancestralidade norte-europeia.
- Diabetes tipo 1.
- Anemia por deficiência de ferro.
- Osteoporose.
- Doença tireóidea autoimune.
- Deficiência de imunoglobulina A (IgA).
- Gênero (feminino > masculino).
- Dermatite herpetiforme.
- Síndrome de Turner.
- Síndrome de Down.

Seção 2: Prevenção
Triagem
- A triagem para doença celíaca em indivíduos assintomáticos em risco médio geralmente não é recomendada.
- A triagem de indivíduos assintomáticos geralmente é recomendada se eles estiverem em risco aumentado (p. ex., história familiar, osteoporose, deficiência de ferro).

Prevenção primária
- Evitar a ingestão de gliadina durante os primeiros 4 meses de vida e a amamentação de bebê podem diminuir o risco de desenvolver doença celíaca.
- Evitar o glúten pode evitar o desenvolvimento de doença celíaca. No entanto, em razão dos custos associados a essa estratégia, geralmente ela não é recomendada.

Prevenção secundária
- A única maneira comprovada de prevenir a recorrência da doença celíaca é por meio de rigorosa observância da dieta GF.
- Na doença celíaca refratária (rara), pode ser necessário um imunomodulador junto com uma dieta GF.

Seção 3: Diagnóstico

> **PONTOS PRINCIPAIS/PÉROLAS CLÍNICAS**
> - A doença celíaca geralmente é "omitida" por anos, e assim geralmente requer um alto índice de suspeita.
> - Embora classicamente os pacientes com doenças celíacas se apresentem com diarreia, desconforto abdominal e perda de peso, sinais e sintomas não clássicos, como fadiga, anemia, osteoporose e sintomas abdominais mais vagos, geralmente são as características de apresentação.
> - O exame físico geralmente revela apenas achados abdominais menores inespecíficos e/ou sinais constitucionais, como perda de peso.
> - Se houver suspeita de doença celíaca, devem ser realizados testes sorológicos específicos.
> - A biópsia de intestino delgado realizada durante endoscopia gastrointestinal (GI) superior representa o padrão ouro para o diagnóstico.

Diagnóstico diferencial
- Como os sintomas associados à doença celíaca são variados, o diagnóstico diferencial inclui muitos distúrbios GI.

Diagnóstico diferencial	Características
Síndrome do intestino irritável/distúrbio intestinal funcional	• Sorologia normal; biópsia do intestino delgado
Intolerância ao glúten	• Evitar o glúten melhora os sintomas • Sorologia celíaca normal e biópsia normal do intestino delgado
Espru tropical	• Visita anterior a uma região endêmica • Melhora com o tratamento com antibiótico
Doença de Crohn	• Ausência de características sorológicas e histológicas de doença celíaca • Envolvimento transmural • Fístulas, abscesso ou formação de estritura • Estreitamento luminal visto à radiologia
Giardíase/enterites infecciosas	• Estudos de fezes detectam parasitas • Resposta aos antibióticos empíricos • Sorologia/biópsia normal para doença celíaca
Duodenite péptica	• História de uso de anti-inflamatórios não esteroides (NSAID) ou infecção por *Helicobacter pylori* • Alívio do sintoma com medicamentos bloqueadores de ácido • Sorologia normal
Intolerância à lactose	• Evitar os produtos lácteos melhora os sintomas • Teste respiratório de hidrogênio positivo (pode ocorrer secundário à doença celíaca)
Supercrescimento bacteriano no intestino delgado	• História de cirurgia do intestino delgado, dismotilidade, diverticulose • Teste respiratório positivo • Resposta aos antibióticos empíricos
Gastroenterite eosinofílica	• Infiltrados eosinofílicos na biópsia • Eosinofilia periférica

Apresentação típica
- O paciente adulto típico que se apresenta com doença celíaca pode descrever diarreia crônica leve, associada a outros sintomas GI preocupantes, como desconforto abdominal, náusea, timpanismo ou flatulência. O paciente pode-se queixar de sintomas constitucionais não específicos, como diminuição da energia, diminuição do apetite, perda de peso e mal-estar. Geralmente, o paciente terá experiência dos sintomas por um longo período de tempo (p. ex., anos) e terá visitado outros prestadores de serviços de saúde.
- Um grande subgrupo de pacientes se apresentará ao seu internista com sintomas constitucionais apenas, ou com sintomas GI não específicos somente. Nesses casos, um alto índice de suspeita, em razão da prevalência de doença celíaca, deve incentivar o teste sorológico.
- À medida que aumenta a percepção da doença celíaca, pacientes com anemia, alterações das enzimas do fígado, osteoporose ou deficiência de vitamina D são referidos (apropriadamente) para testes para doença celíaca. Além disso, a doença celíaca pode ser encontrada incidentalmente durante endoscopia GI superior realizada para indicações não relacionadas.

Diagnóstico clínico
História
- História familiar dos distúrbios GI.
- Queixas GI, como diarreia (fezes soltas ou frequentes), distensão abdominal, náusea, perda de apetite e desconforto abdominal.
- Sintomas constitucionais.
- Hábitos dietéticos, incluindo ingestão de trigo, produtos lácteos ou irritantes comuns, como cafeína, álcool, adoçantes artificiais etc.
- Associação de sintomas com ingestão de determinados alimentos.
- Doenças relevantes coexistentes, como osteoporose, doença tireóidea ou diabetes melito tipo 1.

Exame físico
- Aparência geral (o paciente é incomumente magro ou pálido?).
- Exame cardiovascular (taquicardia, sugerindo anemia ou depleção de volume?).
- Exame abdominal (timpanismo ou sensibilidade?).
- Exame de pele/bocal (erupções cutâneas ou contusão fácil? As mucosas são secas?).
- Exame neurológico (há sinais de neuropatia, ou tremor?).
- Exame do estado mental (o paciente está letárgico ou deprimido?).
- Exame retal (sangramento oculto? – que pode sugerir doença intestinal inflamatória).

Regras e calculadores úteis para a decisão clínica (Algoritmo 24.1)
- Se houver suspeita de doença celíaca, o teste de primeira linha deve ser o sorológico.
- Se a sorologia da doença celíaca for positiva, o diagnóstico geralmente deve ser confirmado com biópsia de intestino delgado.
- Se o índice de suspeita for de baixo a moderado e o teste sorológico for negativo, é improvável que a doença celíaca e os esforços de tratamento possam ser direcionados para outra parte.
- Se o índice de suspeita de doença celíaca for alto, a biópsia deve ser realizada mesmo que a sorologia seja negativa.

Classificação da gravidade da doença
- **Doença celíaca latente:** sorologia e histologia positivas na ausência de sinais ou sintomas clínicos.
- **Doença celíaca ativa:** histologia positiva no quadro clínico apropriado, e na ausência de outra causa de atrofia vilosa.

- **Doença celíaca em remissão:** resolução de anormalidades histológicas, clínicas e sorológicas relacionadas com a dieta GF (tipicamente) ou com a dieta GF mais imunomodulador (raramente).
- **Doença celíaca refratária:** não responde à adesão a uma dieta GF.

Diagnóstico laboratorial
- Geral:
  - Hemograma completo.
  - Níveis séricos de vitamina e minerais – incluindo ferro, B_{12}, ácido fólico e vitamina D.
  - Níveis de imunoglobulina (descarta deficiência de IgA).
  - Teste de função tireóidea.
- Testes específicos de doença celíaca:
  - O teste antitransglutaminase tecidual (TTG) ELISA (ensaio imunoenzimático), efetuado no sangue periférico, é amplamente utilizado para testar para doença celíaca por ser fácil de realizar e altamente sensível e específico. O teste TTG mede um anticorpo IgA (imunoglobulina A) e assim não será útil em indivíduos com deficiência IgA. O nível total de IgA deve ser avaliado.
- Outros testes sorológicos, como anticorpos antigliadina, geralmente são inferiores aos testes TTG.
- O teste TTG serial é útil para identificar a adesão à dieta GF, uma vez que a diminuição da exposição ao antígeno, com o tempo, levará à normalização do título de TTG.
- Em geral, o nível do título de TTG correlaciona-se com o grau de lesão da mucosa do intestino delgado.
- A endoscopia digestiva alta com biópsia duodenal deve ser realizada quando houver alta suspeita clínica de doença celíaca e/ou quando ocorre teste sorológico positivo.
- A biópsia deve ser realizada antes de iniciar uma dieta GF.
- A endoscopia GI superior classicamente revela formação de dobras chanfradas, fissuras da mucosa e perda de dobras no duodeno. A aparência endoscópica normal não exclui a existência de doença celíaca.
- No momento da endoscopia, devem ser obtidas > 4 biópsias com pinça do bulbo duodenal e varredura.
- Os Critérios de Marsh graduam as alterações histológicas sugestivas de doença celíaca no intestino delgado:
  - **Tipo I:** linfócitos intraepiteliais aumentados – geralmente maiores que 30–40 linfócitos por 100 enterócitos.
  - **Tipo II:** hiperplasia da cripta (aumento das dobras normais da parede intestinal) e aumento dos linfócitos intraepiteliais.
  - **Tipo III:** atrofia vilosa (embotamento das projeções epiteliais da parede intestinal), hiperplasia da cripta e aumento dos linfócitos intraepiteliais.
- Tradicionalmente, o diagnóstico de doença celíaca requer a lesão de Marsh III, junto com a resposta a uma dieta GF.
- A biópsia serial pode ser útil para medir a resposta à retirada do glúten.
- A lesão de Marsh III é sugestiva, mas não patognômica, de doença celíaca. Outras entidades que podem causar atrofia vilosa incluem:
  - Infecções (p. ex., giardíase).
  - Enterite por radiação.
  - Doença de Whipple.
  - Enterite eosinofílica.

- Doença de Crohn.
- Síndrome de Zollinger-Ellison.
- Enteropatia relacionada com HIV.
- Imunodeficiência variável comum.
- Linfoma intestinal.

▪ A tipagem de HLA pode ser útil (p. ex., na triagem de membros familiares, ou avaliar os pacientes não responsivos à dieta GF) porque a ausência dos alelos DQ2 e DQ8 tem alto valor preditivo negativo para doença celíaca. Como esses alelos são comuns na população em geral, têm baixo valor preditivo positivo para doença celíaca.

Lista de técnicas de imagens

▪ A endoscopia GI superior tipicamente identifica alterações duodenais características (chanfraduras, fissuras).
▪ A enteroscopia por cápsulas sem fio do intestino delgado pode ajudar a determinar a extensão aproximada do envolvimento do intestino delgado, a existência (em casos raros) de doença celíaca que poupa o duodeno, a causa de sangramento na doença celíaca e a presença de malignidade intestinal.
▪ Estudos radiológicos se seguem, como ressonância magnética (MRI), tomografia computadorizada (CT) e bário GI superior do intestino delgado, embora geralmente reve-

Algoritmo 24.1 Diagnóstico da doença celíaca. EGD, esofagogastroduodenoscopia

lem sinais inespecíficos e não fazem parte da avaliação da doença celíaca, a não ser que a malignidade seja uma preocupação.
- Os pacientes com doença celíaca devem ser submetidos a teste de densitometria óssea.

Riscos potenciais/erros comuns cometidos referentes ao diagnóstico da doença
- Não suspeitar de doença celíaca. A apresentação da doença celíaca pode ser sutil e não clássica, e requer um alto índice de suspeita.
- Interpretação imprópria de teste sorológico. A doença celíaca geralmente é erroneamente "diagnosticada" com base em teste antigliadina positivo, ou teste TTG fracamente positivo.
- Interpretação imprópria de teste histológico. A doença celíaca pode ser erroneamente diagnosticada por lesões de Marsh I ou II, que não são específicas, e pode refletir outros algoritmos.

Seção 4: Tratamento (Algoritmo 24.2)
Racional do tratamento
- O tratamento da doença celíaca envolve a estrita adesão a uma dieta GF, livre de produtos de trigo, cevada ou centeio.
- O glúten está frequentemente presente em vitaminas, medicações ou formulações de suplementos, molhos ou utensílios de cozinha de restaurantes que causa contaminação cruzada durante a preparação de alimentos.
- A adesão a uma dieta GF é desafiadora, cara e socialmente estressante.
- Nutricionistas com especialização em doença celíaca, assim como grupos de apoio à doença celíaca que se encontram amplamente disponíveis (p. ex., através da internet) geralmente são úteis.
- A medição de TTG 6 meses após o início da dieta GF pode ajudar a graduar a adesão e/ou a resposta à dieta.
- Se um paciente falhar em responder à dieta GF, as causas mais prováveis são:
  - Inadequada adesão a uma dieta GF.
  - Diagnóstico impróprio (isto é, não de doença celíaca).
  - Doença concomitante (p. ex., intolerância à lactose, síndrome do intestino irritável, infecção intestinal, supercrescimento bacteriano no intestino delgado, linfoma do intestino delgado, colite microscópica, enterite eosinofílica, doença de Crohn).
  - Doença celíaca refratária.
- No caso de doença celíaca refratária, o tratamento envolve tipicamente suporte nutricional, dieta GF e instituição de corticosteroides com ou sem medicações imunomoduladoras.
- O desenvolvimento de linfoma intestinal ou de adenocarcinoma de intestino delgado é uma complicação rara, e deve ser considerado em pacientes com doença celíaca com sangramento oculto inexplicável, sinais de obstrução, ou exacerbação inexplicável dos sintomas.

Quando hospitalizar
- Raramente, é necessária a hospitalização para o tratamento de uma complicação secundária (p. ex., cirurgia para malignidade).
- Raramente, os pacientes com doença celíaca desenvolvem a "crise celíaca", que é caracterizada por intensa diarreia, desidração, instabilidade hemodinâmica, anormalidades eletrolíticas e acidose metabólica. Isto requer hospitalização de emergência para reanimação com fluido, tratamento de distúrbios acidobásicos e outros distúrbios metabólicos, suporte nutricional, instituição de dieta GF, e, frequentemente, instituição de terapia com corticosteroides.

Tabela de tratamento

Tratamento	Comentário
Dieta GF	Usada para todos os pacientes com diagnóstico estabelecido de doença celíaca
Suporte nutritional	Idealmente supervisionado por um nutricionista que seja experiente em tratamento de doença celíaca
Cirúrgico	Geralmente necessário somente se ocorrer malignidade no intestino delgado
Psicológico	Grupo de apoio e/ou profissional de saúde mental pode ser útil (particularmente a indivíduos jovens)
Prescrição de medicação	Corticosteroides e/ou fármacos imunomoduladores podem ser úteis em indivíduos com doença celíaca refratária O tratamento medicamentoso para doenças associadas (p. ex., osteoporose) se clinicamente indicado

Algoritmo 24.2 Tratamento da doença celíaca

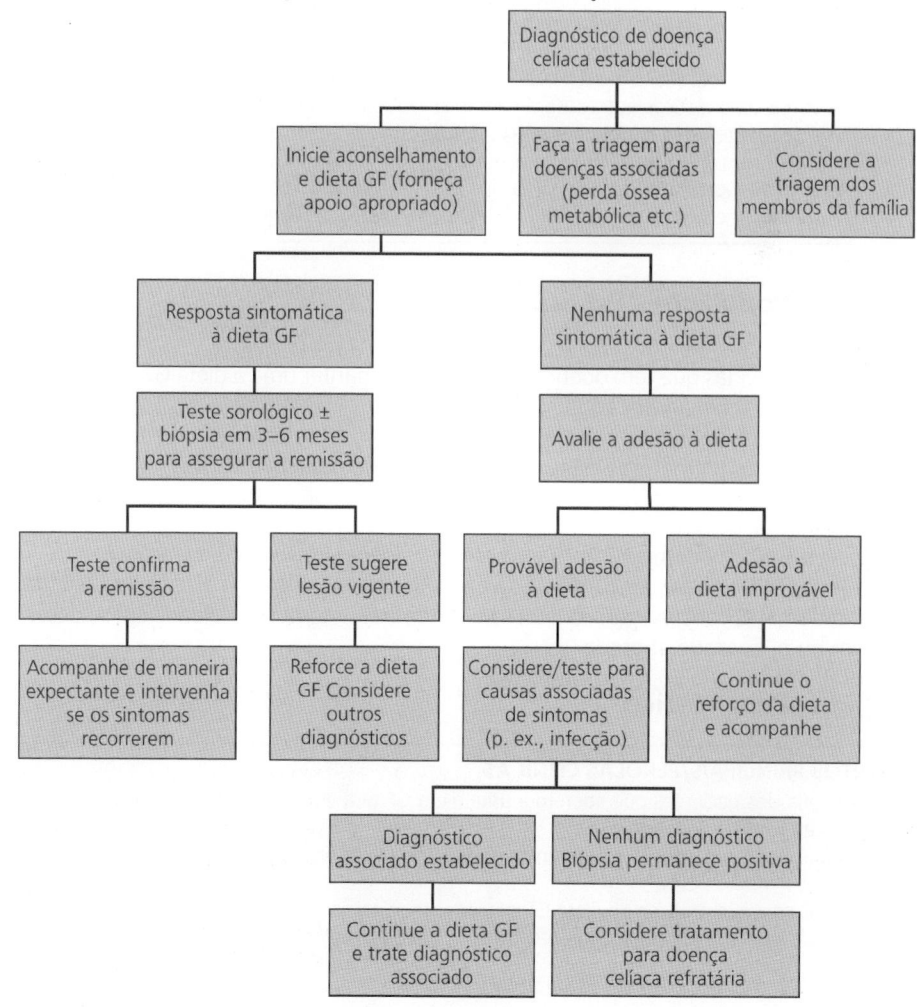

Diagnóstico de doença celíaca estabelecido

- Inicie aconselhamento e dieta GF (forneça apoio apropriado)
- Faça a triagem para doenças associadas (perda óssea metabólica etc.)
- Considere a triagem dos membros da família

Resposta sintomática à dieta GF
- Teste sorológico ± biópsia em 3-6 meses para assegurar a remissão
  - Teste confirma a remissão
    - Acompanhe de maneira expectante e intervenha se os sintomas recorrerem
  - Teste sugere lesão vigente
    - Reforce a dieta GF Considere outros diagnósticos

Nenhuma resposta sintomática à dieta GF
- Avalie a adesão à dieta
  - Provável adesão à dieta
    - Considere/teste para causas associadas de sintomas (p. ex., infecção)
      - Diagnóstico associado estabelecido
        - Continue a dieta GF e trate diagnóstico associado
      - Nenhum diagnóstico Biópsia permanece positiva
        - Considere tratamento para doença celíaca refratária
  - Adesão à dieta improvável
    - Continue o reforço da dieta e acompanhe

Prevenção/tratamento das complicações

- A adesão bem-sucedida a uma dieta GF levará à completa regressão da lesão no intestino delgado na maioria dos pacientes e, portanto, previne complicações.
- Os pacientes com doença celíaca devem ser monitorados (clínica e sorologicamente) a cada 3–6 meses para detecção de melhora e então a cada 1–2 anos ou muito depois da recuperação para detecção de evidência de recidiva.
- Em paciente com sintomas não explicados (p. ex., anemia persistente, perda de peso), o desenvolvimento de malignidade no intestino delgado deve ser considerado.
- O cálcio e a vitamina D suplementares podem ser úteis, devendo-se realizar densitometria óssea na linha basal e periodicamente, em seguida, com tratamento, se indicado.
- Os clínicos devem manter um alto índice de suspeita das várias doenças autoimunes associadas à doença celíaca (p. ex., doença tireóidea, diabetes melito, tipo 1).
- Pacientes com doença celíaca devem obter uma dieta completa, apesar dos rigores da GF remanescente.

> **PÉROLAS CLÍNICAS**
> - Uma dieta GF é o único tratamento comprovado.
> - A principal causa de "falha" em responder à dieta GF é a não adesão.
> - A segunda principal causa é o diagnóstico incorreto (ou incompleto).
> - Os possíveis diagnósticos que causam confusão incluem supercrescimento bacteriano, doença celíaca refratária, infecção (p. ex., *Giardia*), malignidade de intestino delgado, distúrbio intestinal funcional etc.
> - A adesão bem-sucedida a uma dieta GF pode "precisar de uma aldeia inteira" (família, nutricionista, paciente, médico, grupo de apoio, farmacêutico), especialmente para pacientes jovens.

Seção 5: Populações Especiais

Gravidez

- Mulheres grávidas que têm doença celíaca devem manter uma a dieta GF estrita, com suporte nutricional apropriado.
- A fertilidade (feminina e masculina) geralmente não é afetada pela doença celíaca.
- Mães de bebês prematuros estão em risco maior de doença celíaca.

Crianças

- A dieta GF é o fundamento do tratamento da doença celíaca em crianças.
- A doença celíaca deve ser considerada em todas as crianças com diarreia persistente, dor abdominal, constipação, vômito, retardo de crescimento, dificuldade em se desenvolver ou puberdade atrasada.

Seção 6: Prognóstico

> **PONTOS PRINCIPAIS/PÉROLAS CLÍNICAS**
> - A maioria dos pacientes que aderem a uma dieta GF terá a resolução de sintomas nas semanas a meses subsequentes.
> - Geralmente, esses pacientes permanecem assintomáticos em seguida, enquanto estão sob GF.
> - Os ônus sociais e práticos da dieta GF geralmente se tornaram aceitáveis à maioria dos pacientes que vivem em países desenvolvidos, onde é crescente a conscientização sobre a doença celíaca.

- Muitos pacientes com doença celíaca podem "sentir" a infiltração de glúten em suas dietas, experimentando sintomas nas horas subsequentes à ingestão.
- Deve-se oferecer a triagem aos membros da família dos pacientes com doença celíaca.
- Os pacientes com doença celíaca de longa duração incompletamente tratada estão em risco relativo mais alto de malignidade do intestino delgado, embora o risco absoluto permaneça pequeno.

Seção 7: Leitura Sugerida

Catassi C, Fasano A. Is this really celiac disease? Pitfalls in diagnosis. Curr Gastroenterol Rep 2008;10:466–72
Fasano A, Berti I, Gerarduzzi T, et al. Prevalence of celiac disease in at-risk and not-at-risk groups in the United States: a large multicenter study. Arch Intern Med 2003;163:286–92
Green PH, Cellier C. Celiac disease. N Engl J Med 2007;357:1731–43
Green PH. The many faces of celiac disease: clinical presentation of celiac disease in the adult population. Gastroenterology 2005;128:S74–8
Jamma S, Rubio-Tapia A, Kelly CP, et al. Celiac crisis is a rare but serious complication of celiac disease in adults. Clin Gastroenterol Hepatol 2010;8:587–90
Leffl er DA, Schuppan D. Update on serologic testing in celiac disease. Am J Gastroenterol 2010;105:2520–4
Long KH, Rubio-Tapia A, Wagie AE, et al. The economics of coeliac disease: a population-based study. Aliment Pharmacol Ther 2010;32:261–9
Ludvigsson JF, Green PH. Clinical management of celiac disease. J Intern Med 2011;269:560–71
Pinier M, Fuhrmann G, Verdu EF, Leroux JC. Prevention measures and exploratory pharmacological treatments of celiac disease. Am J Gastroenterol 2010;105:2551–61
Rewers M. Epidemiology of celiac disease: what are the prevalence, incidence, and progression of celiac disease? Gastroenterology 2005;128:547–51

Websites sugeridos
Celiac Disease Foundation. www.celiac.org
National Digestive Diseases Information Clearinghouse. http://digestive.niddk.nih.gov/ddiseases/pubs/celiac/

Seção 8: Diretrizes
Diretrizes de sociedades nacionais

Título da diretriz	Fonte da diretriz	Data
AGA Institute Medical Position Statement on the Diagnosis e Management of Celiac Disease	American Gastroenterological Association	2006 (Gastroenterology 2006;131:1977-1980)
Guideline for the Diagnosis and Treatment of Celiac in Children: Recommendations of the North American Society for Pediatric Gastroenterology, Hepatology and Nutrition	North American Society for Pediatric Gastroenterology, Hepatology and Nutrition	2005 (J Pediatr Gastroenterol Nutr 2005;40(1):1-19)

Diretrizes de sociedades internacionais

Título da diretriz	Fonte da diretriz	Data
WGO-OMGE practice guideline: disease celiac disease	World Gastroenterology Organization	2007 (http://www.world gastroenterology.org/assets/downloads/en/pdf/guidelines/04_celiac_disease.pdf)

Seção 9: Evidência
Não é aplicável para este tópico.

Seção 10: Imagens

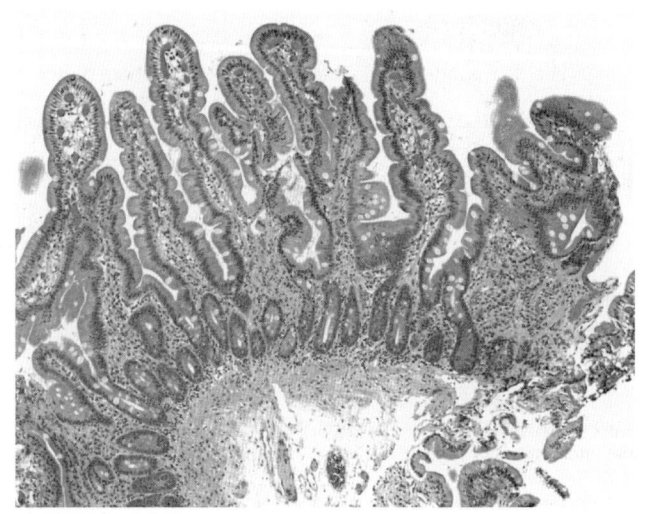

Figura 24.1 Biópsia: duodeno normal. Fonte: Reproduzida com permissão dos Drs. Gerald Bailey e Susan Kornacki. (Ver Prancha em Cores.)

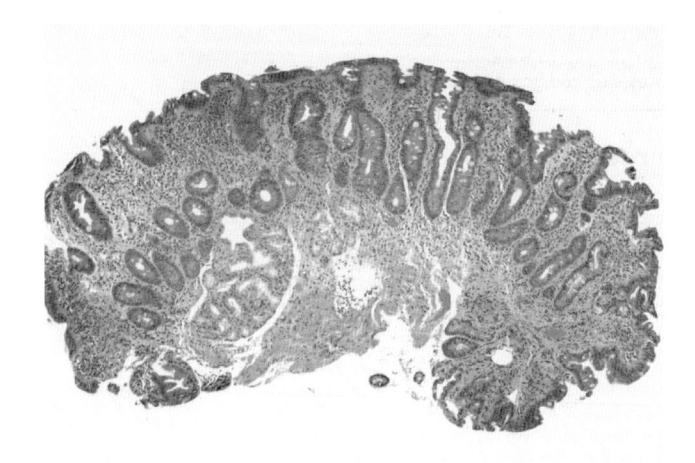

Figura 24.2 Biópsia: fotomicrografia de baixa potência mostrando o duodeno com grave atrofia vilosa compatível com doença celíaca. Fonte: Reproduzida com permissão dos Drs. Gerald Bailey e Susan Kornacki. (Ver Prancha em Cores.)

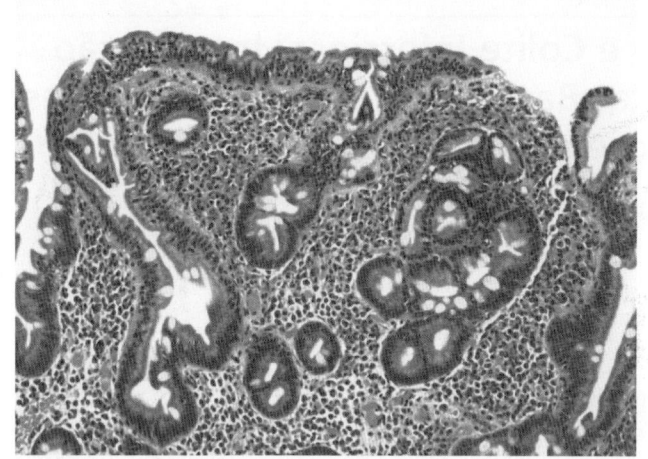

Figura 24.3 Biópsia: fotomicrografia de alta potência mostrando o duodeno com grave atrofia vilosa e linfocitose intraepitelial compatível com doença celíaca. Fonte: Reproduzida com permissão dos Drs. Gerald Bailey e Susan Kornacki. (Ver Prancha em Cores.)

Material adicional para este capítulo pode ser encontrado *on-line* em:
www.mountsinaiexpertguides.com
A senha de acesso é a palavra Dysphagia.
Inclui um estudo de caso com perguntas de múltipla escolha, orientações para os pacientes e os códigos da ICD.

CAPÍTULO 25

Enterite e Colite Infecciosa; Intoxicação Alimentar Bacteriana; Protozoários Intestinais e Infestações Helmínticas

Jenny Sauk
Instructor in Medicine, Harvard Medical School, Massachusetts General Hospital, Boston, MA, USA

> **PONTOS PRINCIPAIS**
> - Avaliação clínica de um paciente com diarreia aguda deve avaliar a gravidade da enfermidade, exposições potenciais e fatores de risco do hospedeiro para determinar a provável causa de doença e a melhor opção de tratamento.

Seção I: Histórico
- A diarreia infecciosa consiste em fezes soltas ou em maior frequência de fezes causadas por um organismo infeccioso (de origem bacterialna, viral ou parasitária).
- A diarreia do viajante refere-se à passagem de três ou mais fezes não formadas em um período de 24 horas com pelo menos um sintoma de doença entérica (p. ex., náusea, vômito, cãibras abdominais, tenesmo, febre), com duração de até 2 semanas.

Classificação da doença
- A diarreia bacteriana aguda pode ser classificada de acordo com o mecanismo que causa a doença:
  - **Citotóxica:** citotoxina induz inflamação aguda.
  - **Toxigênica:** a enterotoxina altera sal/transporte de água sem alterar a mucosa intestinal.
  - **Invasiva:** o organismo penetra na mucosa e induz inflamação.
  - **Enteroaderente:** o organismo altera o citoesqueleto celular, facilitando a liberação da enterotoxina no epitélio.
- A diarreia infecciosa também pode ser classificada de acordo com a qualidade de fezes:
  - **Diarreia aguda:** três ou mais não formadas, fezes aquosas dentro de 24 horas.
  - **Disenteria:** diarreia sanguinolenta; presença de muco e sangue.
  - **Diarreia persistente:** fezes soltas com duração superior a 2 semanas.

Incidência/prevalência
- Os Centros de Prevenção e Controle de Doenças estimam que a cada ano aproximadamente 1 dentre 6 americanos (ou 48 milhões de pessoas) adoecem, 128.000 são hospitalizados, e 3.000 morrem por doenças transmitidas por alimentos.

- A diarreia do viajante raramente causa mortalidade. No entanto, aproximadamente 1% de todos os afetados são hospitalizados e, pelo menos, 20% são confinados ao leito por, no mínimo, um dia, com 40% modificando os itinerários por causa dos sintomas.
- Mais de 10 milhões de crianças com menos de 5 anos morrem a cada ano, no mundo todo, de doenças diarreicas, ocorrendo a maior parte da mortalidade em países em desenvolvimento. Seis países respondem por aproximadamente metade dessas mortes.
- A mortalidade global por diarreia declinou de 4,6 milhões mortes anuais em meados dos anos 1980 a 1,6–2,1 milhões em 2008.

Etiologia

- Uma ampla variedade de micróbios pode causar diarreia em adultos e crianças. A frequência do organismo depende da região geográfica e condições de saúde pública (veja tabela: Organismos causadores de diarreia). Diferentes organismos também estão associados a vários alimentos e períodos de incubação (veja tabelas: Períodos de incubação e fontes potenciais; Organismos causadores e fontes potenciais).

Organismos causadores de diarreia

Bactérias enterotóxicas (não inflamatórias)	Bactérias citotóxicas (inflamatórias)	Vírus	Protozoários	Helmintos
Vibrio cholerae Bacillus cereus Escherichia coli (ETEC) enterotoxigênica Staphylococcus aureus Clostridium perfringens	Shigella Campylobacter Clostridium difficile E. coli enteroinvasiva Salmonella Yersinia Entamoeba histolytica E. coli êntero-hemorrágica	Rotavírus Norovírus Adenovírus Astrovírus Citomegalovírus Coronavírus	Giardia lamblia Cryptosporidium hominis Entamoeba histolytica Isospora belli Cyclospora cayetanensis Blastocystis hominis Dientamoeba fragilis Microsporidia	Strongyloides stercoralis Schistosoma mansoni Schistosoma japonicum Angiostrongylus costaricensis

Períodos de incubação e fontes potenciais

Período de incubação (horas)	Organismo
< 6	Staphylococcus aureus Bacillus cereus
6–24	Clostridium perfringens B. cereus

(Continua)

Período de incubação (horas)	Organismo
24–72	Norovírus ETEC *Vibrio colera* *Salmonella* *Shigella* *Yersinia* *Campylobacter* *E. coli* produtora de toxina *Shiga* *Giardia lamblia* *Cyclospora* *Cryptosporidium*

Organismos causadores e fontes potenciais

Organismo	Possível fonte
Salmonella	Aves domésticas, ovos, maionese e creme, surtos
Campylobacter	Aves domésticas
E. coli produtora de toxina *Shiga*	Carne de vaca, brotos e sementes crus, surtos
Giardia lamblia	Transmitida pela água
Vibrio cholerae	Transmitido pela água

Patologia/patogênese

- Toxinas diarreicas produzem dois tipos de síndromes diarreicas:
  - Na diarreia inflamatória (induzida por citotoxina), que é mais invasiva e geralmente envolve o intestino delgado distal e cólon, invasão celular pelo patógeno desencadeia uma resposta inflamatória do hospedeiro, causando secreção de quimiocina e recrutamento de células imunes dentro do tecido intestinal.
  - Diarreia não inflamatória (induzida enterotoxina), que produz diarreia aquosa, geralmente envolve o intestino delgado e é causada por aumento da secreção de cloreto, diminuição da absorção de sódio e maior permeabilidade da mucosa (dano às vilosidades).
- Exemplo: a toxina de cólera liga-se ao receptor epitelial GM1 para ativar a adenilato ciclase, produzindo AMP cíclica (cAMP). A produção contínua de cAMP ativa os canais de cloreto, causando a secreção de água e eletrólitos.

Seção 2: Prevenção

PÉROLAS CLÍNICAS
- Precauções gerais
  - Cozinhe a carne, aves domésticas e ovos completamente.
  - Evite a contaminação cruzada de alimentos lavando as mãos, utensílios e tábuas de carne após o contato com carne de vaca ou de aves cruas.
  - Lave as mãos e as frutas completamente.
  - Quando viajar, use água mineral e evite saladas, sorvetes, frutas que não possam ser descascadas, e alimentos de beira da estrada.

- Prevenção da diarreia do viajante
  - Eduque-se sobre os fatores de risco:
    > **Áreas de alto risco:** a maioria na Ásia, Oriente Médio, Turquia, África, América Central, partes da América Latina.
    > **Áreas de risco médio:** leste europeu, algumas ilhas do Caribe, algumas partes da América Latina.
    > **Áreas de baixo risco:** Europa Ocidental, Estados Unidos, Canadá, Austrália, Japão.
  - Vacine, quando possível e quando houver razoável grau de risco. Verifique em cdc.gov/travel ou visite uma clínica hospitalar para viajantes para obter detalhes sobre vacinações para a região de viagem.
  - Quimioprofilaxia: a profilaxia de rotina geralmente é desencorajada.
    > Iniciada pelo médico (se a pessoa estiver em risco): considere antimicrobianos primeiro (veja a tabela: Quimioprofilaxia da diarreia do viajante), em seguida subsalicilato de bismuto – BSS).
    > Iniciada pelo paciente (percebida em viagem importante): considere BSS primeiro, depois antimicrobianos.
    > Iniciada pelo paciente (relutante em restringir a dieta; hábitos aventureiros): BSS.

Quimioprofilaxia da diarreia do viajante

Agente	Dose
Preparações de subsalicilato de bismuto	Dois comprimidos de 262 mg mastigáveis 4 vezes ao dia
Trimetoprima-sulfametoxazol	1 comprimido de dupla força 1 vez ao dia
Fluoroquinolonas • Norfloxacina • Ciprofloxacina • Ofloxacina • Rifaximina	 400 mg/dia por via oral 500 mg/dia por via oral 300 mg/dia por via oral 200 mg 2 vezes ao dia ou 600 mg 1 vez ao dia

Seção 3: Diagnóstico (Algoritmo 25.1)

PÉROLAS CLÍNICAS
- Obtenha história médica detalhada para avaliar se o paciente é suscetível a complicações da doença diarreica (p. ex., idosos, imunocomprometidos) fora da terapia de reidratação de suporte.
- Avalie fatores de risco para doença bacteriana grave, como história de viagens, ingestão prévia de alimento, uso de antibiótico, medicações imunossupressoras.
- Avalie se a doença diarreica é inflamatória ou não inflamatória (p. ex., diarreia sanguinolenta, febre, doença sistêmica, desidração grave).
- Avalie sinais de desidração (p. ex., diminuição do turgor da pele, redução da eliminação de urina), febre, dor abdominal.
- Várias doenças bacterianas também podem estar associadas à artrite reativa, dor no quadrante inferior direito e sinais peritoneais.
- No caso de testes laboratoriais, comece com cultura de fezes, ovos e parasitas nas fezes, leucócitos fecais, se houver suspeita de doença diarreica inflamatória. Leucócitos fecais sugerem uma doença inflamatória aguda que pode ser confirmada com testes adicionais e tratada com antibioticoterapia específica. Se não houver suspeição de doença diarreica inflamatória, prossiga com o suporte sintomático, a não ser que haja sinais de desidratação grave, de curso prolongado (> 3 dias), ou dor abdominal.
- Se diarreia persistente > 2 semanas, considere parasitas intestinais, se houver história de viagem para regiões em desenvolvimento ou imunossupressão.

Diagnóstico diferencial

Diagnóstico diferencial	Características
Doença intestinal inflamatória	Duração mais longa (várias semanas) de sintomas diarreicos Sangramento retal comum Sintomas constitucionais podem estar presentes (perda de peso, fadiga, febre de grau baixo, suores noturnos) Exame físico pode revelar episclerite; úlceras aftosas, lesões cutâneas (eritema nodoso, pioderma gangrenoso), fístulas perianais, fissuras anais Testes laboratoriais podem revelar velocidade de hemossedimentação (ESR) elevada, proteína C-reativa (CRP), anemia ferropriva ou anemia da doença crônica, albumina baixa
Colite isquêmica	Pacientes idosos com doença cardiovascular Pacientes jovens que usam cocaína, usam contraceptivo oral, têm distúrbio de coagulação
Colite por *Clostridium difficile*	Antes do uso de antibióticos (especialmente fluoroquinolonas); recente hospitalização
Diverticulite	Pacientes idosos Acompanhada de dor localizada no quadrante abdominal inferior esquerdo em paciente com história conhecida de diverticulose
Diarreia relacionada com medicamentos	História de uso de fármaco novo, não necessariamente antibióticos

Apresentação típica

Apresentação	
Doença diarreica não inflamatória	**Doença diarreica inflamatória**
Diarreia aquosa em grande volume Pode também apresentar náusea, vômito e cãibra abdominal Geralmente, envolve o intestino delgado	Diarreia sanguinolenta em pequeno volume Pode-se apresentar com febre, doença sistêmica, parece tóxica Geralmente, envolve o cólon

Diagnóstico clínico

História

- A maioria dos pacientes com intoxicação alimentar ou enterocolite infecciosa apresenta-se com diarreia.
- O conhecimento completo da saúde geral básica (extremos de idade, estado imunocomprometido) é importante saber quais pacientes irão se beneficiar com antibioticoterapia adicional e quais deles se darão bem somente com terapia de hidratação de suporte dos pacientes.
- A história deve incluir viagem recente, uso anterior de antibióticos, qualquer uso de agentes imunossuppressivos, orientação sexual, presença de outros casos (surtos) e período de incubação estimado para avaliar o risco de doença diarreica mais grave e os tratamentos potenciais. A duração da doença diarreica, presença ou ausência de outras doenças ou toxicidade sistêmica, presença de sangue nas fezes, tenesmo e urgência, volume e frequência das fezes, sintomas de desidratação também devem ser desencadeados para avaliar a gravidade da doença e a caracterização da doença diarreica.

Exame físico

- Avalie para:
  - Febre.
  - Sinais de toxicidade.

- Exame abdominal: síndromes diarreicas inflamatórias geralmente acompanhadas por dor no quadrante inferior esquerdo. *Yersinia* pode-se apresentar com dor no quadrante inferior direito.
- Sangue nas fezes.
- Ortostasia, diminuição da eliminação de urina, precário turgor da pele, hipotensão hipovolêmica.

Diagnóstico laboratorial

- Leucócitos fecais: presença sugestiva de síndrome diarreica inflamatória.
- Cultura de fezes: descarte *Salmonella*, *Shigella*, *Campylobacter*.
- *Escherichia coli* O157:H7: se a diarreia for sanguinolenta ou síndrome hemolítico-urêmica (HUS).
- Toxinas A e B de *Clostridium difficile*: se houver uso recente de antibióticos, recente hospitalização ou quimioterapia.
- Descarte colite por protozoários (*Giardia*, *Cryptosporidium*, *Cyclospora*, *Isospora belli*) ou citomegalovírus (CMV): se houver diarreia > 14 dias e/ou se em imunocomprometido.
- Descarte Microsporidia ou complexo *Mycobacterium avium*: se o paciente for HIV-positivo.
- Se houver história de viagem recente a áreas onde os helmintos são endêmicos, teste para protozoários específicos ou infecção parasitária. Procure por eosinofilia em contagem sanguínea completa (CBC) diferencial.
- Biópsia: se houver fezes sanguinolentas ou diarreia persistente com cultura de fezes negativas.

Algoritmo 25.1 Diagnóstico de doença diarreica

```
┌─────────────────────────────────────────────┐
│        Obtenha história médica detalhada    │
│  História médica, medicações, viagem recente,│
│    hospitalização recente, práticas sexuais, │
│     outros surtos, alimento, estado funcional│
└─────────────────────────────────────────────┘
                      │
                      ▼
┌─────────────────────────────────────────────┐
│                   Avalie:                    │
│ Duração da doença, toxicidade sistêmica,    │
│ sinais de desidratação, sangue nas fezes,   │
│ frequência e consistência fecais, fezes     │
│ noturnas, febre, dor abdominal              │
└─────────────────────────────────────────────┘
     │                              │
 Sangramento;              Sem sangramento;
 inflamatória              não inflamatória
     │                              │
     ▼                              ▼
┌──────────────────────┐   ┌──────────────────────┐
│ Solicite cultura e   │   │ Considere tratamento │
│ teste fecais para:   │   │ conservador com      │
│ Shigella, Salmonella,│   │ repleção com fluidos │
│ Campylobacter        │   │ e eletrólitos;       │
│ Se houver sangue ou  │   │ terapia sintomática  │
│ HUS: também peça     │   └──────────────────────┘
│ E. coli O157:H7      │            │
│ C. difficile, se     │    Diarreia persistente
│ tomou antibióticos   │            ▼
│ recentemente ou foi  │   ┌──────────────────────┐
│ hospitalizado        │   │ Descarte infecções   │
└──────────────────────┘   │ protozoarianas:      │
                           │ Cryptosporidium,     │
                           │ Giardia, Cyclospora, │
                           │ Isospora             │
                           └──────────────────────┘
          │                           │
          └──── Diarreia persistente, ┘
                diagnósticos negativos
                      │
                      ▼
┌─────────────────────────────────────────────┐
│  Colonoscopia com biópsia para diagnóstico  │
│                  adicional                   │
└─────────────────────────────────────────────┘
```

Seção 4: Tratamento (Algoritmo 25.2)
Racional do tratamento
- Geralmente, comece com terapia de suporte com hidratação. Na maioria das vezes, a diarreia do viajante é autolimitante em 1–2 dias.
- Não havendo sinais de toxicidade, também pode-se considerar antidiarreicos para diminuir a frequência das fezes.
- Se houver náusea/vômito persistente com desidratação, considere a terapia oral de reidratação ou hospitalização com fluidos IV.
- Em caso de presença de sangue nas fezes e sinais de toxicidade sistêmica ou diarreia > 3 dias, peça culturas de fezes e considere antibioticoterapia direcionada, se os sintomas forem graves.

Quando hospitalizar
- Sinais de desidratação e incapaz de comer ou beber.
- Sinais de toxicidade sistêmica, especialmente em pacientes de idade extrema ou aqueles com estado imunocomprometido.

Tratando o paciente hospitalizado
- Fluidos IV com repleção de eletrólitos.
- Se houver sinais de toxicidade sistêmica ou fezes persistentemente sanguinolentas, culturas de fezes e antibioticoterapia personalizada, se indicado.
- Se todas as culturas de fezes forem negativas, considere sigmoidoscopia flexível com biópsia.

Tratamento
Tratamento conservador/sintomático
- Terapia de reidratação oral: (6 colheres de chá de açúcar, 1 colher de chá de sal, 1 L de água para beber) ou fluidos intravenosos.
- Loperamida, se não houver sinais de toxicidade sistêmica (4 mg dose de ataque, 2 mg após cada episódio de fezes soltas, até 16 mg/dia).

Antibióticos para diarreia de causas bacterianas
- Evite antibióticos, se houver suspeita de *E. coli* O157:H7 ou de *Salmonella* em um hospedeiro saudável.
- Fluoroquinolona: primeira linha para a maioria de enterocolite infecciosa e para terapia empírica: *E. coli* enterotoxigênica, enteropatogênica enteroinvasiva, *Salmonella* (se for necessário o tratamento), *Shigella*:
  - Norfloxacina 400 mg 2 vezes ao dia por 3 dias.
  - Ciprofloxacino 500 mg duas vezes ao dia por 3 dias.
  - Ofloxacina 200 mg por via oral 2 vezes ao dia por 3 dias.
- Trimetoprima-sulfametoxazol: alta resistência. Não mais recomendados para terapia empírica para diarreia dos viajantes. Alternativa à fluoroquinolona.
  - Comprimidos de dupla potência em uma (1) dose.
  - Um comprimido de dupla potência 2 vezes ao dia por 3 dias.
- Azitromicina: se houver suspeita de *Campylobacter jejuni*. Geralmente, tem ampla atividade contra todas as diarreias bacterianas.
  - 1.000 mg em uma (1) dose.
- Rifaximina: não absorvível. Bom perfil de segurança. Não é eficaz para as formas invasivas de diarreia do viajante.
  - 200 mg por via oral 3 vezes ao dia por 3 dias.

- Doxiciclina: recomendada para cólera com grave desidratação.
  - 300 mg em uma (1) dose.
- Metronidazol
  - 750 mg por via oral 3 vezes ao dia por 5-10 dias – para disenteria amebiana.
  - 250-750 mg por via oral 3 vezes ao dia for 7-10 dias – para *Giardia*.
- Iodoquinol: para erradicação completa de ameba luminal.
  - 650 mg por via oral 3 vezes ao dia por 20 dias.
- Praziquantel; para esquistossomíase.
  - 40 mg/kg em uma 1 dose.
- Trimetoprima-sulfametoxazol: para *Isospora* e *Cyclospora*.
  - 160 e 800 mg, respectivamente, por via oral 2 vezes ao dia por 7-10 dias.
- Albendazol: para Microsporidia.
  - 400 mg por via oral 2 vezes ao dia por 3 semanas.
- Nitazoxanida: para *Cryptosporidium*.
  - 500 mg por via oral 2 vezes ao dia por 3 dias.

Algoritmo 25.2 Tratamento da doença diarreica

Avalie
Duração da doença, toxicidade sistêmica, sinais de desidratação, sangue nas fezes, frequência e consistência fecais, fezes noturnas, febre, dor abdominal

Sangramento: inflamatória

Sem sangramento: não inflamatória

Solicite cultura e teste fecais para *Shigella, Salmonella, Campylobacter*
Se houver sangue ou HUS: também peça *E. coli* 0157:H7
C. difficile se tomou antibióticos recentemente ou foi hospitalizado

Considere tratamento conservador com repleção de fluidos e eletrólitos (terapia de reidratação oral)
Terapia sintomática (isto é, loperamida)
Se houver desidratação significativa: hospitalização com fluidos intravenosos

Diarreia persistente

Diarreia persistente

Adultos: Terapia empírica com fluoroquinolona
Crianças: Terapia com TMP-SMX
Se houver suspeita de *Campylobacter jejuni*, considere azitromicina ou eritormicina
Se houver suspeita de *E. coli* 0157:H7, evite antibiótico

Descarte infecções protozoarianas
Cryptosporidium, Giardia, Cyclospora, Isospora

Metronidazol empírico se houver suspeita de *Giardia*
Se não, trate com antibióticos

Diagnósticos negativos, nenhuma melhora

Colonoscopia com biópsia para diagnóstico adicional

PÉROLAS CLÍNICAS
- A diarreia do viajante geralmente é autolimitada.
- Se não houver suspeita de doença inflamatória, sugere-se um estudo de terapia sintomática com fluidos e loperamida.
- Em pacientes imunocomprometidos, crianças ou idosos, considere o tratamento com antibióticos, se estiverem presentes sinais de toxicidade sistêmica ou diarreia inflamatória.

Seção 5: Populações Especiais

Gravidez
- Caso se justifique o tratamento, considere a rifaximina por ser um antibiótico não absorvível.
- Fluoroquinolona é contraindicada.

Crianças
- Se houver preocupação sobre diarreia inflamatória, considere o tratamento precoce com antibióticos.
- Se o paciente estiver afebril com diarreia sanguinolenta, verifique para detecção de *E. coli* O157:H7 antes de considerar o tratamento. Os antibióticos dados aos pacientes com *E. coli* O157:H7 não identificada podem precipitar a síndrome hemolítico-urêmica.
- Evite as fluoroquinolonas.

Idosos
- Amplie o diagnóstico diferencial para incluir *C. difficile*, especialmente se o paciente passou por recente hospitalização ou estava institucionalizado.
- Como a bacteriemia é comum em idosos com diarreia invasiva, eles devem receber antibióticos.

Outros
Imunocomprometidos
- Limiar mais baixo para tratamento.
- Amplie o diagnóstico diferencial para incluir infecções protozoarianas, *C. difficile*, citomegalovírus, Microsporidia.

Doenças sexualmente transmitidas
- *Chlamydia trachomatis* pode produzir linfogranuloma venéreo que leva à proctite ou proctocolite.
- *Neisseria gonorrhoeae* pode produzir infecção anorretal; pode haver sintomas proctíticos limitados (somente 2–5%).

Seção 6: Prognóstico

História natural de doença não tratada
- Na maioria das vezes, a diarreia do viajante se resolverá espontaneamente em 1–2 dias.

Seção 7: Leitura Sugerida

Dupont HL. Systemic review: the epidemiology and clinical features of traveler's diarrhea. Aliment Pharmacol Ther 2009;30:187–96

Ericsson CD. Traveler's diarrhea: epidemiology, prevention and self-treatment. Infect Dis Clin North Am 1998;12:285–303

Giannella RA. Infectious enteritis and proctocolitis and bacterial food poisoning. In Feldman M, Friedman LS, Brandt LJ (eds) Sleisinger and Fordtran's Gastrointestinal and Liver Disease, 8th edition. Philadelphia: Saunders Elsevier 2006;2333–91

Goldsweig C, Pacheco P. Infectious colitis excluding *E. coli* O157:H7 and *C. dif? cile*. Gastroenterol Clin 2001;30:709–33

Guerrant RL, Van Gilder T, Steiner TS, et al. Practice guidelines for the management of infectious diarrhea. Clin Infect Dis 2001;32:331–51

Manatsathit S, Dupont HL, Farthing M, *et al.* Guideline for the management of acute diarrhea in adults.
  J Gastroenterol Hepatol 2002;17(Suppl):S54–71
Pawlowski SW, Warren CA, Guerrant R. Diagnosis and treatment of acute or persistent diarrhea.
  Gastroenterology 2009;136:1874–86
Petri W, Miller, Binder HJ, *et al.* Enteric infections, diarrhea, and their impact on function and development.
  J Clin Invest 2008;118:1277–90.
Thielman NM, Guerrant RL. Acute infectious diarrhea. N Engl J Med 2004;350:38–47

Websites sugeridos

http://wwwnc.cdc.gov/travel/destinations/list/?s_cid=cdc_homepage_topmenu_003
http://www.guideline.gov/content.aspx?id=12679&search=diarrhea
http://www.who.int/maternal_child_adolescent/documents/diarrhoea/en/
http://www.worldgastroenterology.org/assets/downloads/en/pdf/guidelines/01_acute_diarrhea.pdf

Seção 8: Diretrizes
Não é aplicável para este tópico.

Seção 9: Evidência
Não é aplicável para este tópico.

Seção 10: Imagens
Não é aplicável para este tópico.

Material adicional para este capítulo pode ser encontrado *on-line* em:
www.mountsinaiexpertguides.com
A senha de acesso é a palavra **Dysphagia**.
Inclui um estudo de caso com perguntas de múltipla escolha, orientações para os pacientes e os códigos da ICD.

CAPÍTULO 26

Imunodeficiência e o Trato GI

Saurabh Mehandru
Dr. Henry D. Janowitz Division of Gastroenterology and The Immunology Institute, Icahn School of Medicine at Mount Sinai, New York, NY, USA

> **PONTOS PRINCIPAIS**
> - O trato gastrointestinal, indiscutivelmente o maior órgão linfoide no corpo, é exposto a uma miríade de desafios antigênicos.
> - Tanto a imunodeficiência sistêmica primária quanto a adquirida resultam em significativa imunopatologia intestinal.
> - Alguns estados de imunodeficiência são bem compensados (p. ex., deficiência de imunoglobulina A – IgA), enquanto outros resultam em significativos efeitos na saúde (p. ex., imunodeficiência variável comum e doença pelo vírus da imunodeficiência humana [HIV-1]).
> - Estados de imunodeficiência das células T são caracterizados por infecções por patógenos oportunistas, como *Cryptosporidium*, *Cyclospora* e *Giardia*, enquanto as imunodeficiências da célula B geralmente resultam em autoimunidade e inflamação crônica, ocasionalmente culminando em malignidades linfoides.

Seção I: Histórico

Definição de doença
- Manifestações gastrointestinais (GI) associadas a estados de imunodeficiência mucosa ou sistêmica.

Classificação da doença
- Estados de imunodeficiência com relevantes manifestações GI podem ser classificados como:
  - Primária:
    - Imunodeficiências da célula B, das quais três são discutidas em detalhes: deficiência seletiva de IgA, imunodeficiência variável comum e a gamaglobulinemia ligada ao X.
    - Síndromes de hiperimunoglobulina M: deficiência de CD40 ou CD40L, deficiência de citidina de aminase (AID) induzida por ativação, e outras síndromes de hiperimunoglobulina M (deficiência de uracil-DNA glicosilase humana, deficiência de uracil-N-glicosilase – UNG).
    - Imunodeficiências combinadas de células T e B (imunodeficiência grave combinada, deficiência da enzima JAK3).
    - Outras síndromes de imunodeficiência bem definidas (síndrome de Wiskott-Aldrich, ataxia telangiectasia, síndrome de ruptura de Nijmegen, anomalia de DiGeorge, candidíase mucocutânea crônica).

- Doenças da desregulação imune (síndrome de Chédiak–Higashi, síndrome de Hermansky-Pudlak).
- Defeitos congênitos de número, de função de fagócitos, ou ambos (doença de Kostmann, neutropenia cíclica, síndrome de Shwachman-Diamond).
• Secundária: imunodeficiência associada ao vírus da imunodeficiência humana 1 (HIV-1) e deficiências nutricionais.

Incidência/prevalência
- A incidência e a prevalência variam com a doença. Por exemplo:
  - A deficiência de IgA é a imunodeficiência primária mais comum, afetando 1 em 400 indivíduos.
  - A imunodeficiência variável comum tem uma incidência estimada de 1 em 30.000–60.000.
  - A incidência de doença por HIV-1 varia com as regiões geográficas, assim como a incidência de deficiências nutricionais.
  - Todas as formas de síndrome hiper-IgM são raras. A frequência estimada de deficiência CD40L é de 1 em 500.000 homens. Embora não haja dados disponíveis sobre a frequência de deficiência de AID, estima-se que este distúrbio afete menos de 1 em 1.000.000 de indivíduos. Em contraste, só existem poucos casos relatados de CD40 e deficiência de UNG.

Etiologia/patogênese
- **Deficiência seletiva de IgA:** heterogênea, que surge através de múltiplos mecanismos. Estes incluem defeitos no desenvolvimento da célula B associada à deficiência de citocinas, como interleucinas IL-21, IL-4, IL-6, IL-7ou IL-10. Além disso, defeitos moleculares, como mutação no *ativador transmembrana* e *modulador* do *cálcio* interativo do *ligante da ciclofilina* (TACI) e associações a certos haplótipos do antígeno leucocitário humano (HLA), como HLA-A1, HLA-B8 eHLA-DW3, foram descritas.
- **Imunodeficiência variável comum (CVID):** embora haja ampla suspeita de que seja uma doença genética, pelo agrupamento familiar e associação a certos tipos HLA (HLA-B8 eHLA-DR3), as etiologias exatas permanecem desconhecidas. As associações patogênicas incluem maturação prejudicada de célula B e uma grave falha de produção de anticorpo, levando a uma concentração acentuadamente reduzida de IgG e baixos níveis de IgA e IgM. Outros defeitos imunológicos em pacientes com CVID incluem redução da proliferação de células T aos estímulos mitogênicos, números reduzidos de células T regulatórias, baixa relação CD4:CD8, vias de sinalização TLR7 e TLR9 defeituosas, disfunção da célula dendrítica e disfunção tímica. Muitos desses distúrbios imunes são associativos, e seu papel na etiologia de CVID não é claro.
- **Agamaglobulinemia ligada ao X (XLA):** anormalidade do cromosssomo X da tirosina quinase citoplasmática da célula B codificada. Na ausência desta enzima, a maturação da célula B é severamente afetada, o que resulta em imunoglobulinas B muito baixas a ausentes e células B quase ausentes circulantes em pacientes com XLA.
- **Síndromes de hiperimunoglobulina M:** as síndromes de hiperimunoglobulina M (hiperIgM ou HIGM) incluem um grupo heterogêneo de condições caracterizadas por meio de recombinação de comutação de classe defeituosa, resultando em níveis normais ou aumento dos níveis de IgM sérica associado à deficiência de IgG, IgA e IgE assim como precária função do anticorpo.
- **A imunodeficiência mediada por células T e imunodeficiência combinada grave.**

- **Deficiências nutricionais:**
  - A deficiência de vitamina A tem um número significativo de efeitos imunológicos, que incluem função reduzida da célula NK, diminuição da maturação da célula B e produção de anticorpo, diminuição da função das células T e migração comprometida de células B e T para o trato GI.
  - A deficiência de ferro resulta na função reduzida do macrófago, atrofia tímica, diminuição de linfócitos circulantes e diminuição das respostas de hipersensibilidade retardada.
  - A deficiência de zinco está associada a comprometimento do desenvolvimento e função das células T e B.
  - A deficiência de vitamina E é associada à imunidade mediada por células e proliferação de células T prejudicadas.
  - A deficiência de selênio está associada à redução da produção de radicais livres e morte mediada por neutrófilos.
  - A deficiência de vitamina D é associada à diminuição da função do macrófago e da imunidade das células T.
  - A desnutrição calórico-proteica tem efeitos globais tanto sobre respostas imunes inatas e adaptativas (mediada por células T e B).
- **Doença associada ao HIV-1:** o HIV e outros lentivírus, como o vírus da imunodeficiência símia, têm um efeito preferencial e profundo sobre o sistema imune mucoso. Esses vírus resultam em perda dramática que chega a 60% das células T CD4$^+$ intestinais durante os primeiros dias de infecção. Apesar de anos de terapia antirretroviral, sabe-se que persiste a perda de células T CD4$^+$. As células Th17, uma subpopulação de células T CD4$^+$, também são significativamente afetadas. Essas células secretoras de IL-17 são críticas na defesa do hospedeiro contra as infecções das mucosas e mantendo a integridade epitelial.

Fatores preditivos/de risco

- Os fatores de risco para doenças de imunodeficiências primárias não são claros. Embora asassociações de HLA tenham sido definidas, não há ligação direta do HLA à doença *per se*. Além disso, fatores de risco para doenças nutricionais incluem pobreza, ambientes com recursos limitados, dietas da moda e estados de má absorção, para citar alguns. Os fatores de risco para doença associada ao HIV são o sexo sem proteção, particularmente em grupos de alto risco, como homens que fazem sexo com homens (MSM), usuários de drogas intravenosas, e mulheres grávidas infectadas pelo HIV. O risco de transmissão do HIV está diretamente ligado à carga viral no parceiro infectado, doenças sexualmente transmissíveis concomitantes, multiplicidade de parceiros, falta de circuncisão e práticas sexuais de alto risco.

Seção 2: Prevenção

PONTOS PRINCIPAIS
- Não há intervenções conhecidas para prevenir a imunodeficiência primária.
- As deficiências nutricionais são facilmente prevenidas seguindo-se as diretrizes nutricionais, incluindo refeições balanceadas, fortificação dos alimentos e suplementação de vitamina.
- Abordagens preventivas contra a infecção por HIV-1 incluem a triagem para infecção por HIV, terapia antirretroviral para indivíduos infectados por HIV para diminuir a transmissão, triagem pré-natal, profilaxia pré e pós-exposição, uso de métodos de barreira, como preservativos, circuncisão masculina, tratamento de doença sexualmente transmissível concomitante, tratamento de tuberculose e educação da comunidade.

Seção 3: Diagnóstico (Algoritmo 26.1)

> **PONTOS PRINCIPAIS/PÉROLAS CLÍNICAS**
> - Estados de imunodeficiência primária devem ser suspeitados em crianças com infecções sinopulmonares recorrentes, diarreia, dificuldade em se desenvolver ou retardo de crescimento e hepatoesplenomegalia.
> - Imunodeficiência adquirida é suspeitada em adultos com infecções oportunistas, como *Cryptosporidium*, *Isospora*, *Pneumocystis carinii*, perda de peso inexplicável, diarreia, dificuldade em se desenvolver, ou linfadenopatia.
> - Deficiências nutricionais são suspeitadas nos ambientes em que há limitação de recursos e apropriados ou em grupos de risco, como dietas da moda, veganos, pacientes com doença psiquiátrica significativa, idosos, pacientes com demência, pacientes hospitalizadas e presidiários.

Algoritmo 26.1 Avaliação de imunodeficiência

Paciente em que se suspeita de imunodeficiência
- História familiar positiva
- Seis ou mais infecções novas dentro de 1 ano
- Duas ou mais infecções sinusais sérias ou pneumonias dentro de 1 ano
- Quatro ou mais novas infecções auditivas dentro de 1 ano
- Falha em ganhar peso ou crescer normalmente (dificuldade em se desenvolver)
- Dois ou mais episódios de sepse ou meningite durante a vida
- Dois ou mais meses de antibióticos com pouco efeito
- Complicações de uma vacina viva
- Diarreia crônica
- Linfoma na infância
- Feridas que não cicatrizam
- Candidíase recorrente ou resistente
- Abscessos recorrentes em tecido ou órgão
- Infecção por um organismo oportunista
- Lesões cutâneas extensas
- Linfopenia persistente
- Autoimunidade ou febres inexplicáveis
- Granulomas
- Linfo-histiocitose hemofagocítica (HLH)

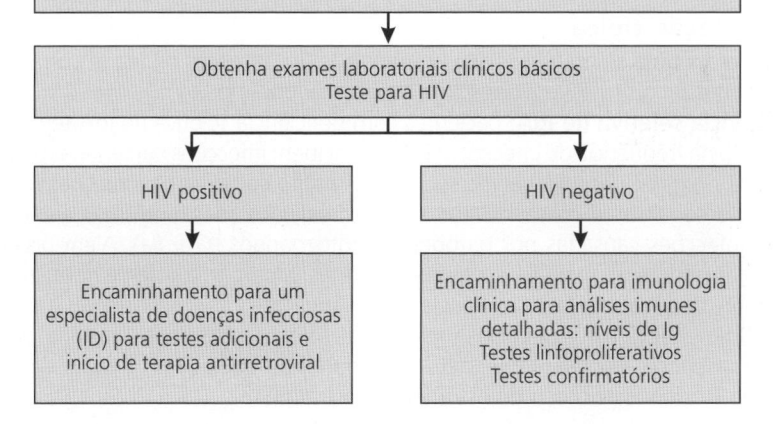

↓

Obtenha exames laboratoriais clínicos básicos
Teste para HIV

↓ ↓

HIV positivo → Encaminhamento para um especialista de doenças infecciosas (ID) para testes adicionais e início de terapia antirretroviral

HIV negativo → Encaminhamento para imunologia clínica para análises imunes detalhadas: níveis de Ig
Testes linfoproliferativos
Testes confirmatórios

Lista de testes diagnósticos

- Imunodeficiência primária: o diagnóstico de imunodeficiência primária possibilitado pelos testes de rotina, como hemograma completo com contagem diferencial de leucócitos, quantificação de níveis de imunoglobulina, eletroforeses de proteínas séricas, células B e T, assim como a quantificação da análise de separação de células ativadas por fluorescência (FACS) dos linfócitos do sangue periférico.
  - Testes pré-natais: em famílias com um membro afetado, os testes pré-natais para distúrbios genéticos conhecidos ou quando o distúrbio genetico não é conhecido, usa-se o sangue venoso umbilical para estudos de células B e T.
  - Triagem de recém-nascido: como o diagnóstico precoce melhora os resultados, o uso de ferramentas de triagem do recém-nascido, como círculos de excisão do receptor de células T para os defeitos mediados por células T e círculos de excisão de recombinação de deleção de kappa para os distúrbios mediados por células B estão sendo favorecidos.
- A imunodeficiência adquirida é diagnosticada por uma combinação de testes sorológicos (anticorpo HIV e Western blot), imunológicos (contagem de células T $CD4^+$ e relação CD4:CD8) e virológicos (carga viral de HIV-1).
- As deficiências nutricionais podem ser diagnosticadas pelos níveis plasmáticos do nutriente suspeitado (p. ex., níveis de vitamina D, vitaminas A, B12) assim como por testes, como o de Schilling, para distinguir entre anemia perniciosa e má absorção.

Diagnóstico diferencial

Diagnóstico diferencial	Características
Deficiência seletiva de IgA	Geralmente se manifesta na vida adulta com infecções recorrentes da mucosa, uma das condições associadas, como a doença celíaca ou doença intestinal inflamatória. A quantificação das imunoglobulinas mostra uma perda seletiva de IgA com níveis normais de IgG e IgM
Imunodeficiência variável comum	As manifestações GI são mais comuns. Os pacientes geralmente se apresentam com diarreia recorrente, perda de peso, dificuldade em se desenvolver, infecções recorrentes ou uma das condições associadas, como doença celíaca ou doença intestinal inflamatória. A quantificação de imunoglobulina mostra severa redução nos níveis de IgG associados a baixos níveis de IgA e IgM
XLA	Homens com XLA geralmente se apresentam no primeiro ano de vida com infecções respiratórias ou GI. As células T geralmente são normais nesses pacientes, enquanto as células B são baixas. O ensaio de tirosina quinase de Bruton mostra defeitos nessa enzima dentro das células B
Síndromes de hiperimunoglobulina M	Esses distúrbios geralmente se apresentam com infecções sinopulmonares e diarreia recorrentes. Altos níveis de IgM e baixos níveis de IgG e IgA são notados nos testes laboratoriais. Há falta de resposta de anticorpo e antígenos de proteína e polissacarídeos

Apresentação típica

- **XLA:** geralmente se manifesta em homens aos 6–18 meses de idade com infecções bacterianas recorrentes, envolvendo a mucosa sinopulmonar.
- **Deficiência seletiva de IgA:** pacientes com deficiência seletiva de IgA têm um claro aumento na frequência de infecções GI. Estas incluem infecções bacterianas (*E. coli*, *Salmonella*, *Shigella*, *Campylobacter*, supercrescimento bacteriano), infecções virais (rotavírus, citomegalovírus, coxsackievírus, coronavírus), infecções fúngicas (*Candida*) assim como infecções causadas por patógenos protozoarinos (*Giardia*). Além disso, esses pacientes podem ter manifestações inflamatórias (hiperplasia linfoide nodular, doença de Crohn, doença celíaca, insuficiência pancreática, atrofia vilosa e intolerância à lactose), autoimunes (anemia perniciosa, estomatite aftosa, cirrose biliar primária, acloridria, púrpura Henoch-Schonlein e hepatite autoimune) e neoplásicas (linfoma de intestino delgado e adenocarcinoma do estômago) no trato GI.

- **CVID:** manifestações GI são as manifestações mais comuns de CVID. Relatórios publicados mostram sintomas GI em até 80% dos pacientes com CVID, incluindo diarreia, esteatorreia, giardíase, acloridria e estados de má absorção de vitamina. Outras associações GI em pacientes com CVID também podem ser classificadas como infecciosas (*Campylobacter, Clostridium,* rotavírus, *Cryptosporidium,* citomegalovírus, *Helicobacter pylori, Coccidioides* e supercrescimento bacteriano), inflamatórias (hiperplasia linfoide nodular, estomatite aftosa, doença de Crohn, doença celíaca, colite ulcerativa e colelitíase), autoimunes (anemia perniciosa e hepatite autoimune) e neoplásicas (linfoma, adenocarcinoma do estômago).
- **Síndromes de hiperimunoglobulina M:** a deficiência de CD40L geralmente se apresenta na infância com maior suscetibilidade às infecções sinopulmonares recorrentes (p. ex., pneumonia, sinusite e otite média), primariamente causada por bactérias encapsuladas. Ocorre diarreia crônica ou prolongada em um terço de pacientes e pode resultar em dificuldade para se desenvolver. A infecção pelo parasita *Cryptosporidium parvum* é comum e está associada a risco aumentado de doença do trato biliar.
- **Deficiências nutricionais:** podem ter várias manifestações GI, incluindo diarreia recorrente, enterite, infecções sinopulmonares, dificuldade em se desenvolver e um aumento geral na morbidade e mortalidade (vitamina A), diarreia crônica e acrodermatite enteropática (zinco).
- **Doença por HIV:** durante a síndrome retroviral aguda, os pacientes podem-se manifestar com diarreia e aftas. Além desse estágio, manifestações GI de doença por HIV incluem diarreia crônica, desnutrição, enterites bacterianas e virais recorrentes, infecções oportunistas (*Cryptosporidia, Isospora,* Microsporidia, *Mycobacterium avium intracellulare, Giardia,* Clostridia), estados inflamatórios (hiperplasia nodular, intolerância à lactose), má absorção e malignidades (linfoma do intestino delgado, carcinoma anal associado ao papilomavírus humano).

Dignóstico clínico
História
- Os pacientes típicos com imunodeficiência primária apresentam-se no início da infância com infecções sinopulmonares ou intestinais recorrentes, diarreia crônica e dificuldade em se desenvolver. Dependendo da associação genética, a doença pode-se manifestar também em outros membros da família. No entanto, pacientes com as formas menos graves da doença, como a deficiência seletiva de IgA ou imunodeficiência variável comum, podem não se manifestar até a vida adulta. Os pacientes com deficiências nutricionais podem ser identificados com base nos fatores epidemiológicos: ambientes com recursos limitados, dietas da moda, veganismo etc. Os pacientes com imunodeficiência adquirida, como o HIV, apresentam-se com diarreia de início agudo durante síndrome retroviral aguda ou com diarreia crônica, dificuldade em se desenvolver, febre de origem desconhecida e infecções oportunistas no estágio crônico da doença.

Exame físico
- Os pacientes com imunodeficiência podem mostrar sinais de má saúde geral, consunção, taquicardia, febre e anemia. O edema periférico pode-se manifestar por causa da hipoalbuminemia. Os pacientes podem ter "sapinho", estomatite e aftas na boca.
- Os sons cardiovasculares podem mostrar galope S3, o exame respiratório pode revelar crepitações, brônquios e sinais de consolidação, como a respiração bronquial, se houver infecção respiratória concomitante.

- O exame abdominal pode revelar hepatosplenomegalia em casos de estados linfoproliferativos (combinados com linfadenopatia). Ascite pode sugerir fluido em terceiro espaço decorrente da baixa pressão oncótica.
- Neuropatias podem ser evidentes no caso de deficiências de B_{12} ou outras deficiências nutricionais.
- Finalmente, os pacientes podem ter erupções cutâneas ou alterações da unha (deficiência de zinco) em razão da diarreia crônica, déficits nutricionais, ou dependendo do distúrbio associado, como a doença celíaca (dermatite herpetiforme) ou doença intestinal inflamatória (IBD). Distúrbios raros, como a síndrome de Hermansky-Pudlak, estão associados ao albinismo oculocutâneo além de um quadro de IBD.

Regras e calculadores úteis para a decisão clínica
- A imunodeficiência é suspeitada nas seguintes situações:
  - História familiar de imunodeficiência ou morte precoce inexplicável (p. ex., antes dos 30 anos).
  - Necessidade de antibióticos intravenosos e/ou hospitalização para resolver infecções.
  - Seis ou mais novas infecções dentro de 1 ano.
  - Duas ou mais infecções sinusais sérias ou pneumonias dentro de 1 ano.
  - Quatro ou mais novas infecções auditivas dentro de 1 ano.
  - Falha em ganhar em peso ou crescer normalmente (dificuldade em se desenvolver).
  - Dois ou mais episódios de sepse ou meningite durante a vida.
  - Dois ou mais meses de antibióticos com pouco efeito.
  - Complicações de uma vacina viva (p. ex., rotavírus, varicela e vacinas bacilo Calmette-Guérin).
  - Diarreia crônica.
  - Linfoma na infância.
  - Feridas que não cicatrizam.
  - Candidíase recorrente ou resistente
  - Abscessos recorrentes de tecido ou órgão.
  - Infecção por um organismo oportunista.
  - Lesões cutâneas extensas.
  - Linfopenia persistente (uma contagem de < 1.500 células/mL em pacientes com mais de 5 anos e < 2.500 células/mL em crianças pequenas).
  - Autoimunidade ou febres inexplicáveis.
  - Granulomas.
  - Linfo-histiocitose hemofagocítica.
  - Características típicas de imunodeficiências sindrômicas primárias (p. ex., hipoplasia cartilagem-cabelo, síndrome de Chediak-Higashi, ataxia-telangiectasia).

Diagnóstico laboratorial
Lista de testes diagnósticos (vide o quadro: Lista de testes diagnósticos)
- Hemograma completo com diferencial:
  - Anemia com microcitose, anisocitose ou macrocitose.
  - Linfopenia (HIV, imunodeficiências primárias).
  - Neutrofilia (infecções concomitantes).
- Eletrólitos, glicose, nitrogênio ureico (BUN), creatinina e análise de urina.
- Velocidade de hemossedimentação (ESR), proteína C-reativa (C-RP), culturas apropriadas.
- Níveis de imunoglobulina, incluindo IgG, IgM, IgA e IgE devem ser comparados aos dos controles de mesma idade. A deficiência de anticorpo é sugerida por uma IgG inferior a

200 mg/dL e uma Ig total (IgG mais IgM mais IgA) inferior a 400 mg/dL, ou a completa ausência de IgM ou IgA (após a infância). Análises de subgrupos de IgG são recomendadas por alguns, mas não por outros imunologistas.
- Os títulos de anticorpos de vacinas previamente administradas.
- Análise de subgrupo de linfócito: análise de subgrupos de linfócitos por meio de fluxocitometria, incluindo CD3 (total de células T), CD4 (T *helper*), CD8 (T citotóxica), CD19 ou CD20 (células B) e CD16/56 (células *natural killer*).
- Teste para HIV, por meio de títulos de anticorpos ou por reação em cadeia da polimerase (PCR).
- A hipersensibilidade cutânea retardada usando antígenos para *Candida*, para tétano ou antígenos para tétano-difteria. Este é um teste *in vivo* da função das células T.
- Ensaios linfoproliferativos usando mitógenos, como fito-hemaglutinina, concanavalina, fitolaca. Estes são testes *in vivo* da função das células T.
- Respostas fagocíticas oxidativas usando corantes fluorescentes, como di-hidrorodamina. Estes são testes funcionais para determinar a capacidade dos leucócitos de matar bactérias.
- Colonoscopia e biópsias: para investigar a causa de diarreia, determinar se há infecções oportunistas e determinar a patologia do trato GI (detalhada adiante).
- Testes diagnósticos confirmatórios e estudos genômicos avançados. Os sequenciamentos completos do exoma e do genoma são as ferramentas de sequenciamento de última geração que podem ser usadas para tentar identificar defeitos moleculares em pacientes com imunodeficiência primária.

Lista de técnicas de imagens
- Nenhum dos testes de imagens são específicos para diagnosticar imunodeficiência. As modalidades de imagens, como tomografia computadorizada (CT), com ou sem contraste, podem ser usadas para localizar um abscesso no caso de infecções intra-abdominais associadas à imunodeficiência.
- Achados endoscópicos nas imunodeficiências:
  - **Esofagogastroduodenoscopia:** exame normal, "sapinho", aftas, esofagite, úlcera esofágica, estrituras, úlcera gástrica, massa mucosa ou submucosa, duodenite, atrofia vilosa ou achatamento.
  - **Cápsula endoscópica:** exame normal, aftas, úlceras, enterite, estrituras, edema da mucosa, massas da mucosa ou submucosa.
  - **Colonoscopia:** exame normal, aftas, úlceras, colite, estritura, fístulas, massas da mucosa ou submucosa.

Riscos potenciais/erros comuns no diagnóstico
- Em casos esporádicos, os pacientes podem-se submeter à terapia empírica para etiologias infecciosas sem avaliação da imunodeficiência de base.
- A imunodeficiência primária pode ser omitida por causa dos diagnósticos gastrointestinais alternativos, como doença celíaca ou doença intestinal inflamatória.
- O teste para HIV pode ser retardado ou omitido por causa da recusa do paciente ou por tabus socioculturais.

Seção 4: Tratamento
- Prevenção de infecções:
  - Lavar as mãos com desinfectantes à base de álcool.
  - Imunização dos contatos.

- Sistemas de filtração de água.
- Atenção à saúde dental.
- Reposição de imunoglobulina:
  - Imunoglobulinas especializadas, por exemplo, Cytogam® (imunoglobulina para citomegalovírus), palivizumabe (contra o vírus sincicial respiratório), imunoglobulina para hepatite B, imunoglobulina para tétano.
- Vacinação:
  - Vacinas mortas ou as subunidades de vacinas são recomendadas, enquanto as vacinas vivas são contraindicadas para os pacientes ou seus contatos imediatos (p. ex., vacina oral para pólio).
- Uso de antibiótico:
  - Tratamento agressivo de infecções agudas.
  - Profilaxia contra as infecções oportunistas, por exemplo, profilaxia com sulfametoxazol-trimetoprima contra pneumonia por *Pneumocystis*, profilaxia com azitromicina contra *Mycobacterium avium intracellulare* etc.
- Evitar derivados sanguíneos, especialmente em imunodeficiências das células T.

Seção 5: Populações Especiais

Gravidez

- Imunodeficiência de qualquer tipo (primária ou adquirida) aumenta significativamente o risco de complicações obstétricas e fetais.
- Pacientes grávidas com HIV precisam de cuidados obstétricos de alto risco e de cuidados médicos abrangentes.
- A determinação acurada da idade fetal é essencial, uma vez que a intervenção cesariana pode ser necessária com 38 semanas de gestação para diminuir a transmissão perinatal de HIV.
- A amamentação não é recomendada para mulheres com infecção por HIV.
- Todos os bebês nascidos de mães infectadas por HIV devem receber profilaxia antirretroviral.

Seção 6: Prognóstico

- O prognóstico depende da causa de imunodeficiência.
- Na imunodeficiência adquirida decorrente do HIV, o prognóstico é excelente desde o advento da terapia antirretroviral.
- As imunodeficiências primárias, como uma deficiência isolada de IgA, têm um excelente prognóstico.
- O prognóstico de CVID melhorou significativamente desde o advento da terapia com imunoglobulina.
- O prognóstico na imunodeficiência das células T ou combinada (grave imunodeficiência combinada) continua a ser de reservado a mau.

Seção 7: Leitura Sugerida

Brenchley JM, Douek DC. Microbial translocation across the GI tract. Annu Rev Immunol 2012;30:149–73
Mehandru S, Dandekar S. Role of the gastrointestinal tract in establishing infection in primates and humans. Curr Opin HIV AIDS 2008;3:22–7
Mestecky J, Lamm ME, Strober W, Bienenstock J, McGhee JR, Mayer L (eds) Textbook of Mucosal Immunology, 3rd edition. Elsevier, 2005
Notarangelo LD. Primary immunodeficiencies. Allergy Clin Immunol 2010;125(Suppl 2):S182–94
Sandler NG, Douek DC. Microbial translocation in HIV disease: causes, consequences and treatment opportunities. Nat Rev Microbiol 2012;10:655–66

Websites sugeridos

Information for primary immune deficiencies. www.info4pi.org
Immune deficiency foundation. http://primaryimmune.org/
USAID. www.usaid.gov

Seção 8: Diretrizes
Diretrizes de sociedades nacionais

Título da diretriz	Fonte da diretriz	Data
Primary Immunodeficiency Diseases: An update on the classification	International Union of Immunological Societies	2011 (http://www.ncbi.nlm.nih.gov/pmc/articles/PMC3342372/)
Guidelines for the Use of Antiretroviral Agents in HIV-1-Infected Adults and Adolescents	National Institutes of Health	2014 (http://aidsinfo.nih.gov/contentfiles/lvguidelines/AdultandAdolescentGL.pdf)

Seção 9: Evidência

Tipo de evidência	Título, data	Comentário
Estudo clínico-randomizado	Cohen MS, Chen YQ, McCauley M et al. Prevention of HIV-1 infectionwith early antiretroviral therapy. (N Engl J Med 2011; 365:493-505)	O início precoce de terapia antirretroviral reduziu as taxas de transmissão sexual do HIV-1 e os eventos clínicos, indicando tanto os benefícios pessoais quanto de saúde pública decorrentes dessa terapia
Diretrizes dos Centers for Disease Control	Interim guidance for clinicians considering the use of pre-exposure profilaxia for the prevention of HIV infection in heterosexually active adults. (MMWR Morb Mortal Wkly Rep 2012;61:586-9)	Diretrizes de consenso sobre a profilaxia da pré-exposição à infecção por HIV-1

Seção 10: Imagens

Não é aplicável para este tópico.

Material adicional para este capítulo pode ser encontrado *on-line* em:
www.mountsinaiexpertguides.com
A senha de acesso é a palavra Dysphagia.
Inclui um estudo de caso com perguntas de múltipla escolha, orientações para os pacientes e os códigos da ICD.

CAPÍTULO 27

Tumores Estromais GI

Peter E. Legnani
Dr. Henry D. Janowitz Division of Gastroenterology, Icahn School of Medicine at Mount Sinai, New York, NY, USA

PONTOS PRINCIPAIS
- Tumores estromais gastrointestinais (GIST) são os tumores mesenquimais mais comuns do trato gastrointestinal, responsáveis por aproximadamente 1% de todos os cânceres gastrointestinais.
- Dos GIST, 95% coram positivamente para CD 117. O GIST com coloração negativa de CD 117 pode ser identificado por meio de análise mutacional para receptor α do fator de crescimento derivado de plaquetas.
- A ressecção cirúrgica completa com margens limpas é curativa no caso de pequenas lesões.
- Inibidores da tirosina quinase melhora a sobrevida e retarda a progressão do tumor.

Seção I: Histórico
Definição de doença
- Tumores estromais gastrointestinais (GIST) são tumores mesenquimais do trato gastrointestinal (GI) que expressam CD 117 (cKIT) ou têm mutações em receptor α do fator de crescimento derivado de plaquetas (PDGFRA).
- Os GISTs são tipicamente lesões subepiteliais, com características microscópicas de células fusiformes (70%, células eosinofílicas uniformes arranjadas em fascículos ou espiraladas, com núcleos uniformes), ou epitelioides (20%, células arredondadas com citoplasma variavelmente eosinofílicas ou claras, e núcleos redondos a ovais).

Incidência/prevalência
- O GIST responde por aproximadamente 1% de todos os cânceres GI primários.
- A incidência anual de GIST nos Estados United é de 7–20 por milhão de pessoas por ano.
- Paciente com neurofibromatose tipo 1 tem a maior incidência de GIST, predominantemente localizado no intestino delgado.

Etiologia
- Aproximadamente 95% dos GISTs expressam CD 117+, parte do receptor da tirosina quinase transmembrana KIT, que é o produto do proto-oncogene cKIT.
- Em células normais, cKIT é regulada pela ligação do ligante KIT. A maioria das mutações cKIT afeta o éxon 11, resultando na ativação espontânea do receptor.
- Acredita-se que GIST seja relacionado com as células intersticiais de Cajal (ICC, ou "células marca-passo do intestino"), que expressam tanto cKIT quanto CD 34, e têm características imunofenotípicas e estruturais do músculo liso e dos neurônios.

- A mutação de cKIT leva ao GIST, e acredita-se que o GIST se origine de células-tronco CD34+ dentro da parede intestinal e se diferencie em fenótipo ICC.

Fatores preditivos/de risco
- Neurofibromatose tipo 1.
- Síndrome de Li-Fraumeni.

Seção 2: Prevenção

PONTOS PRINCIPAIS/PÉROLAS CLÍNICAS
- Nenhuma das intervenções demonstrou que evita desenvolvimento de GIST.
- Quase todos os GISTS são CD 117+ (cKIT+), e quando CD 117– podem demonstrar análise mutacional para PDGFRA+.

Triagem
- Paciente com doença de von Recklinghausen (neurofibromatose tipo 1, caracterizada por neurofibromas e manchas café com leite) e síndrome de Li-Fraumeni (uma síndrome de câncer familiar com mutações da linhagem germinativa de p53) tem incidência maior de GIST.
- Na população em geral, a incidência de GIST é tão baixa que a triagem não é recomendada.

Prevenção secundária
- Ressecção cirúrgica definitiva.
- Terapia com inibidor de tirosina quinase (vide Seção 4: Tratamento) é administrada ao paciente com tumores intermediários de alto risco.

Seção 3: Diagnóstico (Algoritmo 27.1)

PONTOS PRINCIPAIS/PÉROLAS CLÍNICAS
- O GIST pode-se apresentar com saciedade precoce, sangramento gastrointestinal, anemia ou obstruções sintomáticas intestinais, porém é identificado com mais frequência durante a avaliação de sintomas inespecíficos.
- O exame físico geralmente é comum.
- A tomografia computadorizada (CT) com contraste intravenoso (IV) demonstra uma massa intensificada.
- Endoscopia e ultrassonografia endoscópica (EUS) demonstram lesões subepiteliais. A biópsia da mucosa geralmente não é diagnóstica, mas a biópsia guiada por EUS pode possibilitar o diagnóstico.
- A coloração imuno-histoquímica para CD117 é positiva em aproximadamente 80%.

Diagnóstico diferencial
- O diagnóstico diferencial de GIST inclui os outros tumores intestinais mesenquimais subepiteliais (leiomioma, leiomiossarcoma, schwannoma; veja tabela: Os padrões de coloração IHC dos tumores mesenquimais). A aparência na coloração de hematoxilina e eosina (H&E) desses tumores pode ser similar, mas a coloração imuno-histoquímica (IHC) permite diagnóstico acurado na maioria dos casos.

Padrões de coloração IHC de tumores mesenquimais

Tipo	CD 117	CD 34	Actinado músculo liso (SMA)	Proteína S100	Desmina
GIST	+ (95%)	+ (60–70%)	± (30% +)	–	–
Leiomioma	–	+ (10–15%)	+	–	+
Leiomiossarcoma	–	–	+	–	+
Schwannoma	–	–	–	+	–

Apresentação típica
- O GIST se apresenta com mais frequência entre as idades de 40 e 80 anos, sem predileção de gênero.
- As localizações mais comuns de GIST são: gástrica (60–70%), intestino delgado (20–25%), colorretal (5%), sendo raras as localizações omental, peritoneal, mesentérica ou retroperitoneal.

Critérios de estratificação de risco do National Institutes of Health (NIH) Consensus

Categoria de risco	Tamanho do tumor (cm)	Índice mitótico (por 50 hpf)	Local do tumor primário
Risco muito baixo	< 2,0	≤ 5	Qualquer
Baixo risco	2,1–5,0	≤ 5	Qualquer
	2,1–5,0	> 5	Gástrico
Risco intermediário	< 5,0	6–10	Qualquer
	5,1–10	≤ 5	Gástrico
	Qualquer	Qualquer	Ruptura do tumor
	> 10	Qualquer	Qualquer
Alto risco	Qualquer	> 10	Qualquer
	> 5,0	> 5	Qualquer
	2,1–5,0	> 5	Não gástrico
	5,1–10	≤ 5	Não gástrico

Diagnóstico clínico
História
- A principal apresentação dos sintomas diretamente atribuíveis ao GIST são: sangramento (manifesto ou oculto), uma massa abdominal palpável e dor abdominal. No entanto, os GISTs com mais frequência são identificados na avaliação endoscópica ou radiográfica de sintomas inespecíficos, como dispepsia, timpanismo, saciedade precoce, plenitude abdominal, anorexia e perda de peso.
- Ulceração de GISTs leva ao sangramento, e sintomas obstrutivos podem ocorrer em decorrência de intussuscepção.
- Aproximadamente 20% dos GISTs são assintomáticos e diagnosticados na avaliação radiográfica ou endoscópica de sintomas não relacionados.

Exame físico
- Geralmente, achados físicos não são contribuintes.
- Evidência de hepatomegalia pode sugerir envolvimento metastático do fígado, o local mais comum para a doença metastática.

- Uma massa abdominal palpável raramente é apreciada, mas quando presente pode representar metástases da parede abdominal ou peritoneais.
- Sangue oculto nas fezes pode ser identificado quando o GIST ulcera.

Classificação de gravidade da doença
- Há muitas classificações da doença – os critérios de estratificação de risco do NIH para GIST fornecem um algoritmo fácil de seguir para guiar o tratamento (veja tabela anterior: Critérios de estratificação de risco do NIH Consensus).

Diagnóstico laboratorial

Lista de testes diagnósticos
- Esofagogastroduodenoscopia (EGD) geralmente é realizada para avaliação de sangramento, anemia, dispepsia, saciedade ou para avaliação adicional de uma imagem de CT anormal. O GIST terá a aparência de uma massa subepitelial, que se projeta para dentro do lúmen, e pode ter umbilicação ou ulceração de superfície.
- EUS com aspiração com agulha fina (FNA) deve ser realizada para toda as lesões suspeitas de GIST do trato superior. O GIST benigno mais provavelmente tem margens regulares, um padrão de eco homogêneo, e tamanho < 3 cm, enquanto o achado de bordas irregulares, espaços císticos dentro da lesão, ou linfonodos aumentados de tamanho predizem GIST maligno. A aspiração com agulha fina com imuno-histoquímica para mutações KIT deve ser realizada para todas as lesões GIST suspeitas.
- A coloração imuno-histoquímica, essencial para diferenciar GIST de outros tumores mesenquimais, será CD117+ (cKIT+) em 90–95% dos GISTs.
- A análise molecular para PDGFRA será anormal na maioria dos pacientes com coloração negativa para CD117. Esses pacientes tendem a ter tumores gástricos menos agressivos.

Listas de técnicas de imagens
- A imagem de CT com contrastes oral e IV é ideal para avaliar estruturas luminais. GIST será uma massa sólida, lisa, que se intensifica com contraste IV. A CT deve ser realizada em todo paciente com GIST conhecido ou suspeitado para avaliar para disseminação metastática potencial.
- A tomografia por emissão de pósitron (PET) pode ser realizada em combinação com CT depois que um GIST é diagnosticado, e é particularmente útil nos casos em que a CT demonstrou alterações inespecíficas.
- Imagens por ressonância magnética (MRI) podem ser melhores para avaliação do reto e fígado em paciente com doença conhecida nessas localizações.

Algoritmo 27.1 Diagnóstico de GISTs

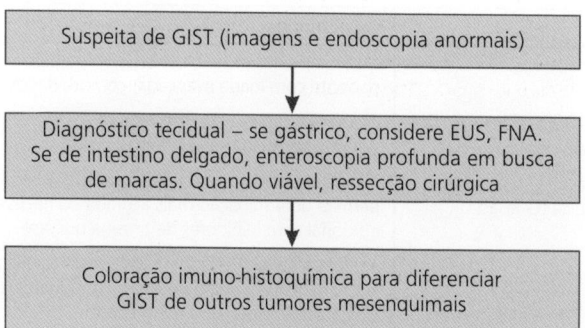

Suspeita de GIST (imagens e endoscopia anormais)
↓
Diagnóstico tecidual – se gástrico, considere EUS, FNA. Se de intestino delgado, enteroscopia profunda em busca de marcas. Quando viável, ressecção cirúrgica
↓
Coloração imuno-histoquímica para diferenciar GIST de outros tumores mesenquimais

Riscos potenciais/erros comuns cometidos referentes ao diagnóstico da doença
- Falha em avaliar o intestino delgado em paciente de meia-idade com anemia inexplicável ou perda de sangue oculto.

Seção 4: Tratamento (Algoritmo 27.2)
Racional do tratamento
- Tratamento de primeira linha: cirurgia, com o objetivo de remoção completa de todas as lesões visíveis e margens limpas microscópicas. A cirurgia permite o diagnóstico definitivo e dá as informações necessárias referentes a tamanho, atividade mitótica e características histológicas do tumor (que são usadas para determinar terapia adicional). Se o tumor for cirurgicamente irressecável ou caso comorbidade significativa impeça a cirurgia, então o tratamento com imatinibe 400 mg/dia pode ser iniciado.
- Tratamento de segunda linha: após cirurgia, terapia adjuvante com imatinibe demonstrou melhora significativa na sobrevida sem recidiva (RFS). Em um grande estudo de referência de fase 3 em adultos com um GIST completamente ressecado > 3 cm que foram aleatoriamente designados para receber imatinibe 400 mg/dia por 1 ano ou placebo, a recorrência ou a morte ocorreu em 8% do ramo que recebeu imatinibe vs. 20% no ramo que recebeu placebo, induzindo ao término precoce do estudo. Outro estudo examinando um tratamento mais longo em GIST ressecado de alto risco (tamanho > 10 cm, uma contagem mitótica > 10 por 50 campos de alta potência (hpf), ruptura do tumor) comparou administração de imatinibe por 3 anos a de 1 ano 400 mg/dia, e descobriu significativa melhora na RFS (66% vs. 48%) e na sobrevida geral (92% vs. 82%) no ramo de tratamento mais longo.
- A resistência ao imatinibe (definida como a clara evidência de progressão da doença nas imagens) pode ser tratada com aumento da dosagem de 400 para 600–800 mg/dia. Alternativamente, sunitinibe, direcionado a múltiplas tirosinas quinases, receptores do fator crescimento vascular e PDGFRA, demonstrou que reduz significativamente o tempo para a progressão no paciente refratário ou intolerante ao imatinibe. Este geralmente é administrado em 50 mg 1 vez ao dia por 4 dias a cada 6 semanas.

Quando hospitalizar
- Obstrução intestinal.
- Sangramento GI clinicamente significativo.
- Ruptura do tumor.

Tabela de tratamento

Tratamento	Comentário
Conservador	Lesões notadas incidentalmente de pequeno tamanho em paciente com idade avançada, comorbidades significativas etc.
Médico: inibidores de tirosina quinase (imantinib 400–800 mg/dia)	Melhora da sobrevida sem recidiva e previne a progressão tumoral por pelo menos 1 ano
Cirúrgico: Remoção aberta/laparoscópica da lesão	Terapia de primeira linha para qualquer lesão ressecável, permite determinação mais acurada da necessidade de terapia adicional com inibidores de tirosina quinase
Radiológico	• Radioterapia tradicional considerada ineficaz • Quimioembolização pode ser considerada para doença metastática isolada para o fígado

Prevenção/tratamento de complicações
- Retenção de fluido, incluindo derrames pleurais e ascites, é mais comum em pacientes idosos e com doença cardíaca sob imatinibe.
- Insuficiência cardíaca foi relatada com imatinibe e sunitinibe. Isto é tratado com redução da dose e tratamento apropriado da insuficiência cardíaca. Uma avaliação basal da função cardíaca é razoável, e a repetição do exame deve ser feita no caso de desenvolvimento de sintomas atribuíveis à insuficiência cardíaca.
- Sangramento GI significativo foi relatado em paciente com tumores > 5 cm tanto sob imatinibe como sob sunitinibe, com raros relatos de cirurgia de emergência necessária para o controle. A maioria dos casos responde ao suporte e à suspensão temporária do medicamento.
- Hipotireoidismo pode ocorrer em até 36% dos pacientes que recebem sunitinibe, aumentando com a duração mais longa da terapia. Recomendam-se testes de função tireóidea, seguidos por vigilância regular a cada 1–2 meses.
- Mielotoxicidade pode ocorrer com imatinibe e sunitinibe. Quando identificada, a redução de dados e/ou a interrupção é apropriada.

Algoritmo 27.2 Tratamento de GIST

```
                    GIST confirmado
                           │
                           ▼
                  Ressecção cirúrgica
                       possível?
                   ┌───────┴───────┐
                  Sim             Não
                   │               │
                   ▼               ▼
        Tamanho < 2 cm,      Terapia com tirosina
        características           quinase seguida
        benignas em EUS/CT      por reestadiamento
        (borda lisa, aparência
        homogênea, ausência
        de ulceração)
           ┌────┴────┐
          Sim       Não
           │         │
           ▼         ▼
      Observação   Excisão
      com imagens  cirúrgica
      seriais/EUS     │
                      ▼
              Estratificar risco (com base nos
              critérios de estratificação
              do NIH para GIST)
         ┌────────────┼────────────┐
         ▼            ▼            ▼
   Muito baixo–   Intermediário   Alto
      baixo           │            │
        │             ▼            ▼
        ▼        Imatinibe 400   Imatinibe 40 mg/dia
   Observação    mg/dia por 1    por pelo menos 1 ano
   Imagens        ano            Dados emergentes
   seriais                       sugerem terapia
                                 contínua por
                                 até 3 anos
```

> **PÉROLAS CLÍNICAS**
> - Se possível, amostragem tecidual deve ser realizada cirurgicamente ou via EUS, evitando abordagens percutâneas que podem levar à semeadura do tumor.
> - A " biópsia com laço" deve ser evitada por causa do risco de perfuração.
> - No caso de um GIST ressecável com características de alto risco (tamanho > 5 cm, alta contagem mitótica), deve-se usar imatinibe 400 mg/dia por, no mínimo, 1 ano.
> - No paciente com GIST metastático com resposta aos inibidores de tirosina quinase (ou sem progressão da doença) a terapia deve ser continuada indefinidamente.

Seção 5: Populações Especiais

Gravidez
- Em casos raros, o GIST pode levar a sintomas urgentes na gravidez que devem ser abordados. O franco sangramento GI ou obstruções intestinais sintomáticas (intussuscepção ou comprometimento luminal) devem ser avaliados e tratados com apropriadas intervenções radiográfica, endoscópica ou cirúrgica. Os inibidores de tirosina quinase são todos de categoria D, na gravidez, e não são recomendados durante a gestação.

Crianças
- Os GISTs são incomuns em crianças, ocorrendo geralmente em síndromes definidas, como a síndrome de Carney-Stratakis (GIST e paraganglioma que ocorrem na mutação de linhagem germinativa de succinato desidrogenase) e na tríade de Carney (GIST, paraganglioma e condroma pulmonar).
- Notavelmente, 85% dos pacientes pediátricos não têm mutação em KIT.
- O sangramento GI crônico é a apresentação mais comum em crianças.

Seção 6: Prognóstico

> **PONTOS PRINCIPAIS/PÉROLAS CLÍNICAS**
> - Trate todas as lesões GISTs, incluindo aquelas com características benignas nas imagens, por terem potencial maligno.
> - Inibidores de tirosina quinase melhoram a sobrevida, previnem a recorrência e, na doença metastática, podem limitar a progressão tumoral.
> - Em paciente de alto risco, o uso de inibidores da tirosina quinase por 3 anos ou mais é um conceito emergente.

História natural da doença não tratada
- Em uma série de 80 pacientes submetidos à ressecção completa de GIST sem terapia pós-operatória com inibidor de tirosina quinase, a taxa de sobrevida em 5 anos foi de 60% quando o tamanho do tumor era inferior a 5 cm, e abaixo de 40%, quando o tamanho do tumor era de 5–10 cm. Outras séries demonstraram que o risco de recorrência das lesões com menos de 2 cm com baixo índice mitótico era muito baixo.

Prognóstico para o paciente tratado
- Os pacientes sem doença metastática geralmente são curados, com uma taxa de sobrevida em 5 anos de quase 99% na doença em estágio 1 da *American Joint Committee*

on Cancer (AJCC). O prognóstico é ruim no caso de doença metastática (sobrevida > 5 anos < 20%), mas alguns pacientes podem viver com doença estável ou lentamente progressiva durante anos.

Testes de acompanhamento e monitoramento
- CT (ou PET-CT) deve ser realizada dentro de 3 meses da cirurgia em paciente tratado com inibidores da tirosina quinase. Caso se identifique uma resposta, é prudente repetir a CT em intervalos de 6–12 meses.

Seção 7: Leitura Sugerida
Blanke CD, Demetri GD, von Mehren M, *et al.* Long-term results from a randomized phase II trial of standard versus higher dose imatinib mesylate for patients with unresectable or metastatic gastrointestinal tumors expressing KIT. J Clin Oncol 2008;26:620–5

DeMatteo RP, Lewis JJ, Leung D, Mudan SS, Woodruff JM, Brennan MF. Two hundred gastrointestinal stromal tumors: recurrence patterns and prognostic factors for survival. Ann Surg 2000;231:51–8

Demetri GD, von Mehren M, Blanke CD, *et al.* Efficacy and safety of imatinib mesylate in advanced gastrointestinal stromal tumors. N Engl J Med 2002;347:472–80

Demetri GD, van Oosterom AT, Garrett CR, *et al.* Efficacy and safety of sunitinib in patients with advanced gastrointestinal stromal tumor after failure of imatinib: a randomized controlled trial. Lancet 2006;368:1329–38

Emile JF, Théou N, Tabone S, *et al.* Clinicopathologic, phenotypic, and genotypic characteristics of gastrointestinal mesenchymal tumors. Clin Gastroenterol Hepatol 2004;2:597–605

Joensuu H, Eriksson M, Sundby Hall K, *et al.* One vs three years of adjuvant imatinib for operable gastrointestinal stromal tumor: a randomized trial. J Am Med Assoc 2012;307:1265–72

Joensuu H, Vehtari A, Riihimäki J, *et al.* Risk of recurrence of gastrointestinal stromal tumors after surgery: an analysis of pooled population based cohorts. Lancet Oncol 2012;13:265–74

Tran T, Davila JA, El-Serag HB. The epidemiology of malignant gastrointestinal stromal tumors: an analysis of 1,458 cases from 1992 to 2000. Am J Gastroenterol 2005;100:162–8

Websites sugeridos
National Comprehensive Cancer Network. www.nccn.org
http://www.cancer.org/cancer/gastrointestinalstromaltumorgist/detailedguide/index

Seção 8: Diretrizes
Diretrizes de sociedades nacionais

Título da diretriz	Fonte da diretriz	Data
Soft Tissue Sarcoma	Suggestive algorithm for staging GIST into low-intermediate-high risk for recurrence National Comprehensive Cancer Network. Advocates aggressive use of imatinib, for longer periods	2012 (http://www.nccn.org/professionals/physician_gls/f_guidelines.asp)

Diretrizes de sociedades internacionais

Título da diretriz	Fonte da diretriz	Data
Gastrointestinal stromal tumores: ESMO Clinical Practice Guidelines for diagnosis, treatment and follow-up	European Society for Medical Oncology	2012 (http://annonc.oxfordjournals.org/content/23/suppl_7/vii49.full)

Seção 9: Evidência
Veja as Diretrizes listadas na Seção 8.

Seção 10: Imagens
Não é aplicável para este tópico.

CAPÍTULO 28

Tumores Neuroendócrinos

Richard R. P. Warner
Center for Carcinoid and Neuroendocrine Tumors, Dr. Henry D. Janowitz Division of Gastroenterology, Icahn School of Medicine at Mount Sinai, New York, NY, USA

PONTOS PRINCIPAIS
- Tumores neuroendócrinos são um espectro de neoplasias geralmente de crescimento lento que surgem sobretudo no trato gastrointestinal, pâncreas e pulmão.
- Eles se originam do sistema celular neuroendócrino difuso e podem produzir aminos e peptídeos biologicamente ativos que, quando em excesso, podem causar uma variedade de síndromes clínicas.
- Todos têm potencial maligno.
- O diagnóstico em geral é retardado, e as metástases frequentemente estão presentes no momento em que é estabelecido o diagnóstico correto.
- Atualmente a excisão cirúrgica completa é a única cura.
- Significativa paliação e possível benefício à sobrevida são obtidos por meio de tratamento com análogos da somatostatina, uma variedade cada vez mais ampla de agentes quimioterápicos, e com radiação interna por meio de radioêmbolos injetados ou radioterapia com receptor peptídico.

Seção I: Histórico

Definição de doença
- Os tumores neuroendócrinos (NETs) são raros, geralmente malignos, porém neoplasias endócrinas de crescimento lento que geralmente surgem no intestino, pâncreas ou pulmão. Podem produzir aminas e peptídeos biologicamente ativos que, quando em excesso, podem causar uma variedade de síndromes endócrinas.

Classificação de doença
- Carcinoides, que compreendem 75% de todos os NETs, são classificados pela origem embriológica do local em que o tumor surge: intestinos anterior, médio e posterior. Todos os outros NETs são classificados como neoplasias com proeminente diferenciação neuroendócrina, ou como tumores das ilhotas pancreáticas.

Incidência/prevalência
- Descobriu-se que a incidência anual de todos os NETs, quando determinada a partir dos dados do projeto *Surveillance, Epidemiology, and End Results* (SEER), em 2004, era 5,25 por 100.000 na população americana. Isto indicou uma triplicação nos últimos 30 anos. A prevalência, nos Estados Unidos, é estimada em 104.000.
- Os NETs compreendem 2% de todos os tumores malignos do sistema gastroenteropancreático. Aproximadamente 25% destes surgem no pâncreas, mas compreendem apenas 1–2% de todas as neoplasias pancreáticas. Os restantes 75% de todos os NETs são designados carcinoides.
- Aproximadamente 28% de todos os carcinoides surgem no pulmão.

Impacto econômico
- O impacto econômico nunca foi calculado com precisão, mas considerando a cronicidade do espectro desse tumor e o diagnóstico frequentemente retardado, ou muitas vezes errôneo, a frequente necessidade de cirurgia e o resultado quase sempre fatal, é razoável prever um grande impacto econômico.

Etiologia
- As causas desses tumores são desconhecidas, exceto em uma minoria muito inexpressiva de casos (menos de 4%) em que uma causa genética foi demonstrada.

Patologia/patogênese
- Os NETs podem ser endocrinologicamente funcionais ou não funcionais. Podem exibir sintomas de uma ou ambas as características. Os sintomas podem estar relacionados com o local anatômico de origem do tumor ou com a localização de metástases distantes. Os tumores do intestino anterior surgem em estruturas acima do diafragma, mas também do estômago e duodeno proximal. Os tumores do intestino médio surgem no duodeno distal e intestino delgado, descendo até o cólon transverso. Os tumores de intestino posterior surgem no cólon mais distal, incluindo o reto.
- As funções endócrinas do tumor apresentam sintomas dependentes do hormônio produzido. (A síndrome carcinoide se deve à serotonina, prostaglandina, bradicinina e muitos outros produtos peptídeos vasoativos). A síndrome de Zollinger–Ellison se deve à gastrina produzida pelo gastrinoma de origem pancreática ou estrutura adjacente. Hipoglicemia é produzida por insulina excessiva proveniente de insulinomas do pâncreas. Muitas outras síndromes raras resultam de NETs endócrinos funcionais que surgem geralmente no pâncreas, mas infrequentemente no pulmão ou timo e quase nunca no intestino posterior (veja tabela: Síndromes de tumor neuroendócrino).
- Menos de 20% de todos os carcinoides causam a síndrome carcinoide. Metástases hepáticas geralmente são necessárias para que suficiente hormônio não metabolizado cause a síndrome. No entanto, carcinoides funcionais drenando no sistema caval e não no sistema portal, ocasionalmente, podem causar síndromes carcinoides em metástases hepáticas. A maioria dos pacientes com síndrome carcinoide tem carcinoides no intestino médio com metástases, porém menos de 40% dos carcinoides do intestino médio resultam em síndrome carcinoide. Aproximadamente metade dos NETs pancreáticos causa síndromes endócrinas.
- Os pacientes com síndrome carcinoide quase invariavelmente mostram elevação no ácido 5-hidroxi-indolacético (5HIAA) urinário de 24 horas e/ou serotonina sérica geralmente acompanhada por níveis elevados de cromogranina A no sangue. Em ordem decrescente de frequência, os principais sintomas de síndrome carcinoide são: rubor facial (principalmente seco), diarreia (geralmente secretória e não sanguinolenta), sibilos decorrentes de broncospasmo, telangiectasia venosa na face, insuficiência cardíaca congestiva (geralmente do lado direito) e hepatomegalia (decorrente de metástases) (veja tabela: Manifestações clínicas da síndrome carcinoide).
- Muitas das características da síndrome carcinoide são causadas por excessiva serotonina circulante produzida pelos tumores. 5-HIAA na urina é o metabólito da serotonina. A serotonina também leva à estimulação de fibroblasto, resultando em fibrose, e também em lesões da valva cardíaca. A motilidade intestinal aumentada, com tempo de trânsito reduzido da diarreia secretória, também resulta principalmente dos efeitos de serotonina. Triptofano é o precursor a partir do qual se forma a serotonina, mas também é o substrato normal para a produção de niacina. Em tumores carcinoides de metabolização muito pesada, a deficiência de triptofano pode levar à deficiência de niacina, causando pelagra.
- Produtos do tumor, como prostaglandina, taquicininas e bradicinina, supostamente causam os episódios de rubor da síndrome.

Síndromes de tumor neuroendócrino

Tumor	Síndrome	Hormônio	Características clínicas	Local	% de malignos	Tratamento padrão*
Carcinoide	Síndrome carcinoide	Serotonina, bradicinina, taquicininas, prostaglandina e outros	Rubor facial, diarreia, broncospasmo, insuficiência cardíaca direita, hipotensão	Trato GI, pulmão, pâncreas, ovário	12,9 geral, > 25 carcinoides do intestino médio	Cirurgia, octreotida, quimioterapia, radioterapia interna
Insulinoma	Insulinoma	Insulina, proinsulina, peptídeo C	Hipoglicemia, ganho de peso	Pâncreas	10	Cirurgia, dieta, dextrose IV, quimioterapia, diazóxido
Gastrinoma	Síndrome de Zolinger–Ellison	Gastrina	Úlcera péptica grave, hipersecreção gástrica, diarreia	70% duodeno, 25% pâncreas	60–90	Inibidores da bomba de prótons (PPI), (cirurgia, octreotida
VIPoma	Síndrome de Verner-Morrison, cólera pancreática, síndrome da diarreia aquosa, hipocalemia, acloridria (WDHA)	Peptídeo intestinal vasoativo (VIP)	Diarreia, hipocalemia, acloridria, rubor, perda de peso	90% pâncreas	> 50	Fluidos IV, K+, cirurgia, octreotida, quimioterapia
Glucagonoma	Síndrome de glucagonoma	Glucagon	Diabetes, erupção cutânea, DVT, depressão	Pâncreas	> 50	Cirurgia, dieta, insulina, octreotida, anticoagulante, quimioterapia
Somatostatinoma	Síndrome de somatostatinoma	Somatostatina	Diabetes, cálculos biliares, perda de peso, esteatorreia	56% pâncreas, 44% intestino superior	70–80	Cirurgia, insulina, enzimas digestivas pancreáticas
Tumores extremamente raros						
ACTHoma	Síndrome de Cushing ectópica	Hormônio adrenocorticotrófico (ACTH)	Hipertensão, diabetes, fraqueza	Pâncreas, pulmão, timo	> 99	Cirurgia, quimioterapia, octreotida
PTHrPoma	Hiperparatireoidismo	Peptídeo relacionado com o hormônio paratireóideo	Hipercalcemia, nefrolitíase	Pâncreas, pulmão, timo	> 99	Cirurgia, quimioterapia
GRFoma	Acromegalia	Fator liberador do hormônio do crescimento	Acromegalia	Pâncreas, pulmão, timo	> 30	Cirurgia, quimioterapia, octreotida
Outros						
Feocromocitoma	Síndrome do feocromocitoma	Vasopressores, catecolaminas	Hipertensão, rubor, papitações, cefaleias, diaforese	Suprarrenal, gânglios simpáticos		Fármacos anti-hipertensão, cirurgia, quimioterapia, ^{131}L MIBG (metaiodobenzilguanidina Iodo-131)

*Citorredução para todas as síndromes de tumor, quando as metástases não são totalmente ressecáveis. Reproduzida do Cap. 25, International Oncology, ed: Geschwind & Soulen 2008, com permissão da Cambridge University Press.

Manifestações clínicas de síndrome carcinoide

Maiores	Menores
• Rubor • Diarreia • Pelagra • Telangiectasia venosa • Broncospasmo • Manifestações cardíacas • Hepatomegalia	• Úlcera péptica • Hipoalbuminemia • Consunção muscular, artralgias • Miopatia, fibrose • Edema muscular • Hiperglicemia

Características especiais de carcinoide originário de localizações específicas

- **Pulmão:** capaz de produzir não apenas a síndrome carcinoide, mas também a síndrome de Cushing por causa da elaboração do hormônio adrenocorticotrófico (ACTH), sendo capaz também de produzir muitas das outras síndromes de hormônio peptídico.
- **Timo:** nunca produz síndrome de serotonina ou carcinoide, mas pode causar síndrome de Cushing em razão da produção de ACTH.
- **Estômago:** existem três tipos separados de carcinoide gástrico. Eles diferem muito em frequência, grau de malignidade e no tratamento.
  - Carcinoide gástrico tipo I compreende 70–80% desses tumores estomacais e é causado por hiperplasia de célula endócrina gástrica que resulta de hipergastrinemia em razão da acloridria associada que acompanha a gastrite atrófica. Menos de 5% desses múltiplos tumores de crescimento muito lento eventualmente mostram disseminação.
  - Carcinoide gástrico tipo II ocorre em 5% desse grupo e também está associado à hipergastrinemia que acompanha a síndrome de Zollinger–Ellison. A atrofia da mucosa gástrica não está presente, e o tipo II geralmente acompanha a síndrome de neoplasia endócrina múltipla (MEN)1. Esses tumores acarretam um nível moderado de malignidade.
  - Carcinoide gástrico tipo III é esporádico, geralmente uma lesão solitária, geralmente ulcerada e que se apresenta com sangramento, e algumas vezes muito grande quando descoberta pela primeira vez. Este tipo de carcinoide gástrico é bastante maligno em que 50% desenvolvem metástases. Não está associada à hipergastrinemia.
- **NETs duodenais (carcinoides):** esses tumores são todos similares histologicamente, em geral requerem que a coloração especial seja corretamente diagnosticada. Eles são de cinco tipos: gastrinoma 25%, somatoestatinoma 15%, NET não funcionais, carcinomas neuroendócrinos ampulares mal diferenciados e para gangliomas gangliocíticos. Os dois últimos são particularmente raros. Geralmente todos são encontrados por endoscopia realizada para sangramento gastrointestinal (GI) ou desconforto episódico.
- **Carcinoides de intestino delgado:** esses tumores quase sempre são múltiplos (25%). Geralmente crescem muito lentamente e com muita frequência são omitidos ou confundidos com outras condições, levando a uma longa demora no diagnóstico. Algumas vezes, estes são descobertos acidentalmente à cirurgia para outras condições ou por testes de imagens. Muitas vezes, exibem um aumento mensurável nos marcadores químicos usuais do carcinoide. Tumores com mais de 2 cm de diâmetro estão em risco maior de disseminação e requerem cirurgia mais agressiva similar à do adenocarcinoma.
- **Carcinoides apendiculares:** geralmente pequenos e encontrados por coincidência à cirurgia de apendicite aguda. Se tiverem menos de 2 cm, não mostrando invasão linfovascular, e nem se estendendo através da muscular própria, a apendectomia simples é um tratamento adequado. Caso contrário é necessária hemicolectomia direta.

- **Locais raros para carcinoide primário:** ovários, testículos, rim, pâncreas, trato biliar, mama, esôfago, próstata e laringe.

Fatores preditivos/de risco
- O local primário mais comum em caucasianos é o pulmão. Quase tão frequente quanto o local primário é o intestino delgado; em afro-americanos, asiáticos e índios americanos o local primário mais comum é o reto.
- A taxa de sobrevida geral em 5 anos relaciona-se com o local de origem e com o estágio do carcinoide. No apêndice 98%; no tipo 1 ou 2 gástrico 81%; no reto 87%; no intestino delgado 60%; no cólon 62%.
- O estágio do tumor é um determinante da duração da sobrevida. Os pacientes com tumores NETS G1 sobrevivem por um tempo duas vezes maior do que aqueles com tumores G2. Grau é a expressão do nível de diferenciação do tumor. Os pacientes com tumores de graus intermediário e mais baixo (G1-2) sobrevivem muito mais tempo do que aqueles com tumores de alto grau (G3-4).

Seção 2: Prevenção
- Nenhuma intervenção demonstrou que previne o desenvolvimento de carcinoides/NETS.

Triagem
- No momento, o único método de triagem viável é a conscientização dos carcinoides/NETS e, portanto, a inclusão, nos diagnósticos diferenciais, da ampla variedade de sintomas que essas neoplasias podem causar, mas que geralmente são atribuídos a condições mais comuns. "Se não houver suspeita, não se poderá detectá-lo."

Prevenção secundária
- A recorrência dos NETS é prevenida apenas pela ressecção completa do tumor primário e dos focos de disseminação.

Seção 3: Diagnóstico (Algoritmo 28.1)

> **PONTOS PRINCIPAIS/PÉROLAS CLÍNICAS**
> - A suspeita de tumores funcionais deve ser levantada pela história de características recorrentes de suas síndromes endócrinas (rubor, diarreia crônica, hipoglicemia, grave ulceração gastroduodenal, asma atípica etc.) ou em tumores não funcionais por dor abdominal recorrente, obstrução intestinal, sangramento GI, massa abdominal ou pulmonar inexplicável, tosse crônica, hemoptise ou pneumonia recorrente.
> - O exame pode mostrar somente achados normais ou sensibilidade abdominal, rubor facial seco, telangiectasia, sons intestinais aumentados, sensibilidade abdominal, massa palpável, sibilos, fígado aumentado de tamanho e sopro cardíaco. Os achados podem ser altamente variáveis, dependendo do tipo, localização e estado de funcionamento do NET.
> - O diagnóstico final é comprovado por biópsia. A *core* biópsia é preferível à aspiração com agulha, mas os "marcadores" químicos de sangue e urina são muito úteis na confirmação do diagnóstico: 5-HIAA na urina de 24 horas e serotonina, cromogranina A, gastrina, insulina, VIP, glucagon e pancreastatina sanguíneos. Geralmente, até os tumores não funcionais causarão aumento da cromogranina A no sangue. A cintilografia do receptor de somatostatina (SSRS – OctreoScan®) é positiva em mais de 80% dos NETS (exceto no caso de insulinoma).

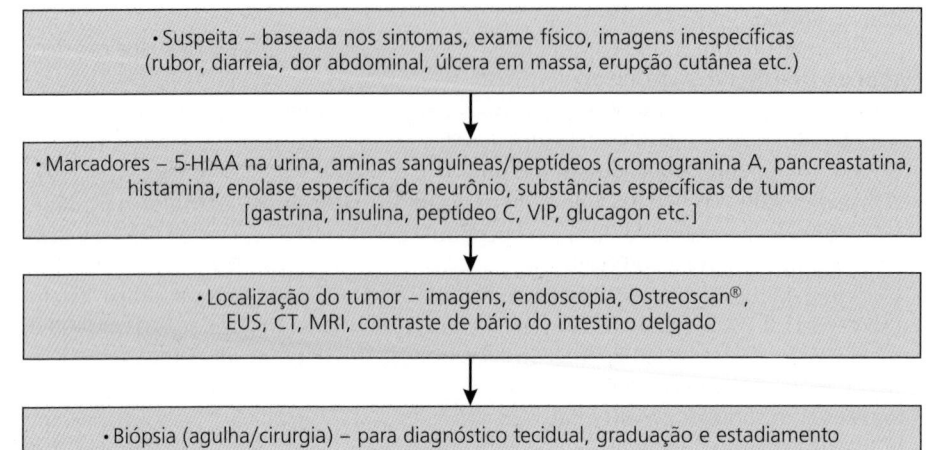

Algoritmo 28.1 Diagnóstico de carcinoide/NETs

- Suspeita – baseada nos sintomas, exame físico, imagens inespecíficas (rubor, diarreia, dor abdominal, úlcera em massa, erupção cutânea etc.)

↓

- Marcadores – 5-HIAA na urina, aminas sanguíneas/peptídeos (cromogranina A, pancreastatina, histamina, enolase específica de neurônio, substâncias específicas de tumor [gastrina, insulina, peptídeo C, VIP, glucagon etc.]

↓

- Localização do tumor – imagens, endoscopia, Ostreoscan®, EUS, CT, MRI, contraste de bário do intestino delgado

↓

- Biópsia (agulha/cirurgia) – para diagnóstico tecidual, graduação e estadiamento

Diagnóstico diferencial

- Em vista da ampla variedade de localizações e síndromes endócrinas que estes tumores podem produzir, o diagnóstico diferencial varia muito dependendo desses fatores.

Diagnóstico diferencial	Características
Síndrome do intestino irritável (IBS)	Ainda que, muitas vezes, sejam silenciosos durante anos, os carcinoides do intestino delgado podem eventualmente causar alterações intermitentes nos hábitos intestinais com piora gradual dos episódios de dor. Na ausência de completa avaliação, esses pacientes geralmente são tratados como IBS durante anos antes de uma obstrução intestinal aguda mais grave, sangramento ou sintomas de síndrome do carcinoide incentivam a intervenção e consequentemente a descoberta do diagnóstico correto
Doença intestinal inflamatória (IBD)	Os mesmos sintomas são sentidos algumas vezes por doença de Crohn, e este diagnóstico errôneo pode ser perpetuado por anormalidades inespecíficas visualizada sem estudos com raios X do intestino delgado

Apresentação típica

- A apresentação do carcinoide do trato GI depende da localização, presença de metástases e função endócrina. Os NETS geralmente são silenciosos sendo encontrados fortuitamente. O cenário mais comum para os carcinoides de intestino delgado é a piora intermitente, crônica, da dor abdominal e diarreia episódica. Às vezes, a obstrução intestinal aguda pode ser a primeira apresentação clínica. A massa abdominal causada por metástases ou sangramento GI pode ser a apresentação inicial. Ocasionalmente, a síndrome carcinoide pode ser a característica de apresentação inicial. Muitas vezes, os NETS pancreáticos se apresentam como pequenas massas silenciosas vistas incidentalmente em estudos por imagens ou como uma massa abdominal superior palpável ou com sintomas causados pelo hormônio específico produzido (p. ex., gastrina, insulina, glucagon, VIP).

Diagnóstico clínico

História

- Esses pacientes geralmente têm forte história familiar de outros tipos de malignidade, e até 25% de pacientes com carcinoides também têm história de câncer metacrônico

(mama, cólon, próstata, pulmão). Os pacientes com sintomas abdominais vagos, crônicos, e história de síndrome do intestino irritável (IBS) sem estudos radiográficos, endoscópicos e laboratoriais para excluir outras doenças devem ser objeto de suspeição. Nos pacientes portadores de doença intestinal irritável (IBD) sem confirmação por biópsia e com má resposta ao tratamento padrão também deverá haver suspeita de carcinoide ou NETS produtores de diarreia relacionados.
- Uma história detalhada cuidadosa de sintomas GI e do tratamento é essencial e deve incluir alteração dos hábitos intestinais, relação de diarreia e dor abdominal ao se alimentar, tempo e caráter das fezes soltas (sintomas após comer; passagem de alimento não digerido; fezes sanguinolentas, flutuantes gordurosas; diarreia noturna).
- O caráter do rubor facial deve ser determinado porque o da síndrome do carcinoide geralmente é seco, rapidamente provocado por álcool ou estímulos adrenérgicos e geralmente envolve somente a porção anterior do pescoço. Em geral é acompanhado de hipotensão, palpitações e dispneia leve.
- Sintomas hipoglicêmicos sugerem consideração do insulinoma, e história de grave doença ulcerosa GI superior recorrente dá suporte à síndrome de Zollinger–Ellison (gastrinoma).

Exame físico
- Rubor, telangiectasia facial (síndrome do carcinoide).
- Erupção cutânea (eritema migratório necrolítico – glucagonoma).
- Telangiectasia (face).
- Massa abdominal.
- Sons intestinalis aumentados.
- Sopro cardíaco sistólico, sinais de insuficiência cardíaca direita.

Material clínico útil adicional
- Em 25% dos casos, os carcinoides do intestino delgado são múltiplos. O rubor da síndrome carcinoide raramente pode ser acompanhado por hipertensão e, então, deve ser diferenciado do feocromocitoma. Os carcinoides funcionais têm drenagem venosa via sistema portal (intestino delgado, cólon, pâncreas), sendo necessárias metástases hepáticas para causar síndrome carcinoide. Carcinoides que surgem de locais que drenam via sistema caval não requerem metástases hepáticas para produzir síndrome carcinoide. Somente uma pequena minoria de todos os carcinoides causa síndrome carcinoide.

Classificação da gravidade da doença
- A graduação dos NETs indica seu nível de agressividade, que se relaciona com seu grau de diferenciação celular e é objetivamente determinada pelo número de mitoses e presença ou ausência de necrose, assim como pelo seu índice de proliferação (Ki-67) no exame microscópico. Os NETS são graduados como de grau baixo (G1), grau intermediário (G2) ou grau alto (G3–4), tendo o grau alto mais de 10 mitoses por 10 campos de alta potência (hpf) e um índice de proliferação de Ki-67 superior a 20%. Os tumores de grau alto têm o pior prognóstico. O grau baixo tem menos de 2 mitoses por 10 hpf, nenhuma necrose e um índice de proliferação de Ki-67 inferior a 5%. Um sistema de estadiamento de NETS só foi proposto recentemente e difere um pouco do sistema padrão aplicado à maioria das malignidades. Ainda não é universalmente aceito ou utilizado.

Diagnóstico laboratorial
- A maioria dos NETs, incluindo os não funcionais, causará algum aumento nos níveis mensuráveis de seus produtos de amina ou peptídeo. Esses biomarcadores podem ser: inespecíficos do tumor (*) ou específicos (†) para cada tipo particular de tumor:

- Carcinoide
  - 5-HIAA em urina de 24 horas†
  - Serotonina†
  - Cromogranina A*
  - Pancreastatina*
- Insulinoma
  - Glicose*
  - Insulina†
  - Pró-insulina†
  - Peptídeo C†
- Gastrinoma
  - Gastrina*
  - Cromogranina A*
  - Ácido clorídrico (HCl) gástrico (aumentado)†
- VIPoma
  - VIP†
- Glucagonoma
  - Glucagon†
  - Zinco (diminuído)*
  - Perfil aminoácido (diminuído)*
- Somatostatinoma
  - Somatostatina†
- PPoma (NET pancreático não funcional)
  - Polipeptídeo pancreático*

Listas de técnicas de imagens
- Raios X de abdome e de tórax (pode mostrar massa ou evidência de obstrução intestinal).
- Séries obstrutivas do abdome.
- Ultrassom do abdome (delineia massas hepáticas ou outras lesões de massa).
- Imagens por ressonância magnética (MRI) com contraste intravenoso (IV).
- Tomografia computadorizada (CT) com contraste IV.
- Endoscopia.
- EUS.
- Cápsula endoscópica sem fio.
- Enteroscopia com duplo balão.
- Estudos com contraste de bário.
- Cintilografia do receptor de somatostatina – SSRS (Octreoscan®). Este teste de imagem é quase mais específico para NETs, porém aproximadamente metade dos insulinomas não é visualizada por esta técnica. A visualização não depende da função endócrina do NET.
- Imagem com gálio-68 – ainda experimental – é mais sensível e provavelmente substituirá Octreoscan® no futuro.
- Tomografia por emissão de pósitron com fluorodesoxiglicose (FDG PET) padrão. Não tão sensível para os NETs usuais de crescimento lento, uma vez que seja para as malignidades comuns, mais agressivas.

Riscos potenciais/erros comuns cometidos referentes ao diagnóstico de doença
- Atualmente mais de 90% dos pacientes NET inicialmente são diagnosticados erroneamente e tratados de uma doença errada.

- Os erros mais comuns de diagnóstico são diagnosticar erroneamente carcinoide do intestino médio como IBS ou IBD.
- O tempo médio para corrigir o diagnóstico é 5–7 anos desde os primeiros sintomas em aproximadamente metade dos casos de carcinoide do intestino médio. O diagnóstico não é feito até que metástases para o fígado estejam presentes neste grupo grande.
- O rubor em mulheres geralmente é atribuído primeiramente à menopausa. Outras etiologias para rubor episódico crônico são VIPoma, carcinoma medular da tireoide, feocromocitoma, neuropatia autonômica diabética, epilepsia, crises de pânico, doença de mastócitos, hipomastia e prolapso da valva mitral, reação a fármacos, alergia e hipogonadismo masculino.

Seção 4: Tratamento (Algoritmo 28.2)
Racional do tratamento
- O objetivo primário do tratamento é a cura. No momento, a ressecção cirúrgica completa do tumor é a única cura.
- Os objetivos secundários de tratamento são a paliação e o prolongamento da sobrevida. No passado, havia pouco a oferecer ao paciente com doença avançada. Portanto, em vista da lenta progressão usual dos tumores, a prática expectante comum de "esperar para ver" foi utilizada. No entanto, atualmente muitos tipos de tratamento estão disponíveis junto com significativos avanços na cirurgia, tornando possível paliação mais eficaz e geralmente prolongamento da sobrevida. Ao contrário de muitas outras malignidades mais agressivas, carcinoide/NETs respondem melhor à terapia multimodalidade sequencial. "Esperar para ver" não é mais apropriado.
- No carcinoide/NET avançado cirurgicamente irressecável, o melhor tratamento geralmente envolve múltiplas modalidades sequenciais, a escolha e o tempo pelo qual é determinado pelo tipo e localização do NET, seu grau/estádio, nível de função endócrina, idade do paciente e presença de comorbidades.
- O tratamento de carcinoide/NETs e síndrome carcinoide pode ser categorizado como: de suporte, cirúrgico ou antiproliferativo (veja tabela: Tratamento de carcinoide/NETs).
- Análogos da somatostatina (octreotida nos Estados Unidos) são a pedra angular do tratamento dos sintomas da síndrome carcinoide, VIPoma e síndrome de Zollinger–Ellison (a última em conjunto com inibidores da bomba de prótons). Além disso, demonstrou-se que os análogos de somatastina, incluindo octreotida e lanreotida, inibem a progressão do crescimento de carcinoides no intestino médio.

Quando hospitalizar
- Desidratação.
- Hipotensão sintomática, arritmia.
- Insuficiência cardíaca progressiva.
- Sangramento GI.
- Obstrução intestinal.
- Desnutrição grave.
- Dor abdominal grave (possivelmente perfuração iminente, colecistite).
- Diabetes não controlado.
- Hipoglicemia não controlada.
- Icterícia progressiva.
- Trombose venosa profunda.
- Para certos protocolos quimioterápicos.
- Para ablação por radiofrequência, artéria hepática (quimio) embolização tratamento.

Tratando o paciente hospitalizado
- Colaboração multidisciplinar deve ser obtida precocemente.
- Monitore sinais vitais frequentemente em pacientes com tumores funcionais.
- Para prevenir a crise carcinoide, administre suplementos periprocedimentais de octreotida regular de liberação imediata em pacientes com síndrome carcinoide submetidos a qualquer procedimento doloroso ou invasivo.

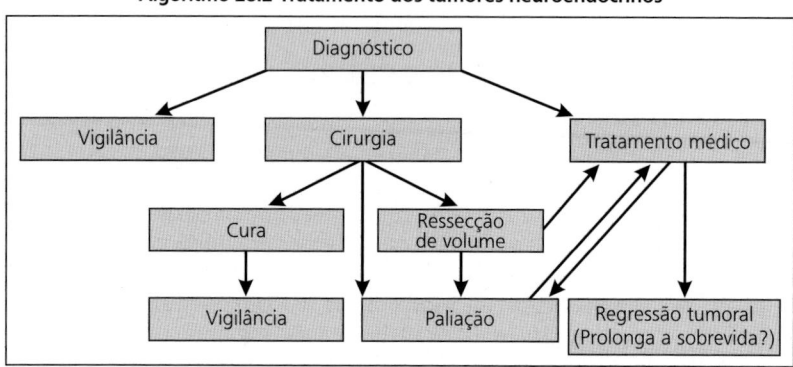

Algoritmo 28.2 Tratamento dos tumores neuroendócrinos

```
                        Diagnóstico
              ↙              ↓              ↘
      Vigilância         Cirurgia         Tratamento médico
                      ↙    ↓    ↘         ↗  ↗
                   Cura  Ressecção      
                         de volume
                    ↓        ↓              ↓
              Vigilância  Paliação    Regressão tumoral
                                      (Prolonga a sobrevida?)
```

Tratamento de carcinoide/NETs

Cirurgia	Suporte médico	Antiproliferativo
Biópsia	Antidiarreico	Bioterapia
Ressecção para cura	Análogos de somatostatina	Octreotida
Ressecção de volume	Fármacos tradicionais	Lanreotida
Paliação	Colestiramina	Radioterapia
Ablação por radiofrequência (RFA)	Extratopancreático	Feixe externo
	Cipro-heptadina	^{131}L MIBG
Embolização arterial	Opiáceos	^{90}Y octreotida
Quimioembolização arterial transcateter (TACE)	Suplementos nutricionais	^{177}Lu octreotato
Substituição de valva cardíaca	Proteína	^{90}Y microsferas
Stents	Niacina	Quimioterapia citotóxica
Transplante	Óleo MCT (triglicérides de cadeia média)	À base de platina
		Etoposida
	Hematínicos	5 FU
	Eletrólitos	Estreptozocina
	Bloqueadores H_1 e H_2	Temozolamida
		Etc.
		Novos fármacos direcionados a moléculas
		Inibidores mTOR
		Inibidores de multitirosina quinase
		Agentes antiangiogênese

Tabela de tratamento de carcinoide/NETs
- Para tratamento de carcinoide/NETs, veja tabelas: Síndromes de tumor, neuroendócrino e Tratamento de carcinoide/NETs).

Complicações de carcinoide/NETs
- Sangramento GI decorrente de varizes, úlcera, erosão do tumor, coagulopatia.
- Febre com ou sem dor por causa de necrose tumoral.
- Icterícia resultante de obstrução biliar por cálculos (uma complicação de terapia crônica com octreotida), outros efeitos colaterais da medicação.
- Crise carcinoide: este evento potencialmente fatal requer tratamentos imediatos com oxigênio (O_2), fluidos IV, octreotidaIV 200–500 mg e corticosteroides (veja tabela: Tipos de octreotida).

Tipos de octreotida

Fármacos	Efeitos adversos
Octreotida de liberação imediata 100–600 mg SC, a cada 6–8 horas e *bolus* IV para crise carcinoide seguida por infusão IV contínua 100–500 µg/hora	Cãibras, esteatorreia, náusea, bradicardia, arritmias, cálculos biliares, hiper ou hipoglicemia, dor nos locais de injeção e formação de granuloma (LAR)
Depot repetível de longa ação (LAR) 10–60 mg profunda intramuscular (IM) no músculo glúteo a cada 28 dias	

Prevenção/tratamento das complicações
- Crise carcinoide (perturbação abrupta, grave, da pressão sanguínea, geralmente hipotensão e choque, rubor, dispneia, alterações mentais, broncospasmo, taquicardia, febre, diarreia) geralmente precipitada por anestesia, cirurgia ou estímulos adrenérgicos. É prevenida melhor por injeção profilática SC de octreotida dentro de 1 hora do procedimento. A crise carcinoide pode ocorrer mesmo em pacientes com carcinoide que não têm sintomas manifestos de síndrome carcinoide, caso apresentem níveis aumentados de marcadores. Devem-se administrar aos pacientes com síndrome carcinoide conhecida octreotida IV contínua pré-procedimento e periprocedimento, fluidos IV e corticosteroides IV pelo menos 1 vez.
- A necrose tumoral (espontânea ou secundária ao tratamento) pode produzir crise carcinoide, dor, febre e raramente hemorragia intraluminal, formação de abscesso. Antibióticos (pré e pós-operatórios), octreotida suplementar e cirurgia devem ser usados, se necessários. Febre tumoral pode ocorrer cronicamente.
- Complicações de fibrose associada ao tumor: obstrução intestinal, uropatia obstrutiva, intestino isquêmico com infarto agudo ou angina abdominal crônica. Estas são tratadas melhor com cirurgia apropriada, conforme necessário em cada caso.

> **PÉROLAS CLÍNICAS**
> - Os fármacos inibidores seletivos da recaptação de serotonina (SSRI) têm potencial para precipitar síndrome carcinoide com rubor e diarreia que ocorrem no caso obscuro não diagnosticado não tratado.
> - Geralmente apenas um ou dois sintomas de síndrome carcinoide estão presentes em um dado caso de carcinoide e este, portanto, deve ser incluído no diagnóstico diferencial de todos os pacientes com quaisquer desses sintomas ou com IBD, IBS não confirmadas, ou obstrução intestinal recorrente.

Seção 5: Populações especiais
- Carcinoide/NETs podem ocorrer em todos os grupos etários desde recém-nascido até a idade muito avançada, mas a maior frequência tanto em homens como em mulheres ocorre no início de seus sessenta anos e quase igualmente em ambos os sexos. Os locais mais comuns de tumor primário em caucasianos são o trato GI e o pulmão, e o reto em afro-americanos. Octreotida não é aprovado para uso em mulheres grávidas ou crianças.

Seção 6: Prognóstico

> **PONTOS PRINCIPAIS/PÉROLAS CLÍNICAS**
> - O prognóstico depende de muitos fatores: grau, tamanho do tumor primário ao diagnóstico, presença e local de metástase, idade do paciente.
> - A faixa de duração da sobrevida varia amplamente, mas incluindo o atraso, geralmente longo, do diagnóstico, a sobrevida geral desde os primeiros sintomas é, em média, maior do que uma década em pacientes não tratados.
> - Recentes observações sugerem que o tratamento com um análogo da somatostatina (até em pacientes sem a síndrome) prolonga a sobrevida.
> - Os pacientes tratados de síndrome endócrina parecem agora viver tanto quanto os pacientes sem a síndrome, e a maioria dos pacientes de cada grupo morre de outras complicações de metástase hepática ou metástase de NET disseminada.
> - Os pacientes com síndrome carcinoide não tratados morrem, com mais frequência, de causas cardíacas.
> - Testes de acompanhamento e monitoramento: a progressão da doença geralmente acompanhada por imagens periódicas (MRI, CT) e por marcadores químicos. Cromogranina A ou pancreastatina superior a 1.000 pg/mL depois que o tratamento indicar um prognóstico especialmente pobre.

Seção 7: Leitura Sugerida

Metz DC, Jensen RT. Gastrointestinal neuroendocrine tumors: pancreatic endocrine tumors. Gastroenterology 2008;135:1469–92

Modlin IM, Oberg K, (eds.). A Century of Advances in Neuroendocrine Tumor Biology and Treatment. Felsenstein CCCP, 2007.

Modlin IM, Oberg K, Chung DC, et al. Gastroenteropancreatic neuroendocrine tumors. Lancet Oncol 2008;9:61–72

Nilsson O, Arvidsson Y, Johanson V, et al. New medical strategies for midgut carcinoids. Anticancer Agents Med Chem 2010;10:250–69

North American Neuroendocrine Tumor Society. Consensus guidelines for the diagnosis and management of neuroendocrine tumors (9 articles, 42 authors). Pancreas 2010;39:705–800

Raut CP, Kulke MH. Targeted therapy in advanced well-differentiated neuroendocrine tumors. Oncologist 2011;16:286–95

Toumpanakis CG, Caplin ME. Molecular genetics of gastroenteropancreatic neuroendocrine tumors. Am J Gastroenterol 2008;103:729–32

Turaga KK, Kvols LK. Recent progress in the understanding, diagnosis, and treatment of gastroenteropancreatic neuroendocrine tumors. CA Cancer J Clin 2011;61:113–32

Vinik AL, Anthony L, Boudreaux JP, et al. Neuroendocrine tumors: a critical appraisal of management strategies. Pancreas 2010;39:801–18

Vinik AL, Silva MP, Woltering G, et al. Biochemical testing for neuroendocrine tumors. Pancreas 2009;38:876–89

Warner RRP, Kim MK. Carcinoid and related neuroendocrine tumors. In Geschwind JH, Soulen MC (eds) Interventional Oncology: Principles and Practice. Cambridge University Press 2008;290–300

Yao JC, Hassan M, Phan A, et al. One hundred years after "carcinoid": epidemiology of and prognostic factors for neuroendocrine tumors in 35,825 cases in the United States. J Clin Oncol 2008;26:3063–72

Seção 8: Diretrizes

Título da diretriz	Fonte da diretriz	Data
NANETS consensus guidelines	North American Neuroendocrine Tumor Society	2010 (Pancreas 2010;39:705-800)
Consensus guidelines for the management of metastatic neuroendocrine tumors	European Neuroendocrine Tumor Society	2010 (Neuroendocrinology 2010;91:324-25)
Consensus guidelines for the standard of care for patients with digestive neuroendocrine tumors	European Neuroendocrine Tumor Society	2009 (Neuroendocrinology 2009;90:159-324)

Seção 9: Evidência
Veja Diretrizes listadas na Seção 8.

Seção 10: Imagens
Não é aplicável para este tópico.

Material adicional para este capítulo pode ser encontrado on-line em:
www.mountsinaiexpertguides.com
A senha de acesso é a palavra Dysphagia.
Inclui um estudo de caso com perguntas de múltipla escolha, orientações para os pacientes e os códigos da ICD.

CAPÍTULO 29

Pancreatite (Aguda, Crônica, Autoimune)

Jeffrey R. Lewis[1] e Yuki Young[2]
[1]Division of Digestive Diseases, David Geffen School of Medicine at UCLA, Los Angeles, CA, USA
[2]Dr. Henry D. Janowitz Division of Gastroenterology, Icahn School of Medicine at Mount Sinai, New York, NY, USA

PONTOS PRINCIPAIS
- A pancreatite aguda com mais frequência é causada por doença calculosa biliar ou consumo de álcool e permanece como um diagnóstico clínico (tradicionalmente, dor epigástrica que se irradia para as costas com náusea e vômito) apoiada pela evidência bioquímica de lesão pancreática (geralmente níveis de amilase e/ou lipase > 3 vezes o limite superior do normal).
- O tratamento da pancreatite leve requer analgesia e administração de fluido intravenoso (colangiopancreatografia retrógrada endoscópica com extração de cálculos biliares e esfincterotomia/colecistectomia em casos de pancreatite por cálculo biliar) enquanto a pancreatite grave (com evidência de disfunção de órgão terminal) requer monitoramento em unidade de cuidados intensivos (ICU).
- Imagens avançadas (além de um ultrassom para excluir doença calculosa biliar) não são necessárias para diagnosticar pancreatite aguda, mas podem ser úteis para excluir outras etiologias de dor abdominal ou 48–72 horas após a apresentação para diagnosticar pancreatite necrosante.
- A pancreatite crônica mais comumente é causada pelo consumo crônico de álcool e é caracterizada por dor crônica, assim como insuficiências endócrina e exócrina.
- O tratamento de pancreatite crônica inclui analgesia, suplementação de enzima pancreática para prevenir a desnutrição e o controle de hiperglicemia.
- A pancreatite autoimune está associada à presença de anticorpos para imunoglobulina G4 (IgG4), tem uma histologia única e responde ao tratamento com glicocorticoides.

Seção I: Histórico

Definição da doença
- A pancreatite aguda é um distúrbio inflamatório do pâncreas, caracterizado clinicamente por dor abdominal aguda (tradicionalmente irradiando-se para as costas) e geralmente associada à náusea e vômito. Tipicamente, o quadro clínico é apoiado pela hiperamilasemia e/ou hiperlipasemia > 3 vezes o limite superior do normal. Estudos por imagem revelam estrias inflamatórias em torno do pâncreas e também podem mostrar áreas de necrose ou acúmulos de fluido em casos graves. Histologicamente, o pâncreas contém um denso infiltrado neutrofílico.
- A pancreatite crônica é o resultado de lesão pancreática progressiva após episódios repetidos de pancreatite aguda ou outra lesão pancreática que resulta em dor, assim como insuficiências endócrina e exócrina. Enzimas pancreáticas podem ser normais nesse quadro, e estudos por imagens geralmente revelam calcificações pancreáticas. Histologicamente, a pancreatite crônica é caracterizada por um infiltrado celular mononuclear e fibrose.

- A pancreatite autoimune é uma causa rara de lesão pancreática que é distinguida de outras causas de pancreatite aguda por meio de um infiltrado pancreático linfoplasmacítico e/ou células IgG4 positiva. Uma massa pancreática pode ser encontrada em estudos por imagens, e pacientes podem ser afetados por distúrbios autoimunes concomitantes (p. ex. síndrome de Sjogren, lúpus eritematoso sistêmico, ou SLE).

Classificação da doença
- A pancreatite aguda geralmente é considerada leve ou grave. A doença grave pode ser definida usando vários sistemas de pontuação (p. ex., critérios de Ranson, de Atlanta e APACHE II), mas pode ser caracterizada clinicamente pela evidência de disfunção de órgão terminal (p. ex.,insuficiência renal, síndrome do desconforto respiratório agudo) e morfologicamente/histologicamente por necrose pancreática.
- As pancreatites crônica e autoimune ainda não foram classificadas.

Incidência/prevalência
- A incidência anual de pancreatite aguda varia de 5–80 por 100.000 (NIH State of the Science Conference on ERCP for Diagnosis and Therapy, 2002).
- A incidência anual de pancreatite crônica varia de 3–10 por 100.000.
- A epidemiologia de pancreatite autoimune é baseada em dados japoneses, com taxas de prevalência de 0,82 por 100.000. Estima-se que a pancreatite autoimune responda por 5–6% de todos os casos de pancreatite crônica (Gastroenterology Clinics of North America, 2007, Autoimmune Pancreatitis).

Etiologia
- As causas mais comuns de pancreatite aguda são os cálculos biliares e o uso de álcool.
- Outras causas de pancreatite aguda são hipertrigliceridemia, hipercalcemia, medicações (p. ex., didanosina, azatioprina, sulfassalazina e prednisona), trauma, vasculite e canulação do ducto pancreático durante colangiopancreatografia retrógrada endoscópica (ERCP).
- A pancreatite crônica geralmente segue-se após vários episódios de pancreatite aguda, mas ocasionalmente ocorre após episódios subclínicos.
- O uso de álcool é a causa mais comum da pancreatite crônica. A obstrução crônica do ducto pancreático (por causa de tumores ou estriturias benignas), pancreatite hereditária, distúrbios autoimunes (p. ex., SLE), pancreatite tropical e fibrose cística são outras causas de pancreatite crônica.
- A etiologia de pancreatite autoimune é desconhecida.

Patologia/patogênese
- Na pancreatite aguda, a lesão incitante (com mais frequência álcool ou obstrução mediada por cálculos biliares ao nível da ampola de Vater) resulta na ativação de tripsina intra-acinar que ativa outras enzimas pancreáticas. Essas enzimas danificam diretamente a microcirculação pancreática, produzindo isquemia e edema pancreáticos. A migração de leucócitos para o pâncreas é seguida pela liberação de mediadores inflamatórios (p. ex., fator de necrose tumoral α– TNF-α) que causam lesão pancreática adicional e mediam a necrose. Os mediadores inflamatórios liberados dentro da circulação sistêmica são responsáveis por gerar uma síndrome da resposta inflamatória sistêmica. Histologicamente, um infiltrado neutrofílico predomina dentro do tecido pancreático.
- Várias teorias têm sido oferecidas para explicar a patogênese da pancreatite crônica. Uma teoria sugere que proteínas pancreáticas secretadas com o tempo formem tampões proteináceos (possivelmente modulados por uma proteína, GP-2) que acabam por

obstruir o ducto pancreático, causando estrituras. Outra teoria sugere que isquemia intrapancreática decorrente de hipertensão pancreática resulta em fibrose com o tempo. Finalmente, várias mutações genéticas foram identificadas (*PRSS1* e *SPINK1*) que resultam na superativação de tripsina pancreática que inicia lesão pancreática. Histologicamente, a pancreatite crônica é caracterizada por um infiltrado celular mononuclear em contraste com pancreatite aguda.

Seção 2: Prevenção

> **PONTOS PRINCIPAIS/PÉROLAS CLÍNICAS**
> - Prevenção de fatores de risco reversíveis (p. ex., álcool, medicações ofensoras) pode evitar episódios repetidos de pancreatite aguda.
> - Pancreatite pós-ERCP pode ser prevenida por meio de seleção cuidadosa dos pacientes (evitando ERCP para fins diagnósticos em vez de colangiopancreatografia por ressonância magnética – MRCP ou ultrassom endoscópico – EUS), treinamento endoscópico adequado e colocação de *stent* profilático em ducto pancreático para aqueles em alto risco de pancreatite pós-ERCP (p. ex., mulheres, pancreatite pós-ERCP anterior, injeção de contraste no ducto pancreático, suspeita de disfunção do esfíncter de Oddi e esfincterotomia pré-corte).

Triagem
- Não existem medidas de triagem para pancreatites aguda, crônica ou autoimune.

Prevenção secundária
- Colecistectomia para pancreatite por cálculo biliar, preferivelmente na mesma admissão.

Seção 3: Diagnóstico (Algoritmo 29.1)

> **PONTOS PRINCIPAIS/PÉROLAS CLÍNICAS**
> - Pancreatite aguda
>   - A pancreatite aguda caracteriza-se pelo início agudo de dor epigástrica abdominal que tradicionalmente se irradia para as costas e em geral é acompanhada por náusea e vômito.
>   - O exame físico geralmente revela um paciente desconfortável com sensibilidade epigástrica e, em casos graves, podem estar presentes sinais de Grey-Turner (equimose do flanco) ou de Cullen (equimose periumbilical) que sugerem hemorragia peripancreática e necrose pancreática.
>   - Valores de amilase e lipase sérica > 3 vezes o limite superior do normal são altamente sensíveis e específicos de pancreatite aguda. Testes de função hepática (LFTs) anormais sugerem pancreatite por cálculo biliar.
>   - A ultrassonografia abdominal geralmente é solicitada para excluir doença biliar calculosa como a etiologia do episódio agudo, com a imagem de CT reservada para excluir outra patologia intra-abdominal e, posteriormente, no curso de pancreatite aguda, para excluir necrose e formação de abscesso (Figura 29.1).
> - Pancreatite crônica
>   - Os pacientes experimentam crises recorrentes de dor abdominal superior ou dor contínua, geralmente piora após as refeições. Eles podem relatar fezes soltas, malcheirosas, difíceis de lavar (esteatorreia), diabetes de início recente e perda de peso (desde má absorção ou o desenvolvimento de uma malignidade pancreática).

- O exame físico pode ser normal entre as crises, embora os pacientes possam apresentar dor abdominal superior similar à pancreatite aguda durante as crises. A evidência de doença hepática crônica (p. ex., angiomas araneiformes, eritema palmar, cabeças de medusa) pode estar presente em pacientes com doença hepática crônica concomitante.
- Pode estar faltando evidência bioquímica de extravasamento da enzima pancreática durante as crises.
- Radiografias simples revelam calcificações em 30% dos pacientes, enquanto o ultrassom, CT e MRCP são mais sensíveis e específicos para o diagnóstico de pancreatite crônica (Figura 29.2).
- Pancreatite autoimune
  - Os critérios HISORT podem ser usados para fazer o diagnóstico de pancreatite autoimune (um diagnóstico é alcançado se um ou mais dos seguintes critérios são preenchidos: histologia diagnóstica, imagens características, sorologia [níveis elevados de IgG4], outros envolvimentos de órgão [Sjogren, tireoidite], ou resposta à terapia com glicocorticoide).

Diagnóstico diferencial

Pancreatite aguda

Diagnóstico diferencial	Características
Doença ulcerosa péptica	A dor epigástrica piora com refeições condimentadas ou gordurosas. A dor, a não ser que seja relacionada com a doença ulcerosa perfurada, é muito mais lenta no início, menos intensa, e pode não se irradiar para as costas. Pode haver sensibilidade epigástrica
Doença calculosa biliar (colelitíase, coledocolitíase, colecistite)	História conhecida de cálculos e cólica biliares. Dor associada à doença calculosa biliar geralmente dura 4–6 horas, então cede, enquanto a dor associada à pancreatite aguda tem maior duração. O sinal de Murphy na colecistite aguda. Estudos laboratoriais revelam leucocitose e elevações na fosfatase alcalina, bilirrubina e gamaglutamil transpeptidase – GGTP (anormalidades no LFT geralmente não estão presentes na pancreatite aguda, a não ser que sejam relacionadas com a doença calculosa biliar)
Obstrução do intestino delgado	Obstipação, náusea e vômito são os sintomas de apresentação. A dor geralmente em ondas em oposição à dor persistente na pancreatite aguda. Os raios X abdominais revelam níveis de ar-fluido
Pneumonia	Febre, dispneia e tosse. O exame pulmonar revela sons respiratórios diminuídos, aumento do frêmito e egofonia sobre a zona pulmonar afetada. A radiografia de tórax pode revelar um infiltrado focal
Infarto do miocárdio	História de dor torácica ou dispneia ao esforço. Os fatores de risco cardíaco (diabetes, hipercolesterolemia, hipertensão) estão presentes. Os biomarcadores cardíacos estão elevados, e o eletrocardiograma (EKG) revela alterações isquêmicas
Dissecção de aneurisma aórtico	O início agudo de dor torácica que se irradia para as costas pode ser confundido com pancreatite aguda. Os pacientes geralmente têm fatores de risco cardíaco. A imagem de CT é útil neste caso para excluir patologia não pancreática

Pancreatite crônica

Diagnóstico diferencial	Características
Pancreatite autoimune	Os pacientes apresentam-se com perda de peso. A CT pode revelar uma lesão hipodensa dentro do pâncreas. Nível sérico de IgG4 elevado na pancreatite autoimune

(Continua)

Diagnóstico diferencial	Características
Linfoma	A biópsia de tecido pancreático permite a distinção entre pancreatite autoimune, linfoma e carcinoma pancreático
Tumores neuroendócrinos pancreáticos	Os pacientes podem-se apresentar com sintomas relacionados com a secreção de hormônio (carcinoide → rubor, diarreia, VIPoma diarreia, glucagonoma → hiperglicemia, insulinoma → hipoglicemia. Veja Capítulo 28)

Pancreatite autoimmune

Diagnóstico diferencial	Características
Carcinoma pancreático	Os pacientes apresentam-se com perda de peso. A CT pode revelar uma lesão hipodensa dentro do pâncreas. Nível sérico de IgG4 elevado na pancreatite autoimune
Linfoma	A biópsia de tecido pancreático permite a distinção entre pancreatite autoimune, linfoma e carcinoma pancreático

Apresentação típica

- Classicamente, os pacientes com pancreatite aguda apresentam-se com início subagudo de dor abdominal epigástrica. A dor é intensa e constante, embora possa ser em cólicas, e o episódio for relacionado com cálculo biliar. Embora a dor comece geralmente no epigástrio, a dor pode-se irradiar para o abdome superior e também para as costas. Náusea e vômito frequentemente acompanham a dor.
- Pacientes com pancreatite crônica também experimentam dor epigástrica, que geralmente piora com as refeições. A dor pode durar por algumas horas e depois diminui ou pode ser mais intensa e prolongada, como na pancreatite aguda.
- Os pacientes com pancreatite autoimune podem-se apresentar com dor abdominal similar à da pancreatite aguda. No entanto, aqueles com pancreatite autoimune também podem-se apresentar com icterícia resultante do desenvolvimento de estriuras biliares. Além disso, os pacientes com pancreatite autoimune em geral desenvolvem doença extrapancreática concomitante (p. ex., síndrome de Sjögren, SLE, tireoidite autoimune) com sintomas relacionados que levam o paciente a buscar atenção médica.

Diagnóstico clínico

História

- Uma história de episódios anteriores de pancreatite aguda similares à crise presente é útil para se chegar a um diagnóstico. É importante inquirir sobre a quantidade e momento de ingestão recente de álcool que pode apoiar um diagnóstico de pancreatite aguda relacionada com o álcool. Uma história de doença calculosa biliar anterior (cólica biliar ou coledocolitíase) deve ser averiguada. Uma lista de medicações deve ser obtida com atenção particular àqueles agentes implicados na pancreatite aguda e em particular às novas medicações. Trauma recente deve estar prontamente aparente por história e exame físico.
- Pacientes com pancreatite crônica geralmente têm história de abuso de álcool e episódios anteriores de pancreatite. Esses pacientes podem relatar dor epigástrica ao se alimentar. Se os pacientes tiverem pancreatite crônica de longa duração podem experimentar esteatorreia (fezes grossas, malcheirosas, difíceis de lavar). Perda de peso decorrente da esteatorreia pode estar presente. O início recente de hiperglicemia pode ser indicativo de insuficiência pancreática endócrina.

- Em pacientes com sintomas de pancreatite e naqueles em que o diagnóstico de pancreatite autoimune é considerado, uma história pessoal completa de doenças autoimunes e sintomas que podem ser sugestivos de doença autoimune (intolerância ao calor/frio, dor ou edema articular, febre ou erupção cutânea) são úteis. Uma história familiar de doença pancreática ou autoimune também deve ser extraída.

Exame físico
- O médico deve anotar instabilidade de sinal vital (febre, taquicardia, hipotensão e taquipneia) sugestiva de síndrome da resposta inflamatória sistêmica e a necessidade de cuidados em nível de ICU.
- Os pacientes geralmente têm sensibilidade epigástrica de graus variáveis baseados na gravidade do episódio agudo. A dor localizada no quadrante superior direito (RUQ) pode sugerir inflamação biliar (um diagnóstico alternativo, como colecistite, ou colangite concomitante e pancreatite calculosa biliar aguda). Embora raramente observada, equimoses periumbilicais (sinal de Cullen) e flanco (sinal de Grey-Turner) sugerem hemorragia peripancreática geralmente no quadro de pancreatite necrosante.

Classificação da gravidade da doença
- Têm sido feitas tentativas de usar tanto os critérios clínicos quanto os radiológicos para graduar a gravidade de pancreatite. Os critérios de Ranson utilizaram parâmetros laboratoriais à apresentação e 48 horas após a apresentação para graduar a gravidade da pancreatite aguda. O Atlanta Symposium, realizado em 1992, teve por meta definir características clínicas de pancreatite grave. Falência de órgão, complicações locais (abscesso, necrose, pseudocisto) e preditores precoces de mau prognóstico (escore de Ranson ≥ 3 ou APACHE-II ≥ 8) estavam associados à aguda pancreatite. O índice clínico APACHE-II pode ser usado também para prognosticar, sendo os escores mais altos mais preditivos de pancreatite grave.
- Embora a maioria dos pacientes com leve pancreatite aguda não necessite de imagens iniciais de CT (a não ser para excluir outras causas de patologia intra-abdominal), as imagens de CT têm um papel em alguns pacientes 48–72 horas após a admissão. No quadro de febres persistentes, leucocitose e instabilidade clínica, uma imagem de CT com contraste do abdome e pelve pode fazer um diagnóstico de pancreatite necrosante. Os critérios de Balthazar-Ranson são usados para avaliar o grau de pancreatite e de necrose na CT para auxiliar no diagnóstico de grave pancreatite necrosante.

Diagnóstico laboratorial
Lista de testes diagnósticos
- Os níveis séricos de amilase e lipase > 3 vezes o limite superior do normal (ULN) sugerem pancreatite aguda. A lipase sérica mostrou ser o mais específico dos dois testes tendo menor probabilidade de falso-positivo em condições não pancreáticas.
- Na pancreatite crônica, os níveis séricos de amilase e lipase podem ser normais.
- Se houver suspeita de que um paciente tenha pancreatite autoimune, deve-se solicitar o nível de IgG4. Níveis > 2 vezes, o ULN é altamente sugestivo de pancreatite autoimune.

Listas de técnicas de imagens
- Uma radiografia de tórax na posição ereta é útil nos casos de dor abdominal aguda para excluir o ar livre sob o diafragma sugestivo de víscera perfurada. Calcificações na região do pâncreas também podem apoiar o diagnóstico de pancreatite crônica.

- A CT do abdome com contraste intravenoso (IV) e por via oral (PO) pode excluir outras causas de patologia intra-abdominal. Também pode ser usada para detectar necrose pancreática.
- Um ultrassom do RUQ deve ser solicitado na maioria dos casos de pancreatite aguda para excluir patologia biliar, a não ser que a história do paciente apoie claramente uma etiologia alternativa de pancreatite aguda.
- CT, MRCP, EUS e ERCP podem ser usados para diagnosticar pancreatite crônica. A presença de calcificações, dilatação ductal pancreática e a formação pseudocisto são altamente sugestivas de pancreatite crônica no quadro clínico apropriado.
- Características na CT da pancreatite autoimune que a distinguem de outras formas de pancreatite incluem um pâncreas uniformemente aumentado com intensificação retardada. O ERCP pode revelar estrituras biliares que confundem distinção com carcinoma pancreático.

Algoritmo 29.1 Diagnóstico de pancreatite aguda

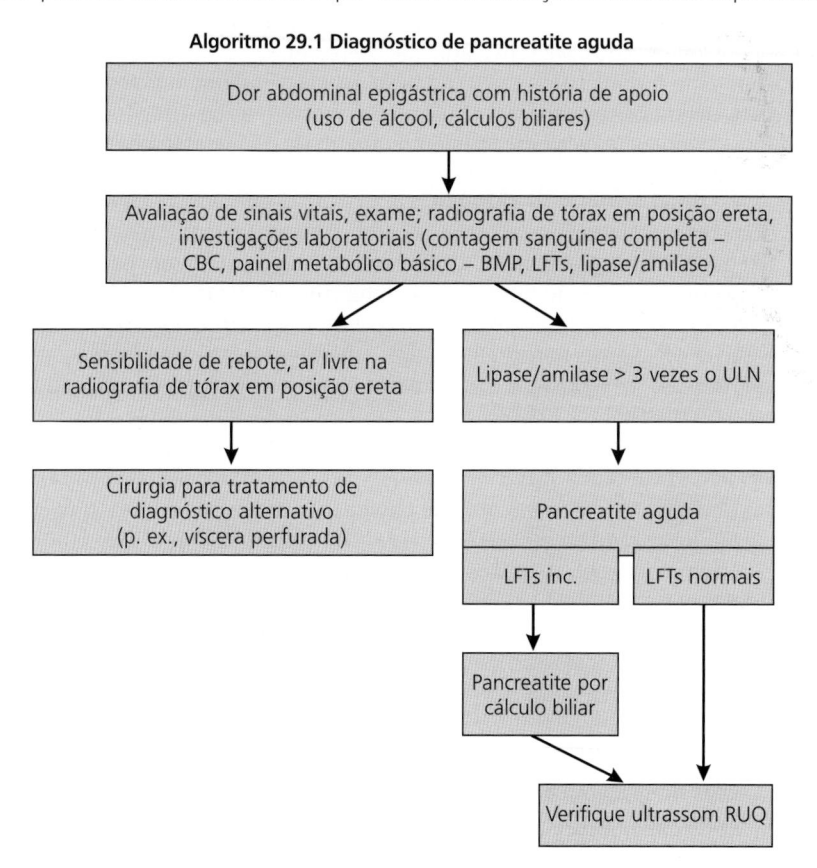

```
Dor abdominal epigástrica com história de apoio
(uso de álcool, cálculos biliares)
            │
            ▼
Avaliação de sinais vitais, exame; radiografia de tórax em posição ereta,
investigações laboratoriais (contagem sanguínea completa –
CBC, painel metabólico básico – BMP, LFTs, lipase/amilase)
            │
      ┌─────┴─────┐
      ▼           ▼
Sensibilidade de rebote,    Lipase/amilase > 3 vezes o ULN
ar livre na radiografia
de tórax em posição ereta
      │                     │
      ▼                     ▼
Cirurgia para tratamento    Pancreatite aguda
de diagnóstico alternativo  ┌──────────┬──────────┐
(p. ex., víscera perfurada) LFTs inc.  LFTs normais
                              │
                              ▼
                    Pancreatite por
                    cálculo biliar
                              │
                              ▼
                    Verifique ultrassom RUQ
```

Riscos potenciais/erros comuns cometidos referentes ao diagnóstico da doença

- Nem todos os casos de hiperlipasemia e hiperamilasemia se devem à pancreatite aguda. Existem muitas causas intra-abdominais e extra-abdominais das elevações nesses parâmetros.
- Pacientes com pancreatite crônica podem não apresentar elevações associadas na amilase ou na lipase durante uma crise aguda, porque o pâncreas pode não ser mais capaz de sintetizar enzimas pancreáticas (similar ao fígado fibrótico na cirrose).

Seção 4: Tratamento (Algoritmo 29.2)
Racional do tratamento
- O tratamento da pancreatite aguda inclui o cuidadoso monitoramento dos sinais vitais e exame físico na tentativa de detectar a descompensação inicial (síndrome da resposta inflamatória sistêmica), repleção de fluido IV, analgesia e momento de reintrodução da nutrição. Os pacientes são mantidos sem receber nada por via oral (NPO) na tentativa de aliviar o pâncreas de seu papel primário de secreção da enzima pancreática e potencialmente limitar mais sua lesão. A administração de fluido intravenoso é iniciada precocemente e de forma agressiva para compensar o terceiro espaço de fluido ao redor do pâncreas gravemente inflamado. A analgesia intravenosa (geralmente opioides) é administrada para controlar a dor. Quando a dor melhorar (como pacientes em analgesia) a dieta pode ser avançada. A nutrição enteral (via tubo nasojejunal) ou parenteral deve ser considerada naqueles pacientes em que se prevê serem incapazes de manter a nutrição pela boca após 7 dias. A ERCP com remoção de cálculo e/ou esfincterotomia devem ser realizadas precocemente (dentro de 48–72 horas) em pacientes com colangite, pancreatite grave, ou cálculos do ducto biliar persistente comum. Seja ou não realizada a ERCP, a colecistectomia deve ser realizada em todos os pacientes com pancreatite por cálculo biliar dentro de 2–4 semanas após o episódio. O papel dos antibióticos profiláticos para tratar pancreatite é controverso, mas os antibióticos que alcançam níveis efetivos dentro do pâncreas (p.ex. imipenem) podem ser iniciados em pacientes com pancreatite grave e continuados por 14 dias. Os pacientes que continuam a ter febres, dor ou leucocitose devem ser avaliados com CT com contraste para identificar complicações da pancreatite aguda, incluindo necrose. A determinação do tipo de necrose pancreática (estéril ou infectada) tem influência sobre o tratamento subsequente. Essa determinação pode ser feita com biópsia guiada por CT, a aspiração com agulha fina (FNA) guiada por EUS, ou biópsia cirúrgica aberta. Os antibióticos devem ser direcionados aos organismos isolados de uma dessas técnicas de biópsia. A terapia cirúrgica geralmente é indicada nos casos de necrose pancreática infectada.
- O tratamento da pancreatite crônica foca-se em três sequelas da pancreatite crônica: dor, insuficiência exócrina (esteatorreia) e insuficiência endócrina (hiperglicemia). A dor pode ser controlada de maneiras conservadora, médica e cirúrgica. Refeições com baixo teor de gordura, em pequeno volume, podem reduzir a demanda sobre o pâncreas e aliviar a dor. Geralmente, os agentes opioides são necessários para o controle da dor crônica em conjunto com um especialista em controle da dor. Suplementos da enzima pancreática também podem facilitar o controle da dor pela redução da dor mediada pela colecistocinina. Quando esses agentes falham, o bloqueio do plexo celíaco (fluoroscopicamente ou via EUS) e/ou ressecção cirúrgica são necessários. A má absorção pode ser tratada com suplementação de enzima pancreática (30.000 unidades internacionais [IU] de lipase geralmente são necessárias por refeição) titulada para a eliminação da esteatorreia ou manutenção dos parâmetros nutricionais (p. ex., peso, níveis de vitaminas D/E/A). Os pacientes com insuficiência endócrina geralmente necessitam de tratamento com insulina para manter a euglicemia.
- A pancreatite autoimune responde à terapia com glicocorticoide na maioria dos casos.

Quando hospitalizar
- Todos os pacientes com pancreatite aguda devem ser hospitalizados.
- Os pacientes com pancreatite crônica que necessitam de analgesia intravenosa e aqueles com complicações de insuficiência exócrina (perda de peso) ou endócrina (hiperglicemia) devem ser hospitalizados.

Tabela de tratamento
Pancreatite aguda

Tratamento	Comentário
Conservador	Todos os pacientes inicialmente são mantidos em NPO
Médico	• Usa-se 0,9 NS para reanimação com volume intravenoso • Morfina ou hidromorfona podem ser administradas por via intravenosa, se necessário, ou via analgesia controlada pelo paciente (PCA) para analgesia • Antibióticos (p. ex., imipenem) são usados para tratar necrose pancreática infectada
Cirúrgico	• Necrose pancreática infectada é tratada cirurgicamente (p. ex., necrossectomia, drenagem pancreática) • Colecistectomia indicada para pancreatite por cálculo biliar • ERCP com remoção de cálculo biliar e/ou esfincterotomia realizada para colangite ou pancreatite grave • EUS-FNA podem ser realizadas para obter amostra de acúmulos de fluido pancreático
Radiológico	• CT com contraste do abdome e pelve é útil para detectar necrose após 48 horas • FNA guiada CT pode ser realizada para caracterizar acúmulos de fluido pancreático

Pancreatite crônica

Tratamento	Comentário
Conservador	Pacientes com exacerbações agudas da dor são inicialmente mantidos em NPO
Médico	• Morfina ou hidromorfona podem ser administradas por via intravenosa no quadro agudo ou por via oral para uso crônico • Suplementos da enzima pancreática são usados tanto por seus efeitos potenciais de analgesia, como para reduzir a esteatorreia. A dose usual é de 30.000 IU de lipase pancreática por refeição
Cirúrgico	• FNA guiada por EUS com análise de fluido (incluindo morfologia, citologia, análise de amilase/lipase e determinação do nível de antígeno carcinoembrionário – CEA) pode ajudar no diagnóstico de lesões císticas no pâncreas • A dor crônica pode ser controlada com bloqueio do plexo celíaco ou ressecção pancreática
Radiológico	CT ou MRI com contraste podem ser usadas para auxiliar no diagnóstico

Pancreatite autoimmune

Tratamento	Comentário
Conservador	Pacientes com exacerbações agudas da dor são mantidos inicialmente em NPO
Médico	• Terapia com glicocorticoide (prednisona 30–40 mg/dia) é utilizada como terapia de primeira linha • Outros imunomoduladores (p. ex., azatioprina) podem ser usados

Prevenção/tratamento das complicações

- A administração de corticosteroide em pacientes com pancreatite autoimune pode produzir a síndrome de Cushing e efeitos colaterais associados induzidos por esteroide (p. ex., infecção, estrias, osteoporose), assim como supressão suprarrenal se os corticosteroides forem retirados abruptamente.

Algoritmo 29.2 Tratamento da pancreatite

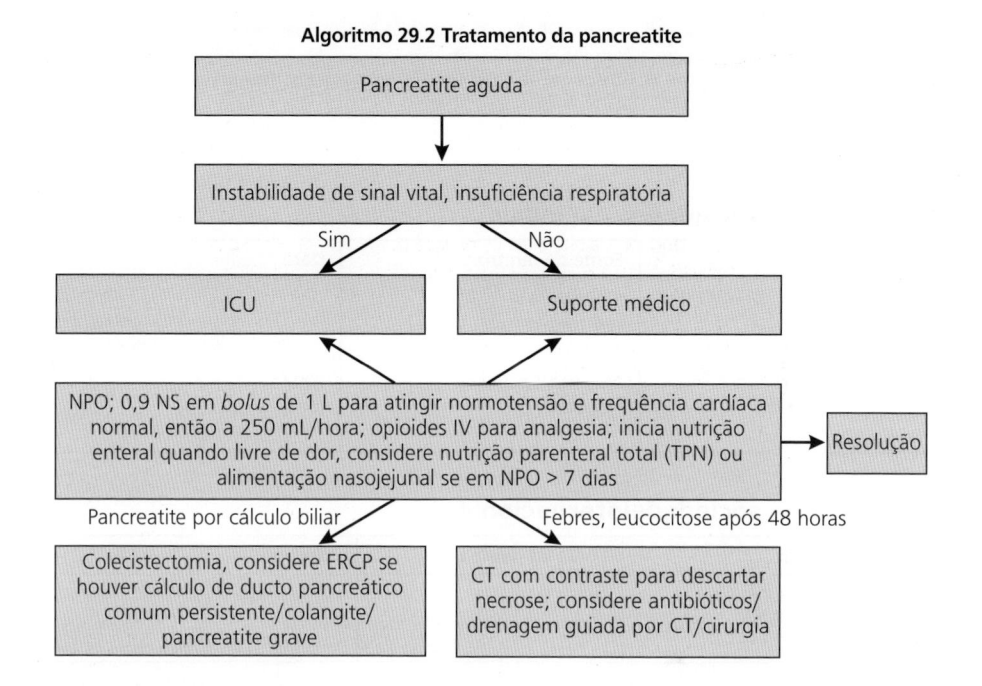

```
         Pancreatite aguda
                │
                ▼
  Instabilidade de sinal vital, insuficiência respiratória
         Sim  │        │  Não
              ▼        ▼
            ICU    Suporte médico
```

NPO; 0,9 NS em *bolus* de 1 L para atingir normotensão e frequência cardíaca normal, então a 250 mL/hora; opioides IV para analgesia; inicia nutrição enteral quando livre de dor, considere nutrição parenteral total (TPN) ou alimentação nasojejunal se em NPO > 7 dias → Resolução

Pancreatite por cálculo biliar → Colecistectomia, considere ERCP se houver cálculo de ducto pancreático comum persistente/colangite/pancreatite grave

Febres, leucocitose após 48 horas → CT com contraste para descartar necrose; considere antibióticos/drenagem guiada por CT/cirurgia

Seção 5: Populações especiais

Gravidez

- A pancreatite aguda geralmente é relacionada com a doença calculosa biliar nessa população. O ultrassom é a modalidade de imagem preferida. A colecistectomia é realizada melhor no segundo trimestre. ERCP com extração de calculo e esfincterotomia podem ser realizadas no primeiro e terceiro trimestres, na tentativa de retardar a cirurgia.

Seção 6: Prognóstico

PONTOS PRINCIPAIS/PÉROLAS CLÍNICAS
- A taxa de mortalidade para pacientes com pancreatite aguda é 2–3% com cerca da metade dos óbitos ocorrendo na primeira semana em decorrência de falência de múltiplos sistemas de órgãos e o restante das mortes após a primeira semana resultando de falência de órgão, assim como complicações pancreáticas (p. ex., necrose infectada).
- Os critérios de Ranson, Atlanta Criteria e índices APACHE II foram usados para predizer pancreatite grave, embora todos os sistemas de pontuação têm inconvenientes.

Testes de acompanhamento e monitoramento
- Para aqueles com pancreatite aguda inexplicada, a medição dos triglicérides séricos após o episódio agudo proporcionará uma avaliação mais acurada dos níveis lipídicos.

Seção 7: Leitura Sugerida

Behrman S, Fowler ES. Pathophysiology of chronic pancreatitis. Surg Clinic North Am 2007;87:1309–24
Deshpande V, Mino-Kenudson M, Brugge W, Lauwers GY. Autoimmune pancreatitis: more than just a pancreatic disease? A contemporary review of its pathology. Arch Pathol Lab Med 2005;129:1148–54

McClave SA, Chang WK, Dhaliwal R, Heyland DK. Nutrition support in acute pancreatitis: a systematic review of the literature. J Parenter Enteral Nutr 2006;30:143-56

Witt H, Apte MV, Keim V, Wilson JS. Challenges and advances in pathogenesis, genetics, diagnosis, and therapy. Gastroenterology 2007;132:1557-73

Seção 8: Diretrizes

Diretrizes de sociedades nacionais

Título da diretriz	Fonte da diretriz	Data
Practice Guidelines in Acute Pancreatitis	American Journal of Gastroenterology	2006 (http://s3.gi.org/physicians/guidelines/AgudaPancreatite.pdf)
AGA Institute Technical Review on Acute Pancreatitis	American Gastroenterological Association	2007 (Gastroenterology 2007; 132(5):2022-2044)

Diretrizes de sociedadeinternacional

Título da diretriz	Fonte da diretriz	Data
UK Guidelines for the Management of Acute Pancreatitis	Gut	2005 (http://www.bsg.org.uk/pdf_word_docs/pancreatic.pdf)

Seção 9: Evidência

Vide diretrizes AGA.

Seção 10: Imagens

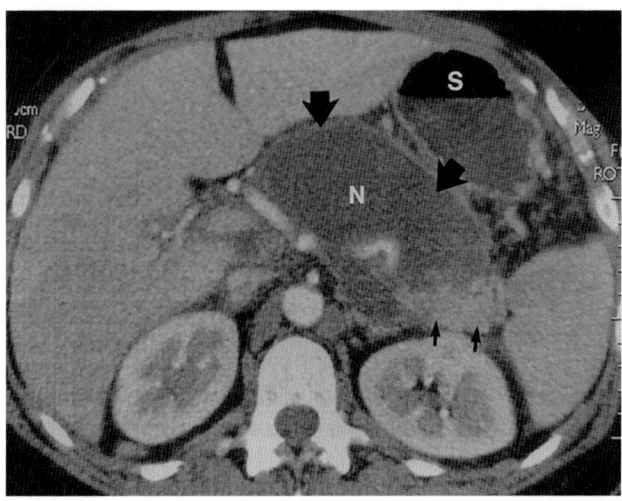

Figura 29.1 Necrose pancreática aguda. Imagens de CT transversa obtidas com material de contrastes intravenoso e oral revelam um acúmulo de fluido encapsulado associado à necrose liquefeita (setas grandes retas) no corpo do pâncreas. A cabeça, parte do corpo e a cauda do pâncreas ainda estão se intensificando (setas pequenas retas). N, necrose liquefeita da glândula; S, estômago. Fonte: Balthazar EJ. Radiology 2002;223:603-13. Reproduzida com permissão da Radiological Society of North America.

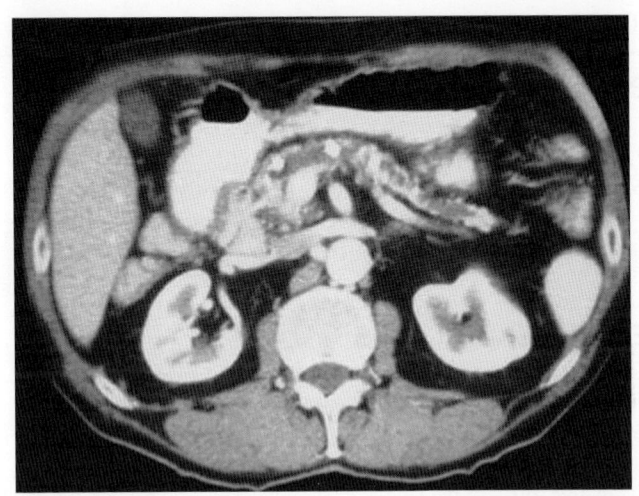

Figura 29.2 Pancreatite crônica. CT com contraste mostra atrofia do pâncreas e irregularidade do ducto pancreático principal. Cálculos são vistos no ducto pancreático principal. Fonte: De Backer AI et al. Journal Beige de Radiologie – Belcisch Tijdschrift voor Radiologie 2002;85:304-10. Reproduzida com permissão da Royal Belgian Radiological Society.

**Material adicional para este capítulo pode ser encontrado *on-line* em:
www.mountsinaiexpertguides.com
A senha de acesso é a palavra Dysphagia.
Inclui um estudo de caso com perguntas de múltipla escolha, orientações para os pacientes e os códigos da ICD.**

CAPÍTULO 30
Cistos e Tumores Pancreáticos

Christopher J. DiMaio
Dr. Henry D. Janowitz Division of Gastroenterology, Icahn School of Medicine at Mount Sinai, New York, NY, USA

TUMORES PANCREÁTICOS

PONTOS PRINCIPAIS
- O câncer pancreático é a quarta causa mais comum de morte por câncer nos Estados Unidos.
- A vasta maioria dos cânceres pancreáticos são adenocarcinomas, que surgem do epitélio do ducto pancreático.
- Imagens transversais e ultrassom endoscópico são os principais instrumentos usados para fazer o diagnóstico.
- A única esperança real de cura é pela ressecção cirúrgica completa do tumor. Entretanto, apenas aproximadamente 20% dos pacientes têm tumores ressecáveis no momento do diagnóstico.
- Aproximadamente 80% dos pacientes têm doença avançada no momento de seu diagnóstico inicial. O tratamento nesses pacientes foca-se na prevenção da progressão do tumor e paliação dos sintomas.
- A sobrevida média geral é de aproximadamente 12 meses, e a taxa de sobrevida em 5 anos é de 5%.

Seção I: Histórico
Definição de doença
- O câncer pancreático refere-se a qualquer neoplasia maligna que surge no pâncreas.

Classificação da doença
- A vasta maioria dos cânceres pancreáticos (95%) surge dos elementos exócrinos do pâncreas. Os restantes 5% dos cânceres pancreáticos são derivados de elementos endócrinos (isto é, tumores neuroendócrinos).
- O tipo mais comum do câncer pancreático exócrino derivado é o adenocarcinoma ductal (PDAC), que surge das células que revestem o epitélio do ducto pancreático. O PDAC responde por 85% de todos os cânceres pancreáticos.

Incidência/prevalência
- O câncer pancreático é a quarta causa mais comum de morte por câncer nos Estados Unidos. Aproximadamente 40.000 novos casos são diagnosticados a cada ano.
- Por causa da natureza agressiva desse tumor, considera-se que, aproximadamente, 80% dos pacientes tenham doença avançada no momento do diagnóstico.

Fatores preditivos/de risco
- Tabagismo.
- Obesidade.
- Pancreatite calcificada crônica.
- Pancreatite hereditária.
- Síndromes do câncer hereditárias: síndromes da mama hereditária/do câncer ovariano, síndrome do melanoma mole múltiplo atípico familiar (FAMMM), síndrome de Peutz-Jeghers, síndrome de Lynch, ataxia-telangiectasia, síndrome de Li-Fraumeni.
- Uma história familiar de câncer pancreático, particularmente em múltiplos membros da família, parentes em primeiro grau e/ou parentes mais jovens (< 50 anos).

Seção 2: Prevenção
Rastreamento
- Atualmente não se recomenda a triagem para o câncer pancreático. No entanto, os pacientes com um risco genético conhecido de desenvolver câncer pancreático e/ou aqueles com uma forte história familiar são potenciais candidatos à triagem de câncer pancreático. Testes que são utilizados para triagem incluem colangiopancreatografia por ressonância magnética (MRCP) e ultrassom endoscópico (EUS). A triagem desses pacientes não é considerada de rotina e deve ser realizada apenas sob os auspícios de um protocolo de pesquisa aprovado pelo *Institutional Review Board* (IRB).

Seção 3: Diagnóstico

> **PONTOS PRINCIPAIS/PÉROLAS CLÍNICAS**
> - O achado de uma massa pancreática em imagens transversais deve levantar forte suspeita de câncer pancreático.
> - A presença de icterícia e achados associados de dilatação do ducto biliar e/ou dilatação do ducto pancreático são fortemente suspeitos da presença de uma malignidade pancreática subjacente.
> - O teste diagnóstico inicial deve incluir imagens transversais com tomografia computadoriza abdominal com contraste (CT) ou MRCP.
> - O CA 19-9 sérico é um marcador tumoral que muitas vezes está elevado na presença de câncer pancreático. No entanto, pode estar elevado na doença pancreaticobiliar benigna (particularmente a obstrução biliar), e pode ser normal em alguns pacientes com câncer pancreático.
> - Testes endoscópicos usados na avaliação incluem EUS e aspiração com agulha fina (EUS-FNA), para a obtenção de amostras teciduais diagnósticas, e colangiopancreatografia retrógrada endoscópica (ERCP), para amostras teciduais e alívio da obstrução do ducto biliar.
> - A pancreatite autoimune, pancreatite crônica e pancreatite aguda são condições benignas que podem causar sintomas clínicos e achados radiográficos similares aos do câncer pancreático.

Diagnóstico diferencial
- A identificação de uma massa pancreática em imagens deve levantar forte suspeita de câncer pancreático. No entanto, há outras condições que podem simular esse achado:
  - Pancreatite autoimune (geralmente descrita como uma massa focal pancreática, ou aumento difuso do pâncreas "em forma de salsicha").
  - Massa inflamatória relacionada com a pancreatite crônica.
  - Pancreatite focal aguda.

- Lesão cística pancreática.
- Infiltração gordurosa benigna do pâncreas (isto é, "pâncreas gorduroso").
- Cânceres do ductobiliar.
- Neoplasias ampulares.
- Linfoma.

Apresentação típica
- Os sintomas associados ao câncer pancreático incluem dor abdominal superior (particularmente a dor que se irradia para as costas), perda de apetite, perda de peso não intencional, icterícia e náusea/vômito.
- A apresentação clássica do câncer pancreático é de "icterícia indolor", que ocorre quando um câncer localizado na cabeça pancreática causa obstrução do ducto biliar adjacente. Os cânceres localizados em outras partes do pâncreas (corpo, cauda) não se apresentam desse modo em razão de sua distância da árvore biliar.

Diagnóstico clínico
Exame físico
- Os achados do exame que devem levantar suspeita de um possível câncer pancreático subjacente incluem icterícia e/ou uma massa abdominal palpável nos quadrantes superiores ou epigastro.

Diagnóstico laboratorial
Lista de testes diagnósticos
- Os testes laboratoriais iniciais devem incluir painel metabólico básico (BMP), contagem sanguínea completa (CBC), testes de função hepática (LFTs), amilase e lipase.
- A presença de uma lesão de massa deve incentivar a consideração de uma biópsia para diagnóstico tecidual. O método de primeira linha pelo qual se obtém uma biópsia deve ser EUS-FNA. Os métodos alternativos pelos quais obter uma biópsia incluem biópsia percutânea guiada por imagem ou biópsia cirúrgica.
- Nos casos em que o diagnóstico de malignidade não é claro, então outros testes sorológicos com níveis de CA 19-9 e imunoglobulina G4 – IgG4 (associados à pancreatite autoimune) podem ser úteis.
- O carboidrato-antígeno 19-9 (CA 19-9) sérico é um marcador tumoral que frequentemente está elevado na presença de um câncer pancreático, com sensibilidades e especificidades relatadas de 70–90%. No entanto, nem todos os cânceres pancreáticos estão associados a um CA 19-9 sérico elevado. Além disso, um CA 19-9 sérico elevado pode estar associado à doença pancreaticobiliar benigna, particularmente se estiver presente a obstrução biliar. Assim, o teste deve ser usado somente como um complemento a outros testes diagnósticos.

Lista de técnicas de imagem
- O estudo inicial de imagens deve ser com imagens transversais: CT abdominal com contraste, ou MRCP.
- Ultrassom transabdominal: este é geralmente o primeiro teste solicitado quando há suspeita clínica de obstrução biliar. Este é um excelente teste para determinar se obstrução biliar está presente. No entanto, não é sensível o suficiente para examinar o pâncreas para lesões de massa.
- CT abdominal (64-*slice*/multidetector, "protocolo pâncreas") com contraste intravenoso (IV) e nenhum contraste oral ou contraste oral neutro/água: tipicamente o estudo inicial

realizado quando se suspeita de um câncer pancreático. A aparência de um câncer pancreático na CT é tipicamente a de uma lesão de massa hipoatenuada. Com muita frequência, há dilatação associada do ducto pancreático a montante da massa. Em lesões envolvendo a cabeça pancreática, dilatações biliares intra e extra-hepática também são vistas com frequência. A CT também pode detectar invasão das estruturas vasculares, assim como a presença de linfadenopatia associada e doença metastática distante.
- MRCP: fornece imagens detalhadas do pâncreas e ducto pancreático. Pode ser usada em pacientes em que a CT com contraste é contraindicada ou impossível.
- EUS: modalidade endoscópica que fornece imagens de alta resolução em tempo real, do parênquima pancreático, ducto pancreático e estruturas adjacentes. Permite a amostragem tecidual guiada por imagem em tempo real de quaisquer lesões pancreáticas.
- ERCP: esta modalidade endoscópica é usada na avaliação dos ductos biliares e ductos pancreáticos. Pode permitir a amostragem tecidual de ambos os ductos. Além disso, permite a intervenção terapêutica, primariamente para a colocação de *stents* biliares para aliviar a obstrução que é causada pelo câncer pancreático.

Riscos potenciais/erros comuns cometidos referentes ao diagnóstico da doença

- Uma significativa proporção de indivíduos que apresentam sinais e sintomas de icterícia obstrutiva pode não ter uma lesão de massa evidente nas imagens transversais. Nessas situações, o uso de EUS demonstrou ser este o teste mais sensível para detecção de cânceres pequenos (ou estabelecimento de uma etiologia alternativa).
- Em casos em que as imagens falham em identificar uma lesão de massa, devem-se procurar sinais secundários de um possível câncer pancreático: um ducto pancreático dilatado em ou com um ducto biliar dilatado (o chamado sinal de "ducto duplo"), com atrofia parenquimal pancreática associada.
- A pancreatite autoimune (AIP) é o "grande simulador" de câncer pancreático. Ela pode-se manifestar como uma massa pancreática focal e causa obstrução biliar. No entanto, a AIP é tipicamente associada a um ducto pancreático fino, quase imperceptível em imagens, em oposição ao ducto pancreático dilatado visto geralmente no câncer pancreático. O clássico achado de AIP inclui uma massa focal ou pâncreas difusamente aumentado em "formato de salsicha", sem dilatação do ducto pancreático e uma IgG$_4$ sérica elevada.
- Aproximadamente 10% dos pacientes com suspeita de câncer pancreático terão biópsias "negativas". Isto pode ser por causa de amostragem tecidual inadequada, características tumorais (isto é, tumor necrótico), ou a presença de um diagnóstico alternativo.
- Quando a FNA falha em confirmar um diagnóstico de câncer pancreático, então *core* biópsia guiada por EUS deve ser obtida para descartar diagnósticos alternativos como AIP ou linfoma.

Seção 4: Tratamento

Racional do tratamento

- O tratamento do câncer pancreático deve ser realizado com uma abordagem multidisciplinar, com a contribuição de cirurgiões, oncologistas e oncologistas radioterápicos. Um paciente com o achado de uma massa pancreática em imagens características de uma malignidade pode, em muitos casos, proceder diretamente à ressecção cirúrgica sem um diagnóstico tecidual pré-operatório. Em pacientes que não são candidatos

cirúrgicos (mas continuarão a receber tratamento médico), ou pacientes em que se deve procurar a biópsia para o diagnóstico tecidual.
- O câncer pancreático é uma doença agressiva. A única esperança real de cura é por ressecção cirúrgica completa do tumor. No entanto, só aproximadamente 20% dos pacientes têm tumores ressecáveis no momento do diagnóstico.
- Para aqueles pacientes submetidos à ressecção, o tipo de cirurgia realizada depende da localização do tumor. Para tumores localizados na cabeça pancreática, duodenopancreatectomia (procedimento de Whipple) é indicada. Para tumores localizados no corpo ou cauda pancreáticos, a pancreatectomia distal é indicada.
- Aproximadamente 80% dos pacientes terão doença avançada no momento do diagnóstico inicial. Isto inclui pacientes com doença metastática, ou aqueles com câncer localmente avançado ou irressecável.
- Para pacientes com doença metastática, o tratamento consiste principalmente em quimioterapia paliativa e controle de sintoma (dor, insuficiência pancreática, depressão).
- Para pacientes com doença localmente avançada, o foco do tratamento é tentar encolher o tumor e finalmente permitir a ressecção curativa. O tratamento neste subgrupo dos pacientes envolve quimioterapia com ou sem radioterapia com feixe externo. Infelizmente, há apenas uma probabilidade de 15% de que o tumor encolha, e que a subsequente ressecção cirúrgica seja bem-sucedida.

> **PÉROLAS CLÍNICAS**
> - A ressecção cirúrgica é praticamente a única chance de alcançar a cura em pacientes com câncer pancreático.
> - Aproximadamente 80% dos pacientes terão doença avançada no momento do diagnóstico inicial, e não serão candidatos à ressecção curativa.
> - A vasta maioria dos pacientes com câncer pancreático receberá paliação por meio de quimioterapia, radioterapia, intervenção endoscópica e meios farmacológicos.

Seção 5: Populações especiais
Não é aplicável para este tópico.

Seção 6: Prognóstico

> **PONTOS PRINCIPAIS/PÉROLAS CLÍNICAS**
> - O diagnóstico de câncer pancreático prenuncia um prognóstico sombrio.
> - A sobrevida média geral é de, aproximadamente, 12 meses.
> - A taxa de sobrevida em 5 anos é de 5%.
> - As taxas de recorrência são altas em pacientes submetidos à ressecção cirúrgica.

História natural de doença não tratada
- Doença não tratada mais certamente resultará na progressão da doença, com metástases. O fígado é tipicamente o primeiro local de disseminação metastática.
- O tamanho crescente do tumor, particularmente daqueles localizados na região da cabeça pancreática, pode resultar em obstrução da saída gástrica e consequente invasão tumoral do estômago e/ou duodeno.

Prognóstico para os pacientes tratados
- O diagnóstico de câncer pancreático prenuncia um prognóstico sombrio.
- A sobrevida média geral é de, aproximadamente, 12 meses.
- A taxa de sobrevida em 5 anos é de 5%.
- As taxas de recorrência são altas em pacientes submetidos à ressecção cirúrgica.

Testes de acompanhamento e monitoramento
- Pacientes que são tratados com cirurgia, quimioterapia e/ou radiação tipicamente necessitam de imagens seriais para avaliar a recorrência do tumor.

LESÕES CÍSTICAS PANCREÁTICAS

> **PONTOS PRINCIPAIS**
> - Lesões císticas pancreáticas (PCLs) são um grupo heterogêneo de lesões radiograficamente identificáveis, que podem ser de natureza inflamatória ou neoplásica. Cistos pancreáticos neoplásicos podem ser benignos, benignos com potencial maligno, ou malignos.
> - Apesar da disponibilidade de imagens transversais de alta qualidade, imagens minimamente invasivas com EUS e da análise de fluido do cisto e tecido pancreáticos, é extremamente difícil fazer o correto diagnóstico de qualquer lesão cística particular.
> - A ressecção cirúrgica é o fundamento do tratamento para pacientes com PCL sintomática e/ou pré-maligna ou maligna.
> - Pacientes não submetidos à ressecção devem permanecer sob vigilância radiográfica.
> - A avaliação e tratamento de pacientes com PCL devem ser realizados com uma abordagem multidisciplinar com gastroenterologistas, cirurgiões, radiologistas e patologistas.

Seção I: Histórico
Definição da doença
- PCL é um grupo heterogêneo de lesões radiograficamente identificáveis, que podem ser de natureza inflamatória ou neoplásica. Cistos pancreáticos neoplásicos podem ser benignos, benignos com potencial maligno, ou maligno.

Classificação da doença
- PCLs são classificadas conforme contenham ou não um revestimento epitelial produtor de mucina.
- Lesões císticas não mucinosas:
  - Pseudocistos inflamatórios, que não tenham um revestimento epitelial verdadeiro, e são tipicamente associados à pancreatite aguda ou crônica.
  - PCLs neoplásicas não mucinosas incluem cistadenomas serosos (SCA), tumores pseudopapilares sólidos (SPPT) e tumores neuroendócrinos císticos (NET).
- Lesões císticas mucinosas (MCNs): essas lesões neoplásicas contêm um revestimento epitelial que produz o característico fluido cístico mucinoso (isto é, espesso, viscoso). Existem dois tipos de cistos mucinosos:
  - Neoplasia mucinosa papilar intraductal (IPMN).
  - Neoplasia cística mucinosa (MCN).

Incidência/prevalência
- A exata prevalência de PCL é desconhecida.
- Estudos de necropsia reportam prevalência de 24,3% de PCL.

- Grandes estudos radiológicos (CT, imagem por ressonância magnética – MRI), retrospectivos, sugerem que as PCLs estejam presentes em 1,2–2,4% da população.
- A didática clássica é que 90% das PCLs representam pseudocistos inflamatórios. No entanto, a história de pancreatite é encontrada em apenas 14–46% dos pacientes que têm um cisto pancreático, sugerindo que a maioria das PCLs mais provavelmente representam as PCLs neoplásicas em vez de pseudocistos.
- Na década passada, houve acentuado aumento na detecção dessas lesões. No entanto, ainda se desconhece se este aumento na detecção representa uma elevação real na incidência ou de fato reflete um uso maior de imagens transversais de alta qualidade.

Impacto econômico
- O real ônus econômico das PCLs é desconhecido.
- Tendo em vista que a maioria das PCLs é tratada de maneira expectante com cuidadosa vigilância radiográfica, há potencial para um ônus maior nos custos dos cuidados de saúde, uma vez que cada vez mais pacientes se submetam à obtenção frequente de imagens com CT e/ou MRCP, além da avaliação endoscópica com EUS-FNA.

Etiologia
- Pseudocistos estão associados à pancreatite aguda e crônica.
- SCA, SPPT, IPMN e MCN são tipos de lesões neoplásicas.

Patologia/patogênese
- Pseudocistos representam o acúmulo organizado de fluido peripancreático relacionado com a inflamação pancreática ou extravasamento de um ducto pancreático roto. A denominação "pseudocisto" é derivada do fato de que, ao contrário dos cistos verdadeiros ou cistos neoplásicos, pseudocistos não possuem revestimento epitelial verdadeiro.
- SCA com mais frequência são de natureza microcística, abrangendo inúmeras cavidades pequenas (< 5 mm) cheias de fluido separados por septos finos. Em aproximadamente um quarto dessas lesões, haverá uma área central de fibrose ("cicatriz central") e calcificação, que, quando presente, pode ser vista nas imagens de CT ("calcificação em raios solares"). Um tipo morfológico menos comum do SCA é o SCA macrocístico, que tem uma ou algumas cavidades maiores repletas de fluido (> 2 cm). Também existem SCAs microcísticos em acrocísticos mistos. Os SCAs são considerados lesões neoplásicas benignas e percebe-se que não têm potencial para transformação maligna.
- Os SPPTs são lesões neoplásicas raras com características sólidas e císticas mistas. A patologia demonstra tufos de células epitelioides, poligonais, uniformes, aderidas a um estroma mixoide com uma rede capilar central. Essas lesões têm potencial para transformação maligna.
- IPMNs são neoplasias mucinosas pré-malignas que surgem do ducto pancreático principal (MD-IPMN), um ou mais de seus ramos laterais (BD-IPMN) ou tanto do ducto principal como dos ramos laterais (tipo misto). Essas lesões são revestidas por um epitélio produtor de mucina com projeções papilares intraductais associadas. Além disso, o revestimento epitelial da IPMN exibe uma variedade de atipias, que vão desde a displasia de baixo grau, displasia moderada, displasia de alto grau, até o câncer invasivo. O risco de desenvolver características patológicas avançadas (displasia de alto grau – HGD ou câncer invasivo) é maior em MD-IPMN, com uma série cirúrgica de 140 pacientes relatando malignidade prevalente em 60% dos casos (HGD18%, câncer 42%). O risco de desenvolver características patológicas avançadas é muito menor na variedade BD-IPMN, com

riscos relatados de até 28% em 5 anos. Percebe-se que o tipo misto de IPMN tem um risco de progressão similar ao da MD-IPMN. O desenvolvimento de características patológicas avançadas em todas as IPMNs é compatível com o modelo de progressão de adenoma para carcinoma.
- As MCNs são neoplasias mucinosas pré-malignas revestidas por um epitélio produtor de mucina. Ao contrário da IPMN, a MCN tem um estroma ovariano associado ao seu revestimento epitelial. Além disso, ao contrário de IPMN, MCNs não têm associação ou comunicação com o ducto pancreático. Morfologicamente, a MCN é tipicamente unilocular (isto é, um grande componente cístico) com numerosas septações internas. Calcificações periféricas também podem estar presentes. O epitélio de MCN pode exibir graus variáveis de atipia, incluindo câncer invasivo. O risco de desenvolvimento de câncer em uma MCN foi referido como de 17,5% em uma grande série cirúrgica (HGD, 5,5%; câncer invasivo, 12%).
- Os NETs pancreáticos geralmente têm componentes císticos. Essas lesões são tipicamente de natureza indolente, mas têm potencial maligno e risco de metástases. Os NETs podem ser funcionais e produzem hormônios indutores de sintomas, ou podem ser não funcionais.
- Outras neoplasias pancreáticas sólidas, como adenocarcinoma ou lesões metastáticas em decorrência de câncer de células renais, melanoma e câncer de mama, podem sofrer degeneração cística, e, ocasionalmente, apresentam características císticas.
- Outras PCLs raras incluem cistos linfoepiteliais, teratomas e coriocarcinomas.

Seção 2: Prevenção

PONTOS PRINCIPAIS/PÉROLAS CLÍNICAS
- Nenhuma intervenção demonstrou que previne o desenvolvimento de PCL.

Rastreamento
- Atualmente não se recomenda triagem de neoplasias císticas pancreáticas. No entanto, tendo em vista que algumas PCLs (p. ex., IPMN) têm potencial maligno e assim são consideradas precursoras de malignidade pancreática, alguns centros oferecem triagem aos pacientes com forte história familiar de câncer pancreático. Os testes utilizados para triagem incluem MRCP e EUS. A triagem desses pacientes não é considerada de rotina e deve ser realizada somente sob os auspícios de um protocolo de pesquisa aprovado pelo IRB.

Seção 3: Diagnóstico (Algoritmo 30.1)

PONTOS PRINCIPAIS/PÉROLAS CLÍNICAS
- A PCL é assintomática na maioria dos pacientes e geralmente é encontrada incidentalmente em estudos radiográficos.
- A PCL sintomática pode-se apresentar com dor abdominal, perda de peso, náusea/vômito, icterícia, pancreatite aguda e/ou insuficiência pancreática.
- Não há achados específicos de exame relevantes para o diagnóstico.
- Não existem testes laboratoriais séricos específicos para diagnosticar ou caracterizar qualquer PCL em particular.
- Testes de imagens que podem ser realizados para identificar e caracterizar a PCL incluem uma CT abdominal (contraste IV com "protocolo do pâncreas") ou MRCP.
- O achado de uma papila maior com um orifício lacunar (papila em "boca de peixe") com fluxo de mucina é patognomônico de MD-IPMN.
- Os testes endoscópicos usados na avaliação incluem EUS-FNA. O fluido do cisto pancreático pode ser obtido e enviado para análise química (nível de antígeno carcinoembrionário – [CEA], nível de amilase), análise citológica e análise molecular.
- Apesar da disponibilidade de imagens transversais de alta qualidade, imagens minimamente invasivas com EUS e análise de fluido e tecido do cisto pancreático, é extremamente difícil fazer o diagnóstico correto de qualquer lesão cística em particular.

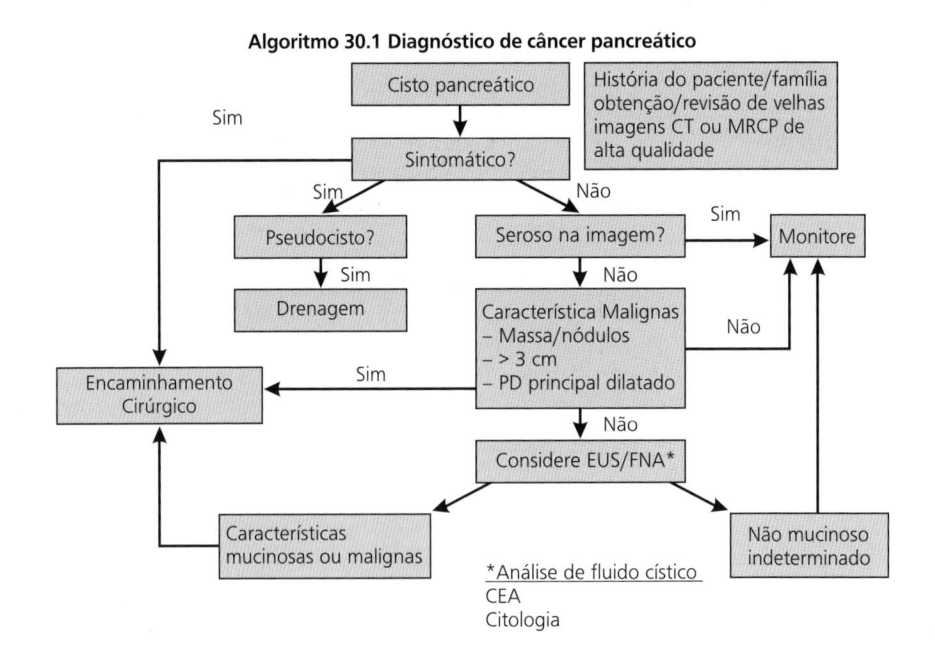

Algoritmo 30.1 Diagnóstico de câncer pancreático

```
                    Cisto pancreático ──── História do paciente/família
                              │              obtenção/revisão de velhas
         Sim                  │              imagens CT ou MRCP de
    ┌──────────────── Sintomático?           alta qualidade
    │              Sim ↙       ↘ Não
    │                                            Sim
    │         Pseudocisto?    Seroso na imagem? ────► Monitore
    │              ↓ Sim           ↓ Não                ▲
    │          Drenagem       Característica Malignas   │
    │                         – Massa/nódulos       Não │
    │                         – > 3 cm      ────────────┘
    ▼         Sim             – PD principal dilatado
Encaminhamento ◄────────────────    ↓ Não
  Cirúrgico                   Considere EUS/FNA*
    ▲                         ↙            ↘
    │                                       Não mucinoso
 Características                            indeterminado
 mucinosas ou malignas    *Análise de fluido cístico
                           CEA
                           Citologia
```

Diagnóstico diferencial

Características demográficas, morfológicas e biológicas das lesões císticas pancreáticas encontradas com mais frequência

Lesão	Demográfica (idade, gênero)	Localização pancreática	Morfologia (CT, MRCP, EUS)	Potencial maligno	Características de alto risco (CT, MRCP, EUS)	Características do fluido do cisto (EUS-FNA)
Cistos não mucinosos						
Pseudocisto	Qualquer, M = F	Distribuição uniforme	Parede espessa Unilocular	Não	N/A	Marrom-escuro, opaco Baixa viscosidade Amilase alta
Cisto adenoma seroso	7ª década, F > M	Distribuição uniforme	Aparência microcística/em favo de mel (ocasionalmente, macrocística ou mista micro/macro) Cicatriz central	Não	N/A	Cor de palha ou claro Baixa viscosidade Baixa amilase CEA < 5
Tumor sólido pseudopapilar	2ª e 3ª décadas, F > M	Corpo/cauda > cabeça	Sólido ou misto sólido/cístico	Sim	N/A	N/A
Tumores neuroendócrinos	3ª à 6ª década, M > F	Corpo/cauda > cabeça	Sólido ou misto sólido/cístico	Sim	N/A	N/A
Cistos mucinosos						
Neoplasias mucinosas intraductais papilares	6ª e 7ª décadas, M = F	Cabeça > corpo/cauda (pode ser multifocal ou difuso)	MD-IPMN: ducto pancreático principal dilatado (focal ou difuso) BD-IPMN: lesão multicística comunicando-se com o ducto pancreático principal; pode ser multifocal	Sim	Dilatação do ducto pancreático principal > 6 mm massa/nódulos intramurais Cisto > 3 cm	Claro, incolor Viscoso Amilase alta CEA alta (> 192)
Neoplasia cística mucinosa	5ª e 6ª décadas, F > M	Corpo/cauda > cabeça	Unilocular Septações internas Calcificações periféricas	Sim	Cisto > 3 cm Parede espessa/septações Massas/nódulos intramurais	Claro, incolor Viscoso Amilase variável CEA alto (> 192)

Apresentação típica
- A maioria dos pacientes com PCL será assintomática, e as lesões geralmente são descobertas incidentalmente em imagens transversais realizadas por outra razão.
- Quando sintomas estão presentes, tipicamente eles são o resultado da PCL causando obstrução do ducto pancreático, com resultante pancreatite aguda e/ou insuficiência pancreática, ou causando efeito de massa nos órgãos adjacentes, como no estômago ou duodeno. Os sintomas incluem dor abdominal, dor nas costas, náusea/vômito, perda de peso, esteatorreia e icterícia.

Diagnóstico clínico
- É extremamente importante saber se o paciente já teve uma história de pancreatite aguda, e delinear o momento da pancreatite em relação à descoberta da PCL. A PCL que se desenvolve nos dias ou semanas após uma crise de pancreatite aguda mais certamente é um pseudocisto. No entanto, a PCL neoplásica (seja benigna ou maligna) pode causar obstrução do ducto pancreático e resultante pancreatite.
- Ao avaliar um paciente com uma PCL e história de pancreatite, deve-se inquirir sobre quaisquer testes de imagens transversais antes do episódio de pancreatite. Esses estudos anteriores devem ser revistos a fim de detectar quaisquer lesões pancreáticas preexistentes que tenham sido a causa precipitadora da pancreatite.
- Os pacientes devem ser consultados no que se refere a hospitalizações anteriores por "dor abdominal", assim como sobre os fatores de risco potenciais para pancreatite aguda, como consumo de álcool, história de cálculos biliares, medicações novas, viagens e história familiar de pancreatite. Esses componentes da história podem ajudar a distinguir se o paciente pode ter um pseudocisto secundário a uma crise anterior (não diagnosticado) de pancreatite aguda, ou se o cisto representa uma lesão neoplásica preexistente.
- Obter uma história familiar detalhada também é essencial, particularmente se quaisquer membros da família têm uma história de câncer ou cistos pancreáticos, ou se o paciente, ou parentes têm síndrome do câncer conhecida (Lynch, BRCA, ou FAMMM). A pancreatite hereditária pode resultar em crises recorrentes de pancreatite e leva ao desenvolvimento de pancreatite calcificada crônica e câncer pancreático.

Exame físico
- Não há achados específicos no exame físico relevantes para o diagnóstico de uma PCL.
- Os pacientes com pancreatite aguda tipicamente terão sensibilidade epigástrica e podem-se sentir mais confortáveis ao se sentarem inclinados para frente.
- Os achados do exame físico que podem apontar para a presença de PCL maligna incluem icterícia, ou uma massa abdominal palpável nos quadrantes superiores ou epigástrio.

Diagnóstico laboratorial
Lista de testes diagnósticos
- Níveis séricos de amilase e lipase (> 3 vezes o limite superior do normal) estão tipicamente presentes nos pacientes com pancreatite aguda. No entanto, não existem outros testes sorológicos relevantes usados no diagnóstico de PCL.
- O fluido do cisto pancreático pode ser analisado de várias maneiras:
  - Análise química
    - níveis de amilase: níveis altos (> 1.000) sugere que a lesão cística comunica-se com o ducto pancreático (isto é, pseudocistos, IPMN).
    - nível de CEA: nível de CEA no fluido do cisto > 192 ng/mL demonstrou acurácia de 79% em distinguir uma lesão mucinosa de uma não mucinosa. No entanto, o nível

de CEA não é útil para distinguir IPMN de MCN, ou em predizer se está presente patologia de alto risco.
- Análise citológica: por causa da natureza paucicelular do fluido do cisto pancreático, a precisão da citologia é de apenas cerca de 58% na distinção entre os cistos mucinosos e os cistos não mucinosos. A acurácia na detecção das características patológicas avançadas não é melhor.
- Análise molecular: o conteúdo de ácido desoxirribonucleico (DNA), que pode ser vertido no fluido cístico a partir do revestimento epitelial, pode agir com o marcador substituto da patologia. Esse DNA pode ser analisado para presença de mutações K RAS, perda de heterozigosidade, e também para a qualidade e quantidade do DNA. Os serviços comercialmente disponíveis (Red Path Integrated Patologia, Pittsburgh, PA, USA) podem analisar amostras, interpretar os dados, dando aos clínicos informações referentes ao tipo e patologia do cisto. Os resultados iniciais foram mistos, e as tentativas de validar essa técnica estão em andamento.

Listas de técnicas de imagens
- **CT abdominal** (64-*slice*/multidetector, "protocolo do pâncreas") com contraste IV e nenhum contraste oral ou contraste oral neutro/água. Tipicamente, o estudo inicial realizado quando uma PCL for encontrada incidentalmente em outros tipos de imagens (p. ex., ultrassom ou CT sem contraste). A CT tem alto valor preditivo positivo (85–95%) para malignidade, quando estão presentes características de alto risco.
- **MRCP:** fornece imagens detalhadas do ducto pancreático e é muito útil na identificação da presença de comunicação cística com o ducto pancreático principal.
- **EUS:** fornece imagens de alta resolução em tempo real do parênquima pancreático, ducto pancreático e estruturas adjacentes. Permite a amostragem tecidual guiada por imagem em tempo real e acúmulo de fluido do cisto pancreático para análise.
- Deve-se notar que o achado de uma grande papila com orifício lacunar (papila em "boca de peixe") com fluxo de mucina é patognomônico de IPMN do ducto principal (Figura 30.4).

Riscos potenciais/erros comuns cometidos referentes ao diagnóstico da doença
- Deve-se ressaltar que os pacientes com lesões císticas pancreáticas neoplásicas podem-se apresentar com pancreatite aguda. Assim, quando os pacientes têm tanto pancreatite aguda quanto PCL, uma cuidadosa investigação deve ser realizada para determinar o que veio primeiro. Grandes cistos pancreáticos neoplásicos podem ser morfologicamente similares aos pseudocistos nas imagens transversais. Uma história detalhada, a revisão das imagens previamente disponíveis e, possivelmente, a análise do fluido cístico por EUS-FNA podem dar importantes informações para se fazer o diagnóstico correto.
- Apesar da disponibilidade de imagens transversais de alta qualidade, imagens minimamente invasivas com EUS e da análise do fluido e tecido do cisto pancreático, pode ser extremamente difícil fazer o diagnóstico correto de qualquer lesão cística em particular.
- Distinção entre cistos mucinosos e não mucinosos:
  - Imagens transversais somente em geral são insuficientes para classificar corretamente o tipo de cisto.
  - Há um precário consenso interobservador quanto ao uso de imagens transversais.
  - Estudos sugerem que a CT seja superior à MRCP na detecção de massas/nódulos intramurais, embora a MRCP seja superior na avaliação do ducto pancreático, demonstrando comunicação cística com o ducto pancreático principal, e na identificação de doença multifocal no caso de IPMN.

- Nível de CEA no fluido cístico > 192 ng/mL é o teste mais sensível (79%) para diagnosticar uma lesão mucinosa.
  - no entanto, o CEA não pode distinguir IPMN de MCN.
  - existe considerável sobreposição nos níveis de CEA no fluido do cisto entre todos os cistos (isto é, os cistos não mucinosos podem ter altos níveis de CEA, e cistos mucinosos podem ter baixos níveis de CEA).
  - um volume adequado do fluido do cisto para análise química (1 mL) tipicamente não está disponível em lesões císticas pequenas ($\leq$ 1 cm).
- Detecção de malignidade:
  - CT e MRCP fornecem informações complementares referentes às características do cisto.
  - Embora a presença de características de alto risco tenha um alto valor preditivo positivo para malignidade, a ausência de características de alto risco não exclui a possibilidade de potencial maligno.
  - Morfologia do cisto no exame EUS tem uma pobre acurácia e consenso interobservadores.
  - A citologia do fluido do cisto notoriamente não é confiável na detecção da malignidade.
  - O CEA no fluido do cisto não se correlaciona com a presença de patologia avançada.

Seção 4: Tratamento

Racional do tratamento

- Pseudocistos pancreáticos devem ser tratados quando são assintomáticos. Os sintomas típicos incluem dor abdominal, náusea/vômito (decorrente de obstrução da saída gástrica) e pancreatite recorrente. Ocasionalmente, pseudocistos podem-se tornar infectados. A forma tradicional de terapia é cistogastrostomia e/ou desbridamento cirúrgicos. A emergência de EUS terapêutica permitiu que agora os endoscopistas realizem cistogastrostomia guiada por EUS e necrossectomia/desbridamento endoscópico.
- O racional do tratamento da PCL neoplásica é prevenir a progressão de PCL em risco para câncer. As duas principais opções podem ser oferecidas para os pacientes com PCL: (i) ressecção cirúrgica (ii) vigilância.
- A decisão de realizar cirurgia em geral repousa na experiência ou não do paciente de sintomas secundários à PCL ou, no caso de PCL neoplásica, se houver prova ou não, ou preocupação ou não, com potencial maligno ou malignidade prevalente.
- A PCLs sintomática deve ser submetida à ressecção cirúrgica desde que o paciente seja um candidato apropriado para cirurgia. Além disso, múltiplos estudos demonstram que as PCLs sintomáticas estão associadas a um risco mais alto de malignidade.
- O tratamento dos pacientes com PCLs assintomáticas é um dilema muito mais desafiador. Fazer um diagnóstico definitivo do tipo de cisto e se estão presentes características patológicas avançadas é o principal desafio enfrentado pelo clínico. Assim, a decisão de proceder à ressecção cirúrgica da PCL no paciente assintomático deve ser contrabalançada com a idade do paciente, comorbidades, expectativa de vida e probabilidade da presença de lesão pré-maligna ou maligna.
- Foram publicadas diretrizes de consenso internacional para ressecção e vigilância de PCL em particular. Características de PCL de alto risco incluem dilatação do ducto pancreático principal (> 6 mm), tamanho do cisto > 3 cm, presença de uma massa associada ou nódulo intramural, bem como presença de displasia de alto grau ou câncer na citologia do fluido cístico. A presença de qualquer dessas características devem justificar a avaliação cirúrgica.

- A apresentação mais frequente encontrada pelos clínicos é o paciente com uma pequena PCL assintomática (< 3 cm) que tenha características morfológicas e/ou de fluido cístico compatíveis com um cisto mucinoso, mas sem características óbvias de alto risco. Finalmente, a decisão de ressecar em vez de monitorar será individualizada, dependendo de idade do paciente, comorbidades, expectativa de vida, boa vontade em se submeter à vigilância radiográfica e/ou endoscópica serial, assim como da preferência do paciente.
- Em pacientes com PCL assintomática que são considerados de baixo risco para malignidade prevalente, deve-se oferecer vigilância com imagens seriais e/ou EUS (vide tabela: Abordagem sugerida à vigilância radiográfica das lesões císticas pancreáticas assintomáticas). Alterações no tamanho do cisto e nas características morfológicas, a presença de displasia de alto grau ou câncer na citologia do fluido do cisto, e/ou o desenvolvimento de sintomas atribuíveis à PCL devem justificar consideração para ressecção cirúrgica.

Abordagem sugerida à vigilância radiográfica das lesões císticas pancreáticas assintomáticas

Tamanho do cisto (cm)	Modalidade	Frequência[#]
< 1	MRCP ou CT	Anualmente
1–2	MRCP ou CT*	Cada 6–12 meses
2–3	MRCP ou CT*	Cada 3–6 meses

*Deve-se considerar EUS-FNA durante a parte inicial da investigação.
[#]O intervalo de acompanhamento pode ser estendido após 2 anos sem alterações.

- A avaliação e o tratamento de pacientes com PCL deve ser realizado em uma abordagem multidisciplinar, com gastroenterologista, cirurgiões, radiologistas e patologistas.

> **PÉROLAS CLÍNICAS**
> - A ressecção cirúrgica é o fundamento do tratamento de pacientes com PCL sintomática e/ou pré-maligna/maligna.
> - As características de alto risco incluem dilatação do ducto pancreático principal, tamanho do cisto > 3 cm, e presença de massas associadas ou nódulos intramurais.
> - Em pacientes com IPMN ou MCN assintomática com características de baixo risco, a decisão de proceder à ressecção cirúrgica deve ser individualizada. Fatores, como idade do paciente, comorbidades, expectativa de vida, boa vontade em se submeter a estudos radiográficos e/ou endoscópicos seriais, e a preferência do paciente, devem ser levados em conta.
> - A vigilância radiográfica com MRCP ou CT (e possivelmente EUS-FNA de intervalo) deve ser oferecida a todos os pacientes que não se submetem à ressecção cirúrgica.
> - A avaliação e o tratamento dos pacientes com PCL devem ser realizados em uma abordagem multidisciplinar com gastroenterologistas, cirurgiões, radiologistas e patologistas.

Seção 5: Populações especiais
Não é aplicável a este tópico.

Seção 6: Prognóstico

> **PONTOS PRINCIPAIS/PÉROLAS CLÍNICAS**
> - Em geral, pacientes com uma IPMN ou MCN benigna ressecada têm um excelente prognóstico geral.
> - A taxa de sobrevida em 5 anos para uma IPMN maligna ressecada ou MCN maligna é de aproximadamente 60%, que é muito mais favorável do que a do adenocarcinoma pancreático (taxa de sobrevida em 5 anos de 5%).
> - A BD-IPMN pequena (< 3 cm) assintomática tem um risco aproximado de 3% da progressão para a malignidade.
> - Percebe-se que a IPMN é um "defeito de campo" pelo pâncreas inteiro, e assim os pacientes estão em risco de desenvolvimento de IPMN nova. O monitoramento do pâncreas remanescente é recomendado.

História natural de doença não tratada
- As MCNs são lesões pré-malignas encontradas predominantemente em mulheres jovens. Em razão desses fatores, presume-se que MCN não tratada eventualmente progrida para câncer invasivo.
- Por causa da taxa relativamente alta da malignidade prevalente em séries de casos cirúrgicos, presume-se que todas as IPMNs não tratadas do ducto principal eventualmente progrida para câncer invasivo.
- Comparada ao MD-IPMN, a BD-IPMN mostrou estar associada a um risco menor de malignidade. A BD-IPMN pequena (< 3 cm), assintomática, tem um risco aproximado de 3% de progressão para malignidade.

Prognóstico para pacientes tratados
- Pacientes com MCN benigna ressecada praticamente não têm um risco de recorrência. Os pacientes com ressecção de MCN maligna têm uma taxa de sobrevida em 5 anos de aproximadamente 60%.
- Pacientes com IPMN benigna ressecada têm um excelente prognóstico. No entanto, percebe-se que a IPMN é um "defeito de campo" por todo o pâncreas. Assim, há risco de recorrência de IPMN (MD e BD) no pâncreas remanescente. Os pacientes com IPMN maligna ressecada têm uma taxa de sobrevida em 5 anos referida como de 36–60%, e um risco de desenvolver IPMN nova de aproximadamente 20%.
- Em geral, a ressecção cirúrgica de PCL mucinosa maligna acarreta um prognóstico muito melhor em termos de taxa de sobrevida em 5 anos do que o do adenocarcinoma pancreático (5%).

Testes de acompanhamento e monitoramento
- Em geral, existem dados limitados sobre os intervalos de tempo apropriados para monitorar a recorrência de PCL mucinosa ressecada. O seguinte representa a abordagem sugerida.
  - MCN benigna ressecada: nenhum teste de acompanhamento é recomendado.
  - MCN maligna ressecada: CT de acompanhamento a cada 6 meses.
  - IPMN benigna ressecada: CT de acompanhamento ou MRCP anualmente.
  - IPMN maligna ressecada: CT ou MRCP a cada 6 meses.

Seção 7: Leitura Sugerida
Al-Haddad M, Schmidt M, Sandrasegaran K, Dewitt J. Diagnosis and treatment of cystic pancreatic tumors. Clin Gastroenterol Hepatol 2011;9:635–48

Brugge WR, Lauwers GY, Sahani D, et al. Cystic neoplasms of the pancreas. N Engl J Med 2004;351:1218-26
Brugge WR, Lewandrowski K, Lee-Lewandrowski E, et al. Diagnosis of pancreatic cystic neoplasms: a report of the cooperative pancreatic cyst study. Gastroenterology 2004;126:1330-6
Gaujoux S, Brennan MF, Gonen M, et al. Cystic lesions of the pancreas: changes in the presentation and management of 1,424 patients at a single institution over a 15-year time period. J Am Coll Surg 2011;212:590-600
Hidalgo M. Pancreatic cancer. N Engl J Med 2010;362:1605-17
Hruban RH, Takaori K, Klimstra DS, et al. An illustrated consensus on the classification of pancreatic intraepithelial neoplasia and intraductal papillary mucinous neoplasms. Am J Surg Path 2004;28:977-87

Seção 8: Diretrizes
Diretrizes de sociedades nacionais

Título da diretriz	Fonte da diretriz	Data
ACG practice guidelines for the diagnosis and management of neoplastic pancreatic cysts	American College of Gastroenterology	2007 (Am J Gastroenterol 2007;102:2339-49)

Diretrizes de sociedade internacional

Título da diretriz	Fonte da diretriz	Data
International consensus guidelines 2012 for management of IPMN and MCN of the pancreas	International Association of Pancreatology	2012 (Pancreatology 2012;12:183-97)

Seção 9: Evidência
Vide Diretrizes na Seção 8.

Seção 10: Imagens

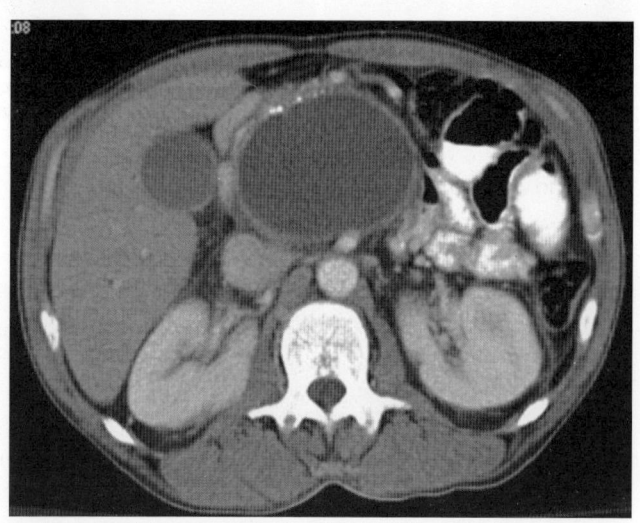

Figura 30.1 Pseudocisto pancreático com aparência unilocular típica e parede espessa.

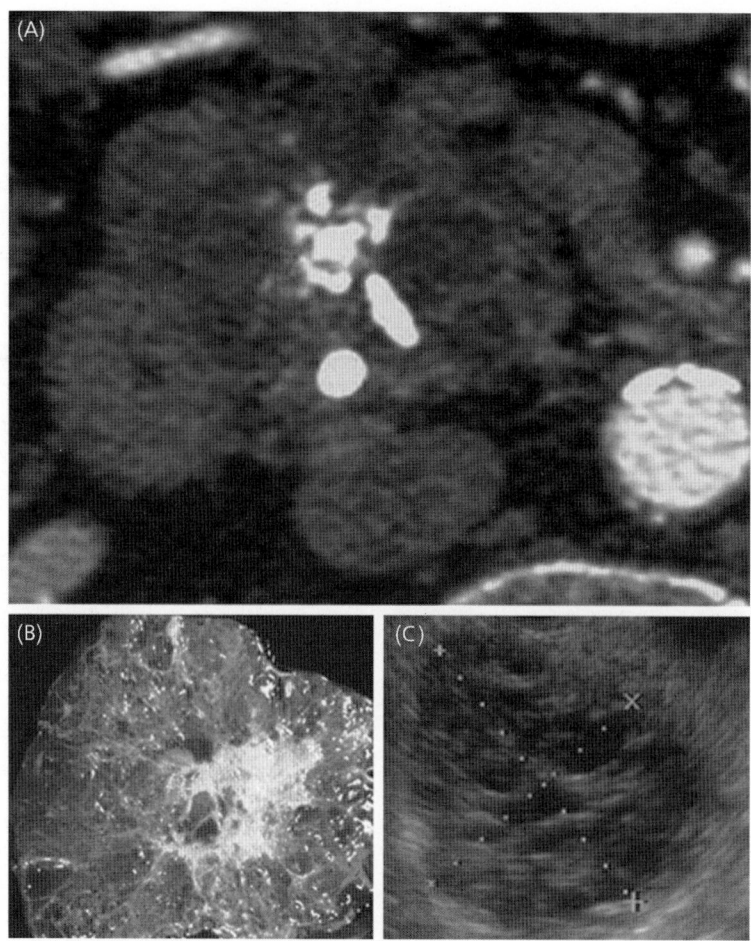

Figura 30.2 Cisto adenoma seroso. (**A**) Calcificações em "raios de sol" na CT (**A**) são vistas como uma cicatriz central patologicamente (**B**). Ultrassom endoscópico (EUS) demonstra inumeráveis microcistos em um padrão em "favo de mel" (**C**).

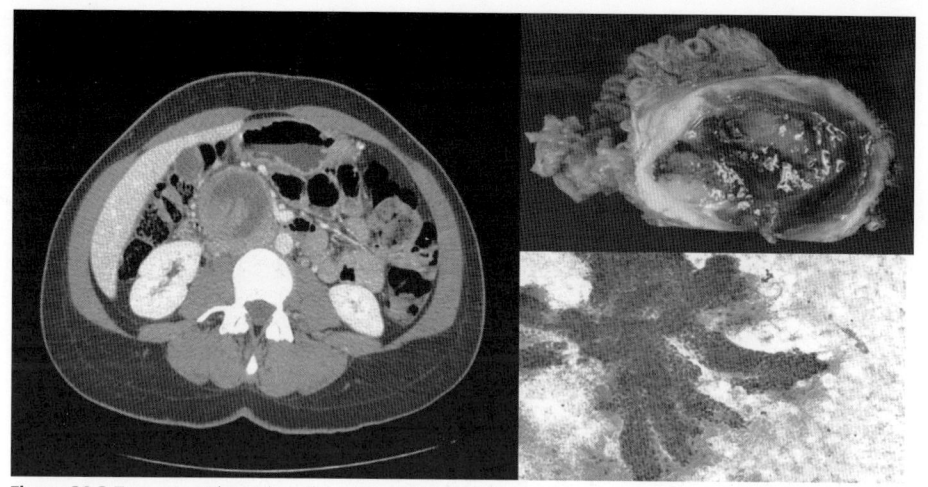

Figura 30.3 Tumor pseudopapilar sólido, tipos sólido e cístico misto.

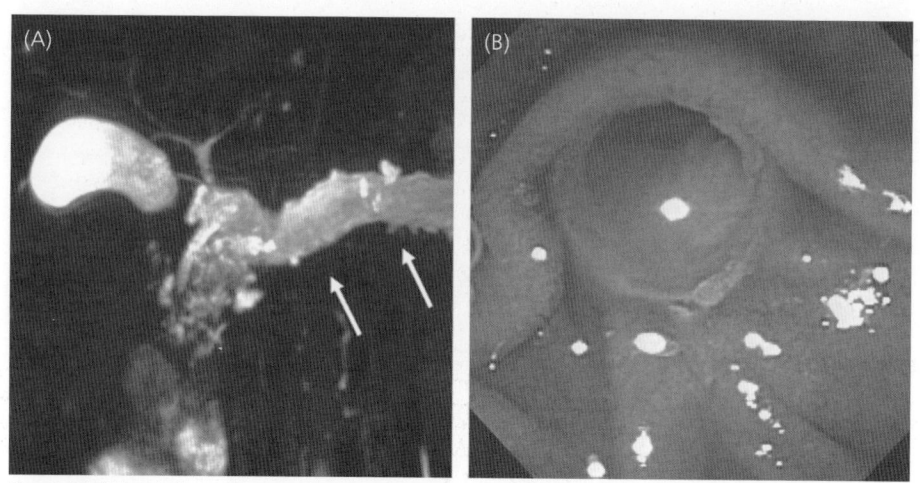

Figura 30.4 Neoplasia mucinosa papilar intraductal (IPMN), tipo ducto principal. (**A**) Acentuada dilatação do ducto pancreático principal na colangiopancreatografia por ressonância magnética (MRCP). (**B**) Extrusão de mucina da grande papila em vista endoscópica.

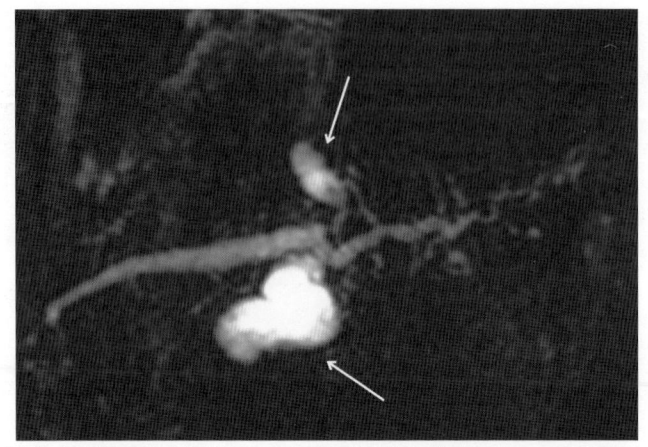

Figura 30.5 IPMN do tipo ducto principal e ramo ductal misto (setas).

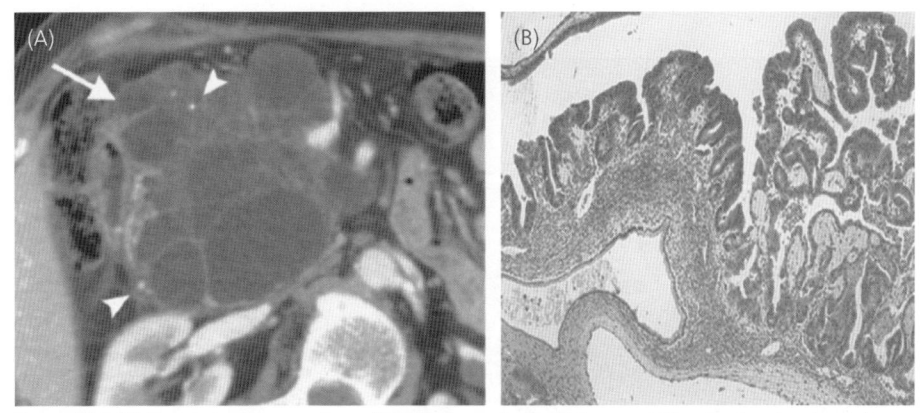

Figura 30.6 (**A**) Neoplasia cística mucinosa (MCN) com septações típicas e calcificações (pontas de seta). (**B**) Estroma tipo ovariano na análise histopatológica é patognomônico.

Material adicional para este capítulo pode ser encontrado *on-line* em:
www.mountsinaiexpertguides.com
A senha de acesso é a palavra Dysphagia.
Inclui um estudo de caso com perguntas de múltipla escolha, orientações para os pacientes e os códigos da ICD.

CAPÍTULO 31

Distúrbios do Trato Biliar

Ron Palmon[1] e Kalpesh K. Patel[2]
[1]Dr. Henry D. Janowitz Division of Gastroenterology, Icahn School of Medicine at Mount Sinai, New York, NY, USA
[2]Internal Medicine, Baylor College of Medicine Medical Center, Houston, TX, USA

PONTOS PRINCIPAIS

- As doenças da vesícula biliar e das vias biliares são condições comuns que podem causar morbidade significativa.
- Pacientes com cálculos biliares sintomáticos ou obstrução biliar complicada estão sob risco de doença recorrente ou progressiva e necessitam de tratamento.
- O espectro das síndromes clínicas causadas por cálculos biliares é amplo e inclui cólica biliar, colecistite aguda, pancreatite de origem biliar e colangite.
- O tratamento-base para o cálculo biliar é a colecistectomia laparoscópica, a cirurgia abdominal eletiva mais comum realizada nos Estados Unidos.
- Opções de tratamento radiológico, endoscópico e cirúrgico estão disponíveis e podem ser escolhidas de acordo com as necessidades específicas do paciente.
- Os tratamentos para a vesícula biliar e/ou doenças biliares são eficazes, e o prognóstico geral depende do processo da doença subjacente.

Seção I: Histórico
Definição da doença
- Os distúrbios do sistema biliar incluem condições benignas e malignas que afetam a vesícula biliar, as vias biliares, ou a ampola. Morbidade significativa pode ocorrer quando há obstrução do fluxo normal de bile através desse sistema complexo.

Classificação da doença
- O bloqueio do sistema biliar pode ser classificado de acordo com o nível ou o local da obstrução (isto é, obstrução cística, intra-hepática ou extra-hepática do ducto). Além disso, complicações biliares podem ser classificadas de acordo com a etiologia: benigna (cálculos biliares, estrituras), inflamatória (colecistite, colangite esclerosante primária, e maligna (câncer na vesícula biliar, colangiocarcinoma, carcinoma hepatocelular, câncer pancreático, ou câncer ampular). Cálculo biliar abrange uma variedade de síndromes clínicas que são causadas pela formação de pedras na vesícula biliar. Essas síndromes incluem, mas não estão limitadas a elas, cólica biliar, colecistite aguda, cálculo biliar, pancreatite e colangite.

Incidência/prevalência
- Estima-se que 10–15% da população adulta dos EUA tenha cálculos biliares.
- A doença por cálculo biliar é responsável por 1,8 milhão de visitas ambulatoriais e 622.000 altas hospitalares por ano, nos Estados Unidos.
- A colecistectomia é a cirurgia abdominal eletiva mais comum realizada nos Estados Unidos, com mais de 750.000 cirurgias por ano.

- A obstrução biliar maligna ocorre em índices que variam de acordo com o local da malignidade primária: 90% em colangiocarcinomas, 80% em carcinomas ampulares, 50% na cabeça pancreática, 10% em carcinomas hepatocelulares.

Impacto econômico
- Os custos totais, diretos e indiretos, relativos à doença por cálculo biliar nos Estados Unidos, foram estimados em 6,2 bilhões de dólares anualmente.
- Os custos anuais com instalações hospitalares são maiores em relação à doença por cálculo biliar do que a qualquer outra doença do sistema digestório nos Estados Unidos.
- O impacto econômico gerado por essa doença nos Estados Unidos aumentou em mais de 20%, desde a década de 1980.

Etiologia
- Os cálculos biliares podem ser divididos em cálculos de colesterol e cálculos de pigmento.
- Na população ocidental, os cálculos biliares de colesterol representam, aproximadamente, 70% dos cálculos biliares. Os cálculos de colesterol desenvolvem-se como resultado da supersaturação de colesterol na bile. Os desequilíbrios na composição normal da bile podem ser causados por alterações hormonais (gravidez), alterada circulação enteroepática da bile (doença intestinal), estase da vesícula biliar (jejum prolongado, rápida perda de peso), ou estase no sistema biliar por obstrução mecânica benigna ou maligna.
- Os cálculos de pigmento são menos comuns e compostos principalmente de bilirrubina. Os cálculos de pigmento negro são encontrados em condições hemolíticas com aumento da produção de bilirrubina não conjugada. Os cálculos de pigmento marrom são comuns em populações asiáticas e acredita-se que se desenvolvam a partir de infecções bacterianas ou parasitárias dos ductos biliares.

Patologia/patogênese
- A colecistite desenvolve-se decorrente da obstrução do ducto cístico e irritação da mucosa por um cálculo biliar impactado, produzindo uma reação inflamatória na vesícula biliar. A infecção subsequente da bile propaga a resposta inflamatória.
- A obstrução biliar ocorre quando há bloqueio de um segmento das vias biliares, em razão de um cálculo biliar, tumor (crescimento interno primário ou secundário), resposta inflamatória (colangite esclerosante primária, estenose benigna), ou compressão extrínseca (tumor, linfadenopatia, Síndrome de Mirizzi). A Síndrome de Mirizzi é uma síndrome rara em que um cálculo biliar obstrutivo presente no ducto cístico provoca a obstrução das vias biliares por compressão direta. O aumento da obstrução do fluxo biliar por fim resulta em icterícia e suas complicações (prurido, colangite).
- A coledocolitíase ocorre como resultado da migração dos cálculos da vesícula biliar ou através da formação de cálculos intraductais de novo.

Fatores de risco/preditivos
Cálculos biliares

Fator de risco	Índice de probabilidade
Sexo feminino	2
Idade > 40	4–10
Obesidade (BMI > 45)	7

Fator de risco	Índice de probabilidade
Parentesco de primeiro grau com doença por cálculo biliar	4,5
Nutrição parenteral total	
Perda rápida de peso	
Gravidez	
Determinados grupos étnicos: nativos americanos, aborígenes sul-americanos, escandinavos	
Condições associadas (Doença de Crohn, cirrose, fibrose cística)	2-6
Medicamentos (estrogênio, octreotida, ceftriaxona)	

Colangite esclerosante primária (PSC)

Fator de risco	Índice de probabilidade
Doença inflamatória intestinal	Cerca de 90% dos pacientes com PSC apresentarão sinais de colite ulcerativa se forem realizadas biópsias do reto e sigmoide. Cerca de 5% dos pacientes com UC terão PSC. Uma porcentagem muito menor de pacientes com doença de Crohn tem PSC
Doenças autoimunes (diabetes, doenças da tireoide)	
Sexo masculino	A PSC apresenta uma proporção de aproximadamente 2:1 do sexo masculino para o sexo feminino

Câncer da vesícula biliar

Fator de risco	Índice de probabilidade
Cálculos biliares	Presentes em 70-90% dos casos
Pólipos da vesícula biliar	
Colecistite crônica com calcificação ("vesícula biliar de porcelana")	
Cistos coledocianos	
Infecção crônica	
PSC	

Seção 2: Prevenção

PONTOS PRINCIPAIS/PÉROLAS CLÍNICAS
- Cálculos biliares
  - Ácido ursodesoxicólico (UDCA) – pacientes com rápida perda de peso, como ocorre após a cirurgia bariátrica.
- Colecistite
  - Colecistectomia precoce – pacientes com cálculos biliares sintomáticos.
  - NSAIDs – para eliminar a cólica biliar.
- Obstrução biliar maligna
  - Diagnóstico precoce e tratamento – todas as malignidades com provável obstrução biliar.

Rastreamento

- Nenhuma evidência atual justifica o rastreamento de cálculos biliares em pacientes assintomáticos. Em pacientes submetidos à cirurgia bariátrica, pode-se considerar o rastreamento de cálculos biliares com ultrassom e realizar uma colecistectomia concomitante. O rastreamento para várias malignidades, que pode causar obstrução biliar, é discutido em outra seção (carcinoma hepatocelular, câncer do pâncreas de alto risco, colangiocarcinoma).

Prevenção primária

- Em pacientes com rápida perda de peso antecipada (cirurgia bariátrica), o UDCA é eficaz na prevenção da formação de cálculos biliares.
- A colecistectomia profilática também poderia ser considerada em pacientes submetidos à cirurgia de *bypass* gástrico e em certas situações especiais, como doença falciforme, onde a incidência da doença por cálculo biliar é muito elevada.
- Em pacientes sintomáticos com cálculos biliares, a colecistectomia precoce previne o desenvolvimento de colecistite e outras complicações. O tratamento da cólica biliar com NSAIDs reduz a incidência de colecistite.
- Pacientes com cirrose ou hepatite B crônica que estão em risco de carcinoma hepatocelular geralmente são examinados com ultrassonografia periódica e/ou alfafetoproteína sérica. O rastreamento de colangiocarcinoma na PSC não demonstrou ser vantajoso, mas exames anuais de MRI anual e soro CA 19-9 são, no entanto, frequentemente realizados.

Prevenção Secundária

- Pacientes com coledocolitíase sintomática estão sob risco (> 50%) de desenvolver complicações futuras (colangite, icterícia) e devem ser submetidos à colangiopancreatografia retrógrada endoscópica (ERCP), com extração de cálculos como prevenção.
- Em pacientes com colelitíase e coledocolitíase, a extração do cálculo juntamente com a colecistectomia evitará o reaparecimento de cálculos das vias biliares.

Seção 3: Diagnóstico

> **PONTOS PRINCIPAIS/PÉROLAS CLÍNICAS**
> - O histórico típico de pacientes com distúrbios da vesícula biliar ou das vias biliares pode incluir o quadrante superior direito (RUQ) e/ou dor epigástrica, náuseas ou vômitos, febre e ingestão recente de alimentos gordurosos. A cólica biliar geralmente apresenta-se como uma dor constante no epigastro ou no RUQ, geralmente pós-prandial, e dura entre 15 minutos e vários minutos a várias horas. Náuseas ou vômitos também podem ocorrer. A dor pode irradiar para o ombro ou para a escápula direita em metade dos casos. Dor ou febre mais prolongada e severa indica colecistite aguda. Indícios de históricos de obstrução biliar incluem prurido, urina escurecida ou fezes claras e perda de peso.
> - No exame físico, os sinais vitais do paciente devem ser avaliados para detectar sinais de sepse (febre, taquicardia e hipotensão). O paciente deve ser examinado para verificar se há sintomas de icterícia escleral ou sublingual. O exame abdominal pode revelar extrema sensibilidade no RUQ. Realizar a palpação da borda hepática, enquanto o paciente inspira, pode provocar dor severa (sinal de Murphy).
> - Em pacientes com suspeita de doença da vesícula biliar ou das vias biliares, os exames de diagnóstico inicial devem incluir a medição de testes de função hepática e ultrassom do URQ/fígado. Exames adicionais incluindo hemograma completo (CBC), eletrólitos e parâmetros de coagulação podem ser realizados para avaliar a gravidade da doença.

- Para pacientes que apresentam forte suspeita de colecistite aguda ou coledocolitíase, com base em avaliações iniciais, não são necessários exames adicionais. Em pacientes com suspeita indeterminada, exames adicionais podem ser realizados. Para uma avaliação mais detalhada da colecistite, pode ser realizada a colecintigrafia (exame HIDA) ou uma CT. Para uma avaliação mais detalhada de obstrução biliar, podem ser realizados exames, como a colangiopancreatografia por ressonância magnética (MRCP), ultrassonografia endoscópica ou ERCP. Pacientes com suspeita de malignidade devem ser submetidos à CT para avaliar a localização e a extensão do tumor.

Diagnóstico diferencial

Diagnóstico diferencial	Características
Doença cardíaca	Histórico de doença cardíaca coronária ou estrutural, e falta de ar associada. Exames podem revelar achados cardíacos ou pulmonares. Exames iniciais podem revelar EKG anormal, elevação das enzimas cardíacas e LFTs normais
Pancreatite aguda	Histórico de dor epigástrica com irradiação para as costas, ingestão recente ou crônica de bebidas alcoólicas. Exames demonstram sensibilidade na região médio-epigástrica. Exames iniciais demonstram lipase e amilase elevadas
Úlcera péptica	Histórico de dor epigástrica, associada a sinais de hemorragia gastrointestinal, histórico recente de uso de aspirina ou de NSAID, histórico anterior de úlcera. Exames iniciais podem não demonstrar nenhum indício e talvez seja necessário fazer uma endoscopia para confirmar o diagnóstico
Doença do refluxo gastroesofágico	Irradiação da dor abdominal para o tórax. Presença de regurgitação

Apresentação típica
- O sintoma comum de pacientes com doença da vesícula biliar ou das vias biliares é a cólica biliar, dor abdominal geralmente localizada no URQ. A dor pode irradiar para a região epigástrica ou para o ombro direito. Geralmente, ocorre após refeições com alimentos gordurosos. A dor pode durar de 15 minutos a várias horas. Ela é caracteristicamente visceral e, portanto, a localização pode não ser exata, ocorrendo no tórax e em outras regiões do abdome. A dor persistente pode indicar uma complicação, como a colecistite. Outros sintomas presentes incluem febre, náuseas ou vômitos. Normalmente, os pacientes apresentarão episódios recorrentes e semelhantes de dor. Os pacientes com obstrução biliar por cálculos biliares podem relatar sintomas associados, como icterícia, prurido e alteração na cor da urina/fezes. Os pacientes com obstrução biliar maligna geralmente apresentam icterícia indolor e perda de peso.

Diagnóstico clínico
Histórico
- Durante a anamnese, concentrar-se nas seguintes características principais: localização, intensidade e duração da dor abdominal.
- Obter um histórico alimentar recente, informando-se especificamente sobre alimentos gordurosos e ingestão de bebidas alcoólicas, e um histórico de episódios anteriores semelhantes deve ser averiguado.
- Avaliar perda de peso recente, prurido e alteração na cor da urina ou das fezes (urina escura, fezes acólicas).
- Obter um histórico clínico e cirúrgico completo, analisando fatores de risco conhecidos, incluindo doença de Crohn, perda de peso, diabetes, histórico anterior de colecistectomia.

- Um histórico completo de medicação deve ser obtido, informando-se especificamente sobre fatores litogênicos conhecidos (somatostatina, nutrição parenteral total (TPN), reposição hormonal).
- Obter histórico familiar de cálculos biliares e malignidades relevantes.

Exame físico
- Um exame físico focalizado pode ajudar a determinar a natureza e gravidade da doença da vesícula biliar ou das vias biliares. Sinais vitais iniciais podem revelar febre, hipotensão, taquicardia ou hipóxia. Verifique se há sintomas de icterícia escleral ou sublingual, já que a icterícia geralmente ocorre em casos de pancreatite por cálculos biliares ou coledocolitíase.
- Realizar exames cardíaco e pulmonar para identificar possíveis diagnósticos alternativos.
- O exame abdominal deve avaliar se há sensibilidade, especialmente no RUQ.
- O exame físico para cólica biliar pode ser normal, pelo fato de a vesícula biliar não estar significativamente inflamada e, portanto, não há envolvimento do peritônio parietal. A dor da cólica biliar é visceral e geralmente bastante imprecisa e não apresenta sensibilidade no exame físico. Tentar obter o sinal de Murphy através de palpação sob a borda hepática durante a inspiração. Espasmos e contração muscular podem estar presentes. Sensibilidade no RUQ sugere que a vesícula biliar inflamada envolveu o peritônio parietal nessa área, como ocorreria na colecistite aguda. Pode-se calcular o tamanho do fígado pelo exame de palpação para avaliar a hepatomegalia.
- Alteração do estado mental deve ser observada, pois pode indicar doença grave.

Regras de decisão clínica úteis e calculadores
- Em pacientes com suspeita de coledocolitíase, a árvore de decisão clínica no Algoritmo 31.1 pode ser utilizada para orientar a investigação e o tratamento subsequentes.

Diagnóstico laboratorial
Lista de exames de diagnóstico
- Testes de função hepática: solicitar para todos os pacientes com suspeita de doença da vesícula biliar/vias biliares.
- CBC, eletrólitos, exames de coagulação: solicitar para todos os pacientes com suspeita de doença da vesícula biliar/vias biliares e para o planejamento de possíveis procedimentos cirúrgicos ou endoscópicos.
- Marcadores tumorais: CA 19-9 e o antígeno carcinoembrionário (CEA) são os marcadores tumorais mais comuns utilizados para detectar o colangiocarcinoma, mas são notoriamente imprecisos.
- Amilase, lipase: solicitar para todos os pacientes com dor abdominal, para avaliar diagnóstico alternativo, como pancreatite.
- EKG, enzimas cardíacas: solicitar para os pacientes de risco para diagnóstico cardíaco alternativo.

Listas de técnicas de imagem
- Ultrassom transabdominal: realizar em todos os pacientes com suspeita de doença da vesícula biliar e/ou das vias biliares. O ultrassom deve avaliar especificamente o espessamento das paredes da vesícula biliar, fluido pericolecístico, colelitíase ou lama biliar, dilatação biliar, coledocolitíase e massas hepáticas.
- CT abdominal: realizar o exame em pacientes com suspeita de complicações da doença da vesícula biliar e/ou das vias biliares ou suspeita de malignidade. O exame de CT deve avaliar a perfuração da vesícula biliar ou gangrena, abscessos, tumores e diagnósticos alternativos.

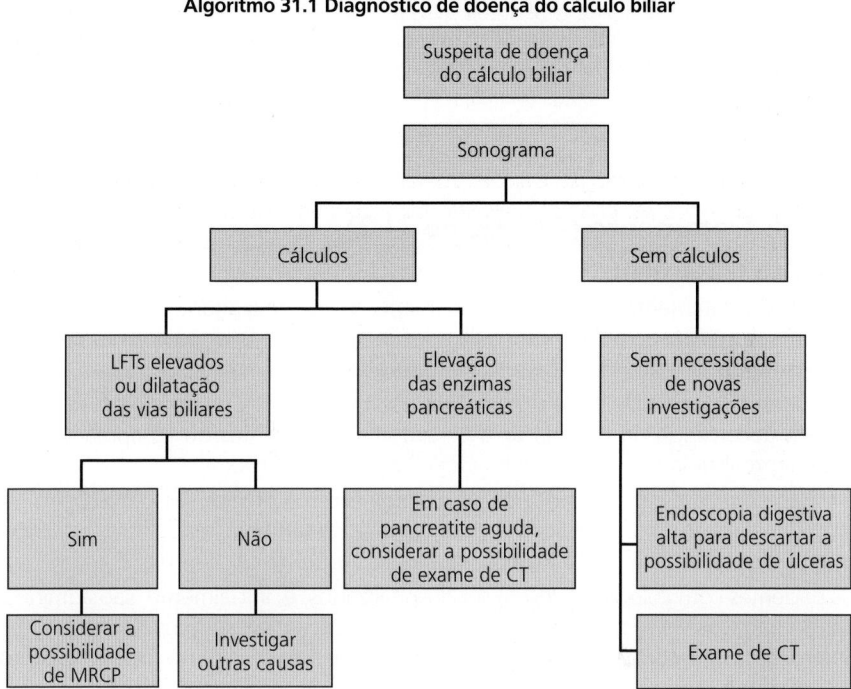

Algoritmo 31.1 Diagnóstico de doença do cálculo biliar

```
                    Suspeita de doença
                    do cálculo biliar
                            │
                        Sonograma
                       ┌────┴────┐
                    Cálculos   Sem cálculos
                   ┌───┴───┐       │
         LFTs elevados   Elevação   Sem necessidade
         ou dilatação   das enzimas  de novas
         das vias biliares pancreáticas investigações
            ┌──┴──┐           │         ┌────┴────┐
           Sim    Não     Em caso de   Endoscopia digestiva
            │      │      pancreatite aguda, alta para descartar a
      Considerar a Investigar considerar a possibilidade possibilidade de úlceras
      possibilidade outras causas de exame de CT    │
       de MRCP                              Exame de CT
```

- **MRCP**: realizar em pacientes com suspeita de obstrução biliar antes de procedimentos terapêuticos, a fim de definir a natureza e o grau de obstrução. Pode ser realizada para confirmar a presença e localização de coledocolitíase e estenoses biliares ou massas.
- **Exame HIDA**: realizar para confirmar suspeita de colecistite em pacientes com ambiguidade do ultrassom abdominal.
- **Ecoendoscopia**: método alternativo de avaliação para coledocolitíase se a MRI for contraindicada ou ambígua. Também pode ser realizada para avaliar e caracterizar tumores pancreatobiliares. Requer endoscopia e sedação.

Prováveis falhas/erros comuns cometidos em relação ao diagnóstico da doença

- Geralmente, os pacientes com dor abdominal realizarão um sonograma como parte de uma investigação diagnóstica. Os cálculos biliares podem ser diagnosticados na ultrassonografia, mas é importante determinar se a localização e outras características da dor são compatíveis com a doença por cálculo biliar. Deve-se considerar que, se a dor não for compatível com a doença do cálculo biliar, os cálculos biliares podem ser incidentais e não a causa da dor.
- Por outro lado, a dor abdominal recorrente pode ser descartada como uma condição mais benigna, como gases ou azia. Pacientes com dor episódica recorrente devem realizar exames para diagnosticar distúrbios da vesícula biliar e das vias biliares.
- Os pacientes podem apresentar distúrbios de vesícula biliar e das vias biliares coexistentes, como colecistite e coledocolitíase. Uma avaliação cuidadosa de todas as presentes condições é importante, de modo que o tratamento não seja precoce ou incompleto.

- É importante investigar a elevação dos testes de função hepática e/ou dilatação biliar como sendo possíveis sinais de coledocolitíase. No entanto, a elevação dos testes de função hepática pode ser diagnosticada na colecistite aguda e em outras condições que podem coexistir com os cálculos biliares, como a doença do fígado gorduroso, hepatite viral ou alcoólica. A MRCP é uma ferramenta importante para realizar investigações adicionais nesses pacientes.

Seção 4: Tratamento (Algoritmo 31.2)
Lógica do tratamento
- A lógica do tratamento é tratar adequadamente o problema agudo e evitar a recorrência. Uma vez realizado o diagnóstico da doença da vesícula biliar ou das vias biliares, as opções de tratamento são baseadas na natureza e extensão da doença.
- Para pacientes com colelitíase sintomática, a colecistectomia precoce deve ser realizada, em decorrência da elevada taxa de sintomas recorrentes ou complicações. Esta pode ser realizada em regime ambulatorial ou de internação.
- O tratamento-base para a doença do cálculo biliar é a colecistectomia laparoscópica. Esse procedimento cirúrgico substituiu amplamente os tratamentos anteriores, incluindo a cirurgia aberta, o tratamento médico para a dissolução do cálculo biliar e a litotripsia.
- Os pacientes com colecistite devem ser hospitalizados, e, inicialmente, são administrados antibióticos via IV para tratamento dos patógenos mais comuns (*Escherichia coli*, *Enterococcus*, *Klebsiella* e *Enterobacter*). Esses pacientes com baixo risco para cirurgia devem ser submetidos à colecistectomia precoce. Os pacientes com alto risco para cirur-

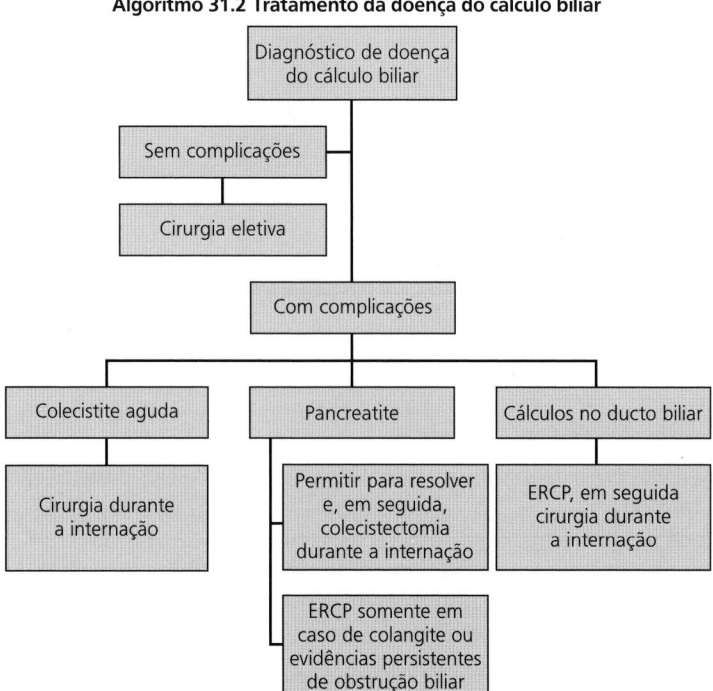

Algoritmo 31.2 Tratamento da doença do cálculo biliar

Diagnóstico de doença do cálculo biliar

Sem complicações → Cirurgia eletiva

Com complicações:
- Colecistite aguda → Cirurgia durante a internação
- Pancreatite → Permitir para resolver e, em seguida, colecistectomia durante a internação; ERCP somente em caso de colangite ou evidências persistentes de obstrução biliar
- Cálculos no ducto biliar → ERCP, em seguida cirurgia durante a internação

gia (decorrente de comorbidades crônicas) que não estejam apresentando melhora somente com a administração de antibióticos podem ser submetidos à drenagem biliar percutânea (colecistostomia).
- Coledocolitíase, pancreatite de origem biliar e icterícia obstrutiva podem exigir esfincterotomia endoscópica pré-operatória para a retirada dos cálculos do ducto biliar. Isto evita a necessidade de exploração intraoperatória do ducto biliar, o que pode causar complicações na cirurgia.
- Se a ERCP não for viável (anatomia cirurgicamente alterada) ou indisponível, uma exploração do ducto biliar comum pode ser realizada no momento da cirurgia. Os pacientes com obstrução biliar causada por estenose benigna ou maligna devem ser submetidos à ERCP com colocação de *stent* biliar para aliviar a obstrução. Se a ERCP não resolver, pode-se realizar uma drenagem biliar percutânea trans-hepática. Outras manobras de diagnóstico podem ser realizadas em substituição à ERCP (citologia por escovado, biópsia), se necessário.

Quando hospitalizar
- Pacientes com complicações da doença por cálculo biliar geralmente necessitam ser hospitalizados para diagnóstico rápido, controle da dor, possível cirurgia com antibiótico intravenoso e facilitação da cirurgia.
- Pacientes com doença por cálculo biliar sem complicações raramente necessitam de hospitalização.
- A transferência para uma instituição de atendimento terciário pode ser necessária para o controle de complicações da colecistectomia laparoscópica, como lesão biliar e vazamento.

Tratamento do paciente hospitalizado
- Os pacientes hospitalizados com doença da vesícula biliar e das vias biliares devem ser tratados de forma intensiva com reanimação adequada, antibióticos adequados e intervenções cabíveis (cirurgia, ERCP).
- Todos os pacientes devem inicialmente ser mantidos sem nenhuma alimentação por via oral (NPO) no momento da hospitalização. Os limites alimentares podem ser determinados pelo estado clínico e periodicidade dos procedimentos.
- O tratamento contínuo de condições preexistentes (p. ex., hipertensão, diabetes) é importante para evitar complicações.

Tabela de tratamento

Tratamento	Comentário
Conservador	Nenhum tratamento específico é indicado para pacientes com colelitíase assintomática
Médico	O ácido ursodesoxicólico (UDCA) pode ser utilizado para prevenir a formação de cálculos biliares em pacientes com rápida perda de peso antecipada. Os NSAIDs podem ser utilizados em pacientes com cólica biliar para reduzir o risco de desenvolver colecistite
Cirúrgico	A colecistectomia, preferencialmente laparoscópica do que aberta, deve ser realizada em pacientes com colelitíase sintomática e colecistite aguda. Pode-se considerar a possibilidade de cirurgia em pacientes com coledocolitíase
Endoscópico	A ERCP pode ser realizada para avaliar e tratar a obstrução biliar. A coledocolitíase pode ser tratada por remoção do cálculo e/ou colocação de *stent*. Estenoses biliares obstrutivas (benignas ou malignas) podem ser tratadas por dilatação e/ou colocação de *stent*.

(Continua)

Tratamento	Comentário
Radiológico	Os procedimentos de radiologia intervencionais relevantes a essa população incluem: • Drenagem de abscesso • Colecistostomia percutânea • Colangiografia trans-hepática percutânea com drenagem

Prevenção/tratamento de complicações

- Complicações relacionadas com a ERCP
  - Hemorragia: ocorre em 1-2% dos pacientes submetidos à esfincterotomia. Geralmente controlada por técnicas hemostáticas endoscópicas.
  - Pancreatite: ocorre em 4-5% dos casos. A maioria dos casos é leve e tratada com técnicas convencionais (repouso intestinal, líquidos por via IV).
  - Infecção: risco presente em caso de drenagem incompleta do sistema biliar. O risco geral é reduzido pela administração de antibióticos periprocedimento.
  - Perfuração: ocorre em menos de 1% dos casos. Geralmente, uma perfuração retroperitoneal ocorrerá após a esfincterotomia. Dependendo da gravidade, a perfuração pode ser tratada de forma conservadora com repouso intestinal e antibióticos ou pode exigir correção cirúrgica.
- Complicações da colecistectomia:
  - Lesão do ducto biliar: um espectro de lesões do ducto biliar pode ocorrer, desde pequenos vazamentos de bile até uma transecção completa do ducto. Vazamentos biliares sem complicações podem ser tratados desviando-se o fluxo biliar preferencialmente para fora do local de vazamento, através de ERCP e colocação de um *stent* transpapilar. Vazamentos com complicações e lesões mais graves do ducto podem exigir uma nova cirurgia e correção cirúrgica.

> **PÉROLAS CLÍNICAS**
> - As doenças da vesícula biliar e vias biliares têm uma alta probabilidade de recorrência ou progressão se não forem adequadamente tratadas na fase inicial.
> - Em todos os pacientes com doenças relacionadas com cálculos biliares, deve-se considerar a colecistectomia precoce no tratamento da condição aguda e para prevenir a recorrência da doença.
> - A colecistectomia não deve ser realizada como método de rotina para cálculos biliares descobertos incidentalmente.
> - Antes de iniciar o tratamento invasivo, deve-se dar atenção especial a todas as condições concomitantes (p. ex., colecistite e coledocolitíase) para que os métodos cirúrgicos ou endoscópicos adequados sejam realizados.
> - Uma abordagem multidisciplinar (cirurgia, endoscopia intervencionista GI, radiologia intervencionista) deve ser utilizada a fim de proporcionar as melhores opções para cada paciente.

Seção 5: Grupos Especiais

Gravidez

- A gravidez é um período de aumento do risco de desenvolvimento de cálculos biliares e complicações. A maioria das pacientes pode ser tratada de forma conservadora durante a gravidez, e um tratamento definitivo pode ser oferecido no pós-parto.

- Em casos graves ou complicados (colecistite aguda grave, obstrução biliar com icterícia ou colangite), colecistectomia e/ou ERCP podem ser realizadas com segurança durante a gravidez.
- A monitorização fetal durante todos os procedimentos é necessária.
- O segundo ou início do terceiro trimestre de gravidez é o momento ideal para a cirurgia.

Crianças
- A doença por cálculo biliar e das vias biliares é rara em crianças; no entanto, existem condições específicas observadas apenas nesse grupo etário. Atresia biliar, junções pancreatobiliares anômalas, cistos biliares e colangite esclerosante devem ser consideradas em crianças com colestase.

Idosos
- A incidência e gravidade das doenças relacionadas com cálculos biliares aumentam com a idade.
- A abordagem de tratamento é a mesma para os idosos; no entanto, o diagnóstico de comorbidades pode influenciar na escolha da melhor opção.
- As malignidades aumentam com a idade e, portanto, a obstrução biliar deve ser cuidadosamente avaliada nesse grupo.

Seção 6: Prognóstico

> **PONTOS PRINCIPAIS/PÉROLAS CLÍNICAS**
> - Os pacientes com colelitíase assintomática apresentam baixos índices de desenvolvimento de sintomas ou complicações.
> - Os pacientes com colelitíase sintomática apresentam alto risco de desenvolvimento de cólica biliar recorrente ou complicações no período entre 1–2 anos.
> - Pacientes com coledocolitíase, com ou sem sintomas relacionados, estão sob risco de desenvolver complicações, como colangite, estenose ou pancreatite.
> - O índice relatado de recorrência de cálculos do ducto biliar após terapia endoscópica chegou a 25%. Não está claro se os cálculos se formaram novamente ou despareceram no momento do tratamento anterior. Acredita-se que a formação de cálculo recorrente possa ser decorrente da estase biliar e infecção. No entanto, os fatores de risco exatos para recorrência não são evidentes.
> - O risco de doença da vesícula biliar e das vias biliares recorrente após tratamento definitivo é raro.
> - O prognóstico de pacientes com obstrução biliar maligna é determinado pelo comportamento e tratamento da malignidade subjacente.
> - Os pacientes com estenose biliar benigna tratados eficientemente com dilatação endoscópica e *stent* apresentam um índice de recorrência baixo a moderado, dependendo da etiologia subjacente.

Histórico natural da doença não tratada
- Os pacientes com colelitíase assintomática apresentam um risco anual de 2-3% de desenvolver cólica biliar.
- Os pacientes com colelitíase sintomática apresentam um risco de 70% de desenvolver uma complicação no prazo de 2 anos, se não forem submetidos a tratamento.
- Pacientes com coledocolitíase sintomática não tratada têm um risco de 20-50% de desenvolver complicação por 6–12 meses.
- Os pacientes com obstrução biliar crônica não tratada estão sob risco de desenvolver cirrose biliar secundária.

Prognóstico para os pacientes tratados
- Os pacientes submetidos à colecistectomia decorrente de cálculos biliares sintomáticos ou colecistite apresentam um prognóstico favorável, basicamente sem risco de recorrência.
- Os pacientes submetidos à ERCP para remoção de coledocolitíase apresentam um índice de êxito de 95–98% de desobstrução e um baixo índice de recorrência, se uma colecistectomia for realizada posteriormente.
- As estenoses biliares benignas, com exceção daquelas causadas por pancreatite alcoólica crônica, apresentam uma boa resposta à dilatação endoscópica ou implante de *stent*, mas tendem a recorrer após vários anos.

Exames de acompanhamento e monitoramento
- Os pacientes submetidos à colecistectomia decorrente de cálculos biliares ou colecistite não necessitam de monitoramento de acompanhamento específico após o período de tratamento inicial.
- Os pacientes com obstrução biliar devem realizar a repetição da medição dos testes da função hepática após o tratamento para garantir que houve uma drenagem adequada da bílis.
- Os pacientes submetidos a tratamento de estenoses biliares benignas por via endoscópica normalmente precisam realizar ERCPs a cada 3–6 meses para a troca de *stent* até a posterior decisão.

Seção 7: Leitura Sugerida
Barish MA, Yucel EK, Ferrucci JT. Magnetic resonance cholangiopancreatography. N Engl J Med 1999;341:258–64

Bhoomi M. Gallbladder cancer: epidemiology, risk factors, clinical features, and diagnosis. From UpToDate last updated: Nov 28, 2012

Brown KM. Multidisciplinary approach to tumors of the pancreas and biliary tree. Surg Clin North Am 2009;89:115–31

Chu D, Adler DG. Malignant biliary tract obstruction: evaluation and therapy. J Natl Compr Canc Netw 2010;8:1033–44

Costamagna G, Pandolfi M. Endoscopic stenting for biliary and pancreatic malignancies. J Clin Gastroenterol 2004;38:59–67

Elwood DR. Cholecystitis. Surg Clin North Am 2008;88:1241–52

Frossard JL, Morel PM. Detection and management of bile duct stones. Gastrointest Endosc 2010;72:808–16

Ko CW, Stinton LM, Wang HH, *et al*. Gallbladder disease. Gastroenterol Clin North Am 2010;39:157–379

Seção 8: Diretrizes
Diretrizes da sociedade nacional

Título da diretriz	Fonte da diretriz	Data
Guidelines for the clinical application of laparoscopic biliary tract surgery	Society of American Gastrointestinal and Endoscopic Surgeons	2010 (http://www.sages.org/publications/guidelines-for-the-clinical-application-oflaparoscopic-biliary-tract-surgery/)
The role of endoscopy in the evaluation of suspected choledocholithiasis	American Society for Gastrointestinal Endoscopy	2010 (http://www.asge.org/uploaded Files/Publications_and_Products/Practice_Guidelines/PIIS0016510709025504.pdf)
The role of ERCP in diseases of the biliary tract and pancreas	American Society for Gastrointestinal Endoscopy	2005 (http://www.asge.org/assets/0/71542/71544/123465e3317a42b4a8e4c826ae1b213d.pdf)

Título da diretriz	Fonte da diretriz	Data
Gallstones and Laparoscopic Cholecystectomy	National Institutes of Health Consensus Development Conference	1993 (http://consensus.nih.gov/1992/1992gallstoneslaparoscopy090html.htm)
The role of endoscopy in the management of choledocholithiasis	American Society for Gastrointestinal Endoscopy	2011 (http://www.asge.org/assets/0/71542/71544/f74c990f-af70-458b-82ac-437a9c080afd.pdf)
AGA Institute Medical Position Statement on Acute Pancreatitis	Gastroenterologia	2007 (Gastroenterologia 2007; 132(5):2019-2021)

Diretrizes da sociedade internacional

Título da diretriz	Fonte da diretriz	Data
Surgical treatment of patients with acute cholecystitis: Tokyo Guidelines	Journal of Hepatobiliary-pancreatic Surgery	2007 (http://www.ncbi.nml.nih.gov/pmc/articles/PMC2784499/)

Seção 9: Evidência

Tipo de evidência	Título, data	Comentário
Revisão sistemática	Early routine endoscopic retrograde cholangiopancreatography strategy versus early conservative management strategy in acute gallstone pancreatitis. (Cochrane Database Syst Rev 2012)	Na pancreatite aguda por cálculo biliar, há evidências de que a ERCP precoce de rotina reduz a mortalidade ou complicações. A ERCP precoce deve ser considerada em pacientes com colangite coexistente ou obstrução biliar
Metanálise	Meta-analysis of randomized controlled trials on the safety and effectiveness of early versus delayed laparoscopic cholecystectomy for acute cholecystitis. (Br J Surg 2010;97:141–50)	A colecistectomia laparoscópica precoce é segura na colecistite aguda e reduz o tempo de hospitalização

Seção 10: Imagens
Não se aplicam a este tópico.

Material adicional para este capítulo pode ser encontrado *on-line* em:
www.mountsinaiexpertguides.com
A senha de acesso é a palavra Dysphagia.
Inclui um estudo de caso com perguntas de múltipla escolha, orientações para os pacientes e os códigos da ICD.

CAPÍTULO 32
Complicações GI do Transplante

Vera Kandror Denmark
Dr. Henry D. Janowitz Division of Gastroenterology, Icahn School of Medicine at Mount Sinai, New York, NY, USA

PONTOS PRINCIPAIS
- As complicações gastrointestinais (GI) são comuns após o transplante de órgãos sólidos ou de células hematopoiéticas, ocorrendo em cerca de 50% de todos os transplantados.
- As três principais etiologias responsáveis por complicações GI são medicamentos imunossupressores, infecções oportunistas e doença do enxerto *versus* hospedeiro aguda (GVHD).
- Por causa de múltiplas etiologias que causam sintomas sobrepostos, a endoscopia com biópsias da mucosa é geralmente indicada para se realizar um diagnóstico definitivo.
- A profilaxia visa a utilizar a menor dose possível de imunossupressão, evitando medicamentos que possam causar danos à mucosa (como os NSAIDs), e direcionando a profilaxia contra os agressores microbianos mais comuns.
- O tratamento é direcionado ao agente agressor. O tratamento da GVHD aguda pode ser um desafio, em que apenas metade dos pacientes responde aos corticosteroides. Os tratamentos de segunda linha apresentam um elevado índice de insucesso, e o prognóstico para pacientes com GVHD refratária é desfavorável.

Seção I: Histórico
Definição da doença
- A maioria dos transplantados sofrerá algum tipo de complicação GI por causa dos medicamentos imunossupressores, infecções oportunistas ou, em casos de transplante de células hematopoiéticas, GVHD. A gravidade das complicações inclui desde anorexia, náusea e diarreia à hemorragia gastrointestinal e perfuração do intestino.

Classificação da doença
- As complicações GI diferem entre os pacientes que receberam transplantes de órgãos sólidos (SOT) e os que receberam transplante de células hematopoiéticas (HCT). As duas principais características distintivas são a necessidade de terapia mieloablativa e imunossupressão antes do transplante em pacientes HCT e uma ocorrência comum de GVHD em receptores alógenos de HCT.

Incidência/prevalência
- A incidência exata de complicações GI em pacientes pós-transplantados é difícil de estimar já que muitos efeitos colaterais de menor gravidade não são registrados sistematicamente.
- Os dados de ensaios clínicos formais sugerem que a diarreia ocorre em cerca de 70% dos pacientes, náuseas em 46% e vômitos em 31%.
- O índice geral de complicações GI que requerem intervenção médica ou cirúrgica está estimado entre 20% e 35% em pacientes SOT e até 50% em pacientes de HCT.

Patologia/patogênese

- A ulceração GI é uma complicação comum, particularmente acompanhada de doença renal, tanto antes como após o transplante. As úlceras gástricas gigantes podem desenvolver-se em pacientes que receberam transplante de coração/pulmão, mas geralmente estão mais associadas ao transplante pulmonar bilateral. Elas ocorrem frequentemente com o uso de NSAIDs ou de esteroides. As seguintes etiologias estão envolvidas na formação da úlcera.
  - Medicamentos imunossupressores, como esteroides, ciclosporina, micofenolato de mofetil e sirolimo.
  - Agentes infecciosos: vírus herpes simplex (HSV), citomegalovírus (CMV), *Candida*, *Helicobacter pylori*.
  - NSAIDs.
- **Pancreatite**. As seguintes etiologias estão envolvidas na patogênese da pancreatite.
  - Azatioprina e micofenolato de mofetil.
  - CMV e HSV.
  - Hiperlipidemia, um efeito colateral do transplante e de seu tratamento.
  - Hipercalcemia secundária ao hiperparatireoidismo em pacientes com transplante renal.
- **Diarreia**. Todos os medicamentos imunossupressores têm sido associados à diarreia, sendo necessário um ajuste na dosagem do medicamento. Além do efeito colateral dos medicamentos, a causa mais frequente de diarreia é a infecção em pacientes de SOT, e GVHD em receptores de HCT. Os seguintes agentes infecciosos geralmente causam diarreia no período pós-transplante.
  - Bactérias: *Clostridium difficile*, *Salmonella*.
  - Vírus: CMV, HSV, adenovírus, vírus de coxsackie.
  - Parasitas: *Cryptosporidium*, *Microsporidium*, *Isospora belli*, *Strongyloides*.
- **Perfuração intestinal**. As perfurações podem ser fatais e podem ocorrer em qualquer parte do trato GI, mas geralmente com mais frequência no cólon de pacientes transplantados. O tratamento a longo prazo com medicamentos imunossupressores, juntamente com doença diverticular subjacente, predispõe os pacientes a desenvolver essa complicação potencialmente fatal. As seguintes etiologias e fatores de risco estão envolvidos na patogênese de perfurações intestinais em pacientes pós-transplantados.
  - Infecções por CMV, especialmente colite.
  - Medicamentos: NSAIDs, esteroides, tacrolimo.
  - Diverticulite.
  - Isquemia.
  - Malignidade.
  - Idade > 55 anos.
- **Complicações hepatobiliares**. Uma série de fatores pode causar uma elevação das enzimas hepáticas no período pós-transplante. A seguir estão as categorias de lesão que geralmente causam hepatotoxicidade.
  - Hepatotoxicidade induzida por medicamentos, como azatioprina (em 10% dos receptores), ciclosporina e tacrolimo.
  - Sepse bacteriana.
  - Hepatite viral: por CMV, vírus varicela-zóster (VZV), HSV, vírus Epstein-Barr (EBV), vírus da hepatite C (HCV), vírus da hepatite B (HBV).
  - Lesão vascular.
  - Colecistite acalculosa ou lama biliar.

- **GVHD**. A GVHD ocorre quando as células imunes de um doador não idêntico (o enxerto) não reconhecem os órgãos no receptor (o hospedeiro) e inicia um ataque imunológico, causando, assim, a doença no hospedeiro. A GVHD pode afetar a pele, todas as partes do trato GI, bem como o fígado. Histologicamente, a GVHD é caracterizada por apoptose das células epiteliais intestinais e *dropout*, e destruição do ducto biliar no fígado, geralmente com infiltrados de linfócitos localizados. A GVHD aguda é a principal causa de vômitos, diarreia, hemorragia GI e dor abdominal em receptores de HCT (verificar a seção "Apresentações típicas"). A GVHD grave também aumenta o risco de perfuração intestinal em receptores de HCT.

Fatores de risco/preditivos

Fatores de risco para GVHD em pacientes de HTC	Risco relativo
Transplante de células-tronco (*vs.* medula óssea)	1,43
Idade > 40	1,44
Receptor com soronegatividade para CMV e doador com soropositividade para CMV	1,2
Compatibilidade entre os gêneros do doador e receptor (transferência do sexo feminino para o masculino)	2,0

Seção 2: Prevenção

> **PONTOS PRINCIPAIS/PÉROLAS CLÍNICAS**
> - Minimizar o uso de esteroides.
> - Evitar NSAIDs.
> - Utilizar antagonistas dos receptores H2 ou inibidores da bomba de prótons (PPI) para profilaxia.
> - Profilaxia de CMV com ganciclovir.
> - Fornecer profilaxia para infecções oportunistas em populações de alto risco.

Rastreamento
- O rastreamento de complicações GI baseia-se em acompanhamento clínico rigoroso e elevado índice de suspeita de complicações menos frequentes.

Prevenção primária
- Úlceras
  - Minimizar o uso de esteroides, evitar NSAIDs em pacientes pós-transplantados.
  - Antagonistas dos receptores H2 ou profilaxia de PPI.
  - Profilaxia de CMV com ganciclovir.
- **Pancreatite:** um elevado índice de suspeita para esta complicação deve ser mantido, já que a pancreatite em pacientes transplantados pode ser muito difícil de detectar. A prevenção visa a evitar infecções oportunistas.

- **Diarreia**
  - A profilaxia com trimetoprima-sulfametoxazol pode ser utilizada para prevenir a colonização bacteriana.
  - A profilaxia antiviral com ganciclovir deve ser utilizada.
  - Pode ser necessária a redução da dose imunossupressora.
- **Perfurações**
  - Evitar o uso de NSAID.
  - Minimizar o uso de esteroides.
  - Utilizar a menor dose possível de imunossupressão.
  - Reduzir o risco de perfuração através de profilaxia contra infecções oportunistas.
- **GVHD:** a imunossupressão após o HCT também é eficaz na prevenção da GVHD aguda (verificar "Tabela de tratamento").
- **Malignidades associadas ao EBV** (linfomas, doença linfoproliferativa pós-transplante (PTLD)) ocorrem em 0,5–1,8% dos receptores de HCT alógeno, a maioria no primeiro ano após o transplante; cerca de 50% ocorrem no fígado.
  - As medições de DNA do EBV em soro estão agora sendo incorporadas na prática clínica para prever a ocorrência de PTLD e iniciar a intervenção precoce (como, por exemplo, restaurar a imunidade das células T contra o EBV).
- **Infecção por CMV:** os pacientes com risco de infecção primária são soronegativos para o CMV e recebem órgãos de doadores soropositivos.
  - Valganciclovir durante 3–6 meses.
- **Infecção por HBV**
  - Todos os candidatos a transplante não imunes devem ser vacinados contra o HBV antes do transplante.

Prevenção secundária
- A reativação do CMV (em um receptor soropositivo) pode ser evitada por profilaxia com ganciclovir oral, administrado durante os primeiros 100 dias após o transplante.
- A reativação do HBV (avaliada pela medição das cargas virais do HBV) é comum em portadores de HBsAg positivos e em pacientes HBcAb positivos. O tratamento com um agente antiviral oral deve ser iniciado neste grupo de pacientes para reduzir as chances de reativação.

Seção 3: Diagnóstico

> **PONTOS PRINCIPAIS/PÉROLAS CLÍNICAS**
> - O momento da ocorrência de complicações relativas ao transplante pode fornecer pistas quanto ao agente agressor.
> - A maioria dos sintomas GI em receptores de SOT é causada por medicamentos ou por um agente infeccioso.
> - A maioria dos sintomas GI em receptores de HCT é causada por medicamentos ou GVHD aguda.
> - A endoscopia é muitas vezes necessária para diferenciar as etiologias infecciosas, os efeitos colaterais dos medicamentos e a GVHD.

Diagnóstico diferencial

Diagnóstico diferencial/etiologias comuns	Características
Sangramento	
Úlceras infecciosas: por HSV, CMV, fungos	Frequentemente várias ulcerações relativas à forte imunossupressão. O diagnóstico descreve histologia com inclusões virais
Úlceras não infecciosas: NSAIDs, esteroides, ciclosporina, úlceras gástricas gigantes (receptores de pulmão/coração)	Histórico de medicação
Sangramento diverticular	Sangramento indolor, geralmente autolimitado
Colite isquêmica	Geralmente associada à dor; mais comum em pacientes com transplante renal
GVHD aguda	Em receptores de HCT: grande volume diarreico com ou sem sangue. Ulceração difusa da mucosa ao longo do trato GI, mais comum no intestino delgado e no ceco
Ectasia vascular gástrica antral (GAVE)	Em receptores de HCT: aspecto endoscópico típico: estômago em melancia. O diagnóstico é histológico (capilares dilatados, hiperplasia fibromuscular)
Dor abdominal	
Pseudo-obstrução colônica	Comum em pacientes com exposição à vincristina, tratamento com medicamentos opioides, GVHD, VZV, enterocolite por CMV
Cistite hemorrágica	Comum após tratamento com ciclofosfamida e em infecções virais da bexiga; dor suprapúbica
GVHD aguda	Presença de dor significa GVHD grave; descartar infecção, perfuração
Pancreatite	Em pacientes de SOT, especialmente em pacientes com transplante renal; lipase sérica
Abscesso hepático	Raro, geralmente fúngico. MRI do fígado para confirmar
Perfuração intestinal	Rara, mas fatal; alto índice de suspeita
Infecções intestinais	Geralmente ocorrem com diarreia. Exames de fezes e soro para *C. difficile*, CMV, VZV, adenovírus. Em receptores de HCT, considerar tiflite causada por *Clostridium septicum*
Necrose da vesícula biliar	Sensibilidade no RUQ
Malignidade, como o linfoma	Enteropatia perdedora de proteínas
Diarreia	
Diarreia induzida por medicamentos	Geralmente leve e autolimitada, diagnóstico de exclusão. Pode estar relacionada com os sais de magnésio orais, uso de antibióticos
GVHD aguda	Em grande volume, sem tratamento, associada à GVHD cutânea e do fígado. Excluir infecção
Infecções bacterianas: *C. difficile*	Uso de antibióticos, histórico de hospitalização, permanência prolongada em UTI
Infecções virais: CMV	Grande volume diarreico na enterite por CMV e diarreia com sangue na colite por CMV
Infecções parasitárias: *Entamoeba histolytica* e *Strongyloides stercoralis* (pode ser fatal)	Histórico de exposição ou viagem para país endêmico, forte imunossupressão

Apresentação típica

- **Apresentação típica de complicações GI após SOT**. A complicação GI mais comum em pacientes que receberam SOT é a diarreia, que, na maioria das vezes, é causada tanto por medicamentos imunossupressores (tacrolimo, sirolimo e micofenolato de mofetil) ou

por infecção (CMV e *C. difficile*). Os receptores de transplantes pulmonares são uma exceção, já que a complicação GI mais comum é náusea acompanhada de dor abdominal, sendo que ambas são geralmente causadas pelo regime imunossupressor.
- **Apresentação típica de complicações GI após HCT.** Nas primeiras 3-4 semanas após o HCT, existe uma elevada prevalência de morbidade GI (50-75% dos pacientes), na maioria das vezes relacionada com a toxicidade do regime. A mucosite é uma complicação precoce comum do HCT, causando inchaço da mucosa bucal, dor, engasgos, incapacidade de engolir e obstrução das vias aéreas. A prevalência de morbidade GI tem uma tendência variável nas primeiras 14 semanas após o transplante, com sintomas geralmente atribuíveis à GVHD aguda nas semanas 5-14. A GVHD aguda normalmente apresenta-se com exantema maculopapular, náuseas, vômitos, anorexia, diarreia e hepatite colestática. Presença de sangue nas fezes e dor abdominal geralmente são sinais de doença mais grave.

Mais de 50% dos pacientes com GVHD aguda desenvolverão GVHD crônica. O tempo médio até o início da GVHD crônica é de 4-6 meses, com 5-10% diagnosticado após um ano. O sistema GI é afetado com menor frequência do que os outros órgãos, mas, quando isso ocorre, em geral há uma perda de peso gradual incialmente. Além disso, membranas esofágicas são um dos diagnósticos característicos de GVHD crônica.

Diagnóstico clínico
Histórico
- A linha do tempo da ocorrência dos sintomas em relação ao transplante é importante. O histórico de medicação específica, incluindo uso de esteroides e NSAID, pode indicar a etiologia dos sintomas.
- É importante considerar viagens, vacinação, internação e outros históricos de exposição quando se trata de etiologias infecciosas.
- Sintomas de alarme, como odinofagia, disfagia, e hematêmese muitas vezes indicam uma infecção esofágica, como CMV, HSV e *Candida*, particularmente em pacientes com diabetes.
- O volume e as características da diarreia (cor, presença de material mucoide, relação com alimentos), bem como a presença ou a ausência de sangue, são importantes para avaliar a etiologia e a gravidade da doença.
- A presença de dor abdominal pode indicar um processo intra-abdominal grave, como perfuração, colecistite, ou colite severa.

Exame físico
- **Mucosas:** a cavidade oral deve ser examinada para verificar se há qualquer evidência de mucosite, como eritema e ulcerações.
- **Pele:** a GVHD na fase aguda geralmente começa com uma leve erupção cutânea nas palmas das mãos e nas solas dos pés. Pode, então, espalhar-se pela testa, rosto, braços, pernas e tronco. Observar o desenvolvimento de exantema maculopapular e bolhas. Os pacientes também devem realizar exames para icterícia e icterícia escleral, já que a elevação de bilirrubina pode ser o primeiro sinal de GVHD.
- **Abdome:** realizar a auscultação no paciente para verificar se há presença ou ausência de ruídos intestinais, timpanismo. O exame de palpação revelará sensibilidade ou sinais peritoneais.
- **Reto:** se um paciente relatar dor perianal, deve-se examinar a área para verificar se há abscessos e tumefação.

Classificação de gravidade da doença
- A gravidade da GVHD aguda envolvendo o trato GI é baseada no volume de diarreia por dia:
  - Fase 0: < 500 mL/dia.
  - Fase 1–2: 550–1.500 mL/dia.
  - Fase 3: > 1.500 mL/dia.
  - Fase 4: Dor intensa e íleo.

Diagnóstico laboratorial
Lista de exames de diagnóstico
- A endoscopia é indicada para avaliação de náuseas, vômitos, anorexia, odinofagia, disfagia, hematêmese e melena, para fazer uma distinção entre os efeitos colaterais dos medicamentos, as infecções e a GVHD. Em caso de úlceras visíveis, deve ser realizada biópsia para estabelecer uma etiologia infecciosa específica. Mesmo quando a aparência da mucosa estiver normal, biópsias de mucosas podem revelar necrose das células da cripta intestinal e corpos apoptóticos, que caracterizam o diagnóstico de GVHD aguda.
- A avaliação da diarreia deve começar com a análise de amostras de fezes para patógenos bacterianos, óvulos e parasitas, e da toxina *C. difficile* ou do DNA por reação em cadeia da polimerase (PCR).
- Quando houver suspeita de enterite por CMV, podem ser realizados exames de antígeno de CMV em soro ou PCR imediato do DNA. Se o antígeno de CMV em soro for negativo, será necessária a biópsia da mucosa para o diagnóstico de CMV.
- A PCR para DNA fúngico em soro é justificada se houver suspeita de enterite fúngica ou hepatite.
- Anticorpos séricos, antígeno e DNA para infecções parasitárias podem ser indicados, dependendo do histórico de exposição específico do paciente.
- Se houver persistência de testes de função hepática anormais (LFTs), testes sorológicos virais devem ser realizados, e outras causas comuns de doença hepática devem ser descartadas. Uma biópsia hepática pode ser necessária para estabelecer um diagnóstico definitivo.

Listas de técnicas de imagem
- Radiografia simples do abdome para evidenciar megacólon tóxico, pseudo-obstrução intestinal e para acompanhamento da melhora clínica.
- CT abdominal, se houver suspeita de perfuração.
- US do RUQ para detectar dilatação biliar/obstrução, cálculos biliares, colecistite, necrose da vesícula biliar.
- Dopplersonografia caso haja suspeita de complicações trombóticas.
- CT/MRI para detectar abscessos hepáticos.
- MRCP para diagnosticar e caracterizar melhor estenoses e fístulas biliares, particularmente em pacientes com transplante hepático.

Prováveis falhas/erros comuns cometidos em relação ao diagnóstico da doença
- O maior desafio em lidar com complicações GI após o transplante é que uma variedade de agentes agressores (medicamentos, infecções, fenômenos imunológicos) causam a mesma sintomatologia, muitas vezes sendo necessários testes invasivos, como a endoscopia, para o diagnóstico definitivo.

- O atraso no diagnóstico de infecções raras, como infecções fúngicas e parasitárias, atribuindo os sintomas a agressores GI mais comuns, como medicamentos, pode levar ao aumento da morbidade e mortalidade.
- A infecção viral deve ser diferenciada da doença invasiva com lesão de órgão terminal (como colite ou hepatite). O diagnóstico da doença causada por um vírus requer a presença de sinais e sintomas de lesão de tecido combinados com o isolamento do vírus e/ou evidência histopatológica do vírus em amostras de tecido.
- A longo prazo, a sobrecarga de ferro, hipotireoidismo, insuficiência suprarrenal, infecções, ou reações adversas de medicamentos podem ser classificadas erroneamente como GVHD crônica, atrasando o tratamento adequado.

Seção 4: Tratamento

Lógica do tratamento

- Os medicamentos imunossupressores provocam náuseas, vômitos, diarreia e dor abdominal em uma grande porcentagem de pacientes (cerca de 30%); sendo assim, o ajuste da dosagem de medicação é muitas vezes necessário.
- A terapia condicionante muitas vezes provoca mucosite, que pode ser parcialmente prevenida e tratada com um novo agente, a palifermina, um fator de crescimento de queratinócitos. Por outro lado, o tratamento da mucosite é amplamente direcionado ao controle da dor e à assistência médica.
- O tratamento de complicações infecciosas é voltado para o organismo agressor e, se possível, para a redução da imunossupressão.
- A primeira linha de tratamento da GVHD aguda e crônica são os corticosteroides. No entanto, cerca de metade dos pacientes não apresenta resposta aos corticosteroides e necessita de agentes adicionais para o controle de náuseas, vômitos e diarreia.
- Não há um consenso comum sobre a melhor opção de tratamento de segunda linha. Diversos agentes utilizados como tratamento de segunda linha para GVHD aguda estão listados na tabela de tratamento.

Tabela de Tratamento

Tratamento	Comentário
Médico: Corticosteroides: metilprednisolona 101502 mg/kg/dia	Tratamento de primeira linha para GVHD; no entanto, resposta estável em menos de metade dos pacientes. Observar complicações metabólicas
Metotrexato 10 mg, IM, semanalmente	Prevenção de GVHD. Mielossupressão, insuficiência renal
Micofenolato de mofetil 1 g, duas vezes ao dia, ter como alvo os níveis sanguíneos do medicamento	Prevenção de GVHD. Anemia, leucopenia, hipertensão, diarreia, dor abdominal
Inibidores da calcineurina: ciclosporina e tracolimo, nível sérico mínimo 5–10ng/Ml	Prevenção de GVHD. Nefrotoxicidade, hipomagnesemia, hipercalemia, hipertensão, diarreia
Sirolimo (rapamicina), nível sérico mínimo 3–12ng/mL	Prevenção de GVHD. Perfil de reação adversa similar para tacrolimo, porém menos reações adversas
Globulina antitimócito 5–40 mg/kg/dia	Tratamento de segunda linha para GVHD aguda. Linfomas relacionados com EBV, complicações infecciosas graves
Infliximabe 10 mg/kg, semanalmente	Terapia de segunda linha para GVHD aguda. Complicações infecciosas graves (fúngica invasiva, viral, bacteriana)

(Continua)

Tratamento	Comentário
Etanercepte 0,4 mg/kg duas vezes por semana	Terapia de segunda linha para GVHD aguda. Superior ao infliximabe em alguns ensaios clínicos. Graves complicações infecciosas
Palifermina 60 µg/kg em *bolus*, total de 6 doses, 3 antes e 3 após a terapia condicionante	Prevenção e tratamento da mucosite oral. Fator de crescimento de queratinócitos humanos
Doxepina oral, analgésicos tópicos e sistêmicos	Efeito analgésico significativo na mucosite oral
Octreotida 500 µg a cada 8 horas, enquanto a diarreia persistir	Tratamento da diarreia volumosa, geralmente causada por GVHD. Monitoramento do íleo
Antidiarreicos, anticolinérgicos	Para o alívio sintomático da diarreia. Monitoramento do íleo
Antivirais, antifúngicos, antibióticos	O tratamento de complicações infecciosas é voltado para o organismo agressor
Ressecção cirúrgica	Tratamento cirúrgico de perfurações associadas a infecções intestinais e GVHD
Psicológico	O apoio psicológico é muitas vezes necessário para ajudar os pacientes a lidar com a ansiedade e depressão associadas a complicações do transplante
Outros: Nutrição parenteral total	Orientação nutricional para pacientes com mucosite grave, má absorção
Transfusão de hemoderivados, GM-CSF	Anemia, trombocitopenia, neutropenia
Esofagogastroduodenoscopia/ileocolonoscopia	Úlcera hemorrágica, GAVE, dilatação das estenoses
ERCP	Estenoses biliares, vazamentos biliares, especialmente em receptores de transplante hepático

Prevenção/tratamento de complicações

- Minimizar a exposição a esteroides é a melhor maneira de prevenir as complicações metabólicas relacionadas com seu uso. Fazer suplementação com vitamina D e cálcio. Utilizar bifosfonatos, quando apropriado.
- Fornecer ácido fólico concomitante com metotrexato. Aconselhar a contracepção durante o tratamento. Verificar se há dispneia ou tosse. Reduzir a dose, se houver aumentos dos níveis de LFTs.
- Excluir infecção como causa dos sintomas antes de intensificar o regime imunossupressor.
- Utilizar antibióticos profiláticos antes e após a colangiopancreatografia endoscópica (ERCP) em pacientes com estenose biliar para prevenir a colangite.

> **PÉROLAS CLÍNICAS**
> - A redução da dose imunossupressora pode resultar na melhora dos sintomas GI e em menos complicações infecciosas.
> - A octreotida pode ser eficaz para reduzir o volume de diarreia em pacientes com GVHD aguda.
> - A palifermina parece ser eficaz na prevenção e no tratamento da mucosite oral causada pela terapia condicionante
> - Os corticosteroides são utilizados como tratamento de primeira linha para GVHD aguda. Não existe consenso sobre tratamentos de segunda linha.

Seção 5: Populações Especiais
Não se aplicam a este tópico.

Seção 6: Prognóstico

> **PONTOS PRINCIPAIS/PÉROLAS CLÍNICAS**
> - A incidência de complicações GI tende a diminuir 14 semanas após o transplante.
> - Os imunossupressores e a terapia condicionante são responsáveis por uma grande proporção de complicações GI, podendo ser necessário um ajuste periódico da dosagem.
> - A resposta aos glicocorticoides em pacientes com GVHD aguda é o melhor prognosticador de sobrevida a longo prazo. Os índices de êxito dos tratamentos de segunda linha para GVHD não são satisfatórios, com índices de falha de aproximadamente 50%.

Prognóstico para pacientes tratados
- O tratamento da GVHD crônica com medicamentos imunossupressores é bem-sucedido em 50–80% dos pacientes.
- Os pacientes transplantados que sobrevivem por mais de 10 anos apresentam um risco oito vezes maior de desenvolver uma nova malignidade.
- As estenoses esofágicas provenientes de GVHD, mucosite e esofagite viral são complicações GI a longo prazo pós-transplante comuns.

Seção 7: Leitura Sugerida

Busca A. The use of monoclonal antibodies for the treatment of graft-versus-host disease following allogeneic stem cell transplantation. Expert Opin Biol Ther 2011;11:687–97

Carnevale-Schianca F, Leisengring W, Martin JP, *et al.* Longitudinal assessment of morbidity and acute graftversus-host disease after allogeneic hematopoietic cell transplantation: retrospective analysis of a multicenter phase III study. Biol Blood Marrow Transplant 2009;15:749–56

Choi JE, Levine JE, Ferrara JL. Pathogenesis and management of graft versus host disease. Immunol Allergy Clin North Am 2010;30:75–101

Gulley ML, Tang W. Using Epstein–Barr viral load assays to diagnose, monitor, and prevent posttransplant lymphoproliferative disorder. Clin Microbiol Rev 2010;23:350–66

Helderman JH. Prophylaxis and treatment of gastrointestinal complications following transplantation. Clin Transplant 2001;15(Suppl.4):29–35

Kotton CN, Fishman JA. Viral infection in the renal transplant patient. J Am Soc Nephrol 2005;16:1758–74

Lee SJ, Flowers MED. Recognizing and managing chronic graft-versus-host-disease. Hematol Am Soc Hematol Educ Program 2008;134–41

Seção 8: Diretrizes
Diretrizes da sociedade nacional

Título da diretriz	Fonte da diretriz	Data
Recommendations for screening, monitoring and reporting of infectious complications	American Society of Transplantation	2004 (http://onlinlibrary.wiley.com/doi/10.1111/j.1600-6143.2005.01207.x.pdf)
Consensus criteria for diagnosing chronic GVHD	National Institute of Health	2005 (Biol Blood Marrow Transplant 2005; 11 (12): 945-56
The recommended screening and preventative practices for long-term survivors after HCT	American Society for Blood and Marrow Transplantation	2006 (Biol Blood Marrow transplant 2006; 12(2):138-51)

Seção 9: Evidência
Verificar as diretrizes da *American Society of Transplantation*.

Seção 10: Imagens

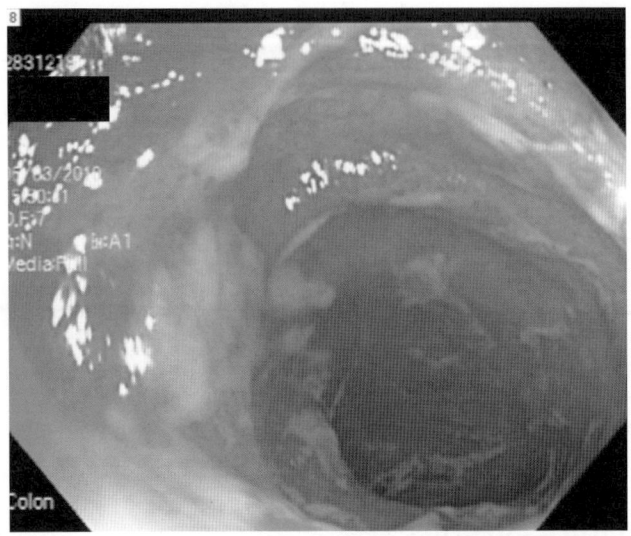

Figura 32.1 Paciente do sexo masculino, de 28 anos de idade, com doença do enxerto *versus* hospedeiro (GVHD) terminal grave do íleo, após 3 semanas de transplante alógeno de células-tronco. Ulceração difusa da mucosa é observada. Fonte: Cortesia de Jonathan Potack, MD.(Ver Prancha em Cores.)

Material adicional para este capítulo pode ser encontrado *on-line* em:
www.mountsinaiexpertguides.com
A senha de acesso é a palavra **Dysphagia**.
Inclui um estudo de caso com perguntas de múltipla escolha, orientações para os pacientes e os códigos da ICD.

CAPÍTULO 33

Lesões Vasculares do Trato GI

Jose Romeu
Dr. Henry D. Janowitz Division of Gastroenterology, Icahn School of Medicine at Mount Sinai, New York, NY, USA; Mount Sinai Hospital, New York, NY, USA;

> **PONTOS PRINCIPAIS**
> - Malformações arteriovenosas (AVMs), ectasias vasculares antrais gástricas (GAVE), gastropatia hipertensiva portal (PHG), lesões de Dieulafoy (DL) e telangiectasias por radiação (RT) são lesões clinicamente importantes. As AVMs são as mais comuns.
> - A hemorragia gastrointestinal (GI) não dolorosa - ostensiva ou oculta, aguda ou crônica – é a única manifestação clínica. Encontradas com mais frequência no cólon direito, as AVMs estão amplamente distribuídas por todo o trato gastrointestinal.
> - As AVMs do cólon são responsáveis por 11% das hemorragias GI inferiores. As AVMs do intestino delgado são a principal causa de hemorragia em 80% dos pacientes que têm uma colonoscopia e gastroscopia negativas. Elas correspondem a 7% de todos os casos de hemorragia GI superior grave.
> - Embora as AVMs sejam uma causa frequente de hemorragia, a maioria são achados incidentais durante o exame de endoscopia de rotina.
> - As lesões DL geralmente apresentam hemorragia intermitente arterial intensa. De todas as lesões vasculares, essas são as mais difíceis de detectar e tratar.
> - As lesões GAVE apresentam geralmente anemia que necessita de transfusão.
> - GAVE e PHG estão restritas ao estômago.
> - As RTs podem surgir no sigmoide e no reto como resultado do tratamento para cânceres ginecológico, urológico e retal. O intestino delgado pode ser afetado após a radiação para câncer de ovário, e o antro gástrico e a curvatura duodenal podem desenvolver telangiectasias após irradiação para o tratamento do câncer de pâncreas.

Seção I: Histórico

Definição da doença
- AVMs: Compostas por vasos ectasiados com paredes finas, essas lesões adquiridas e de cor vermelho-cereja, são encontradas com mais frequência no cólon direito. Elas assumem uma variedade de formas, tendo geralmente um esboço coral rodeado por um halo pálido. Normalmente medem menos de um centímetro, mas podem ser confluentes ou apresentarem vasos entrelaçados em forma de rede.
- Compostas de capilares dilatados com trombos de fibrina e acompanhadas de proliferação de células fusiformes, as lesões GAVE ocorrem exclusivamente no antro. As listras vermelhas que provêm do piloro produzem a aparência característica de melancia. Eventualmente são confundidas com gastrite antral ou gastrite biliar, e o exame de biópsia raramente é necessário.
- As lesões de DL são compostas de vasos submucosos de calibre anormalmente grande, persistentes e sinuosos que surgem na artéria gástrica esquerda e que se corroem pela mucosa sem ulceração visível. A maioria, 75-95% ocorrem ao longo da curvatura

menor do estômago a 6 cm da junção esofagogástrica. Localizações extragástricas são muito raras, mas foram descritas no duodeno, jejuno, íleo, cólon e reto. A endoscopia é o único método de detecção.
- Na PHG, a mucosa assume uma aparência de pele de cobra com hemorragias submucosas e AVMs/angiomas ocasionais. Normalmente encontrados ao longo das pregas do corpo gástrico, esses achados podem estender-se para o fundo e o antro em circunstâncias graves.
- As áreas afetadas das RTs geralmente apresentam múltiplas lesões caracteristicamente entrelaçadas. (Verificar também o Capítulo 38, Enterocolite por radiação.)

Incidência/prevalência
- A prevalência de AVMs na população em geral é desconhecida.
- Em pacientes submetidos à colonoscopia para câncer de cólon, a prevalência de lesões assintomáticas foi de 0,8%.
- Mais de 50% dos pacientes apresentam múltiplas AVMs dentro de um segmento do trato GI; 20% podem apresentar lesões em outras regiões.
- DL e GAVE são causas muito incomuns de hemorragia gastrointestinal.
- Na PHG, cirrose avançada, presença de varizes e obliteração prévia de varizes por escleroterapia ou banda gástrica aumentam sua incidência.
- Pacientes com proctite/sigmoidite aguda por radiação apresentam sintomas, como hemorragia, tenesmo e diarreia durante o período de seis semanas de tratamento, que diminuem após o término do tratamento. A incidência de RTs crônicas varia amplamente (16–39%), dependendo da dosagem e da extensão do intestino exposto. Muitos casos são assintomáticos e detectados de forma incidental durante o exame de colonoscopia para monitoramento de cólon/câncer/pólipo. A forma crônica, que surge após cerca de nove meses e, ocasionalmente, após anos, apresenta-se com hemorragia oculta ou evidente ou anemia.

Etiologia
- Duas hipóteses principais foram apresentadas para a etiologia das AVMs:
  - Constipação crônica (Hipótese de Boley).
  - Diminuição da perfusão vascular e hipóxia tecidual.
- Nenhuma das hipóteses explica a ocorrência de AVMs em áreas do sistema digestório que não são vulneráveis à elevada pressão intraluminal ou à baixa perfusão vascular.
- A etiologia e patogênese da GAVE é especulativa. Prolapso antral através do piloro foi proposto. Hipertensão portal, insuficiência renal e distúrbios vasculares do colágeno são condições frequentemente associadas, mas uma ligação patogênica direta não foi estabelecida. Sua presença pode aumentar a possibilidade de hemorragia.
- A PHG ocorre na presença de hipertensão portal cirrótica e não cirrótica. O aumento do fluxo de sangue da mucosa gástrica que causa o edema, a isquemia da mucosa e a subsequente proliferação da microcirculação foram propostos como fatores etiológicos.
- As RTs ocorrem após a irradiação de feixes externos e com a braquiterapia. Uma vasculite inicial leva à isquemia da mucosa e à proliferação vascular.

Patologia/patogênese
- Hipótese de Boley. Na população idosa, a constipação crônica e a contração muscular intermitente provocam o aumento da pressão intraluminal cecal. Ocorre aumento da pressão venosa submucosa, dilatação do plexo vascular da mucosa, enfraquecimento do esfíncter pré-capilar e desenvolvimento de uma fístula AV.

- Diminuição da perfusão vascular: a isquemia crônica de baixo grau e a hipóxia tecidual promovem o aumento da produção do fator de crescimento endotelial vascular (VEGF), levando ao aumento da proliferação vascular.

Fatores de risco/preditivos
- Estas cinco situações clínicas geralmente aumentam o risco de hemorragia por AVMs. Elas não aumentam necessariamente a prevalência de AVMs.
    1. **Aumento da idade**. A não ser em caso de telangiectasia hemorrágica hereditária (HHT), as AVMs estão diretamente relacionadas com o envelhecimento, ocorrendo geralmente em pacientes acima de 60 anos.
    2. **Insuficiência renal**. O envelhecimento precoce ocorre em pacientes com insuficiência renal. Aproximadamente metade de todos os episódios de hemorragia gastrointestinal em pacientes com insuficiência renal é causada por AVMs. Ainda não foi estabelecido se isso é causado por disfunção plaquetária subjacente.
    3. **Estenose aórtica**. Descrita pela primeira vez, em 1958, e conhecida como síndrome de Heyde, a associação de estenose aórtica e hemorragia por AVMs ainda não está comprovada. Estudos ecocardiográficos em pacientes com AVMs chegaram a conclusões divergentes. A turbulência através de uma válvula estenótica ou deteriorada pode levar a uma forma adquirida da doença de von Willebrand.
    4. **Doença de von Willebrand**. Como na insuficiência renal, a associação pode refletir a disfunção plaquetária subjacente.
    5. **Inibidores plaquetários** (aspirina, NSAIDs, clopidogrel, ticlopidina) e anticoagulantes promovem hemorragia por diferentes lesões assintomáticas.

Seção 2: Prevenção
- Embora o histórico natural das AVMs detectadas incidentalmente não seja conhecido, há um consenso geral de que a intervenção profilática não é necessária e que possivelmente seja prejudicial. Não há a necessidade de tratamento para as AVMs encontradas incidentalmente, pois a maioria nunca se tornará clinicamente relevante.

Seção 3: Diagnóstico
- O paciente com hemorragia por AVM é normalmente encaminhado para a avaliação endoscópica por um teste positivo de sangue oculto nas fezes (FOBT) ou anemia por deficiência de ferro. Com menor frequência, o paciente pode apresentar hemorragia evidente.
- Um cólon completamente limpo (ou o estômago e o intestino delgado) é essencial para a detecção. Resíduo fecal ou qualquer material particulado ou líquido pode esconder essa lesão elusiva.
- A colonoscopia diagnosticará a maioria dessas lesões e deve ser o procedimento inicial de escolha. Se o resultado for negativo, podem ser necessárias a endoscopia digestiva alta, a push-enteroscopia, a cápsula endoscópica e a enteroscopia profunda.
- A radiologia intervencionista é raramente utilizada. Ela é reservada para pacientes com hemorragia profusa em quem a visualização do cólon não foi possível.
- A presença de uma AVM não a implica necessariamente como causa de hemorragia, a menos que seja observado sangramento intenso no momento da endoscopia.

Diagnóstico diferencial

Diagnóstico diferencial	Características
Sangue/coágulo residual aderente	Remover com jato de água
Artefato de sucção	Evitar prender a mucosa no ponto de sucção
Eritema inflamatório	Não apresenta o formato de "samambaia"; geralmente rosa, não vermelho-cereja
Resíduo alimentar avermelhado	Lavagem com água
Úlcera/com coágulo aderente	Retirar com uma pinça/laço endovascular para identificar a patologia subjacente (úlcera vs. lesão de massa vs. AVM)

Apresentação típica
- A maioria das AVMs é assintomática. O paciente sintomático é normalmente encaminhado ao gastroenterologista para a análise de um teste de FOBT positivo.
- Com menor frequência, o paciente apresentará anemia por deficiência de ferro. Como a hemorragia retal maciça ou evidente é bastante atípica, sintomas de depleção de volume (taquicardia, hipotensão, sensório nublado) são incomuns.
- A idade média do paciente será de acima de 60 anos e apresenta comorbidades como doença cardíaca ou renal, diabetes e hipertensão.
- Hemorragia estomacal ou do intestino delgado pode-se apresentar como melena.

Diagnóstico clínico
Histórico
- Hemorragia oculta ou evidente (hematoquezia ou melena) é a única manifestação clínica das AVMs sintomáticas.
- A anemia crônica pode provocar palidez, cansaço, ou falta de ar.
- O médico deve procurar a presença de azotemia, sopro cardíaco (estenose aórtica), doença de von Willebrand (adquirida ou genética), coagulopatia e uso de inibidores plaquetários e anticoagulantes.

Exame físico
- Exceto em casos de HHT em que as telangiectasias orais, nasais e cutâneas são tipicamente presentes, o paciente com AVMs esporádicas não apresenta quaisquer sinais ou sintomas clínicos, exceto aqueles associados à anemia e hemorragia. Pode-se notar palidez. Deve-se verificar se há sopro cardíaco indicativo de estenose aórtica.

Diagnóstico laboratorial
Lista de exames de diagnóstico
- Como essas lesões apresentam sangramento intermitente, diversos FOBTs podem ser necessários antes de detecção de um resultado positivo. Na hemorragia crônica, os níveis de ferro sérico, ferritina e hemoglobina podem ser baixos, e o TIBC é elevado. Quando anemia se desenvolve, as células são microcíticas e hipocrômicas, com correspondente baixo volume corpuscular médio e baixa concentração de hemoglobina corpuscular média.

Listas de técnicas de imagem
- A avaliação endoscópica é obrigatória e normalmente é suficiente para estabelecer o diagnóstico. Como a maioria das lesões estão localizadas no cólon direito, a colonoscopia deve ser a modalidade diagnóstica inicial. Se o resultado for negativo e com base na apresentação clínica, exames sequenciais de endoscopia digestiva alta, *push*-enterosco-

pia, cápsula endoscópica e enteroscopia profunda (de balão duplo, em espiral, com balão único) podem ser necessários.
- A radiologia intervencionista tem um papel secundário e raramente necessário no diagnóstico. Para o paciente com hemorragia intensa em quem a endoscopia não consegue identificar a origem, a angiografia seletiva pode ser necessária. Achados incluem uma dilatação venosa inicial (fístula arteriovenosa), um tufo vascular, uma drenagem venosa tardia e extravasamento de contraste.

> Algoritmo de diagnóstico
> 1. **Hemorragia oculta com boa visualização da mucosa:** a colonoscopia é o procedimento inicial de escolha. Se for negativa, uma investigação mais aprofundada do trato GI proximal por meio de exames de endoscopia digestiva alta, *push-enteroscopy*, cápsula endoscópica ou enteroscopia profunda pode ser necessária.
> 2. **Hemorragia evidente com boa visualização da mucosa:** colonoscopia e estudos endoscópicos mais aprofundados, como mencionado anteriormente.
> 3. **Hemorragia evidente com má visualização da mucosa:** angiografia mesentérica superseletiva.

Possíveis falhas/erros comuns cometidos em relação ao diagnóstico da doença
- Áreas de eritema e pontos avermelhados podem ser confundidos com AVMs.
- Durante a hemorragia intensa, ou quando o cólon estiver coberto com sangue, será difícil identificar o local da hemorragia. Realizar uma lavagem minuciosa é indispensável.
- A coexistência frequente entre AVMs e doença diverticular representa um problema para o diagnóstico e o tratamento, quando nenhuma lesão apresentar sangramento no momento do exame. Algumas dicas úteis: hemorragia diverticular é arterial e rápida, a hemorragia por AVM é geralmente venosa e lenta. A hemorragia que seguramente estiver localizada no cólon esquerdo provavelmente pode ser diverticular. Na maioria dos casos, essa distinção não será viável, porque o sangue pode refluir do cólon descendente para o cólon direito e estará presente em todo o cólon. Em caso de dúvida, seria sensato supor que a AVM é o local da hemorragia.
- Como a sedação com narcóticos (meperidina, fentanil) diminui o fluxo sanguíneo da mucosa, as AVMs podem temporariamente clarear ou desaparecer. A naloxona pode reverter esse efeito.
- A lesão DL apresenta-se geralmente com hemorragia inexplicada (geralmente superior), intensa e intermitente, que pode ser fatal, difícil de diagnosticar e facilmente negligenciada em razão de seu defeito milimétrico da mucosa.
- A PHG ocorre tanto na presença da hipertensão portal cirrótica ou não cirrótica.
- A GAVE geralmente aparece após os 70 anos com anemia por perda de sangue, muitas vezes necessitando de múltiplas transfusões. Há uma preponderância do gênero feminino de 2:1. Eventualmente, é confundida com gastrite antral ou refluxo biliar. O exame de biópsia raramente é necessário.
- Um histórico de irradiação suscita a possibilidade de lesão por radiação como a origem da perda de sangue em uma porção adjacente do intestino.

Seção 4: Tratamento
Lógica do tratamento
- O tratamento destina-se a fazer a ablação do vaso hemorrágico. Métodos comumente utilizados incluem coagulação com plasma de argônio (APC), endoclipes e eletrocoagulação multipolar/bipolar e *heaterprobe*.

- A APC apresenta baixa profundidade de penetração, uma característica favorável para o ceco de parede fina, o cólon ascendente e o intestino delgado. Ela pode ser utilizada para lesões grandes, múltiplas e confluentes. Quando comparada a outras modalidades, há menor incidência de hemorragia recorrente. Por causa de questões de custo, geralmente não está disponível para consultórios particulares com ambiente cirúrgico (OBS), mas está disponível em centros cirúrgicos ambulatoriais (ASC) e em instalações hospitalares endoscópicas.
- A coagulação com *heaterprobe* e a eletrocoagulação multipolar/bipolar são alternativas seguras e menos dispendiosas, embora essas modalidades de contato possam causar danos mais profundos na parede intestinal. Apenas uma leve pressão deve ser aplicada. A lesão periférica deve ser eliminada antes de se alcançar a lesão central.
- Os endoclipes raramente são utilizados. Eles podem ser úteis em pacientes com risco de nova hemorragia ocasionada por terapia endoscópica, como as com coagulopatias, trombocitopenia, ou na presença de inibidores de plaquetas/anticoagulantes. A hemorragia causada por uma lesão intensa gotejante ou jorrante pode ser controlada pela aplicação de endoclipe, seguida por ablação definitiva.
- Para pacientes idosos altamente selecionados ou muito frágeis com hemorragia crônica lenta, a colonoscopia negativa e a endoscopia digestiva alta negativa e em quem uma cápsula endoscópica apresenta uma AVM no intestino delgado fora do alcance da *push*-enteroscopia, a suplementação com ferro pode ser levada mais em consideração do que submeter o paciente a uma enteroscopia profunda prolongada com anestesia geral. Esses pacientes necessitam posteriormente de cuidadosa avaliação médica e laboratorial.
- A injeção de epinefrina submucosa é utilizada em casos selecionados para controlar a hemorragia aguda, em antecipação a uma modalidade ablativa.
- A embolização angiográfica superseletiva é reservada para aqueles em que houve falha na terapia endoscópica ablativa.

Quando hospitalizar

- A maioria dos pacientes pode ser tratada no ambiente OBS/ASC. Apenas aqueles com sinais vitais instáveis e sintomas de hipovolemia que requerem expansão de volume e estabilização antes ou durante a intervenção de diagnóstico/terapêutica necessitarão de hospitalização.
- Na circunstância excepcional de falha na ablação endoscópica e na embolização angiográfica, a cirurgia será necessária geralmente após a localização angiográfica.
- A endoscopia intraoperatória, realizada pelo gastroenterologista sob a orientação do cirurgião, pode ajudar a localizar uma pequena AVM intestinal no momento da cirurgia. Ela agora já foi amplamente substituída pela enteroscopia profunda.

Tabela de tratamento

Tratamento	Comentário
Médico: Reposição de ferro	Em alguns pacientes idosos, sem hemorragia letal do intestino delgado por AVMs, tratável somente com enteroscopia profunda, o médico pode optar pelo tratamento endoscópico ablativo em favor da reposição de ferro. Esses pacientes necessitam de um acompanhamento cuidadoso
Cirúrgico: Ressecção cirúrgica	Necessária somente quando houver falha nos métodos endoscópicos e angiográficos

Tratamento	Comentário
Radiológico: Angiografia com embolização	Apenas para aqueles pacientes em que terapia endoscópica falhou. Vasopressina não é utilizada
Outros: Ablação endoscópica com contato e sem contato, endoclipes, injeção de epinefrina submucosa	A endoscopia é o alicerce da terapia. Geralmente é bem-sucedida na maioria dos casos de lesões colônicas, gástricas e duodenais. A enteroscopia profunda, por via oral ou anal, é cada vez mais utilizada em lesões não acessíveis, por meio de modalidades endoscópicas convencionais

Prevenção/tratamento de complicações

- Complicações endoscópicas
  - A hemorragia pode ocorrer após alguma das modalidades endoscópicas ablativas. Tratar a lesão periférica antes da lesão central diminuirá o risco de hemorragia induzida por procedimento.
  - A hemorragia pode ser controlada com êxito através de endoclipes e injeção de epinefrina submucosa. Raramente, é necessária a intervenção radiológica ou cirúrgica.
  - A perfuração ocorre por causa do cuidado excessivo na aplicação de pressão profunda com a sonda de contato, resultando em uma queimadura transmural. Caso seja detectada imediatamente, deve-se tentar a aplicação endoscópica com endoclipes. Isto pode prevenir a reparação cirúrgica.
  - Uma pequena perfuração pode ser fechada com endoclipes.

PÉROLAS CLÍNICAS

- Em uma situação normal em que a AVM não está apresentando hemorragia intensa no momento do exame, a terapia com APC ablativa é ideal. Quando essa modalidade não estiver disponível, um *heaterprobe* ou a coagulação bipolar pode ser suficiente. Na hemorragia aguda por AVM, a injeção de epinefrina geralmente antecede a ablação.
- O tratamento da lesão DL é basicamente endoscópico: tamponamento e vasoconstrição com epinefrina, *heaterprobe*, APC, corte endoscópico e ligadura elástica endoscópica. Estes são utilizados sozinhos ou em combinação, dependendo da disponibilidade e conhecimento. A hemostasia permanente é obtida em 85% dos casos, 10% são controlados com a terapia endoscópica de repetição, e os restantes 5% necessitam de cirurgia.
- A PHG não pode ser tratada endoscopicamente, exceto nos casos em que um local hemorrágico milimétrico for detectado. Pode responder a betabloqueadores utilizando as mesmas diretrizes de tratamento para a hipertensão portal.
- A anastomose portossistêmica intra-hepática transjugular (TIPS), anastomoses portossistêmicas cirúrgicas e transplante de fígado são reservados para os casos de falha no tratamento clínico.
- A maioria dos casos de GAVE é tratada com êxito pela aplicação endoscópica da APC. Geralmente são necessárias várias sessões. A antrectomia cirúrgica é reservada para os casos em que ocorre falha da terapia endoscópica.
- O tratamento médico de lesões por radiação crônica com mesalamina tópica, esteroides e enemas de sucralfato ainda não foi comprovado. É recomendável o tratamento com APC. *Heaterprobe* e eletrocoagulação multipolar são alternativas menos dispendiosas e eficazes.
- Complicações semelhantes ocorrem no tratamento de DL, PHG, GAVE e RT, assim como nas AVMs. Como a imagem endoscópica é geralmente conclusiva, a biópsia é desaconselhável nesses casos. A biópsia de uma área irradiada pode levar à formação de fístula. Nos outros casos, normalmente irá acelerar ainda mais a perda de sangue.

Seção 5: Populações especiais
- Telangiectasias hemorrágicas hereditárias: a extensa distribuição de AVMs ao longo do trato GI nessa síndrome opõe-se a terapia de ablação endoscópica como uma solução definitiva a longo prazo. A sua utilização é limitada a um controle hemorrágico a curto prazo. Os estrogênios, tamoxifeno e o inibidor de VEGF bevacizumabe têm sido utilizados com êxito variável na redução da necessidade de transfusão. As lesões gastroduodenais são comuns, mas uma causa nasal é muitas vezes uma causa negligenciada de perda de sangue.

Seção 6: Prognóstico

> **PONTOS PRINCIPAIS/PÉROLAS CLÍNICAS**
> - Dados relativos à recorrência e eficácia do tratamento são difíceis de analisar em razão de diferenças no tratamento endoscópico e localização de AVMs clássicas. No entanto, há recorrência de hemorragia em um número significativo de pacientes tratados. Em algumas séries até 15-50% dos pacientes tratados apresentaram hemorragia recorrente.
> - Em um relatório de AVMs do intestino delgado erradicadas endoscopicamente, os pacientes tiveram necessidade significativamente menor de transfusão mensal. A APC mostrou-se muito eficaz na estabilização da hemoglobina em 85% dos pacientes com AVM colônica.
> - As razões para o insucesso do tratamento incluem:
>   - Erradicação incompleta da lesão ou das lesões tratadas.
>   - Lesões sincrônicas em outras regiões que não foram detectadas e permaneceram sem tratamento.
>   - Lesões metacrônicas, colônicas ou outras, que se desenvolveram após o episódio inicial. Em alguns pacientes, um divertículo sincrônico pode ter sido a verdadeira causa.

Exames de acompanhamento e monitoramento
- Se houver recorrência em uma minoria significativa de pacientes, a observação, a curto e longo prazos, é necessária, além de exames de acompanhamento da hemoglobina e FOBT e monitoramento de sinais e sintomas de hemorragia evidente.

Seção 7: Leitura Sugerida

Bini EJ, Lascarides CE, Micale PL, Weinshel EH. Mucosal abnormalities of the colon in patients with portal hypertension: an endoscopic study. Gastrointest Endosc 2000;52:511–6

Boley SJ, Sammartano RJ, Adams A, et al. On the nature and etiology of vascular ectasias of the colon: degenerative lesions of the aging. Gastroenterology 1977;72:650

Brandt LJ, Landis CS. Vascular lesions of the gastrointestinal tract. In Sleisinger and Fordtran's Gastrointestinal and Liver Disease, 9th edition

Brandt LJ, Spinnell MK. Ability of naloxone to enhance the colonoscopic appearance of normal colon vasculature and colon vascular ectasias. Gastrointest Endosc 1999;49:79–83

Dy NM, Gostout CJ, Balm RK. Bleeding from endoscopically-identified Dieulafoy lesion of the proximal small intestine and colon. Am J Gastroenterol 1996;91:818–9

Foutch PG, Rex DK, Lieberman DA. Prevalence and natural history of colonic angiodysplasia among healthy asymptomatic people. Am J Gastroenterol 1995;90:564

Gilliam JH, Geisinger KR, Wu WC, Weidner N, Richter JE. Endoscopic biopsy is diagnostic in gastric antral vascular ectasia. The "watermelon stomach". Dig Dis Sci 1989;34:885–9

Pérez-Ayuso RM, Piqué JM, Bosch J, et al. Propranolol in prevention of recurrent bleeding from severe portal hypertensive gastropathy in cirrhosis. Lancet 1991;337:1431–4

Primignani M, Carpinelli L, Preatoni P, et al. Natural history of portal hypertensive gastropathy in patients with liver cirrhosis. The New Italian Endoscopic Club for the study and treatment of esophageal varices (NIEC). Gastroenterology 2000;119:181–7

Schuetz A, Jauch KW. Lower gastrointestinal bleeding: therapeutic strategies, surgical techniques and results. Langenbecks Arch Surg 2001;386:17–25

Waye JD, Aisenberg JA, Rubin PH. Practical Colonoscopy. Wiley-Blackwell, 2013

Websites sugeridos

http://www.merckmanuals.com/professional/gastrointestinal_disorders/gi_bleeding/vascular_gi_lesions.html

Seção 8: Diretrizes
Diretrizes da sociedade nacional

Título da diretriz	Fonte da diretriz	Data
The role of endoscopy in the management of obscure GI bleeding	American Society for Gastrointestinal Endoscopy	2010 (Gastrointest Endosc 2010:72:471-9)
The role of endoscopy in the management of an acute non-variceal bleeding	American Society for Gastrointestinal Endoscopy	2012 (Gastrointest Endosc 2012;75:1132-8)
The role of endoscopy in the patient with lower gastrointestinal bleeding	American Society for Gastrointestinal Endoscopy	2005 (Gastrointest Endosc 2005:62:656-60)

Fonte: www.asge.org

Seção 9: Evidência

Tipo de evidência	Título, data	Comentário
Revisão sistemática	Mucosal ablational devices. (Gastrointest Endosc 2008;68:1031–42)	Discussão comparativa sucinta e objetiva das modalidades e dispositivos endoscópicos disponíveis para o controle de hemorragia, incluindo princípios básicos e resultados clínicos

Seção 10: Imagens

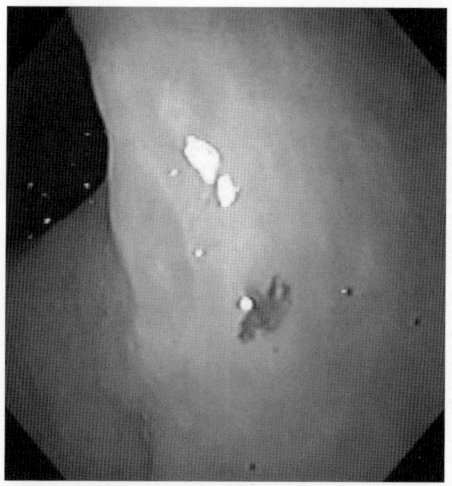

Figura 33.1 Malformação arteriovenosa (AVM). Uma pequena AVM no cólon ascendente caracterizada por um conjunto de vasos entrelaçados. Esta foi, aliás, encontrada durante uma colonoscopia. O tratamento não é indicado.

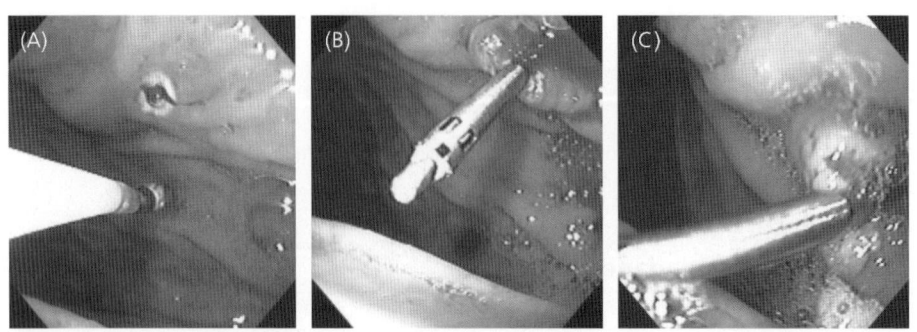

Figura 33.2 Lesão gástrica de Dieulafoy. Este paciente apresentou hematêmese. Um vaso jorrante foi identificado próximo à cárdia ao longo da curvatura menor do estômago. Após ablação com epinefrina e *heaterprobe* (**A**), um endoclipe foi implantado (**B**) com a interrupção da hemorragia (**C**). Fonte: As imagens são cortesia do Dr. Jose Romeu.

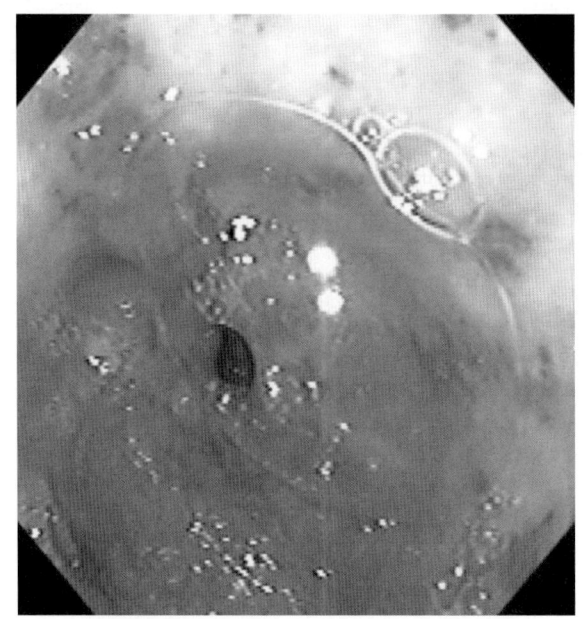

Figura 33.3 Ectasia vascular antral gástrica (GAVE). Antro gástrico com aparência de melancia em paciente com insuficiência renal em diálise. Ela tinha anemia por deficiência de ferro, exames de sangue oculto positivo nas fezes e foram necessárias múltiplas transfusões durante os vários meses anteriores. Ela foi submetida a três sessões de ablação com coagulação com plasma de argônio (APC). Quatro meses após a erradicação, a hemoglobina mantém-se estável. Fonte: As imagens são cortesia do Dr. Jose Romeu.

Capítulo 33 ■ Lesões Vasculares do Trato GI **357**

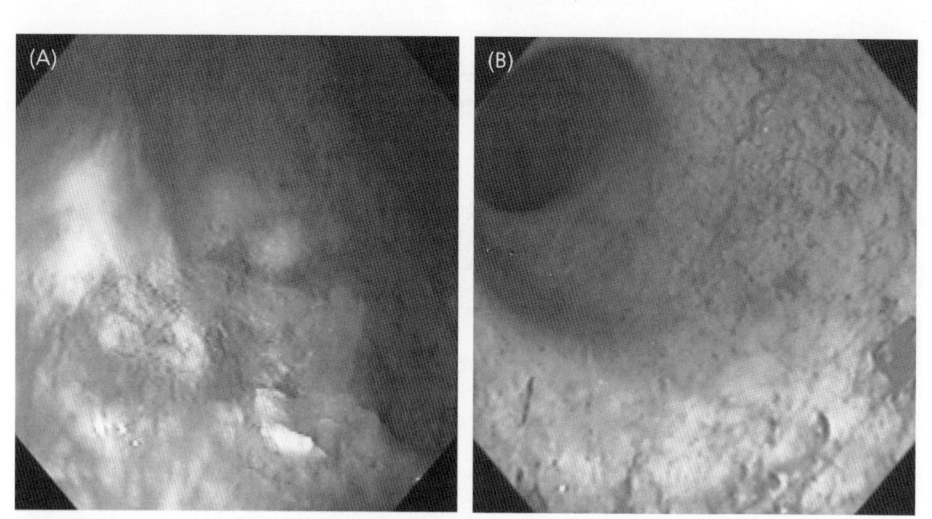

Figura 33.4 Proctite por radiação. Telangiectasias são observadas no reto distal, resultado de radioterapia para câncer de próstata. Este paciente não apresentou manifestações clínicas. Fonte: As imagens são cortesia do Dr. Jose Romeu.

Material adicional para este capítulo pode ser encontrado *on-line* em:
www.mountsinaiexpertguides.com
A senha de acesso é a palavra Dysphagia.
Inclui um estudo de caso com perguntas de múltipla escolha, orientações para os pacientes e os códigos da ICD.

CAPÍTULO 34
Síndrome do Intestino Irritável

Charles D. Gerson
Dr. Henry D. Janowitz Division of Gastroenterology, Icahn School of Medicine at Mount Sinai, New York, NY, USA.

PONTOS PRINCIPAIS
- A Síndrome do intestino irritável (IBS) é o distúrbio mais comum diagnosticado por gastroenterologistas e o distúrbio gastrointestinal mais comum diagnosticado por clínicos gerais.
- A IBS é considerada uma doença funcional sem biomarcadores de diagnóstico ou achados patológicos.
- O diagnóstico baseia-se em sintomas de acordo com os critérios de Roma. Esses critérios de sintomas foram criados por um comitê de especialistas e foram validados.
- A IBS é considerada uma condição biopsicológica onde os sintomas físicos são frequentemente associados aos fatores psicológicos.

Seção I: Histórico
Definição da doença
- Em pesquisa e ensaios clínicos, dor abdominal e/ou desconforto, com uma frequência de pelo menos dois dias por semana, durante o exame de rastreamento, é recomendado para qualificação.
- Flatulência e inchaço são considerados sintomas de apoio.

Classificação da doença
- IBS-C (prisão de ventre – esforço para evacuar, fezes irregulares ou duras, menos de 3 evacuações por semana).
- IBS-D (diarreia – fezes pastosas ou líquidas).
- IBS-M (sintomas mistos; fezes duras 25% do tempo e fezes pastosas 25% do tempo).

Incidência/prevalência
- Os índices de prevalência da IBS variam entre 10-15% da população.
- Há uma proporção de gêneros de 3:1, mulheres para homens. Essa proporção é mais baixa em pesquisas comunitárias e pode ser maior em pacientes que se consultam com um especialista.
- A IBS ocorre no mundo todo, embora os índices de prevalência na Ásia pareçam ser um pouco menores do que nos Estados Unidos e na Europa ocidental.

Impacto econômico
- Em um estudo da Mayo Clinic sobre a IBS, na década de 1990, os custos diretos com o sistema de saúde nos Estados Unidos foram estimados em 8 bilhões de dólares por ano. Os custos por paciente foram quase o dobro do que os de controles.

Etiologia
- Enquanto uma causa específica da IBS não for conhecida, sua etiologia é multifatorial.

Patologia/patogênese
- Os principais sintomas da IBS são um padrão intestinal irregular e dor ou desconforto abdominal. Estudos demonstraram dismotilidade colônica e tempo de trânsito colônico anormal, associados à diarreia e constipação, mas não há um padrão típico de motilidade. Dor ou desconforto abdominal estão relacionados com a hipersensibilidade visceral, demonstrada pelo aumento de resposta da dor à expansão de um balão retal, quando comparados aos controles saudáveis. A serotonina e outros neurotransmissores desempenham um papel. Disfunção cérebro-intestinal foi demonstrada na IBS. Por exemplo, estudos experimentais demonstraram que o estresse provoca a liberação dos mastócitos de neurotransmissores no cólon.
- Todas essas anormalidades são frequentemente associadas a problemas psicológicos, e exames de imagem do cérebro demonstraram diferentes respostas à dor retal em pacientes com IBS, quando comparados aos controles.

Fatores de risco/preditivos
- Gastroenterite aguda.
- Ansiedade e depressão, traumas de infância.
- Diversos antibióticos.

Seção 2: Prevenção

PONTOS PRINCIPAIS/PÉROLAS CLÍNICAS
- Nenhuma intervenção foi relatada para prevenir a IBS. A IBS pós-infecciosa oferece uma oportunidade de prevenção, mas nenhum tratamento foi bem-sucedido, incluindo um ensaio clínico com corticosteroides.

Rastreamento
- O exame de rastreamento para a IBS não é satisfatório.

Prevenção secundária
- A recorrência de sintomas da IBS pode ser evitada pelos diversos tratamentos descritos.
- A melhor prevenção é desenvolver as habilidades do paciente de como lidar com a doença, o que inclui introspecção psicológica e compreender como os eventos do cotidiano, especialmente os relacionamentos mais próximos, podem afetar a progressão da doença.

Seção 3: Diagnóstico (Algoritmo 34.1)

PONTOS PRINCIPAIS/PÉROLAS CLÍNICAS
- O diagnóstico da IBS depende de um histórico de distúrbio intestinal e dor abdominal na ausência de "alertas vermelhos", como hemorragia retal significativa, febre e grande perda de peso.
- No exame físico, os pacientes com IBS podem apresentar ruídos intestinais hiperativos e sensibilidade abdominal não específica.
- Se um paciente tiver um histórico extenso de sintomas típicos da IBS, mas, por outro lado, aparentar estar saudável, exames de diagnóstico devem limitar-se a hemograma completo, sorologia para doença celíaca (histórico de diarreia) e, quando necessário, exame de fezes para óvulos e parasitas.
- Os resultados dos diagnósticos de colonoscopia, CT do abdome, ultrassom abdominal, endoscopia e cápsula endoscópica são extremamente insuficientes e geralmente não são recomendados.

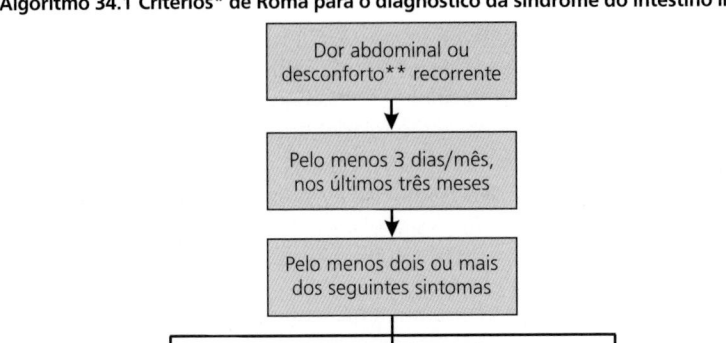

Algoritmo 34.1 Critérios* de Roma para o diagnóstico da síndrome do intestino irritável

```
        Dor abdominal ou
      desconforto** recorrente
                │
                ▼
      Pelo menos 3 dias/mês,
      nos últimos três meses
                │
                ▼
      Pelo menos dois ou mais
      dos seguintes sintomas
      ┌─────────┼─────────┐
      ▼         ▼         ▼
```

| 1. Melhora com a evacuação | 2. Início associado a uma mudança na forma (aparência) das fezes | 3. Início associado a uma alteração na frequência das evacuações |

*Critério desempenhado durante os últimos três meses com início dos sintomas pelo menos seis meses antes do diagnóstico.
**"Desconforto" significa uma sensação desconfortável não relatada como dor.

Diagnóstico diferencial

Diagnóstico diferencial	Características
Doença inflamatória do intestino, especialmente a doença de Crohn	Perda de peso, febre, sensibilidade abdominal no quadrante inferior direito, exame de sangue oculto nas fezes, anemia, ESR elevada
Doença celíaca	Intolerância ao trigo, histórico infantil ou familiar positivo, inchaço abdominal, anticorpos antitransglutaminase positivos
Intolerância aos carboidratos: lactose, frutose, sorbitol	Histórico alimentar: inchaço, flatulência, cólicas, diarreia
Colite microscópica ou colagenosa	Diarreia, idade > 45 anos, sexo feminino

Apresentação típica

- Na IBS, disfunção intestinal e dor abdominal geralmente são bastante incômodas e interferem na qualidade de vida. Apesar de um histórico extenso, o paciente pode parecer saudável, embora possa queixar-se de outros sintomas, como dor de cabeça, fadiga, dor pélvica e fibromialgia. O paciente reconhece prontamente que está passando por dificuldades emocionais ou psicológicas, que podem resultar de seu distúrbio GI ou pode contribuir para isso. Ambos ocorrem geralmente em uma forma circular. Estudos mostram que a dor abdominal é o principal motivo que leva o paciente a procurar um especialista.

Diagnóstico clínico

Histórico

- Além de perguntar sobre a rotina intestinal do paciente e o histórico de dor, é importante perguntar se a dor é aliviada pela defecação ou se está relacionada com a alimentação. Se a dor for constante e não estiver relacionada com esses fatores, então o paciente não se encaixa nos critérios de Roma para a IBS. Os pacientes devem ser questionados sobre o histórico familiar, que muitas vezes é positivo para a IBS. O médico deve perguntar ao paciente sobre a ocorrência dos sintomas, se estes ocorrem em momentos de desgaste emocional, ou em certos contextos, como no trabalho ou com determinados membros da família. Os sintomas também podem desaparecer, quando o paciente estiver em férias. Se isso ocorrer, então é provável que os fatores emocionais estejam envolvidos. É importante ter certeza de que o paciente não tenha doença orgânica. Isto pode depender dos exames de diagnóstico, mas o parecer clínico é um determinante fundamental.

Exame físico
- O exame físico deve incluir uma possível perda de peso e o aparecimento de doenças crônicas. Manifestações de doenças da tireoide podem incluir sintomas gastrointestinais.
- O exame abdominal deve incluir auscultação de sons do intestino, que podem ser hiperativos, e auscultação de ruído arterial, para descartar doenças vasculares. Sensibilidade localizada, especialmente no quadrante inferior direito, pode sugerir doença de Crohn, mas a causa comum disso em pacientes com IBS é a distensão cecal com flatulência. Devem ser realizados o exame de palpação para hepatoesplenomegalia e exame de hérnia.
- O exame retal deve incluir o períneo descendente, tônus do esfíncter, e exame de sangue oculto nas fezes.

Classificação de gravidade da doença
- Os pacientes com IBS apresentam a doença nos estágios leve, moderado ou grave. Os gastroenterologistas costumam consultar os pacientes nos estágios grave ou moderado.
- Os pacientes em estágio grave apresentam dor mais intensa, maior uso do sistema de saúde, e mais ausências no trabalho ou na escola.

Diagnóstico laboratorial
Lista de exames de diagnóstico
- Hemograma completo.
- Taxa de sedimentação de eritrócitos (ESR).
- Sorologia para doença celíaca.
- Com início recente de diarreia ou histórico de viagem, exame de fezes para óvulos e parasitas.
- Sempre que possível, colonoscopia com exame do íleo.
- Quando apropriado, teste do hidrogênio expirado para intolerância à lactose, intolerância à frutose e crescimento bacteriano intestinal (SIBO). O substrato de glicose tem especificidade muito maior do que a lactulose para o diagnóstico de SIBO.

Listas de técnicas de imagem
- Os exames de imagem não são recomendados para a IBS.

Potenciais armadilhas/erros comuns cometidos no diagnóstico da doença
- O maior erro é o diagnóstico incorreto de doença orgânica, como doença de Crohn ou síndromes do assoalho pélvico com base em achados não específicos e inadequados, resultando em tratamento inapropriado.
- Um outro erro é ideia mal interpretada que a IBS é inteiramente psicológica.

Seção 4: Tratamento (Algoritmo 34.2)
Lógica de tratamento
- A lógica de tratamento da IBS é baseada no estabelecimento de um relacionamento de apoio ao paciente, que inclui empatia, educação, estabelecer metas realistas e reconhecer a IBS como uma doença que envolve a pessoa como um todo, não apenas o cólon.

Algoritmo 34.2 Tratamento da síndrome do intestino irritável

- Ouvir o histórico do paciente
- Quais são os principais sintomas: diarreia, constipação, inchaço e flatulência
- Estabelecer expectativas realistas; Informar-se sobre as circunstâncias de vida e fatores psicológicos: ansiedade, depressão, síndrome do pânico
- Conscientizar o paciente sobre as circunstâncias associadas à piora dos sintomas
- Informar sobre o tratamento da IBS

↓

* Tratamento médico direcionado aos principais sintomas GI: agentes promotores de volume, antidiarreicos e medicamentos pró-motilidade, antiespasmódicos
* Orientação nutricional

↓

Melhora significativa

Sintomas persistentes:
- *Terapia holística:* probióticos, óleo de hortelã-pimenta, meditação, acupuntura
- *Psicotrópicos:* tricíclicos em dose baixa, antidepressivos, SSRIs

↓

Melhora significativa

Abordar os sintomas específicos

↓

Sintomas persistentes: o paciente deve ser encaminhado para consulta psicológica, ou terapia psicodinâmica a curto prazo, terapia cognitivo-comportamental ou hipnoterapia

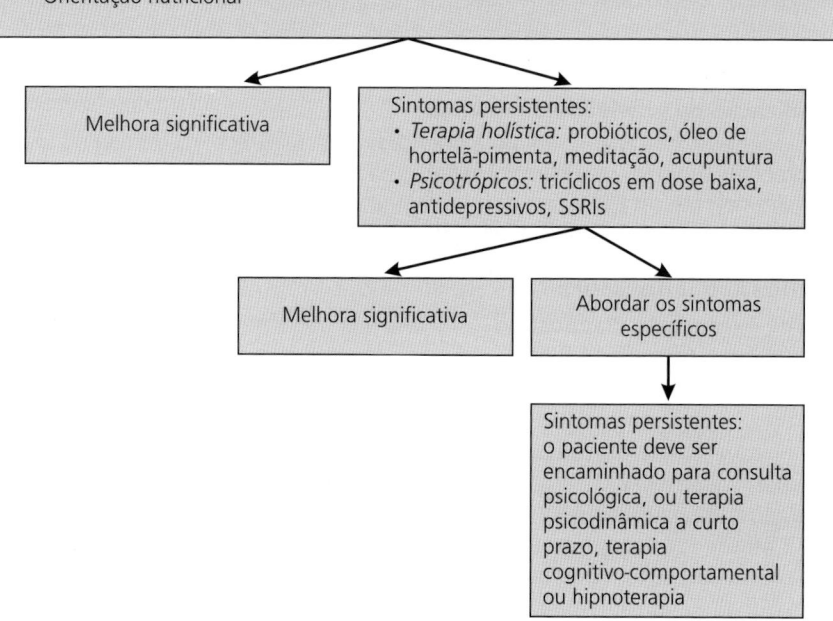

Tabela de tratamento

Tratamento	Comentário
Conservador	• Orientação nutricional, como, por exemplo, reduzir a cafeína, álcool, alimentos gordurosos. As fibras podem melhorar o hábito intestinal, mas podem agravar a flatulência e o inchaço. Em alguns pacientes, a dieta FODMAPs (Oligossacarídeos, Dissacarídeos, Monossacarídeos e Polióis Fermentáveis) pode ser útil, mas é difícil de manter • Hábitos de vida saudáveis, como praticar exercícios • Tentar possibilitar ao paciente a percepção de sua condição, solicitando-lhe para observar as circunstâncias em que seus sintomas pioram

Tratamento	Comentário

Médico:
• Constipação:
  • Citrucel, 2–4 comprimidos ao dia
  • Polietilenoglicol 3.350, com dose incial de 17 g/dia
  • Lubiprostone 24 mg, duas vezes ao dia
• Diarreia:
  • Imodium 1–2 comprimidos, conforme necessário
  • Colestiramina 4 g/dia, ou colesevelam, 625 mg, três comprimidos duas vezes ao dia, ajuda alguns pacientes com diarreia
• Flatulência e inchaço: probióticos, como *Bifidobacterium infantis* 35624, uma cápsula ao dia, ajudam a reduzir os sintomas
• Rifaximina 550 mg, duas vezes ao dia, durante dez dias, também reduz a flatulência e o inchaço, mas ainda há dúvidas em relação à duração dos benefícios e à repetição do tratamento
• Dor abdominal
  • Administrar dose baixa de antidepressivos tricíclicos, como desipramina, iniciando com 10 mg/dia
  • Antiespasmódico: hiosciamina 0,125 mg, duas vezes ao dia, conforme necessário
  • SSRIs têm sido utilizados em doses baixas, como 10 mg de citalopram, porém há poucos dados que justifiquem esta prática
	• Criar um plano de tratamento com o paciente que não gere expectativas irrealistas
	• Em cada visita, tente adicionar algo que dê esperança ao paciente
	• Explique que o tratamento leva tempo para ser eficaz. Por exemplo, os antidepressivos de dose baixa não funcionam durante pelo menos 2 semanas e podem ter efeitos secundários precoces que desaparecerão com o tempo

Psicológico	Em pacientes que apresentam problemas psicológicos evidentes (independentemente da IBS ou consequentes disso), é aconselhável o encaminhamento a um psicólogo para terapia. Relatos na literatura defendem a terapia psicodinâmica a curto prazo, a terapia cognitivo-comportamental, ou hipnoterapia, que foram relatadas como sendo altamente eficazes. A hipnoterapia requer formação específica em hipnoterapia voltada para o intestino, um protocolo projetado para pacientes com IBS. É importante que o terapeuta tenha experiência sobre a IBS, às vezes com a indicação do gastroenterologista
Complementar	Alguns tratamentos complementares têm demonstrado ser úteis em estudos controlados, incluindo o óleo de hortelã-pimenta e algumas preparações à base de plantas. A meditação também ajuda a reduzir os sintomas. A acupuntura pode ser útil, embora os benefícios pareçam basear-se no efeito placebo

Prevenção/tratamento de complicações
- As reações adversas graves são incomuns na IBS, exceto com medicamentos relacionados com a serotonina, como o alosetron, que é utilizado para as mulheres com IBS-D. Alosetron está disponível através de um programa de prescrição especial, com uma dose de 0,5 mg, duas vezes ao dia, mas os pacientes devem ser advertidos para inter-

romper a medicação em caso de constipação, por causa do risco de colite isquêmica. Os pacientes também devem ser advertidos sobre as reações adversas da medicação psicogênica. Medicamentos tricíclicos podem causar constipação, boca seca e suor, enquanto os SSRIs podem causar ansiedade e disfunção sexual.

> **PÉROLAS CLÍNICAS**
> - Recentemente, relatórios têm descrito uma síndrome do intestino narcótico em pacientes com IBS. Isto pode ocorrer quando narcóticos são utilizados em doses crescentes, conforme o necessário para tratar a dor. O uso crônico de narcóticos pode produzir um efeito paradoxal, causando dor, em vez de aliviá-la; portanto, esta prática deve ser evitada.
> - Alguns médicos prescrevem antipsicóticos e outros medicamentos psicogênicos fortes para pacientes com IBS. Isto deve estar sob o conhecimento de psicofarmacologistas, para os quais os pacientes devem ser encaminhados.
> - Alguns medicamentos utilizados para tratar um sintoma de IBS podem agravar um outro sintoma. Por exemplo, antiespasmódicos podem aliviar a cólica, mas agravam a flatulência e o inchaço em razão do seu efeito sobre a motilidade. Esses medicamentos devem ser prescritos com cautela.

Seção 5: Grupos Especiais

Gravidez
- As mulheres com IBS geralmente sentem-se melhor durante a gravidez, por razões que não são bem compreendidos, mas que provavelmente estão relacionadas com mudanças nos hormônios femininos.

Crianças
- As crianças com dor abdominal crônica devem realizar exames para a intolerância à lactose e para a doença celíaca. A dor abdominal crônica funcional ocorre em crianças que geralmente possuem um histórico familiar positivo, e pode responder a medidas simples, como uma alimentação melhor e antiespasmódicos ocasionais. Em casos resistentes, o tratamento psicológico pode ser eficaz, e a hipnoterapia voltada para o intestino demonstrou ser um tratamento extremamente bem-sucedido.

Idosos
- A IBS geralmente acomete pessoas de idades entre 20–50 anos, mas certamente também acomete pessoas idosas. Pesquisar uma causa orgânica é mais importante nessa faixa etária. Caso contrário, o tratamento é semelhante ao paciente idoso, exceto em relação à utilização com cautela de medicamentos anticolinérgicos e psicotrópicos, que tendem a causar reações adversas.

Outros
- Supõe-se que pacientes com IBS que apresentam múltiplos sintomas somáticos tenham uma síndrome de somatização. O prognóstico não é favorável como o da IBS apenas, e o tratamento psicológico geralmente é mais necessário para a resolução dos sintomas.

Seção 6: Prognóstico

> **PONTOS PRINCIPAIS/PÉROLAS CLÍNICAS**
> - O prognóstico da IBS depende, em parte, da gravidade dos sintomas. Estudos demonstraram que até 75% dos pacientes que se consultam com um gastroenterologista são propensos a apresentar sintomas após 5 anos.
> - O prognóstico é muito melhor se o tratamento envolver o paciente como um todo, direcionando-se aos sintomas colônicos, bem como às questões emocionais.
> - A literatura médica está repleta de medicamentos que melhoram os sintomas da IBS. Um médico especializado em IBS que mantenha um relacionamento contínuo com o paciente pode melhorar o prognóstico do paciente.

Seção 7: Leitura Sugerida

Brandt LJ, Chey WD, Foxx-Orenstein AE, et al. An evidence-based position statement on the management of irritable bowel syndrome. American College of Gastroenterology Task Force on Irritable Bowel Syndrome. Am J Gastroenterol 2009;104(Suppl 1):S1–35

Ford AC, Talley NJ, Schoenfeld PS, Quigley EM, Moayyedi P. Efficacy of antidepressants and psychological therapies in irritable bowel syndrome: systematic review and meta-analysis. Gut 2009;58:367–78

Gerson CD, Gerson MJ. A collaborative health care model for the treatment of irritable bowel syndrome. Clin Gastroenterol Hepatol 2003;1:446–52

Guthrie E, Creed F, Dawson D, Tomenson B. A controlled trial of psychological treatment for the irritable bowel syndrome. Gastroenterology 1991;100:450–7

Miller V, Whorwell PJ. Hypnotherapy for functional gastrointestinal disorders: a review. Int J Clin Exp Hypn 2009;57:279–92

O'Mahony L, McCarthy J, Kelly P, et al. Lactobacillus and bifidobacterium in irritable bowel syndrome: symptom responses and relationship to cytokine profi les. Gastroenterology 2005;128:541–51

Spiegel BM. Questioning the bacterial overgrowth hypothesis of irritable bowel syndrome: an epidemiologic and evolutionary perspective. Clin Gastroenterol Hepatol 2011;9:461–9

Spiller R, Garsed K. Postinfectious irritable bowel syndrome. Gastroenterology 2009;136:1979–88

Whitehead WE, Drossman DA. Validation of symptom-based diagnostic criteria for irritable bowel syndrome: a critical review. Am J Gastroenterol 2010;105:814–20; quiz 813, 821

Websites sugeridos
www.iffgd.org
www.motilitysociety.org

Seção 8: Diretrizes

Diretrizes da sociedade nacional

Título da diretriz	Fonte da diretriz	Data
An evidence-based position statement on the management of irritable bowel syndrome	American College of Gastroenterology Task Force on Irritable Bowel Syndrome	2009 (Am J Gastroenterol 2009;104 (Suppl 1):S1-35)

Seção 9: Evidências
Não se aplicam a este tópico.

Seção 10: Imagens
Não se aplicam a este tópico.

> Material adicional para este capítulo pode ser encontrado online em:
> www.mountsinaiexpertguides.com
> A senha de acesso é a palavra Dysphagia.
> Inclui um estudo de caso com perguntas de múltipla escolha, orientações para os pacientes e os códigos da ICD.

CAPÍTULO 35
Doença de Crohn

Joana Torres[1] e Jean Frédéric Colombel[2]
[1]Surgical Department, Gastroenterology Division, Hospital Beatriz Ângelo, Loures, Portugal
[2]Dr. Henry Janowitz Division of Gastroenterology, Icahn School of Medicine at Mount Sinai, New York, NY, USA

> **PONTOS PRINCIPAIS**
> - A doença de Crohn (CD) é uma doença inflamatória crônica que pode envolver todas as camadas do trato gastrointestinal, desde a boca até o ânus, com possíveis manifestações extraintestinais.
> - Pode ocorrer em todas as idades, mas normalmente, a CD acomete pacientes jovens entre 15 e 30 anos de idade. A apresentação clínica é geralmente insidiosa e pode variar, dependendo do segmento afetado e do tipo de envolvimento.
> - O diagnóstico baseia-se na combinação de achados clínicos, laboratoriais, endoscópicos, histológicos e radiológicos após a exclusão de diagnósticos alternativos.
> - A CD é uma doença progressiva e destrutiva. Com o tempo, a inflamação persistente evolui para fibroestenoses ou para lesões penetrantes (fístula e abscesso), resultando em dano estrutural do intestino.
> - Não há cura médica ou cirúrgica para a CD. Os objetivos do tratamento são alterar a progressão da doença, aumentando a qualidade de vida e reduzir a incapacidade.

Seção I: Histórico
Definição da doença
- A CD é uma doença inflamatória crônica gastrointestinal (GI) com etiologia imprecisa. Ela evolui de modo reincidente e remitente. A inflamação na CD é geralmente assimétrica, segmentar e transmural. Qualquer segmento do trato GI pode ser afetado, mas a doença ocorre com maior frequência no íleo terminal e no cólon proximal. Três padrões de envolvimento podem ser observados: inflamatório, estenosante e fistulante.

Classificação da doença
- A classificação de Montreal classifica os pacientes de acordo com a idade no momento do diagnóstico, localização da doença e comportamento da doença. Os aspectos importantes dessa classificação são o reconhecimento de que a localização tende a ser estável com o passar do tempo, enquanto o comportamento é um processo dinâmico. A doença fistulante perianal é um modificador da doença não necessariamente associado à doença fistulante intestinal.

Incidência/prevalência
- O risco de se desenvolver a doença inflamatória intestinal (colite ulcerosa e CD) é de 1%.
- Nos países desenvolvidos, a incidência de CD parece estar estabilizando, exceto na população pediátrica, onde ela continua aumentando. Nos países em desenvolvimento, a CD ainda é rara, mesmo que as estatísticas demonstrem uma incidência crescente.
- A América do Norte é uma região de alta incidência, com variações de norte a sul. Nos Estados Unidos, a incidência varia entre 3,1 e 14,6 casos para cada 100.000 habitantes, com uma prevalência de 100-201 para cada 100.000 habitantes.

Impacto econômico
- Nos Estados Unidos, os gastos diretos anuais totais da CD foram estimados em 3,6 bilhões de dólares (internações e cirurgias respondendo por um terço desses gastos). Os gastos indiretos incluem invalidez, perda de produtividade, absenteísmo no trabalho, aposentadoria precoce e assim por diante.

Etiologia e patologia/patogênese
- A etiologia exata da CD é desconhecida. Acredita-se que a CD resulta de uma interação complexa entre os fatores ambientais, a suscetibilidade genética e a microflora intestinal, resultando em uma resposta imune anormal da mucosa e no comprometimento da função da barreira epitelial.
- **Fatores ambientais:** o tabagismo é o fator de risco ambiental principal estabelecido para a CD. Apendicectomia, antibióticos, contraceptivos orais, medicamentos anti-inflamatórios não esteroides (NSAIDs), alimentação, infecções e higiene na infância também foram envolvidos de forma variável ao longo de vários estudos epidemiológicos.
- **Fatores genéticos:** as evidências para os fatores genéticos são obtidas pela observação das diferentes incidências da CD entre diferentes raças e origens étnicas, classificação de casos familiares e índices de concordância mais altos para gêmeos monozigóticos do que para gêmeos dizigóticos. Dos 163 *loci* contendo genes de suscetibilidade para a doença inflamatória intestinal identificados, mais de 75 estão associados à CD, sendo o mais importante *NOD2/CARD15*. Notavelmente, muitos desses genes são compartilhados por outras doenças imunomediadas, relacionam-se com a diferenciação e função celular Th17, ou apresentam funções que envolvem o sistema imune inato levando respostas limitadas aos patógenos.
- **Influências microbianas:** a CD geralmente afeta os locais onde há o maior número de colônias de bactérias do intestino. Os pacientes com uma ileostomia de desvio só desenvolvem a doença recorrente quando reanastomosados. Os antibióticos desempenham um papel no tratamento. Os modelos animais de doença inflamatória intestinal não desenvolvem inflamação quando mantidos em ambientes esterilizados. Nenhum patógeno específico foi definido como um agente causador da CD; a lógica vigente é que, na CD existe tanto uma perda de tolerância desde o sistema imunológico da mucosa até a flora comensal inócua, quanto existe uma "disbiose", com um desequilíbrio entre as espécies protetoras e as nocivas.
- **Barreira epitelial e desregulação imunológica inata e adaptativa:** defeitos na função de barreira da mucosa intestinal podem ajudar a aumentar a apresentação microbiana e antigênica e levar à ativação imunológica. Após serem desencadeadas pela apresentação de antígenos, as respostas imunes inatas e adquiridas são ativadas com a subsequente perda de tolerância às bactérias comensais entéricas. Isto resulta nas respostas prolongadasTh1 e/ou Th17 e na produção de citocinas pró-inflamatórias (p. ex.,

IL-1, IL-2, IL-6, interferon-γ, TNF-α, IL-17). O fator de necrose tumoral α (TNF-α) é um dos mediadores mais relevantes na inflamação intestinal, contribuindo para a formação de granulomas. Juntamente com as citocinas IL-1 e IL-6, também contribui com sintomas, como febre, anorexia e perda de peso. Na sequência da ativação imune, várias proteases e metaloproteinases são liberadas, contribuindo para a destruição do tecidual e formação de fístula com penetração para os tecidos adjacentes. A inflamação crônica prolongada e o aumento da permeabilidade da mucosa resultam em rupturas na mucosa com perda da área de superfície de absorção, enzimas digestivas, sangue, líquidos, proteínas, eletrólitos, resultando em diarreia, desnutrição, anemia por deficiência de ferro, hipoalbuminemia e assim por diante.

Fatores de risco/preditivos

Fator de risco	Índice de probabilidade
Histórico familiar	5 a 15 vezes de risco relativo (para parentesco de primeiro grau)
Etnia (judeus Ashkenazi)	N/A
Polimorfismos *NOD2/CARD15*	Homozigotos: 17,1 Heterozigoto: 2,5
Tabagismo	1,76

Seção 2: Prevenção

PONTOS PRINCIPAIS/PÉROLA CLÍNICA
- Nenhuma intervenção foi demonstrada para prevenir o desenvolvimento da doença.

Prevenção secundária
- Parar de fumar. Os fumantes apresentam um risco maior de recorrências clínica e endoscópica após a cirurgia.

Seção 3: Diagnóstico

PONTOS PRINCIPAIS/PÉROLA CLÍNICA
- Os sintomas podem ser variáveis, dependendo da localização, comportamento e gravidade da doença. Diarreia prolongada, dor abdominal e perda de peso são os sintomas mais comuns.
- O exame clínico pode ser normal ou mostrar sinais não específicos, como palidez e evidência de desnutrição. O achado mais frequente é a dor abdominal e, às vezes, um volume pode ser sentido no quadrante inferior direito. Um exame minucioso da região perianal é obrigatório.
- Não há um padrão de excelência para o diagnóstico. Os exames de diagnóstico são selecionados de acordo com os sintomas apresentados e os achados físicos.
A ileocolonoscopia normalmente é o primeiro exame de diagnóstico para confirmar a CD. Os sintomas típicos incluem ulcerações intercaladas com áreas de mucosa normal, *cobblestoning* (mucosa com aspecto de paralelepípedo ou pavimentoso) e reto poupado de lesões. A endoscopia digestiva alta, exame de imagem do intestino delgado e/ou cápsula endoscópica devem ser realizados se os sintomas apontam para esses locais e para determinar a extensão total da doença. A inflamação crônica focal é o achado patológico principal. Granulomas contínuos, às vezes, podem ser encontrados.

Diagnóstico diferencial

Diagnóstico diferencial	Características
Colite ulcerativa (UC)	Sangramento retal, tenesmo e urgência Doença limitada ao cólon Nenhuma doença perianal significativa Reto envolvido Envolvimento contínuo e simétrico com granularidade difusa e ulceração Íleo terminal de aparência normal (exceto na ileíte de refluxo) Inflamação limitada à mucosa Abscessos da cripta e ulceração
Enterocolite infecciosa	Início agudo de sintomas (< 4 semanas) Cenário epidemiológico Histórico de viagem recente Exame microbiológico de fezes positivo em cerca de 50% dos casos
Colite por indução medicamentosa	Histórico recente da ingestão de medicamentos Resolução sobre a suspensão de medicamentos
Síndrome do intestino irritável	Diarreia e constipação alternantes Ausência de sintomas constitucionais Sem diarreia noturna
Isquemia	Paciente idoso com comorbidades Doença vascular subjacente Normalmente autolimitada Macrófagos hemossiderina em biópsias
Tuberculose intestinal	Imigrante de área endêmica ou imunocomprometida Radiografia de tórax reveladora em 50% Linfonodos mesentéricos calcificados e de aparência necrótica na CT Granulomas caseosos Coloração de Ziehl-Neelsen, cultura e PCR positivas
Doença de Behçet	Ulcerações orais e genitais recorrentes Frequente envolvimento da pele e olhos Exame de patergia positivo Vasculite adjacente a ulcerações

Apresentação típica

- O cenário clínico típico é um jovem paciente com dor abdominal, diarreia e outras características sugestivas de doença inflamatória intestinal (olhos, pele, dores nas articulações e histórico familiar de doença inflamatória intestinal). Perda de peso, anorexia, fadiga e febre baixa são frequentes, independentemente da localização da doença. Em alguns pacientes, a inflamação subclínica durante anos resulta em estenoses fibróticas, e dor abdominal pós-prandial, distensão e vômitos podem ser sintomas comuns. Em razão da natureza transmural da inflamação, os pacientes podem apresentar abscessos, massas inflamatórias ou fístulas em órgãos adjacentes ou na pele. A doença perianal ocorre em quase um terço dos pacientes e pode representar a reclamação principal.

Diagnóstico clínico

Histórico

- Os sintomas são heterogêneos e insidiosos. Em 40-50% dos casos, a doença está localizada no íleo terminal e no cólon proximal; 30% apresentam doença no intestino delga-

do, principalmente no íleo terminal, e em 25% dos casos, a doença limita-se ao cólon. A doença gastroduodenal é diagnosticada em 5% dos casos, normalmente com doença distal simultânea. O envolvimento isolado do jejuno é raro.
- Detalhes do histórico clínico devem incluir a duração e o início dos sintomas, anorexia, fadiga, febre, perda de peso, frequência e consistência das evacuações, urgência, sangramento retal, dor abdominal, sintomas perianais e sintomas de manifestações extraintestinais. Em crianças e adolescentes, o atraso no crescimento e na maturação sexual podem prevalecer nos achados relacionados com o intestino. Histórico de viagens, alimentação, medicação, histórico de apendicectomia, tabagismo, infecções GI recentes e histórico familiar de doença inflamatória devem sempre ser investigados.

Exame físico
- O exame físico deve começar com a avaliação de sinais de toxicidade sistêmica, desnutrição, desidratação, anemia ou má absorção. Febre alta sugere complicações piogênicas. Pacientes com um componente inflamatório ativo apresentam frequentemente sensibilidade abdominal decorrente da inflamação serosa. Geralmente, pode-se sentir um volume macio no quadrante inferior direito, representado por alças intestinais espessadas, mesentério espessado, ou um abscesso. Raramente, os pacientes apresentam peritonite difusa resultante do intestino livre ou perfuração por abscesso.
- Um exame perianal e retal minucioso é fundamental. Os sintomas da doença perianal podem ser lesões de pele (ulcerações, marcas na pele, abscessos), lesões do canal anal (estenose, fissuras, úlceras) e fístulas. Fissuras em localizações incomuns são preocupantes na CD. Presença de dor, secreção purulenta e sensibilidade sugerem abscesso perirretal subjacente. O exame físico deve incluir a investigação de manifestações extraintestinais, como aftas orais, irite, episclerite, artrite e envolvimento dermatológico.

Regras de decisão clínica úteis e calculadores
Verificar algoritmo 35.1.

Classificação de gravidade da doença
- O índice de atividade da doença de Crohn (CDAI) é considerado o padrão de excelência para avaliar a atividade da doença. Tem sido utilizado na maioria dos ensaios clínicos para avaliar os resultados terapêuticos. O Índice Endoscópico de Gravidade da Doença de Crohn (CDEIS) permite a avaliação objetiva de lesões nas mucosas, como a profundidade das ulcerações, a porcentagem de superfície ulcerada e afetada e a presença de estenose ulcerada ou não ulcerada.
- Uma classificação mais "clínica" classifica a doença em leve, moderada ou grave, dependendo da resposta ao tratamento, evidência de desnutrição, desidratação ou toxicidade sistêmica, presença de sensibilidade abdominal, volume ou obstrução, quantidade de perda de peso e grau de anemia (verificar as diretrizes ACG). Os pacientes assintomáticos sem sequelas inflamatórias são considerados em remissão.

Diagnóstico laboratorial

Lista de exames de diagnóstico
- Procurar sinais laboratoriais de resposta inflamatória, depleção de líquidos, desnutrição e má absorção.
  - Hemograma (anemia, leucocitose moderada, trombocitose).
  - ProteínaC-reativa (C-RP) e taxa de sedimentação.

Algoritmo 35.1 Algoritmo de diagnóstico para avaliação inicial de um paciente com suspeita de doença de Crohn

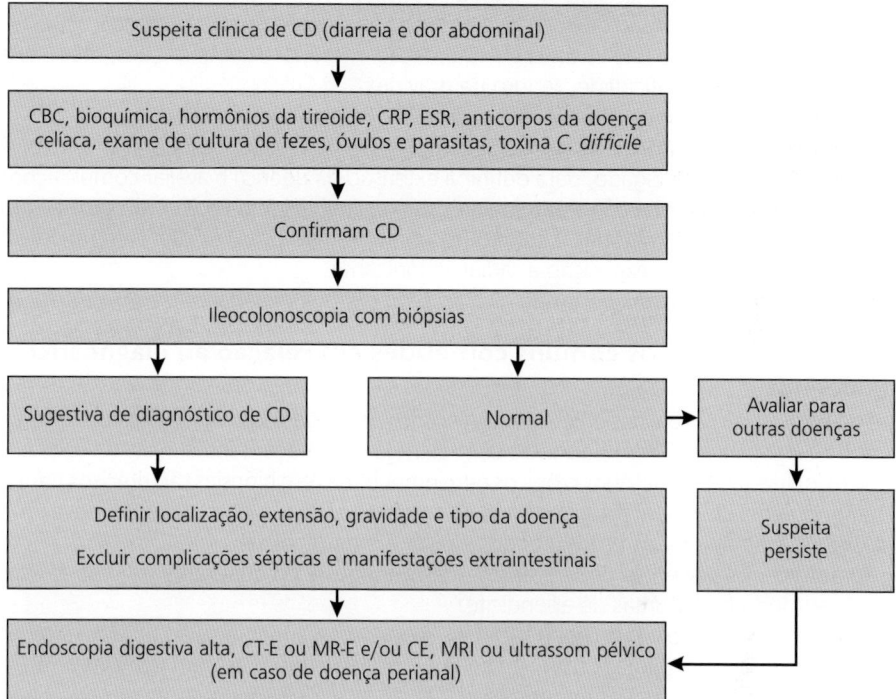

```
┌─────────────────────────────────────────────┐
│  Suspeita clínica de CD (diarreia e dor     │
│  abdominal)                                 │
└─────────────────────────────────────────────┘
                     ↓
┌─────────────────────────────────────────────┐
│ CBC, bioquímica, hormônios da tireoide,     │
│ CRP, ESR, anticorpos da doença celíaca,     │
│ exame de cultura de fezes, óvulos e         │
│ parasitas, toxina C. difficile              │
└─────────────────────────────────────────────┘
                     ↓
┌─────────────────────────────────────────────┐
│              Confirmam CD                   │
└─────────────────────────────────────────────┘
                     ↓
┌─────────────────────────────────────────────┐
│       Ileocolonoscopia com biópsias         │
└─────────────────────────────────────────────┘
         ↓                        ↓                    ↓
┌──────────────────┐   ┌──────────────┐   ┌─────────────────┐
│ Sugestiva de     │   │   Normal     │   │ Avaliar para    │
│ diagnóstico de CD│   │              │   │ outras doenças  │
└──────────────────┘   └──────────────┘   └─────────────────┘
         ↓                                          ↓
┌──────────────────────────────────────┐   ┌─────────────────┐
│ Definir localização, extensão,       │   │   Suspeita      │
│ gravidade e tipo da doença           │   │   persiste      │
│ Excluir complicações sépticas e      │   └─────────────────┘
│ manifestações extraintestinais       │
└──────────────────────────────────────┘
         ↓
┌──────────────────────────────────────────────┐
│ Endoscopia digestiva alta, CT-E ou MR-E e/ou │
│ CE, MRI ou ultrassom pélvico                 │
│ (em caso de doença perianal)                 │
└──────────────────────────────────────────────┘
```

- Testes de função hepática, função renal e eletrólitos.
- Ferro sérico, ácido fólico e vitamina B_{12}.
- Exame de fezes microbiológico para excluir etiologias infecciosas.
- A endoscopia permite a avaliação da extensão e da gravidade da doença, bem como a amostragem para histopatologia; achados típicos incluem (Figura 35.1):
  - Envolvimento descontínuo, com áreas não envolvidas e relativa preservação do reto.
  - Úlceras aftosas em uma base de mucosa normal.
  - Ulcerações longitudinais e serpiginosas, edema da mucosa e *cobblestoning* na doença mais grave.

Patologia

- As biópsias devem ser obtidas a partir de todos os segmentos e da mucosa inflamada e não inflamada. Os achados comuns na patologia são:
  - Inflamação crônica desigual, focal e transmucosa.
  - Irregularidade arquitetônica da cripta focal.
  - Granulomas não associados à cripta em 15–30% dos casos (70% em espécimes cirúrgicos).
  - Linfoide agregado à submucosa.
  - Metaplasia pseudopilórica no íleo terminal.
  - Gastrite focal aumentada.

Listas de técnicas de imagem
- As técnicas de imagem complementam a endoscopia. Elas ajudam a confirmar o diagnóstico, avaliar a extensão da doença, e na investigação de suspeita de complicações.
- **Ultrassom:** avaliação não invasiva da inflamação intestinal e complicações, mas baixa sensibilidade e especificidade; seguro na gravidez.
- **CT padrão:** exclusão de abscessos e complicações intra-abdominais.
- **Enterografia ou enteróclise por CT e MRI:** técnicas de escolha para avaliar o envolvimento do intestino delgado, para definir a extensão da doença e avaliar complicações (abscessos, fístula, estenose e patologia extraintestinal) (Figura 35.2). Útil na distinção entre estenoses inflamatórias e estenóticas. Sempre que possível, dar preferência ao MRI para minimizar a exposição à radiação ionizante.
- **MRI pélvica/ultrassom perianal:** avaliação da doença perianal.

Possíveis falhas/erros comuns cometidos em relação ao diagnóstico da doença
- Subdiagnosticar CD em pacientes com diagnóstico prévio de síndrome do intestino irritável.
- Sobrediagnosticar CD em pacientes com diarreia e ulcerações intestinais.
- Nem infiltrados inflamatórios crônicos nem granulomas em biópsias são precisos para o diagnóstico da CD. A integração com dados clínicos é fundamental, pois promove uma comunicação adequada entre o endoscopista e o patologista.
- Raramente, os pacientes podem apresentar dor aguda no quadrante inferior direito, mimetizando os sintomas de apendicite.
- Os pacientes com colite de Crohn são mais propensos à superinfecção por *Clostridium difficile* e citomegalovírus (CMV). A toxina *C. difficile* e biópsias para CMV devem ser realizadas em casos graves de recidiva.
- A colite de Crohn pode ser impossível de se diferenciar da colite ulcerosa em 5–10% dos casos (doença inflamatória intestinal – não classificada).

Seção 4: Tratamento (Algoritmo 35.2)
Lógica do tratamento
- Os objetivos da terapia são induzir e manter a remissão livre de esteroides, para obter a cicatrização da mucosa e para reduzir o número de cirurgias e internações. A escolha da medicação depende da localização, comportamento e gravidade da doença e da resposta às terapias anteriores. O tratamento envolve indução e regime de manutenção.
  - Os esteroides são eficazes apenas como terapia de indução.
  - A sulfassalazina pode ajudar a induzir a remissão na CD colônica leve.
  - As tiopurinas e metotrexato são úteis como terapia de indução e de manutenção, mas apresentam um início lento de ação.
  - Os anticorpos anti-TNF-α são eficazes como terapia de indução e de manutenção.
  - O vedolizumabe, um anticorpo monoclonal que se liga à integrina $\alpha_4\beta_7$, foi aprovado para pacientes com CD moderada à grave, com uma resposta inadequada, perda de resposta ou intolerância a qualquer tratamento convencional ou anti-TNF-α.
  - Os antibióticos são benéficos na doença perianal, nas complicações sépticas e na prevenção da recorrência pós-operatória.
  - A cirurgia pode ser necessária para a doença refratária, sintomas obstrutivos e complicações (abscessos, malignidade).
- Há uma tendência para introduzir tratamentos mais potentes no início do curso da doença, a fim de mudar seu histórico natural (abordagem *top-down*). Em pacientes com CD

Algoritmo 35.2 Algoritmo de tratamento para a avaliação inicial de um paciente com suspeita de doença de Crohn

```
Diagnóstico de CD
├── Sem fatores de risco* → Esteroides (Avaliar a resposta em 4 semanas)
│     ├── Remissão → Tardia (> 6 meses) → Diminuir o tratamento gradualmente até nenhum tratamento → Recidiva
│     │                                                                                                ├── Precoce (< 6 meses) → Anti-TNF ± AZA/MP** (em caso de lesões endoscópicas e/ou ↑ CRP)
│     │                                                                                                └── Esteroides + AZA/MP → Recidiva → Anti-TNF ± AZA/MP** → Recidiva e/ou reações adversas indesejáveis → Vedolizumabe
│     └── Sem remissão ────────────────────────────────────────────────────────────────────────────────────↗
│
├── Fatores de risco* → Esteroides + AZA/MP
│     ├── Remissão → Tardia (> 6 meses) → Diminuir o tratamento gradualmente para monoterapia com AZA → Recidiva
│     │                                                                                                  ├── Precoce (< 6 meses) → Anti-TNF ± AZA/MP** → Recidiva e/ou reações adversas indesejáveis
│     └── Sem remissão ──────────────────────────────────────────────────────────────────────────────────↗
│
└── Doença fistulante complexa → anti-TNF ± AZA/MP** e cirurgia → Recidiva e/ou reações adversas indesejáveis
```

*Fatores de risco para doença progressiva e incapacitante: tabagismo, doença extensa, doença do trato gastrointestinal superior, envolvimento retal, lesões endoscópicas graves, comportamento estenosante ou penetrante.
**Depois de 6–12 meses de remissão estável, reduzir o tratamento para a monoterapia com IFX pode ser uma opção para alguns pacientes. AZA, azatioprina; MP, 6-mercaptopurina; TNF, fator de necrose tumoral.

moderada à grave, o tratamento combinado com infliximabe e azatioprina é mais eficaz do que apenas com infliximabe, para obter a remissão livre de esteroides e a cicatrização da mucosa, se introduzido no estágio inicial da doença. Essa abordagem envolve custos mais elevados e toxicidade, e nem todos os pacientes podem-se beneficiar dela. O risco-benefício deve ser considerado individualmente, dependendo da presença de preditores de resultados insatisfatórios da doença.

Quando hospitalizar
- Sintomas persistentes, mesmo com a introdução de esteroides orais ou anticorpos anti-TNF.
- Febre alta.
- Vômitos persistentes.
- Sinais peritoneais, evidência de obstrução intestinal ou abscesso.
- Caquexia, desnutrição grave.

Tratamento do paciente hospitalizado
- Orientação nutricional.
- Reposição de líquidos e eletrólitos.
- Transfusão em caso de anemia ou de hemorragia ativa.
- Excluir infecção.
- Exames de imagem adequados para excluir a possibilidade de abscessos ou complicações intra-abdominais.
- Avaliação cirúrgica em caso de suspeita de obstrução intestinal ou de abscesso.
- Profilaxia antitrombótica.
- Iniciar corticosteroides parenterais após a exclusão da presença de infecção.
- Considerar iniciar tratamento anti-TNF em pacientes que não respondem aos esteroides.
- Considerar a transição para imunomoduladores e/ou biológicos em pacientes que respondem aos esteroides.
- Encaminhar para a cirurgia em caso de sintomas refratários ou piora dos sintomas.

Tabela de tratamento

Tratamento	Comentário
Médico: Sulfassalazina 4–6 g/dia	Monitorar reações alérgicas; oligospermia reversível em homens
Budenosida 9 mg/dia	Para tratamento com esteroides: monitorar complicações metabólicas
Corticosteroides 40–60 mg/dia (prednisona ou equivalente) Metronidazol 20 mg/kg/dia Ciprofloxacino 1 g/dia Azatioprina 2,0–2,5 mg/kg/dia 6-Mercaptopurina 1,0–1,5 mg/kg/dia Metotrexato de 25 mg/kg/semana durante 16 semanas; em seguida, 15 mg/kg/semana Infliximabe (I: 5 mg/kg por via IV nas semanas 0, 2, 6; M: por via SC, cada 8 semanas) Adalimumabe (I: 160 e 80 mg via SC, nas semanas 0 e 2; M: 40 mg, cada duas semanas) Certolizumabe pegol (I: 400 mg nas semanas 0, 2, 4, por via SC; M: cada 4 semanas, via SC) Natalizumabe (I: 300 mg nas semanas 0, 4, 8; M: cada 4 semanas) Vedolizumabe (I: 300 mg via IV nas semanas 0, 2, 6; M: via IV cada 8 semanas)	Verificar a existência de neuropatia periférica, se utilizados por longos períodos Para tiopurinas: verificar o *status* TPMT antes do início do tratamento; monitorar hemograma e LFTs Monitorar dosagem cumulativa, hemograma e LFTs Com todo anti-TNF: investigar tuberculose latente (teste tuberculínico, radiografia de tórax) e hepatite viral antes do tratamento. Verificar a existência de reações à perfusão e sinais de infecção durante o tratamento Verificar a existência de reações à perfusão, LFTs, sinais de infecção e deterioração neurológica durante o tratamento

Tratamento	Comentário
Cirúrgico: Ressecção ileocecal/intestino delgado/colônica Estenoplastia Protectomia com ileostomia ou colostomia final Drenagem percutânea de abscessos Radiológico: Psicológico (inclui terapias cognitivas, comportamentais) Outros	Estenose fibrótica com sintomas obstrutivos, doença fistulante com abscesso, doença refratária Estenoses fibróticas no intestino delgado < 10 centímetros Doença anorretal intratável clínica e cirurgicamente (*seton* e drenagem do abscesso) Depressão, ansiedade, redução da qualidade de vida com sofrimento psíquico, má adaptação em relação à doença Parar de fumar Orientação nutricional Agentes antidiarreicos e anticolinérgicos para o alívio dos sintomas Colestiramina para diarreia por sais biliares Suplementação com vitamina B_{12} e ferro, quando necessário Dilatação das estenoses com balão endoscópico

I, regime de indução; M, regime de manutenção.

Prevenção/tratamento de complicações

- Minimizar a exposição a esteroides é a melhor maneira de prevenir complicações com eles relacionadas. Suplementar com vitamina D e cálcio. Utilizar bifosfonatos, quando necessário.
- Ajustar a dosagem de tiopurinas para tiopurina metiltransferase (TPMT). Reduzir a dosagem ou interromper o tratamento se a leucopenia persistir. Atentar para o risco de distúrbios linfoproliferativos.
- Existe um risco maior de câncer de pele não melanoma com imunossupressão; recomendar proteção solar adequada e exames de pele adequados.
- Administrar ácido fólico concomitante com metotrexato. Aconselhar um método contraceptivo eficaz durante o tratamento. Investigar sintomas de dispneia ou tosse. Acompanhar atentamente os pacientes obesos, que consumam bebidas alcoólicas e diabéticos. Reduzir a dose, se o nível de aminotransferases aumentar.
- Excluir a possibilidade de infecção antes de iniciar o tratamento com esteroides, imunomoduladores ou terapia biológica.
- Considerar o risco-benefício da terapia de combinação (anti-TNF e tiopurinas/metotrexato) em pacientes com elevado risco de desenvolver complicações: pacientes idosos com comorbidades e pacientes jovens do sexo masculino (maior risco de linfoma).

> **PÉROLAS CLÍNICAS**
> - Tabagismo, doença extensa, doença do trato gastrointestinal superior, envolvimento retal, lesões endoscópicas graves e comportamento penetrante ou estenosante são fatores de risco para a doença progressiva.
> - Nunca utilizar esteroides para o tratamento de manutenção. Pacientes com dependência de esteroides ou pacientes refratários devem iniciar o tratamento com imunomoduladores e/ou anti-TNF.

(Continua)

- Não aumentar o tratamento na ausência de marcadores objetivos de inflamação.
- Pacientes com doença fibroestenótica sem evidência de inflamação não são suscetíveis de se beneficiar com o tratamento com anti-TNF e devem ser encaminhados para cirurgia, se forem sintomáticos.

Seção 5: Populações Especiais

Gravidez
- O tratamento de manutenção (exceto metotrexato e talidomida) deve ser mantido durante a gravidez. O risco de piora dos sintomas supera o risco dos medicamentos.

Crianças
- A principal preocupação é preservar o crescimento. O tratamento médico é semelhante ao dos adultos, exceto que a nutrição entérica exclusiva pode ser utilizada para induzir a remissão e é geralmente preferida em relação aos esteroides.

Idosos
- O tratamento médico deve ser adaptado com maior frequência por causa das comorbidades e maior vulnerabilidade à toxicidade e reações adversas.

Seção 6: Prognóstico

PONTOS PRINCIPAIS/PÉROLAS CLÍNICAS
- Cerca de 70% dos pacientes apresentam um comportamento inflamatório no momento do diagnóstico. Com o tempo, evoluirá para doença estenosante ou penetrante em 50% dos casos.
- A maioria dos pacientes necessitará de cirurgia durante o curso da doença. Cirurgias cumulativas podem causar danos irreversíveis ao intestino e ocasionar a síndrome do intestino curto.
- Pessoas com CD são mais propensas a ficar desempregadas ou a faltar ao trabalho.
- Existe um aumento do risco de câncer colorretal (quando o cólon está envolvido) e de carcinoma do intestino delgado.
- Há uma ligeira diminuição da expectativa de vida em comparação à população em geral.

Seção 7: Leitura Sugerida

Abraham C, Cho JH. Inflammatory bowel disease: mechanism of disease. N Engl J Med 2009;361:2066–78

Cosnes J, Gower-Rousseau C, Seksik P, Cortot A. Epidemiology and natural history of infl ammatory bowel diseases. Gastroenterology 2011;140:1785–94

de Silva S, Devlin S, Panaccione R. Optimizing the safety of biologic therapy for IBD. Nat Rev Gastroenterol Hepatol 2010;7:93–101

Fletcher JG, Fidler JL, Bruining DH, Huprich JE. New concepts in intestinal imaging for infl ammatory bowel diseases. Gastroenterology 2011;140:1795–806

Lee SD, Cohen RD. Endoscopy in inflammatory bowel disease. Gastroenterol Clin North Am 2002;31:119–32

Loftus EV Jr. Clinical epidemiology of inflammatory bowel disease: Incidence, prevalence, and environmental infl uences. Gastroenterology 2004;126:1504–17

Peyrin-Biroulet L, Lémann M. Review article: remission rates achievable by current therapies for infl ammatory bowel disease. Aliment Pharmacol Ther 2011;33:870–9

Sands BE. From symptom to diagnosis: clinical distinctions among various forms of intestinal infl ammation. Gastroenterology 2004;126:1518–32

Talley NJ, Abreu MT, Achkar JP, et al. An evidence-based systematic review on medical therapies for infl ammatory bowel disease. Am J Gastroenterol 2011;106(Suppl 1):S2–25

Websites sugeridos
Crohn's and Colitis Foundation of America. www.ccfa.org
CDAI calculator. http://www.ibdjohn.com/cdai/

Seção 8: Diretrizes

Diretrizes da sociedade nacional

Título da diretriz	Fonte da diretriz	Data
Management of Crohn's Disease in Adults	American College of Gastroenterology	2009 (http://gi.org/guideline/managment-of-crohn%E2%80%99s-disease-in-adults/)
AGA technical review on perianal Crohn's disease	American Gastroenterological Association	2003 (Gastroenterologia 2003;125(5): 1508-1530)
AGA technical review on corticosteroids, immunomodulators, and infliximab in inflammatory bowel disease	American Gastroenterological Association	2006 (Gastroenterologia 2006;130(3):940-987)

Diretrizes da sociedade internacional

Título da diretriz	Fonte da diretriz	Data
The second European evidence-based consensus on the diagnosis and management of Crohn's disease: Definition and diagnosis	European Crohn's and Colitis Organization (ECCO)	2010 (J Crohns Colitis 2010;4-7-27)
The second European evidence-based consensus on the diagnosis and management of Crohn's disease: Current management	ECCO	2010 (J Crohns Colitis 2010;4(1):28-62)
The second European evidence-based consensus on the diagnosis and management of Crohn's disease: Special situations	ECCO	2010 (J Crohns Colitis 2010;4(1):63-101)
European evidence-based Consensus on the prevention, diagnosis and management of opportunistic infections in inflammatory bowel disease	ECCO	2009 (J Crohns Colitis 2009;3(2):47-91)
The London Position Statement of the World Congress of Gastroenterology on Biological Therapy for IBD with the European Crohn's and Colitis Organization: when to start, when to stop, which drug to choose, and how to predict response?	World Congress of Gastroenterology	2011 (Am J Gastroenterol 2011;106(2):199-212)

Seção 9: Evidência
Verificar as diretrizes do *American College of Gastroenterology*.

Seção 10: Imagens

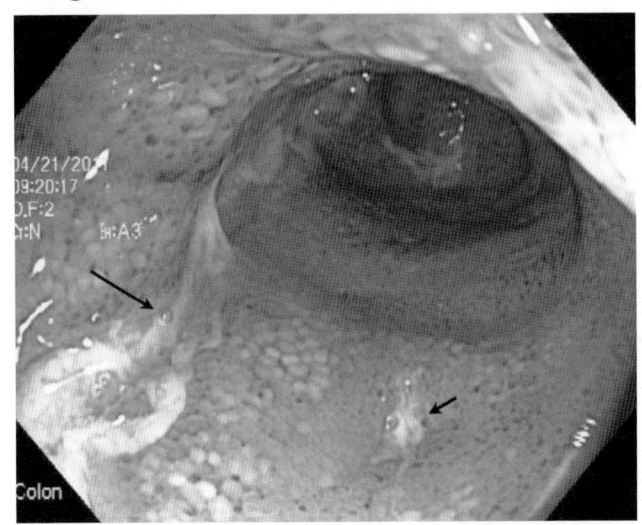

Figura 35.1 Íleo terminal com doença de Crohn com envolvimento inflamatório. A mucosa ileal é difusamente edematosa e espessa. Uma ulceração ampla, longitudinal e serpiginosa é observada (seta maior), juntamente com úlceras menores (seta menor). Reprodução autorizada por Dr. Louis J. Cohen, Mount Sinai Hospital, NY, EUA.

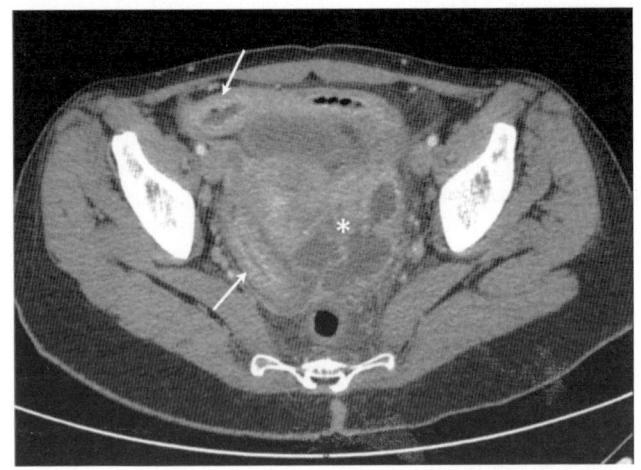

Figura 35.2 Enterograma por CT em um paciente com doença de Crohn ativa. Pequenas alças intestinais apresentam parede espessa e hiperaumento mural com mural de estratificação (setas), com vaso reto adjacente. Entre as alças espessas, destaca-se um abscesso heterogêneo (*).

Material adicional para este capítulo pode ser encontrado *on-line* em:
www.mountsinaiexpertguides.com
A senha de acesso é a palavra Dysphagia.
Inclui um estudo de caso com perguntas de múltipla escolha, orientações para os pacientes e os códigos da ICD.

CAPÍTULO 36

Colite Ulcerativa

Adam F. Steinlauf[1] e Daniel H. Present[2]
[1] New York Presbyterian Hospital, Weill Cornell Medical Center, New York, NY, USA
[2] Dr. Henry D. Janowitz Division of Gastroenterology, Icahn School of Medicine at Mount Sinai, New York, NY, USA

PONTOS PRINCIPAIS

- A colite ulcerativa é uma doença inflamatória crônica do cólon. Ela se manifesta como frequentes exacerbações e remissões, com maior incidência na segunda e terceira décadas de vida, afetando, assim, a curto e longo prazos a qualidade de vida.
- A apresentação pode ser leve, moderada ou grave, e geralmente requer tratamento médico especializado.
- Vários medicamentos eficazes estão atualmente disponíveis e incluem 5-aminossalicilatos, corticosteroides, imunomoduladores e agentes biológicos.
- Aproximadamente 20% dos pacientes necessitarão de uma proctocolectomia total, geralmente resultando em uma anastomose da bolsa ileoanal.

Seção I: Histórico

Definição da doença

- A colite ulcerativa é, juntamente com a doença de Crohn, uma das duas principais formas de doenças intestinais inflamatórias idiopáticas (IBD). Envolve sempre o reto e estende-se proximalmente ao cólon de forma contínua. Essa doença deve ser diferenciada da síndrome do intestino irritável (IBS), que não possui anormalidades histológicas de tecido, mas pode mimetizar muitos dos sintomas da colite ulcerativa. A hemorragia é uma característica da colite ulcerativa, e se o paciente não apresentar hemorragia significativa, diagnósticos alternativos devem ser considerados, incluindo a síndrome do intestino irritável ou a doença de Crohn.

Incidência/prevalência

- Os maiores índices de incidência e prevalência da colite ulcerativa são encontrados na Europa e na América do Norte.
- Na América do Norte foram relatados elevados índices de incidência de 19,2 por 100.000 habitantes e elevados índices de prevalência de 249 por 100.000 habitantes.
- O pico de incidência ocorre na segunda e terceira décadas de vida, com apenas um pequeno impacto sobre a mortalidade.

Impacto econômico

- Nos Estados Unidos houve cerca de 200.000 consultas médicas no ano de 2004 e um número semelhante de internações por colite ulcerativa.
- Os gastos com essa doença foram estimados em vários bilhões de dólares por ano, considerando-se os gastos diretos e indiretos relacionados com a ausência no trabalho e com a diminuição da produtividade.

Etiologia/patogênese

- A etiologia é desconhecida, mas acredita-se que resulta de uma combinação de predisposição genética e fatores ambientais, com efeitos subsequentes sobre o sistema imunológico da mucosa.
- A tolerância imunológica normal à flora intestinal parece diminuir em IBD. Um estímulo inflamatório agudo, como a infecção entérica, pode provocar inflamação crônica.
- Estudos de associação genômica ampla destacam defeitos nas interações microbianas do hospedeiro, na imunidade adaptativa e na função de barreira no desenvolvimento da colite ulcerativa.
- O perfil sorológico é apenas minimamente útil; no entanto, níveis elevados de anticorpos citoplasmáticos antineutrófilos perinucleares (pANCA) estão associados à colite ulcerativa e pouchite pós-operatória.

Fatores de risco/preditivos

Risco	Associação
Histórico familiar	A colite ulcerativa tende a ter origem genética, pois estima-se que até 20% dos pacientes têm um parente próximo com a doença
Raça e etnia	A colite ulcerativa é mais comum entre pessoas brancas. O povo judeu de descendência *Ashkenazi* (Europa Oriental) tem um risco maior de desenvolver colite ulcerativa
Idade	A colite ulcerativa pode ocorrer em qualquer idade, mas é diagnosticada com maior frequência em pessoas com idade entre 15–35 anos e, com menor frequência, em pessoas com idade entre 50–75 anos
Fumar	O hábito de fumar diminui o risco de colite ulcerativa

Seção 2: Prevenção

Prevenção primária

- Atualmente, a prevenção primária não é possível. Exames de rastreamento confiáveis para identificar quem é propenso a desenvolver a colite ulcerativa não existem.
- Nossos conhecimentos sobre a genética e sobre os exames sorológicos da colite ulcerativa estão avançando rapidamente, mas, neste momento, os exames positivos não conseguem prever com exatidão quem desenvolverá a doença.
- A realização de avaliações endoscópicas de rastreamento em pessoas com fatores de risco, mas sem sinais ou sintomas de doença, não seria uma estratégia economicamente viável.

Prevenção secundária

- Medicamentos anti-inflamatórios não esteroides (NSAIDs) tomados em excesso e por períodos prolongados podem agravar os sintomas da colite ulcerativa e devem ser evitados.
- Os antibióticos podem desencadear um surto da doença, embora apenas de forma imprevisível. Os antibióticos não deverão ser evitados quando necessários para tratar a infecção.
- Existe uma associação entre viagens para regiões menos desenvolvidas e crises de colite ulcerativa.
- As infecções bacterianas, como *Salmonella*, *Shigella* ou *Campylobacter* podem desencadear um surto da doença e recentemente tem havido um aumento de infecções por *Clostridium difficile* sobreposto, colite ulcerativa.
- A causa mais intrigante das exacerbações é parar de fumar. Em pacientes que fumam, a doença normalmente está em remissão e estabilizada; no entanto, quando os pacien-

tes param de fumar, geralmente há piora dos sintomas. O oposto ocorre com a doença de Crohn, em que o tabagismo agrava os sintomas.
- Um importante desencadeador final para o agravamento da doença é a baixa adesão ao tratamento. Deixar de tomar os medicamentos que mantêm a doença estabilizada é a causa mais comum de exacerbação dos sintomas.
- Não há estudos definitivos que identificaram o estresse ou a alimentação como fatores de risco para a exacerbação da doença. Por outro lado, não há comprovação de que a redução do estresse e mudanças nos hábitos alimentares evitem recidivas.

Seção 3: Diagnóstico

PONTOS PRINCIPAIS/PÉROLAS CLÍNICAS
- A colite ulcerativa é diagnosticada principalmente por um histórico clínico. Os principais sintomas são diarreia e hemorragia retal.
- Um diagnóstico de colite ulcerativa em um paciente que não está apresentando hemorragia retal é questionável. O sangue geralmente está misturado com as fezes e pode haver desconforto abdominal, urgência, e, às vezes, se a doença for severa, incontinência.
- O exame físico pode revelar sensibilidade ao longo do cólon.
- Exames de sangue devem incluir hemograma completo (CBC), taxa de sedimentação de eritrócitos (ESR), proteína C-reativa (CRP) e composição sanguínea. Anemia, ESR e/ou CRP elevados e baixa concentração de albumina indicam maior agravamento da doença.
- O diagnóstico deve ser confirmado pela colonoscopia e histopatologia da biópsia do cólon. Quando há suspeita em casos iniciais, a sigmoidoscopia flexível é adequada porque as regiões mais graves do cólon que estão envolvidas são o reto distal e o sigmoide. No entanto, em algum momento, uma colonoscopia completa é indicada para definir a extensão da doença.
- A IBD deve ser diferenciada da IBS, apesar da possibilidade de a IBS estar sobreposta à IBD em cerca de 20–25% dos casos.

Diagnóstico diferencial

Diagnóstico diferencial	Características
Colite infecciosa	- Início agudo - Histórico recente de viagem ou outra exposição - Febre alta - Contagem elevada de glóbulos brancos - Cultura de fezes positiva
Colite isquêmica	- Início agudo - Geralmente ocorre em pessoas idosas - O paciente pode apresentar histórico de doença vascular - Pode ocorrer após exercício vigoroso (p. ex., maratonistas) - A colonoscopia geralmente revela alterações isquêmicas em áreas de "vertentes" do cólon (p. ex., flexão esplênica e cólon descendente)
Colite microscópica	- Compreende colite colagenosa e colite linfocítica - Não está associada à hemorragia - Geralmente em mulheres de meia-idade - Exames e culturas são normais - O cólon possui aparência endoscópica normal - O diagnóstico é obtido pela histopatologia do cólon
Síndrome do intestino irritável	- Não está associada à hemorragia - Os exames, culturas, endoscopia e histopatologia são normais

Diagnóstico Clínico
Histórico
- Maior frequência das evacuações geralmente desde o início.
- Os pacientes normalmente relatam presença de sangue misturado com as fezes.
- A consistência das fezes geralmente será mole.
- Os pacientes geralmente apresentarão sintomas atribuíveis à inflamação retal, incluindo urgência, tenesmo, sensação de evacuação incompleta e necessidade de evacuar com maior frequência.
- Dor abdominal e cólicas são frequentemente relatadas.
- O envolvimento colônico mais amplo também pode estar associado a sintomas sistêmicos, incluindo fadiga, diminuição do apetite, perda de peso, dores nas articulações e erupções cutâneas.
- A apresentação clínica dependerá da extensão da doença. Pacientes com proctite e proctossigmoidite podem não apresentar sintomas sistêmicos, e pode haver apenas hemorragia, mesmo sem diarreia significativa ou outros sinais ou sintomas de doença mais grave.

Exame físico
- É improvável que o exame físico de rotina seja satisfatório, exceto quando a doença é moderada à grave. Nessa situação, haverá sensibilidade ao longo do cólon esquerdo.
- Toxicidade precoce e megacólon podem ser diagnosticados pela percussão do quadrante superior esquerdo, em que geralmente o som é timpânico.

Regras de decisão clínica úteis e calculadores
- Se um paciente apresentar sintomas compatíveis com a colite ulcerativa, o primeiro passo deve ser realizar exames de laboratório para avaliar sinais de infecção e toxicidade. Isto incluiria CBC, ESR, C-RP, calprotectina fecal, composição sanguínea e cultura de fezes.
- A sigmoidoscopia flexível geralmente pode ser realizada rapidamente, revelando as mudanças inflamatórias características no reto e proximidades de uma forma contínua.
- As biópsias devem ser realizadas no momento da avaliação endoscópica para confirmar a suspeita de colite ulcerativa e para ajudar a excluir outras doenças no diagnóstico diferencial.

Classificação de gravidade da doença
- A colite ulcerativa pode apresentar vários níveis de gravidade, incluindo leve, moderado, severo e fulminante. O *American College of Gastroenterology* forneceu diretrizes para determinar a gravidade da doença.
    - **Doença leve:** menos de quatro evacuações por dia associadas a ESR normal e sem sinais de toxicidade (febre, taquicardia, anemia acentuada).
    - **Doença moderada:** mais de quatro evacuações diárias com sinais mínimos de toxicidade.
    - **Doença grave:** superior a seis evacuações com sangue, com uma taxa de sedimentação elevada e anemia.
    - **Doença fulminante:** dez evacuações diárias com hemorragia contínua e toxicidade.
- Cerca de 70% dos pacientes apresentam um agravamento dos sintomas que é considerado moderado em termos de gravidade.
- O início pode ser gradual ou grave e fulminante. Isto depende do estímulo específico e do tempo de resposta ao tratamento médico.
- Perda de peso significativa e um maior número de evacuações geralmente estão associados à maior gravidade.

- A apresentação clínica também dependerá da extensão da doença. Pacientes com proctite e proctossigmoidite podem não apresentar sintomas sistêmicos, e pode haver apenas hemorragia, mesmo sem diarreia, anemia e hipoalbuminemia significativas.
- Ocasionalmente, os pacientes com proctite podem apresentar constipação em vez de diarreia.

Diagnóstico laboratorial
- Os dados laboratoriais normalmente diagnosticarão anemia por deficiência de ferro.
- Às vezes, pode haver presença de leucocitose.
- A elevação da ESR indica doença mais grave.
- A C-RP geralmente é menos elevada na colite ulcerosa do que em pacientes com doença de Crohn.
- As concentrações de calprotectina fecal geralmente são elevadas.
- Quando os níveis de albumina sérica estão baixos, indicam doenças crônica e contínua, que é mais grave e pode refletir uma alimentação pobre em nutrientes.
- A histologia demonstrará inflamações crônica e aguda difusa, abscessos da cripta e distorção arquitetural da cripta, indicando a cronicidade da inflamação.

Lista de técnicas de imagem
- Uma série obstrutiva pode ser útil para identificar a distensão colônica na doença grave, onde o megacólon tóxico é uma preocupação.
- A colonoscopia é crucial para determinar a atividade e a extensão da doença. A mucosa deve mostrar inflamação difusa e contínua, iniciando no reto. A extensão proximal será variável, geralmente, com uma interrupção abrupta observada na doença que não envolve todo o cólon. A mucosa deve ser granular, friável e apresentar ulcerações superficiais. A presença de ulcerações profundas indica prognóstico desfavorável.
- Uma área inflamada no ceco ou na região periapendicular (inflamação cecal ou periapendicular) pode ser observada na colite ulcerativa do lado esquerdo, como uma exceção à regra de que a inflamação da colite ulcerosa é contínua ao longo do cólon.

Prováveis falhas/erros comuns cometidos em relação ao diagnóstico da doença
- Existem muitos tipos de inflamação que são semelhantes à colite ulcerativa.
- A infecção por *C. difficile* é muitas vezes confundida com a colite ulcerativa ou sobreposta a ela.
- Se o paciente tiver doença distal (proctite ou proctossigmoidite) e não responder aos agentes típicos 5-aminossalicílico (5-ASA), deve-se considerar a possibilidade de proctite de Crohn.
- Há casos raros de sensibilidade aos 5-ASA em que o agente 5-ASA causa colite paradoxal. Se um paciente estiver em tratamento contínuo com 5-ASA, este deve ser interrompido durante uma crise grave que requer hospitalização e antes de se considerar a colectomia.
- Após a terapia ser iniciada, a endoscopia é um indicador incerto da extensão da doença. Pode haver cura da inflamação, obtendo-se uma aparência que pode ser confundida com colite de Crohn, já que a doença não aparece mais contínua ao longo do comprimento do cólon. Além disso, os tratamentos administrados por via retal podem curar a mucosa distal do reto, oferecendo uma aparência sugestiva de preservação retal.

Seção 4: Tratamento (Algoritmo 36.1)
Lógica do tratamento
- Os objetivos principais do tratamento da colite ulcerativa e da proctite são induzir a remissão, manter a remissão, manter uma boa qualidade de vida, prevenir as complicações que podem estar relacionadas com a doença ou com o tratamento e utilizar, se possível, todos os medicamentos atualmente disponíveis antes de uma colectomia.
- A mesalamina (5-ASA) é o tratamento-base da colite ulcerativa. Para evitar prováveis complicações e colectomia, o medicamento deve ser administrado assim que o diagnóstico for realizado e deve ser mantido em níveis adequados. Existem várias formulações de 5-ASA disponíveis, e todas distribuem o medicamento para o cólon. A dosagem indicada para a doença leve à moderada é de 2,4 g/dia. No entanto, a dosagem mais eficaz para a doença moderada á grave é de 4,8 g. Essas dosagens devem ser administradas de forma dividida, inicialmente; no entanto, se o paciente responder ao tratamento e entrar em remissão, os medicamentos podem ser administrados em dosagens um pouco mais baixas e uma vez ao dia. Até agora, não há estudos que indiquem que qualquer um dos vários agentes disponíveis nesta categoria seja mais eficaz do que qualquer outro. A administração tópica da 5-ASA também está disponível e é um grande erro não realizar o tratamento do reto concomitantemente com medicamentos orais. A combinação da administração de 5-ASA por vias oral e retal 5-ASA através de enema é mais eficaz do que o tratamento por uma das vias apenas e deve ser utilizado em todos os pacientes na apresentação inicial. A 5-ASA também pode ser administrada sob a forma de um supositório de 1 g, todas as noites. A maioria dos pacientes não irá querer utilizar medicamentos administrados por via retal durante longos períodos de tempo, mas devem ser incentivados a continuar nessa modalidade de tratamento até a remissão completa. Para que haja um consentimento mútuo, os pacientes devem ser constantemente informados que há uma diferença significativa na taxa de remissão em pacientes que continuam utilizando o medicamento em comparação aos pacientes que deixam de utilizá-lo, com taxas de recidiva de 75% *versus* 30% (Figura 36.1). Os pacientes também devem ser informados de que os dados atuais demonstram que a administração oral da 5-ASA pode impedir o desenvolvimento do câncer colorretal em pacientes com colite ulcerativa.
- Os corticosteroides são eficazes no tratamento da colite ulcerativa aguda. Vários estudos controlados confirmaram esse fato; no entanto, foi claramente demonstrado que eles não mantêm a remissão. Portanto, quando se utiliza esse agente, dosagens elevadas devem ser instituídas quando o paciente estiver doente e, assim que este estiver em remissão, deve-se começar a diminuir gradualmente as dosagens e substituí-lo por outros medicamentos. Os corticosteroides são mais eficazes quando iniciados com uma dosagem de prednisona equivalente a 40–60 mg/dia, em vez de uma dosagem mais baixa com um aumento gradual. As reações adversas limitam o uso a longo prazo e prejudicam realmente a qualidade de vida. Podem ocorrer várias complicações, incluindo diabetes, hipertensão, osteoporose, necrose avascular das articulações, cataratas e assim por diante. Os esteroides tópicos também são eficazes no tratamento do cólon distal, que geralmente é o mais ativo. Nessa situação, podem ser utilizados enemas de hidrocortisona, que são administrados todas as noites, ou a espuma de hidrocortisona para pacientes que não conseguem utilizar os enemas. Após utilizarem a espuma por uma ou duas semanas, então esses pacientes geralmente conseguem utilizar os enemas.
- Vários estudos indicaram que a 5-ASA tópica é mais eficaz do que os corticosteroides tópicos; no entanto, alguns pacientes respondem tanto aos corticosteroides tópicos quanto a uma combinação de corticosteroides e enemas de 5-ASA.
- Os pacientes que não respondem adequadamente ao tratamento com corticosteroides orais devem ser hospitalizados para receberem tratamento com corticosteroides intra-

venosos. Administrar 300 mg/dia de hidrocortisona por infusão contínua, ou 100 mg por via intravenosa a cada 8 horas, geralmente ocasiona uma resposta no prazo de uma semana em pacientes refratários ao tratamento com 5-ASA e prednisona por via oral.
- Para os pacientes que não responderam ao tratamento padrão (5-ASA e/ou esteroides), pode-se considerar o uso de imunomoduladores tiopurinas (6-mercaptopurina ou azatioprina). Embora estudos controlados prospectivos com esses agentes sejam limitados, os imunomoduladores são eficazes para pacientes crônicos com colite ulcerativa, especialmente os que não podem interromper o tratamento com corticosteroides. Esses agentes possuem início lento de ação, levando aproximadamente 3-4 meses para apresentarem eficácia completa. Portanto, podem ser considerados quando um paciente fez tratamento com corticosteroides e não consegue interromper os medicamentos sem apresentar crises recorrentes. As dosagens variarão de acordo com o metabolismo de cada paciente, e a atividade da tiopurina metiltransferase (TPMT) ou exames para determinar os genótipos devem ser considerados antes de iniciar o tratamento. Uma em cada 300 pessoas pode apresentar deficiência de TPMT. Essas pessoas podem apresentar mielossupressão rápida e profunda, e os agentes de tiopurina não devem ser administrados. A 6-mercaptopurina e a azatioprina são medicamentos e devem ser administrados durante vários anos.
- Em pacientes que foram hospitalizados e não responderam aos corticosteroides intravenosos, pode-se considerar o uso de ciclosporina. Estudos controlados demonstraram eficácia em até 82% dos pacientes que não responderam ao tratamento com corticosteroides. No entanto, a 6-mercaptopurina ou a azatioprina devem ser utilizadas para manter a remissão obtida com a ciclosporina.
- Mais recentemente, o infliximabe, um anticorpo anti-TNF, mostrou eficácia no tratamento da colite ulcerativa grave. A ciclosporina e o infliximabe parecem ter uma eficácia equivalente para a forma grave da doença, mas o papel do infliximabe no tratamento da doença fulminante é incerto. Para esses pacientes, a sequência com corticosteroides e ciclosporina parece ser o melhor programa de tratamento. A segurança e a eficácia do infliximabe, após falha no tratamento com a ciclosporina, ou da ciclosporina após o infliximabe, são incertas. A principal preocupação é evitar atrasos desnecessários para realizar a colectomia em pacientes que apresentam progressão da doença e desnutrição, aumentando, assim, o risco de cirurgia.
- Adalimumabe e o golimumabe são os medicamentos anti-TNF mais recentes aprovados para o tratamento da colite ulcerativa.
- O vedolizumabe é um anticorpo monoclonal que tem como alvo a integrina $\alpha_4\beta_7$ específica do intestino, bloqueando, assim, a interação e o recrutamento de células inflamatórias para o intestino inflamado localmente. O vedolizumabe é indicado para a indução e a manutenção da resposta clínica e para a remissão em adultos com colite ulcerativa moderada a grave que apresentaram uma resposta inadequada ou confusa ou foram intolerantes a algum bloqueador TNF ou imunomodulador; ou tiveram uma resposta inadequada, foram intolerantes ou demonstraram dependência aos corticosteroides. Além disso, ele foi aprovado para a indução da cura da mucosa e para obter a remissão livre de corticosteroides.

Quando hospitalizar
- Os pacientes devem ser hospitalizados nos seguintes casos:
  - Sinais de aumento da gravidade dos sintomas juntamente com o aumento dos sinais de toxicidade sistêmica, como pode ser observado na infecção, dilatação do cólon tóxico, ou perfuração.
  - Hemorragia gastrointestinal significativa.
  - Doença refratária a medicamentos ambulatoriais.

Tabela de tratamento

Tratamento	Comentário
Mesalamina (5-ASA)	• Oral: 2,4–4,8 g/dia • Retal: supositório de 1 g ou enema de 4 g
Corticosteroides	• Oral: 45–60 mg de prednisona/dia até atingir a remissão, e então diminuir a dosagem gradualmente • Retal: espuma retal de hidrocortisona a 10% ou 100 mg de enema de hidrocortisona
Imunomoduladores tiopurina	• Mercaptopurina 0,25–0,5 mg/dia, aumentar para 1–1,5 mg/kg/dia • Azatioprina 0,5–1,5 mg/kg/dia, aumentar para 2,5 mg/kg/dia
Ciclosporina	• 2–4 mg/kg/dia, IV, uma vez ao dia, durante 7–10 dias, e em seguida 4–8 mg/kg/dia, por via oral, duas vezes ao dia e administradas em níveis mínimos durante 4–6 meses
Anticorpo antimolécula de adesão	Vedolizumabe 300 mg, IV, nas semanas 0, 2 e 6, e em seguida 300 mg IV, a cada 8 semanas
Anticorpo do fator de necrose antitumoral	• Infliximabe 5 mg/kg IV, nas semanas 0, 2 e 6, e em seguida infusões a cada 8 semanas • Adalimumabe 160 mg SC, na semana 0, 80 mg na semana 2, e em seguida 40 mg SC, a cada duas semanas • Golimumabe 200 mg SC, na semana 0, e em seguida 100 mg na semana 2, e então tratamento de manutenção com 100 mg a cada 4 semanas
Tratamento cirúrgico	• Colectomia com ileostomia final, bolsa de Kock ou bolsa em J (a técnica mais comum para a anastomose da bolsa ileoanal)
Medicamentos sintomáticos	• Antiespasmódicos • Antidiarreicos

Prevenção/tratamento de complicações

- A melhor maneira de prevenir complicações é acompanhar de perto os pacientes quando eles apresentarem piora dos sintomas.
- Preste atenção aos sintomas que poderiam indicar aumento da gravidade da doença, o que poderia resultar em complicações como perfuração e sepse.
- Verifique regularmente exames de laboratório, procurando sinais de infecção e aumento de toxicidade.
- Entenda e respeite os medicamentos juntamente com suas reações adversas. A toxicidade da 5-ASA é mínima, mas pode causar nefrite intersticial, raramente. Exames de BUN, creatinina sérica e urina devem ser realizados anualmente em pacientes que estão sendo administrados com 5-ASA. A toxicidade dos corticosteroides inclui intolerância à glicose, hipertensão, transtorno de humor, insônia, infecção, perda de massa óssea entre muitas outras consequências. A mercaptopurina e a azatioprina podem causar pancreatite, hepatotoxicidade, supressão da medula óssea e infecção. Existe um aumento do risco de linfoma com esses agentes, de cerca de 2 em 10.000 para 6,5 em 10.000 pacientes-anos. O câncer de pele não melanoma também ocorre com maior frequência entre os pacientes tratados com tiopurinas. A ciclosporina, além do risco de infecção, hipertensão e convulsão, apresenta possível nefrotoxicidade e deve ser administrada com cautela em pacientes idosos ou que apresentam doença cardiovascular significativa. Níveis mínimos de ciclosporina devem ser seguidos cuidadosamente para orientar a dosagem. O infliximabe e outros agentes biológicos aumentam o risco de infecção, especialmente a tuberculose e de outros patógenos intracelulares. TB latente e infecção por hepatite B devem ser excluídas antes da instituição de um agente anti-TNF. Outros riscos incluem aumento do risco de distúrbios linfoproliferativos, distúrbios desmielinizantes, fenômenos autoimunes,

incluindo reações semelhantes ao lúpus e psoríase, exacerbação de insuficiência cardíaca congestiva e infusão ou reações no local de injeção. O vedolizumabe provoca um aumento do risco de nasofaringite, geralmente leve. Além disso, a FDA recomenda que os fornecedores estejam atentos aos sintomas neurológicos, já que agentes semelhantes estão associados ao risco de leucoencefalopatia multifocal progressiva.

PÉROLAS CLÍNICAS
- Utilize medicamentos tópicos. Mesmo quando os medicamentos sistêmicos mais fortes estão sendo administrados, os sintomas socialmente inaceitáveis associados à colite ulcerativa atribuíveis à inflamação retal diminuirão significativamente com a adição de medicamentos tópicos, e em geral muito rapidamente.
- Evite ceder à tentação de utilizar antibióticos para o tratamento da colite ulcerativa, a menos que o paciente esteja apresentando sinais de toxicidade, já que os antibióticos podem exacerbar os sintomas.
- Evite NSAIDs para o tratamento de cólicas e dores nas articulações, já que estes medicamentos podem piorar os sintomas.
- Não há necessidade de submeter o paciente à dieta oral zero (NPO), ou seja, sem alimentação por via oral para "aliviar o cólon" a menos que o paciente esteja apresentando sinais de toxicidade, já que a ingestão oral fornece os ácidos graxos de cadeia curta necessários para a saúde dos colonócitos.
- Não tratar dor abdominal e cólicas com narcóticos, pois podem causar dilatação tóxica e dependência.

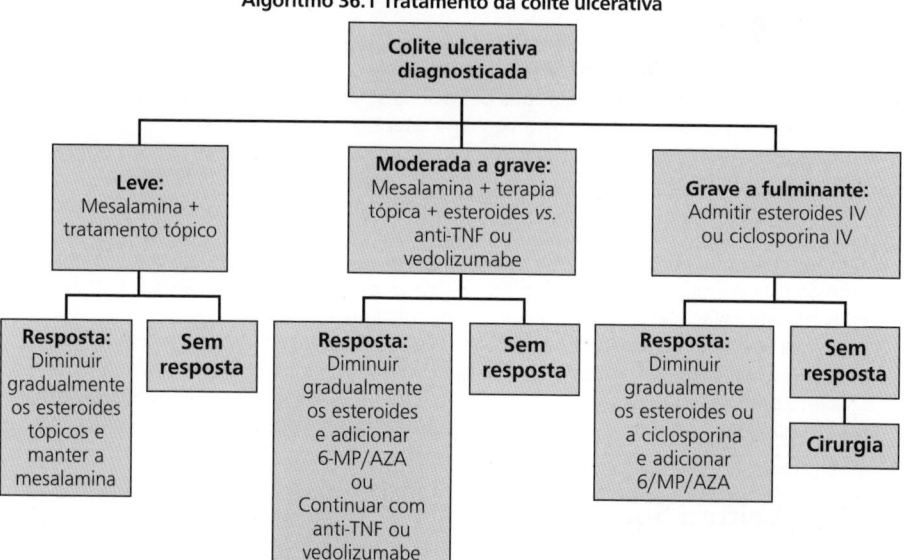

Algoritmo 36.1 Tratamento da colite ulcerativa

Colite ulcerativa diagnosticada

- **Leve:** Mesalamina + tratamento tópico
  - **Resposta:** Diminuir gradualmente os esteroides tópicos e manter a mesalamina
  - **Sem resposta**
- **Moderada a grave:** Mesalamina + terapia tópica + esteroides vs. anti-TNF ou vedolizumabe
  - **Resposta:** Diminuir gradualmente os esteroides e adicionar 6-MP/AZA ou Continuar com anti-TNF ou vedolizumabe
  - **Sem resposta**
- **Grave a fulminante:** Admitir esteroides IV ou ciclosporina IV
  - **Resposta:** Diminuir gradualmente os esteroides ou a ciclosporina e adicionar 6/MP/AZA
  - **Sem resposta** → Cirurgia

Seção 5: Populações Especiais
Gravidez
- A questão mais importante na gravidez de uma paciente com IBD é mantê-la saudável. Portanto, não se deve considerar a possibilidade de engravidar até que a paciente esteja em remissões clínica e endoscópica.

- Os medicamentos 5-ASA parecem ser seguros, e o tratamento não precisa ser interrompido. Os esteroides indicam atividade contínua e, portanto, a gravidez deve ser adiada até que haja remissão. A 6-Mercaptopurina e a azatioprina parecem ser medicamentos seguros para serem usados durante a gravidez, apesar da categoria inicial D da FDA. Informações mais recentes indicam segurança e devem ser atualizadas. Se a ciclosporina e/ou o infliximabe estão sendo administrados, então a paciente deve ser aconselhada a adiar a gravidez até que esteja em remissão. No entanto, ambos os agentes parecem ser seguros para serem usados durante a gravidez. Embora não existam dados publicados sobre o tratamento com vedolizumabe durante a gravidez, esse agente está especificado como categoria B durante a gravidez, com base em estudos com primatas.

Seção 6: Prognóstico

PONTOS PRINCIPAIS/PÉROLAS CLÍNICAS
- Setenta por cento dos pacientes começam como moderadamente ativos; no entanto, a grande maioria pode ser bem controlada com 5-ASA oral e retal.
- Cerca de 50–60% dos pacientes que responderam ao tratamento com a 6-mercaptopurina, continuarão assim enquanto mantiverem o tratamento com esse agente.
- A ciclosporina geralmente é um medicamento a curto prazo e deve ser interrompido após a remissão completa e o paciente estiver em tratamento com a 6-mercaptopurina e a azatioprina.
- O papel a longo prazo de infliximabe no tratamento da colite ulcerativa ainda não foi decidido, tendo em vista a falta de dados de controle. No entanto, um estudo recente indica que há menos hospitalizações em pacientes que estão sendo administrados com agentes biológicos anti-TNF.
- Aproximadamente 20% dos pacientes necessitam de colectomia.
- Muitos médicos permitem a intervenção cirúrgica precoce em pacientes com colite ulcerativa. É aconselhável constatar que os pacientes não responderam aos medicamentos atualmente disponíveis antes de recomendar a intervenção cirúrgica. No entanto, deve-se notar que os pacientes que se submetem à anastomose ileoanal com uma bolsa proximal têm uma qualidade de vida muito boa. A média de evacuações diária é de sete, e a principal complicação a longo prazo é o desenvolvimento de pouchite (10–15%), sendo necessária a repetição dos medicamentos para manter os pacientes sob controle.
- Tem sido bastante evidente durante muitos anos que a colite ulcerativa crônica aumenta o risco de câncer colorretal. O risco é maior nos casos de colite mais extensa, colite ativa mais crônica, colite há mais de 10 anos, e com colangite esclerosante primária. Os pacientes que se enquadram nessas categorias são, portanto, aconselhados a realizar colonoscopia a cada 1–2 anos. A cromoendoscopia aumentou a sobrevida, já que cânceres precoces e displasias são identificados com mais facilidade. Os pacientes devem ser incentivados a retornar para serem monitorados e a não ignorar o risco de carcinoma.

Seção 7: Leitura Sugerida

Cohen RD, Woseth DM, Thisted RA, Hanauer SB. A meta-analysis and overview of the literature on treatment options for left-sided ulcerative colitis and ulcerative proctitis. Am J Gastroenterol 2000;95:1263–76

Kane S, Huo D, Aikens J, Hanauer S. Medication nonadherence and outcomes of patients with quiescent ulcerative colitis. Am J Med 2003;114:39–43

Farmer RG, Easley KA, Rankin GB. Clinical patterns, natural history, and progression of ulcerative colitis: a long-term follow-up of 1116 patients. Dig Dis Sci 1993;38:1137–46

Faubion WA Jr, Loftus EV Jr, Harmsen WS, Zinsmeister AR, Sandborn WJ. The natural history of corticosteroid therapy for inflammatory bowel disease: a population based study. Gastroenterology 2001;121:255–60

Francella A, Dyan A, Bodian C, et al. The safety of 6-mercaptopurine for childbearing patients with inflammatory bowel disease: a retrospective cohort study. Gastroenterology 2003;124:9–17

Kruis W, Kiudelis G, Rácz I, *et al.* Once daily versus three times daily mesalazine granules in active ulcerative colitis: a double-blind, double-dummy, randomized, non-inferiority trial. Gut 2009;58:233–40

Langholz E, Munkholm P, Davidsen M, *et al.* Course of ulcerative colitis: analysis of changes in disease activity over years. Gastroenterology 1994;107:3–11

Lichtiger S, Present DH, Kornbluth A, *et al.* Cyclosporine in severe ulcerative colitis refractory to steroid therapy. N Engl J Med 1994;330:1841–5

Molodecky NA, Soon IS, Rabi DM, *et al.* Increasing incidence and prevalence of the inflammatory bowel diseases with time, based on systematic review. Gastroenterology 2012;142:46–54, e42; quiz e30

Safdi M, DeMicco M, Sninsky C, *et al.* A double-blind comparison of oral versus rectal mesalamine versus combination therapy in the treatment of distal ulcerative colitis. Am J Gastroenterol 1997;92:1867–71

Website sugerido
Crohn's and Colitis Foundation of America: www.ccfa.org

Seção 8: Diretrizes
Diretrizes da sociedade nacional

Título da diretriz	Fonte da diretriz	Data
Ulcerative Colitis Practice Guidelines in Adults	American College of Gastroenterology	2010 (Am J Gastroenterol 2010;105:500)

Diretrizes da sociedade internacional

Título da diretriz	Fonte da diretriz	Data
WGO Practice Guideline – Inflammatory bowel disease: a global perspective	World Gastroenterology Organization (WGO)	Junho de 2009

Seção 9: Evidência
Não se aplica a este tópico.

Seção 10: Imagens

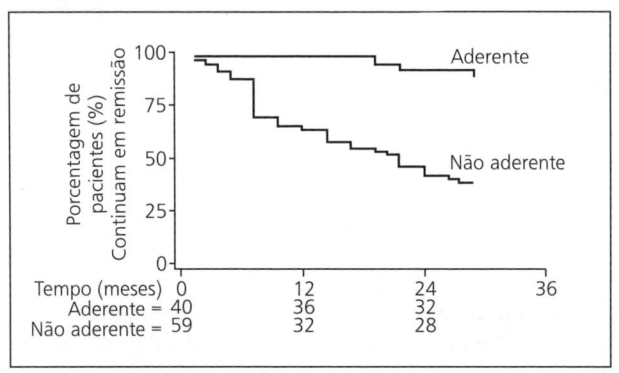

Figura 36.1 A adesão ao tratamento diminui o risco de recidiva. Fonte: Kane *et al.* Am J Med 2003;114: 39-41. Reproduzida com a permissão de Elsevier.

Material adicional para este capítulo pode ser encontrado *on-line* em:
www.mountsinaiexpertguides.com
A senha de acesso é a palavra Dysphagia.
Inclui um estudo de caso com perguntas de múltipla escolha, orientações para os pacientes e os códigos da ICD.

CAPÍTULO 37

Complicações da Proctolectomia Restauradora com Anastomose da Bolsa Ileoanal

Joel J. Bauer e Stephen R. Gorfine
Division of Colon and Rectal Surgery, Department of Surgery, Icahn School of Medicine at Mount Sinai, New York, NY, USA

> **PONTOS PRINCIPAIS**
> - A proctocolectomia restauradora (RPC) com anastomose da bolsa ileoanal em J (IPAA) tornou-se o procedimento de escolha para a maioria dos pacientes que necessitam de colectomia por causa da colite ulcerativa ou da polipose adenomatosa familiar.
> - Os índices de complicações podem ser duas vezes maiores do que os observados com a proctocolectomia total e a ileostomia padrão.
> - Além das habituais complicações da cirurgia abdominopélvica, as complicações após a RPC podem ser específicas da bolsa, da anastomose da bolsa anal, ou do estoma (se existente).
> - As complicações precoces incluem isquemia da bolsa, hemorragia pélvica, fístula, sepse pélvica ou abscesso e vazamentos dos grampos da bolsa ou da anastomose ileoanal.
> - As complicações tardias incluem *cuffitis* (inflamação da mucosa retal), pouchite, fístula, estenose da IPAA, evacuação obstruída/prolapso da bolsa e câncer ou displasia.

Seção I: Histórico

Definição da doença
- A proctocolectomia restauradora com anastomose da bolsa ileoanal (Figura 37.1) é a cirurgia de escolha para a maioria dos pacientes que necessitam de colectomia decorrente da colite ulcerativa ou da polipose adenomatosa familiar. No entanto, complicações precoces ou tardias dessa cirurgia podem ocorrer.
- A média da função da bolsa normal após 6 meses é de 6 evacuações ao dia.

Incidência/prevalência
- Aproximadamente 30% dos pacientes com colite ulcerativa (UC) necessitam de proctocolectomia total.
- A complicação precoce mais comum é a sepse pélvica, com uma incidência de 6% em relação a vazamento, infecção da ferida, ou fístula.
- A complicação mais comum a longo prazo é a pouchite, e estima-se que cerca de 50% dos pacientes que realizaram cirurgia de colite ulcerativa desenvolvem pouchite pelo menos uma vez.

Etiologia
- A isquemia da bolsa geralmente resulta da desvascularização ileal, que normalmente ocorre quando os vasos mesentéricos do íleo são divididos num esforço para aumentar a bolsa do mesentério e facilitar uma anastomose ileoanal livre de tensão.

- Os vazamentos dos grampos da bolsa podem ocorrer a partir da extremidade grampeada do íleo na parte superior da bolsa em J ou nos grampos lineares.
- Os abscessos pélvicos podem ser causados pelo vazamento da bolsa ou pelo vazamento anastomótico, pela contaminação intraoperatória da pelve, ou pela infecção secundária de um hematoma.
- A cuffitis pode ocorrer em pacientes com técnica adequada de duplo grampeado IPAA, pois esta deixará 1–3 cm da mucosa retal entre a linha denteada e a anastomose, e a proctite pode-se desenvolver nessa mucosa.
- A maioria dos pesquisadores acredita que a pouchite resulta de uma alteração na flora bacteriana do intestino delgado.

Patologia/patogênese
- Os vazamentos na anastomose da bolsa ileoanal ocorrem em 6% dos casos. A sepse pélvica geralmente resulta dessa complicação. O vazamento precoce pós-operatório da IPAA em pacientes sem desvio pode apresentar-se como peritonite, abscesso pélvico ou fístula perianal ou vaginal.
- A insuficiência anastomótica normalmente é causada por isquemia ou tensão na IPAA.
- Os vazamentos ocorrem com igual frequência entre os pacientes com anastomoses suturada e grampeada (Figura 37.2). Da mesma forma, o desvio ou a cirurgia de estágio único não influencia a taxa de vazamento da IPAA.
- Vários fatores de risco pré-operatórios estão associados aos grampos e vazamentos anastomóticos. Estes incluem desnutrição, anemia e medicamentos perioperatórios, incluindo esteroides. O risco associado aos imunomoduladores e aos medicamentos biológicos continua sendo controverso. Em pacientes com elevado risco para essa complicação, são indicadas a colectomia subtotal e a ileostomia; a bolsa e a IPAA podem ser adiadas até uma data posterior, quando o paciente estiver apto.
- A maioria dos pesquisadores acredita que a pouchite resulta de uma alteração na flora bacteriana do intestino delgado. Essas alterações estimulam uma resposta imunológica da mucosa anormal. Embora nenhum patógeno tenha sido identificado, *Clostridium difficile*, citomegalovírus e fungos foram detectados em um grande número de pacientes com pouchite. Um estudo detectou bactérias viáveis redutoras de sulfato exclusivamente em bolsas de pacientes com colite ulcerativa crônica, mas não nos que apresentavam polipose adenomatosa familiar (FAP). Da mesma forma, essas bactérias foram encontradas em maior número entre os pacientes com pouchite ativa do que entre os pacientes sem histórico de pouchite e os que estão em uso de antibioticoterapia. Esse grupo de bactérias foi sensível à antibioticoterapia. Alguns estudos analisaram culturas bacterianas antes e durante o tratamento da pouchite com metronidazol e ciprofloxacino. Durante os intervalos sem pouchite, a flora da bolsa continha lactobacilos ou grandes quantidades de anaeróbios em comparação às culturas durante episódios de bolsite, onde houve uma diminuição do número de anaeróbios, aumento de bactérias aeróbias, diminuição de *Lactobacillie*, maior número de *Clostridium perfrigens*.

Fatores de risco/preditivos
- Isquemia ou tensão na IPAA.
- Medicamentos perioperatórios, especialmente corticosteroides.
- Colite ulcerativa (*versus* FAP).
- Desnutrição.

- Anemia.
- Polimorfismos genéticos, como o agonista do receptor IL-1 e *NOD2/CARD15*.
- Ileíte de refluxo.
- Trombocitose pré-colectomia.
- Colangite esclerosante primária.
- Tabagismo.
- Soropositividade para anticorpos citoplasmáticos de neutrófilos perinucleares (pANCA).
- Utilização de fármacos anti-inflamatórios não esteroides (NSAIDs).

Seção 2: Prevenção

PONTOS PRINCIPAIS/PÉROLA CLÍNICA
- Nenhuma intervenção mostrou prevenir o desenvolvimento de complicações.

Seção 3: Diagnóstico

PONTOS PRINCIPAIS/PÉROLAS CLÍNICAS
- Pacientes com desvio e com vazamento precoce da IPAA muitas vezes apresentam sintomas vagos de dor pélvica, anal ou dor perianal, febre baixa e sintomas urinários. Muitos serão assintomáticos, e o vazamento ou fístula será detectado apenas no momento da radiografia da bolsa ileoanal de rotina antes da conclusão da ileostomia eletiva.
- Pacientes com fístulas geralmente apresentam descarga de pus perianal, de gases ou de fezes. Dor e febre estão frequentemente presentes se um abscesso preceder o desenvolvimento da fístula. O exame físico geralmente identificará a abertura externa no períneo ou na nádega. Exames endoscópicos e radiográficos, bem como a avaliação da patologia das amostras de colectomia são indicados como uma tentativa de confirmar o diagnóstico.
- Pacientes com pouchite podem apresentar uma variedade de sintomas. O mais comum é o aumento das evacuações. Este pode ser acompanhado de urgência, incontinência e enurese noturna. Pode haver ainda desconforto pélvico, febre baixa e sangramento. O exame endoscópico da bolsa provavelmente demonstra uma ampla extensão de inflamação.
- CTs com contraste oral, IV e retal geralmente são realizadas para diagnosticar o abscesso pélvico.
- Os exames radiológicos das bolsas ajudam a averiguar a integridade dos grampos e o local específico do vazamento.

Apresentação típica
- Pacientes com desvio e vazamento precoce da IPAA geralmente apresentam sintomas vagos de dor pélvica, anal ou perianal, febre baixa e sintomas urinários. Pacientes com fístulas normalmente apresentam descarga perianal de pus, gases ou fezes. Dor e febre estão frequentemente presentes, se um abscesso anteceder o desenvolvimento da fístula. A pouchite pode apresentar uma variedade de sintomas, em geral um aumento das evacuações. Esses sintomas podem ser acompanhados de urgência, incontinência e enurese noturna. Pode haver ainda desconforto pélvico, febre baixa e hemorragia.

Diagnóstico clínico
Histórico
- Históricos médico e cirúrgico.
- Função intestinal: frequência de evacuações, incontinência urinária, urgência, tenesmo e hemorragia retal.
- Sintomas associados: febre, dor, urgência, desconforto.

Exame físico
- Completar o exame abdominal.
- Exame perirretal para fístulas, fissuras ou abscessos.

Classificação da gravidade da doença
- As pontuações do Índice de Gravidade da Incontinência Fecal (FISI) e da Cleveland Qualidade Global da Escala de Vida (CGQL) podem ser utilizadas para auxiliar a avaliação da gravidade dos sintomas.

Diagnóstico laboratorial
Lista de exames de diagnóstico
- Sinais laboratoriais de resposta inflamatória e desidratação podem ser úteis.
- Hemograma completo.
- Proteína C-reativa e velocidade de sedimentação.
- Exclusão de infecção por exame de fezes microbiológico.

Listas de técnicas de imagem
- CTs com contraste oral, IV e retal: geralmente são exames realizados para diagnosticar abscesso pélvico.
- Exames radiológicos: ajudam a averiguar a integridade dos grampos e o local específico do vazamento; também são realizados para identificar fístulas.
- Endoscopia: para demonstrar uma ampla extensão de inflamação da bolsa; também para a confirmação de presença de fístulas. A inflamação encontrada no intestino delgado próxima à bolsa pode indicar doença de Crohn, como a etiologia subjacente dos sintomas em um paciente anteriormente diagnosticado com suspeita de colite ulcerativa.
- Avaliação da patologia: a amostra da colectomia pode ser analisada para verificar a presença de sinais da doença de Crohn.

Seção 4: Tratamento
Lógica do tratamento
- Os antibióticos são o alicerce do tratamento para a pouchite. Os pacientes tratados com ciprofloxacino apresentaram maior redução significativa da atividade da doença e também menos reações adversas do que os pacientes que foram tratados com metronidazol. Outros agentes que mostram eficácia incluem claritromicina, amoxicilina/ácido clavulânico, doxiciclina, tetraciclina e os enemas de budesonida.
- A excisão da bolsa é necessária em 5–10% dos casos. A indicação mais comum para a excisão da bolsa é a sepse pélvica relacionada com anastomose em curso. Muitas vezes, várias revisões não conseguiram aliviar o problema, e a excisão da bolsa é a única alternativa. A excisão da bolsa pélvica pode ser acompanhada de ileostomia padrão ou de uma ileostomia continente (bolsa de Kock). Uma ileostomia permanente, proximal, que deixe a bolsa pélvica *in situ* também pode ser realizada. A excisão da bolsa é realizada

utilizando-se uma abordagem abdominopélvica combinada. A colocação cistoscópica de cateteres ureterais é essencial para evitar lesões nos ureteres. A anastomose ileoanal é liberada de modo circunferencial, e a bolsa é removida, e o influxo do íleo é seccionado distalmente o quanto possível. A ileostomia padrão ou a bolsa de Kock é, então, realizada. Em alguns casos, a bolsa pélvica pode ser utilizada para construir a bolsa de Kock, evitando, assim, a perda adicional de intestino delgado.

Tabela de tratamento

Tratamento	Comentário
Médico	Os pacientes tratados com ciprofloxacino apresentaram uma redução significativamente maior da atividade da doença e também menos reações adversas do que os pacientes tratados com metronidazol. Outros agentes que mostram eficácia incluem claritromicina, amoxicilina/ácido clavulânico, doxiciclina, tetraciclina e os enemas de budesonida
Cirúrgico: A excisão da bolsa é realizada utilizando-se uma abordagem abdominopélvica combinada. A ileostomia padrão ou bolsa de Kock é, então, realizada.	A excisão da bolsa é necessária em 5–10% dos casos. A indicação mais comum para a excisão da bolsa é a sepse pélvica relacionada com a anastomose em curso

> **PÉROLAS CLÍNICAS**
> - A maioria dos pacientes com complicações da RPC pode ser tratada com antibióticos; o ciprofloxacino possui a melhor eficácia e perfil de reação adversa.
> - O tratamento cirúrgico é necessário em apenas 5–10% dos casos; as opções variam desde a revisão da bolsa à excisão.

Seção 5: Populações Especiais

Gravidez
- Após a RPC, 72% das mulheres que desejam engravidar conseguem conceber; no entanto, 44% necessitaram de fertilização *in vitro* para engravidar. Não foram identificados fatores que determinam a possibilidade de conceber após a RPC.

Idosos
- Em pacientes com UC rigorosamente selecionados, a idade acima de 55 anos não representa uma contraindicação à RPC.

Seção 6: Prognóstico

> **PONTOS PRINCIPAIS/PÉROLAS CLÍNICAS**
> - Estudos demonstraram que, quando ocorrem vazamentos da IPAA, a incidência de perda da bolsa subsequente é significativamente maior do que a observada entre os pacientes em que não ocorreram vazamentos.
> - Não houve diferenças nos resultados funcionais ou na incidência de perda da bolsa quando se comparam os resultados em pacientes com desvio e sem desvio da bolsa e com vazamentos da IPAA.
> - A pouchite refratária crônica é uma causa comum de insuficiência da bolsa. O tratamento pode ser bastante desafiador. Investigar outras etiologias é primordial.

Seção 7: Leitura Sugerida

Aisenberg J, Legnani PE, Nilubol N, et al. Are pANCA, ASCA, or cytokine gene polymorphisms associated with pouchitis? Long-term follow-up in 102 ulcerative colitis patients. Am J Gastroenterol 2004;99:432–41

Bauer JJ, Gorfi ne SR, Gelernt IM, Harris MT, Kreel I. Restorative proctocolectomy in patients older than fi fty years. Dis Colon Rectum 1997;40:562–5

Dhillon S, Loftus EV Jr, Tremaine WJ, et al. The natural history of surgery for ulcerative colitis in a population-based cohort from Olmsted County, Minnesota. Am J Gastroenterol 2005;100:A819

Gorfi ne SR, Harris MT, Bub DS, Bauer JJ. Restorative proctocolectomy for ulcerative colitis complicated by colorectal cancer. Dis Colon Rectum 2004;47:1377–85

Kiely JM, Fazio VW, Remzi FH, Shen B, Kiran RP. Pelvic sepsis after IPAA adversely affects function of the pouch and quality of life. Dis Colon Rectum 2012;55:387–92

Meier CB, Hegazi RA, Aisenberg J, et al. Innate immune receptor genetic polymorphisms in pouchitis: is CARD15 a susceptibility factor? Inflamm Bowel Dis 2005;11:965–71

Stocchi L, Pemberton JH. Pouch and pouchitis. Gastroenterol Clin North Am 2001;30:223–41

Seção 8: Diretrizes

Não se aplicam a este tópico.

Seção 9: Evidência

Tipo de evidência	Título, data	Comentário
RCT	Bolsa e pouchite, 2001 (Gastroenterol Clin North Am 2001;30:223-41)	A incidência de sepse pélvica após a RPC é de 6%, relacionada com um vazamento, ferida ou infecção, ou fístula
Revisão sistemática	O histórico natural da cirurgia para colite ulcerativa em um estudo de coorte de base populacional do Condado de Olmsted, Minnesota, 2005 (Am J Gastroenterol 2005;100:A819)	Aproximadamente 30% dos pacientes com UC necessitam de proctocolectomia total
Revisão sistemática	Sepse pélvica após a IPAA afeta negativamente a função da bolsa e a qualidade de vida, 2012 (Dis Colon Rectum 2012;55:387-92)	A complicação mais comum a longo prazo é a pouchite, e estima-se que cerca de 50% dos pacientes que realizaram cirurgia de colite ulcerosa apresentam pelo menos uma incidência de pouchite

Seção 10: Imagens

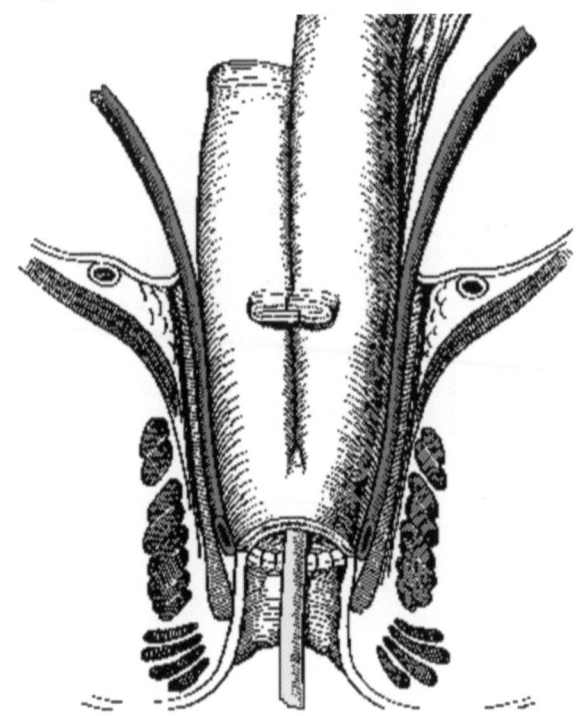

Figura 37.1 Mucosectomia retal com anastomose da bolsa ileoanal suturada. Fonte: Joel J. Bauer. Colorectal Surgery Illustrated: A Focused Approach. Mosby 1992. Reproduzida com a permissão de Elsevier.

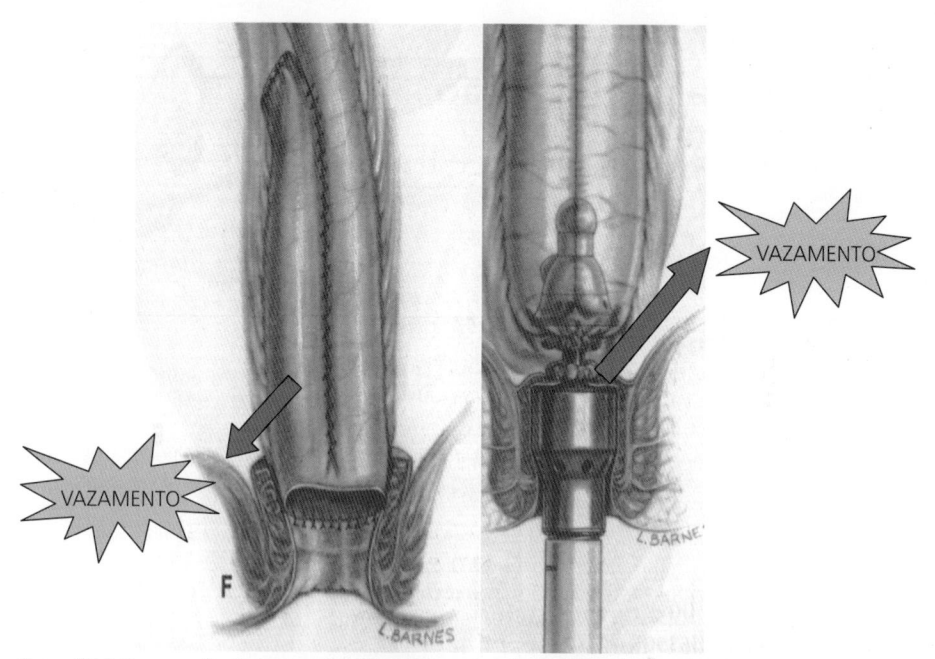

Capítulo 37 ■ Complicações da Proctolectomia Restauradora com Anastomose da ... **397**

Figura 37.2 Comparação de vazamentos de anastomose da bolsa ileoanal suturada e duplamente grampeada. Fonte: Corman M. Colon and Rectal Surgery 5e. Reproduzida com a permissão de Lippincott Williams & Wilkins.

Material adicional para este capítulo pode ser encontrado *on-line* em:
www.mountsinaiexpertguides.com
A senha de acesso é a palavra Dysphagia.
Inclui um estudo de caso com perguntas de múltipla escolha, orientações para os pacientes e os códigos da ICD.

CAPÍTULO 38
Enterocolite por Radiação

Prashant Kedia e Adam Steinlauf
New York Presbyterian Hospital, Weill Cornell Medical Center, New York, NY, USA

PONTOS PRINCIPAIS
- A radioterapia utiliza raios gama de alta energia para tratar diversas condições médicas, como o câncer, podendo resultar em toxicidade gastrointestinal, se o intestino delgado ou o cólon estiver dentro do campo de radiação.
- Os fatores de risco para o desenvolvimento de enterocolite por radiação incluem: dose de radiação, quimioterapia concomitante, prévio histórico de cirurgia abdominal e condições inflamatórias gastrointestinais comórbidas.
- Dependendo da área afetada, os sintomas agudos incluem dor abdominal, náusea, diarreia, vômito, tenesmo, hemorragia e obstrução.
- Até 20% dos pacientes desenvolverão enterocolite crônica por radiação, que é caracterizada pelo aumento de fibrose intestinal e sintomas crônicos de náuseas, diarreia e supercrescimento bacteriano.
- Vários estudos imagiológicos, incluindo CT, MRI, cápsula endoscópica e enteróclise, podem frequentemente ser usados para estabelecer o diagnóstico. Ocasionalmente, biópsias obtidas por endoscopia podem ser necessárias, se o diagnóstico estiver sendo questionado.
- O tratamento inclui opções dietéticas, médicas, endoscópicas e cirúrgicas, que são adaptadas individualmente com base nos sintomas e anatomia do paciente.
- As taxas de sobrevida em 5 anos são de, aproximadamente, 70% em pacientes sem evidência de recidiva do câncer.

Seção I: Histórico
Definição da doença
- Enterite por radiação é definida por inflamação e toxicidade das células intestinais localizadas nas criptas de Lieberkühn, como causa de exposição à radiação geralmente por causa de uma terapia oncológica.

Classificação da doença
- Enterite por radiação pode ser classificada como aguda ou crônica, de acordo com o momento de início dos sintomas decorrentes da exposição à radiação, que pode resultar em apresentações clínicas, endoscópicas e histológicas distintas. Os sintomas crônicos de náusea (enterite crônica por radiação (CRE)) tipicamente começam 18 meses a 6 anos após a radioterapia (RT); no entanto, sintomas podem-se tornar evidentes até 20 anos depois da exposição.
- A enterite por radiação também pode ser classificada pela região intestinal afetada, como proctite, colite ou enterite (lesão do intestino delgado).

Incidência/prevalência
- É difícil a estimativa da real incidência de enterite por radiação, em razão da miríade de doses e regimes de exposição à radiação que depende da malignidade subjacente. A enterite por radiação pode ocorrer com doses tão baixas quanto 18–22 Gy e ocorrerá na maioria dos pacientes recebendo mais de 40 Gy com o regime de fracionamento convencional. Cinquenta a 80% dos pacientes recebendo RT no abdome e pelve podem manifestar enterite aguda por radiação (ARE).
- CRE é uma complicação crescente naqueles que recebem RT, por causa dos regimes de tratamento mais longos e complicados que foram desenvolvidos nos últimos anos. Uma revisão da literatura médica apresenta uma incidência de até 20%.
- Em razão das múltiplas técnicas disponíveis, a incidência de proctite por radiação varia amplamente, indo desde 2% em um estudo até 39% na radioterapia externa. A variação correspondente para braquiterapia é de 8–13%.

Etiologia
- A RT utiliza raios gama de alta energia para tratar tumores, bem como outras condições médicas selecionadas. A RT danifica o DNA das células, que se tornam incapazes de se dividir e multiplicar.
- Células normais no campo de radiação, entretanto, não estão completamente imunes aos efeitos da RT, particularmente nos órgãos em que a renovação celular é mais rápida, como aqueles que revestem o trato gastrointestinal.
- Enterite por radiação gastrointestinal pode ocorrer quando o trato gastrointestinal está no campo da radioterapia. A gravidade depende de múltiplos fatores, incluindo a dose e a duração da exposição à radiação.

Patologia/patogênese
- A ARE resulta de um efeito direto da terapia nas células com renovação rápida, localizadas nas criptas de Lieberkühn. Este é o local onde as células que revestem os intestinos delgado e grosso são geradas. Lesão no endotélio microvascular também ocorre. O grau de lesão varia entre indivíduos e é influenciado pela suscetibilidade genética à radiação ionizante. A lesão histológica inicial pode ser observada dentro de horas da administração da radiação. Como resultado, a mucosa desenvolve alterações inflamatórias da lâmina própria, com células plasmáticas e nucleares polimórficas, evoluindo para achatamento das vilosidades, desnudação e uma redução da área da superfície de absorção. Formação de microabscessos de criptas e ulceração também pode ocorrer.
- Fibrose intestinal é o marco da CRE, podendo resultar em complicações adicionais, como estenose e obstrução, formação de fístulas e perfuração. A patogênese da CRE é mais claramente compreendida. Células expostas à radiação são diretamente afetadas, resultando em uma alteração na função celular. Indiretamente, a RT resulta em uma reação inflamatória com a expressão de radicais livres, que, por sua vez, causam lesão oxidativa. Isto leva a uma endarterite obliterativa e isquemia da mucosa. Isquemia causa fibrose na lâmina própria e submucosa, que subsequentemente provocam isquemia e insulto vascular, resultando em um ciclo vicioso.

Fatores preditivos/de risco
- Índice de massa corporal reduzido.
- Tabagismo.
- Suscetibilidade genética.

- Aderências abdominais (prévia cirurgia).
- Comorbidades (doença inflamatória intestinal, distúrbios vasculares do colágeno, diabetes, hipertensão, aterosclerose).
- Volume do intestino delgado no campo de radiação.
- Dose e técnica da radiação.
- Quimioterapia concomitante.
- Vários fatores aumentam o risco de desenvolver enterite por radiação. Quimioterapia concomitante afeta células de renovação rápida, resultando em toxicidade e sintomas agudos com agentes, como o fluorouracil (5-FU), a oxaliplatina e o irinotecano. O grau de lesão varia entre indivíduos e é influenciado pela suscetibilidade genética à radiação ionizante. Outros fatores de risco relacionados com o paciente incluem índice de massa corporal reduzido, tabagismo, aderências abdominais provocadas por prévias cirurgias e determinadas comorbidades, como diabetes, hipertensão e aterosclerose, doenças vasculares do colágeno e doença inflamatória intestinal. Fatores de risco relacionados com o tratamento incluem o volume do intestino no campo de radiação, a dose e técnica de radiação, e o uso concomitante de quimioterapia. Fatores de risco para o desenvolvimento de CRE incluem aqueles para ARE, assim como aumento da severidade da gravidade inicial da lesão.

Seção 2: Prevenção

> **PONTOS PRINCIPAIS/PÉROLAS CLÍNICAS**
> - A forma mais eficaz de prevenir enterite por radiação é limitando a quantidade de exposição à radiação ao intestino. Embora isto possa parecer simples, nem sempre é possível por causa da necessidade de RT para um tratamento adequado da malignidade.
> - Em pacientes recebendo RT, as melhores medidas preventivas (relacionadas com a técnica de posição, cirúrgica ou radiação) concentram-se na remoção do intestino do campo de radiação ou na redução da dose cumulativa de radiação.

Rastreamento
- Visto que a enterite por radiação é um processo patológico relacionado com a exposição, atualmente não existem diretrizes de rastreio para esta entidade. Geralmente, a investigação ocorre em pacientes com os sintomas e fatores de risco apropriados.

Prevenção primária
- Métodos convencionais não invasivos incluem: posição prona ou posição de Trendelenburg, distensão da bexiga urinária, compressão da parede abdominal ou o uso de uma plataforma para acomodar o abdome (*belly board*). Um estudo constatou que o uso de um *belly board* reduz em 16% a exposição média à radiação do intestino delgado. Entretanto, a eficácia verdadeira e a reprodutibilidade dessas técnicas foram questionadas.
- Procedimentos cirúrgicos geralmente têm como objetivo a partição do intestino do campo de exposição. Tecidos nativos, como omento, bainha do reto posterior, peritônio, bexiga urinária ou ligamento largo do útero, têm sido utilizados, porém sua adequação não está comprovada em estudos prospectivos. Materiais protéticos, como telas não absorvíveis, podem funcionar como uma suspensão, porém podem ocorrer complicações por infecção e formação de fístulas. Técnicas de preenchimento do espaço pélvico com o uso de implantes de silicone preenchidos com solução salina foram associadas ao seu próprio conjunto de complicações, incluindo compressão de vasos vesicais, uretéricos e ilíacos,

trombose venosa profunda, embolia pulmonar, infecção, formação de fístula e constipação. Mais recentemente, uma técnica foi desenvolvida que permite a introdução laparoscópica de um expansor de tecido temporário, que parece promissora.
- Ajustes no tamanho do campo, técnicas de radiação e radioterapia de intensidade modulada (IMRT) também podem reduzir a probabilidade de toxicidade gastrointestinal. Estudos demonstraram que a IMRT pode reduzir em 26% o volume do intestino exposto à radiação de alto nível, reduzindo também a incidência da ARE em 40%.
- Dois agentes clínicos, os salicilatos e a amifostina, mostram-se ser promissores como agentes profiláticos primários para proctite crônica por radiação (CRP).

Seção 3: Diagnóstico (Algoritmo 38.1)

> **PONTOS PRINCIPAIS/PÉROLAS CLÍNICAS**
> - Os sintomas da ARE e proctite geralmente ocorrem dentro de 3–6 semanas da exposição à radiação, e incluem dor abdominal, diarreia, náusea, vômito, anorexia e tenesmo.
> - Embora os sintomas agudos geralmente se resolvam após a descontinuação da RT, os sintomas crônicos, como diarreia, podem ocorrer em até 20% dos pacientes a partir de 12 meses após a exposição.
> - O diagnóstico da ARE é geralmente estabelecido pelos achados de enterite na CT no campo de exposição recente à radiação.
> - Achados radiográficos sugestivos de CRE incluem espessamento da parede intestinal, estenose única ou múltipla, fístulas, espessamento mesentérico e aderências.
> - O estabelecimento de um diagnóstico de enterite por radiação pode ser desafiador, mas é geralmente baseado na presença de achados radiográficos sugestivos em um paciente com um histórico de exposição à RT, e sofrendo sintomas clínicos consistentes. Se o diagnóstico ainda for incerto, biópsia do intestino afetado pode ser útil para seu estabelecimento.

Diagnóstico diferencial

Diagnóstico Diferencial	Características
Aderências pós-cirúrgicas	• Sintomas clínicos podem ser mais obstrutivos, porém podem ser similares à ARE/CRE • Sinais radiográficos podem sugerir achados típicos de aderências, como "dobra" intestinal
Malignidade – linfoma de intestino delgado	• Sintomas clínicos similares, porém, podem-se manifestar com maior perda de peso, sangramento agudo ou obstrução • Achados na CT podem exibir tumores grandes/múltiplos, segmentos intestinais de calibre reduzido e massas de linfonodos mesentéricos • Biópsia específica para linfoma (dependente do tipo celular)
Doença de Crohn	• Marcadores sorológicos (ASCA) e inflamatórios (proteína C reativa, velocidade de hemossedimentação) podem sugerir doença de Crohn • Múltiplas áreas de intestino afetado (lesões descontínuas) podem ajudar na diferenciação • O momento dos sintomas pode não estar correlacionado com a exposição à radiação • Biópsia pode ser específica para inflamação relacionada com a doença de Crohn (distorção das criptas, granulomas, inflamação transmural)
Síndromes de má absorção (p. ex., doença celíaca)	• Marcadores sorológicos (transglutaminase antitecido e anticorpos antiendomísio) e vitamínicos/minerais (ferro, vitamina D) podem estar alterados • Ausência de achados de enterite na CT

Apresentação típica
- O paciente típico com ARE apresentará diarreia na segunda à terceira semana da radioterapia. Outros sintomas comuns incluem dor abdominal, náusea, vômito, anorexia, mal-estar e, em menor frequência, hemorragia ou obstrução gastrointestinal. Os sintomas da CRE tipicamente começam pelo menos 18 meses após a exposição e podem ser inespecíficos, como distensão abdominal, borborigmo, náusea e diarreia. Casos graves podem-se manifestar com subnutrição, perda de peso e anemia. Proctite aguda por radiação (ARP) ocorre dentro de 6 semanas da exposição e se manifesta com diarreia, urgência e tenesmo. Sangramento retal é uma característica comum da CRP, ao contrário da doença aguda.

Diagnóstico clínico
História
- O ponto histórico fundamental no estabelecimento do diagnóstico de enterite por radiação é a prévia exposição à RT. O registro de RT do paciente deve ser revisado para entender o momento, a dose e a distribuição do efeito da radiação. Ao considerar outros diagnósticos, é importante levar em conta os medicamentos/quimioterapia, as comorbidades e as prévias cirurgias do paciente. Além disso, o momento e a qualidade dos sintomas devem ser consistentes com a enterite por radiação.

Exame físico
- Os seguintes achados podem sugerir enterite por radiação:
  - Desidratação (baixo tônus cutâneo, membranas mucosas secas).
  - Caquexia.
  - Sensibilidade abdominal.
  - Distensão abdominal.
  - Sangramento retal.
  - Alterações cutâneas relacionadas com a radiação: hiperpigmentação, hiperqueratose, eritema.

Regras e cálculos úteis na decisão clínica
- Enterite por radiação pode ocorrer em exposições tão baixas quanto 18–22 Gy, e ocorrerá na maioria dos pacientes recebendo mais de 40 Gy usando fracionamento convencional.

Classificação da gravidade da doença
- Não existe uma classificação padronizada para a gravidade da doença. A gravidade depende da extensão e grau de inflamação. Inflamação significativa pode resultar em ulceração, hemorragia, obstrução e perfuração. O envolvimento crescente da extensão intestinal pode resultar em desidratação e má absorção.
- Em tentativas de padronizar a caracterização da lesão tecidual causada proveniente dos danos por radiação, as sociedades europeias e americanas de radiologia desenvolveram um sistema de pontuação internacional chamado LENT SOMA (*Late Effects in Normal Tissue Subjective, Objective, Management and Analytic scales*). Embora esses sistemas de pontuação não tenham sido amplamente validados, múltiplas versões foram criadas e usadas em ensaios clínicos.

Diagnóstico laboratorial
Lista de testes diagnósticos
- O diagnóstico da ARE é geralmente mais direto do que da CRE.
- Hemograma completo com diferencial.

- Pode indicar sinais de sangramento ou infecção.
- Volume corpuscular médio pode indicar deficiência de ferro ou de vitamina B_{12}.
- Perfil de ferro com ferritina
  - Deficiência de ferro indica sangramento gastrointestinal e, possivelmente, enterite duodenal.
- B_{12} sérica
  - Baixos níveis podem indicar enterite ileal e/ou supercrescimento bacteriano, se estenoses estiverem presentes.
- Albumina
  - Hipoalbuminemia pode indicar subnutrição.
- Vitaminas lipossolúveis (A, D, E, K)
  - Podem indicar enterite ileal resultando em má absorção e depleção de sais biliares.
- Perfil metabólico
  - Baixos níveis de eletrólitos (K, Mg) podem indicar desidratação provocada por vômito e diarreia.
- Exames de fezes – descartam infecção.

Listas de técnicas imagiológicas

- Estudos imagiológicos são úteis para determinar a extensão e natureza da lesão intestinal. Determinados testes imagiológicos fornecem informações sobre a patologia extraluminal que pode estar contribuindo aos sintomas do paciente. Os sintomas de apresentação do paciente podem ajudar a guiar a escolha inicial da técnica de imagem, embora muitos clínicos solicitem uma CT e/ou série gastrointestinal superior para começar.
- Série gastrointestinal superior: teste inicial apropriado para determinar a extensão da doença.
- Enteróclise: envolve a infusão de contraste no interior do intestino delgado, que aumenta a resolução da imagem comparada à série gastrointestinal superior. O teste é relativamente invasivo, necessitando da colocação de sonda nasogástrica e pode ser difícil para os pacientes tolerá-lo.
- CT/MRI: pode demonstrar segmentos intestinais espessados ou estreitados, bem como doença extraluminal (p. ex., massas, malignidade).
- Enterografia por CT/MRI: envolve a ingestão de maiores volumes de contraste e uma resolução imagiológica do intestino significativamente maior.
- Cápsula endoscópica: envolve a ingestão de uma câmera sem fio do tamanho de um comprimido, que pode atravessar todo o intestino. Não há muitos dados relacionados com o uso de cápsula endoscópica na enterite por radiação, mas a experiência clínica apoia seu uso. Este dispositivo não deve ser usado em pacientes com uma alta suspeita de estenose intestinal.

Lista de técnicas endoscópicas

- Esofagogastroduodenoscopia (EGD): mais útil se o paciente apresentar sintomas gastrointestinais superiores.
- Colonoscopia: mais útil na suspeita de proctite ou colite por radiação.
- Enteroscopia (com balão único, balão duplo, em espiral): pode alcançar o intestino delgado mais distal (jejuno, íleo) do que a EGD, e fornece o benefício diagnóstico da obtenção de amostras de biópsia, se o diagnóstico estiver em dúvida.

Algoritmo 38.1 Diagnóstico de enterocolite crônica por radiação

Investigações de primeira linha:

- **Sintomas colônicos** (p. ex., diarreia, sangramento retal) → **Colonoscopia**
- **Sintomas inespecíficos** (p. ex., perda de peso, dor abdominal) → **CT/MRI de abdome ± enteróclise**
- **Sintomas gastrointestinais superiores** (p. ex., vômito, dor abdominal, distensão, dispepsia) → **Gastroscopia, exame com contraste do intestino delgado**

→ **Se o exame for negativo, reavaliar os sintomas e considerar uma investigação alternativa de primeira linha *versus* investigações de segunda linha**

Investigações de segunda linha:

- **Sintomas sugerem sangramento gastrointestinal/anemia** → **Enteroscopia, cápsula endoscópica**
- **Sintomas sugerem má absorção** (p. ex., diarreia/esteatorreia/perda de peso):
  - **Questionar a presença de supercrescimento bacteriano no intestino delgado**
  - **Questionar a presença de má absorção de carboidratos**
  - **Questionar a presença de má absorção de sais biliares**

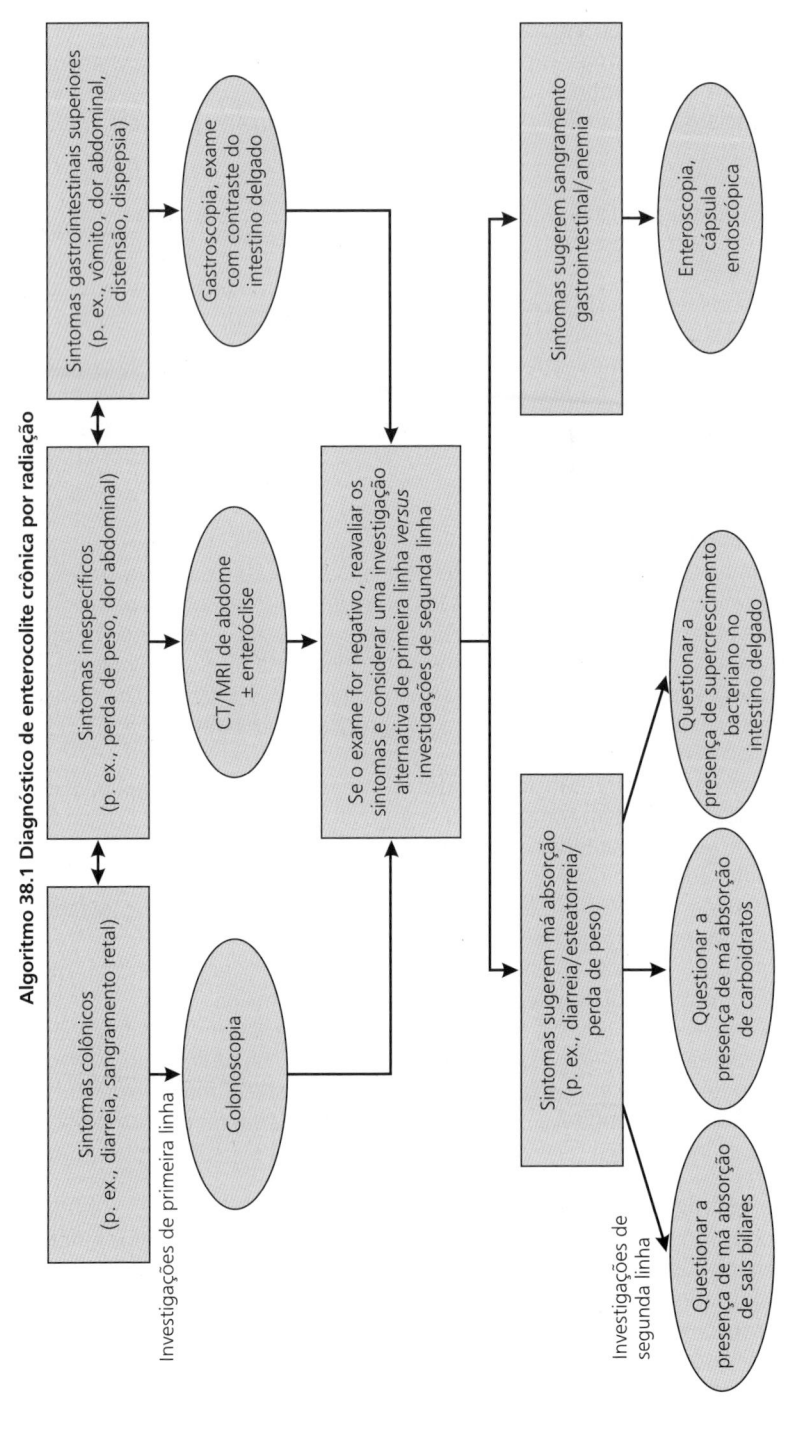

Fonte: Theis *et al.* 2010. Reproduzido com permissão de Elsevier.

Possíveis desvantagens/erros comuns relacionados com o diagnóstico da doença
- Visto que a enterite por radiação é uma doença relativamente incomum, a primeira desvantagem em seu diagnóstico é simplesmente a falta de reconhecimento. É importante incluir a enterite por radiação no diagnóstico diferencial de todos os pacientes apresentando sintomas gastrointestinais e um histórico de exposição à RT.
- O diagnóstico geralmente depende da interpretação da imagem radiológica, que pode variar de acordo com a competência do centro médico. Portanto, nos casos em que existe dúvida ou confusão sobre a interpretação radiológica, a revisão das imagens diretamente com o radiologista ou a obtenção da opinião de um especialista pode ajudar.

Seção 4: Tratamento (Algoritmo 38.2)

Lógica do tratamento (vide tabela: Tratamento)
- Visto que os sintomas da ARE geralmente se resolvem em 2–6 semanas após a conclusão da terapia, o tratamento é em grande parte de suporte. Em casos severos, a diarreia pode ser controlada com medicamentos como sulfassalazina e loperamida.
- O tratamento da CRE é direcionado ao controle de sintomas, otimizando o estado nutricional e reduzindo a inflamação. As opções terapêuticas podem ser divididas em nutricional, tratamentos médico e cirúrgico.
- O tratamento médico é, em grande parte, conservador e baseado nos sintomas. O ajuste dietético, junto com medicamentos que minimizam a diarreia (antidiarreicos, ligantes de ácidos biliares, antibióticos) é a base do tratamento conservador.
- Casos refratários severos, com sequelas clínicas ou subnutrição crônica e má absorção, podem necessitar de medidas mais drásticas, como oxigenoterapia hiperbárica, nutrição parenteral total (TPN) e cirurgia.
- O tratamento de ARP é de suporte, visto que a condição se resolve quando a radiação é descontinuada. O tratamento da CRP pode ser dividido em terapias médica, endoscópica e cirúrgica, com base nos sintomas e gravidade.

Quando hospitalizar
- Hemorragia gastrointestinal: sangramento grave, causando anemia sintomática e instabilidade hemodinâmica, deve induzir a hospitalização a fim de tratar o paciente com fluidos IV e produtos sanguíneos, e auxiliar com a hemostasia.
- Desidratação: se um paciente desenvolve perda volêmica grave secundária a um quadro de vômito e diarreia persistente, e é incapaz de manter seu equilíbrio hídrico e nutricional, então o mesmo deve ser hospitalizado para tratamento de suporte e, possivelmente, nutrição parenteral, se necessário.
- Obstrução de intestino delgado: pacientes com CRE e fibrose intestinal significativa podem desenvolver obstrução aguda do intestino delgado, especialmente quando consomem uma dieta rica em fibras, e podem necessitar serem hospitalizados para medidas de suporte e/ou cirúrgicas.
- Perfuração/peritonite: pacientes com CRE podem desenvolver perfuração decorrente de uma obstrução ou uma doença fistulante, necessitando de antibióticos IV e cirurgia para o controle da peritonite e infecções intra-abdominais.

Tratamento

- Conservador
  - O tratamento da ARE e da proctite consiste amplamente na infusão de fluidos IV e reposição de eletrólitos, visto que os sintomas são autolimitantes e se resolvem com o término da RT.
- Médico
  - Aminossalicilatos:
    - Em ensaios controlados randomizados, foi demonstrado que o tratamento com 500 mg de sulfassalazina por via oral, duas vezes ao dia, reduz a incidência de ARE.
    - Entretanto, medicamentos 5-ASA, como a sulfassalazina e a mesalamina, apresentam resultados inconsistentes, não exibindo um benefício definitivo de seu uso na CRE.
  - Antidiarreicos:
    - Baseado em indícios casuais, agentes, como a loperamida e o difenoxilato/atropina, podem ser eficazes no controle de diarreia em casos severos de ARE.
    - Em ensaios controlados randomizados, foi demonstrado que o tratamento com 3 mg de loperamida por via oral, duas vezes ao dia, reduz a frequência das fezes, o trânsito intestinal e melhora a absorção de ácidos biliares em pacientes com CRE.
  - Sequestradores de ácidos biliares:
    - Em múltiplas séries de casos, foi demonstrado que 4–16 g de colestiramina, ingeridos junto com as refeições, melhoram os sintomas diarreicos em pacientes com CRE e evidência de má absorção de ácidos biliares.
  - Antibióticos:
    - Antibióticos podem ser usados com grande sucesso naqueles com supercrescimento bacteriano. No entanto, pode haver recidiva do supercrescimento bacteriano, sendo necessários múltiplos ciclos de antibióticos e/ou rotação de antibióticos a fim de manter a condição sob controle. Também é necessário cuidado com os efeitos colaterais dos antibióticos, bem como com o aumento no risco de subsequentes infecções, como a colite por *Clostridium difficile*.
    - Especificamente, um estudo de séries de casos em pacientes com CRE demonstrou que um curso de 7–10 dias de metronidazol (400 mg por via oral, três vezes ao dia) e doxiciclina (100 mg/dia por via oral) resultou em uma melhora significativa dos sintomas clínicos.
    - Na CRP, foi demonstrado que o metronidazol (500 mg por via oral, três vezes ao dia) e ciprofloxacina (500 mg por via oral, duas vezes ao dia) diminuíram de modo significativo a ocorrência de sangramento, ulceração e diarreia.
  - Enemas:
    - Em ensaios randomizados, foi demonstrado que enemas de butirato de sódio (80 mL/dia via retal) aceleram a resolução em pacientes com ARP.
    - Em ensaios randomizados controlados foi demonstrado que enemas de esteroides (20 mg de prednisolona via retal, duas vezes ao dia) resultam em uma melhora significativa nos sintomas clínicos em pacientes com CRP.
    - Foi demonstrado que enemas de sucralfato (2 g via retal, duas vezes ao dia) produzem resultados benéficos em até 77% dos pacientes após 4 semanas de tratamento, e podem ser mais eficazes do que os enemas de esteroides em pacientes com CRP.
    - Formaldeído em várias doses tem sido usado com sucesso em pacientes com CRP.
- Nutricional
  - Estudos retrospectivos demonstraram que dietas ricas em fibras, lactose e gordura podem estar associadas a sintomas gastrointestinais em pacientes com CRE. No entanto, existe um número limitado de estudos prospectivos corroborando o papel

do ajuste dietético na melhora dos resultados clínicos. Apesar disso, alguns autores recomendam evitar alimentos ricos em fibras, visto que isso pode reduzir a diarreia.
- TPN tem sido utilizada com bastante sucesso em pacientes com CRE grave. Um estudo menor comparou a TPN à terapia cirúrgica e demonstrou uma vantagem substancial da TPN sobre a cirurgia na autonomia nutricional e sobrevida em 5 anos.

- Endoscópico
  - Sangramento é a complicação mais comum para qual a terapia endoscópica é utilizada em pacientes com CRP. Para controlar o sangramento, a endoscopia possibilita a aplicação direta de cauterização com diversos dispositivos. Geralmente é necessária mais de uma sessão, com um intervalo de tempo suficiente entre as sessões, para que o tecido se cicatrize.
    > Sondas bipolares e aquecidas estão prontamente disponíveis na maioria dos centros de endoscopia, e podem ser utilizadas com bastante segurança e eficácia. O uso desta técnica pode ser tedioso, contudo, quando uma grande área de mucosa está envolvida.
    > Coagulação por plasma de argônio (APC) é um cautério que funciona transmitindo energia de alta frequência ao tecido através de gás ionizado. É simples de usar e permite que o endoscopista cauterize mais facilmente uma área de superfície maior. A técnica é geralmente segura e eficaz, e alguns recomendam seu uso como tratamento de primeira linha.
  - A intervenção endoscópica também pode ser utilizada em pacientes com CRE para dilatação da estenose.

- Cirúrgico
  - Aproximadamente um terço dos pacientes com CRE precisará de cirurgia para o controle de suas doenças. O intestino delgado é mais comumente afetado do que o cólon.
  - Indicações comuns para a cirurgia incluem obstruções, que ocorrem em 0,8–1,3% dos indivíduos, e fístulas, que ocorrem em 0,6–4,8%.
  - Embora haja controvérsia quanto ao procedimento cirúrgico ideal a ser realizado nesses pacientes, estudos recentes apoiam a ressecção completa da doença envolvida, quando possível, para remover uma fonte potencial de complicações sépticas, recidivas da doença e melhorar o prognóstico dos pacientes.
  - Em pacientes com CRP, a cirurgia é geralmente usada como último recurso por não ser uma tarefa fácil, pois os pacientes geralmente apresentam uma grande quantidade de fibrose, aderências e lesão por radiação em outros tecidos adjacentes. Como resultado, complicações cirúrgicas são comuns. Os procedimentos cirúrgicos incluem ressecção do tecido lesionado, estenoplastia, derivação e até mesmo proctectomia em casos selecionados.

- Outros
  - Acredita-se que a oxigenoterapia hiperbárica aumente a cicatrização intestinal por meio da redução da produção de radicais livres e aumento da angiogênese intestinal. Neste procedimento, oxigênio a 100% é fornecido a uma pressão superior à da pressão atmosférica. Esta técnica resulta em um aumento drástico na pressão parcial do oxigênio nos tecidos do corpo. Algumas séries de casos e relatos clínicos relataram melhora nos sintomas clínicos e redução no sangramento gastrointestinal com esta intervenção em pacientes com CRE. Entretanto, os dados são limitados, e a técnica não está amplamente disponível.
  - A oxigenoterapia hiperbárica também demonstrou potencial como um tratamento para CRP.

Tabela de tratamento

Tratamento	Comentário
Conservador: Fluidos IV e reposição de eletrólitos	Pacientes com ARE e CRE leve
Médico: 500 mg de sulfassalazina, PO, duas vezes ao dia	Tratamento e prevenção de ARE severa
3 mg de loperamida, PO, duas vezes ao dia	CRE com diarreia severa
4–16 g de colestiramina, PO, com refeições	CRE com evidência de má absorção de ácidos biliares e diarreia
400 mg de metronidazol, PO, 3 vezes ao dia e 100 mg/dia de doxiciclina, PO	CRE com suspeita de supercrescimento bacteriano
500 mg de metronidazol, PO, duas vezes ao dia e/ou 500 mg de ciprofloxacina, PO, duas vezes ao dia	CRP severa
Enemas de butirato de sódio (80 mL via retal, uma vez ao dia)	ARP severa
Enema de prednisolona, 20 mg via retal, duas vezes ao dia	CRP severa
Enema de sucralfato, 2 g via retal, duas vezes ao dia Preparações de formaldeído	
Nutricional: Ajuste dietético (dieta pobre em fibras e lactose)	CRP com sintomas predominantes de diarreia e distensão
TPN	CRP com severa subnutrição e má absorção
Endoscópico: Hemostasia (APC, eletrocautério bipolar)	Sangramento relacionado com a CRP
Dilatação de estenose	Doença estenosante relacionada com a CRE
Cirúrgico: Ressecção de intestino delgado, lise de aderências e procedimentos de derivação	Complicações anatômicas relacionadas com a CRE (obstrução, doença fistulante) ou doença clinicamente refratária
Proctectomia, estenoplastia, derivação	CRP refratária à terapia clínica e endoscópica
Outros: Oxigenoterapia hiperbárica	CRE e CRP clinicamente refratárias

Algoritmo 38.2 Tratamento da enterite por radiação

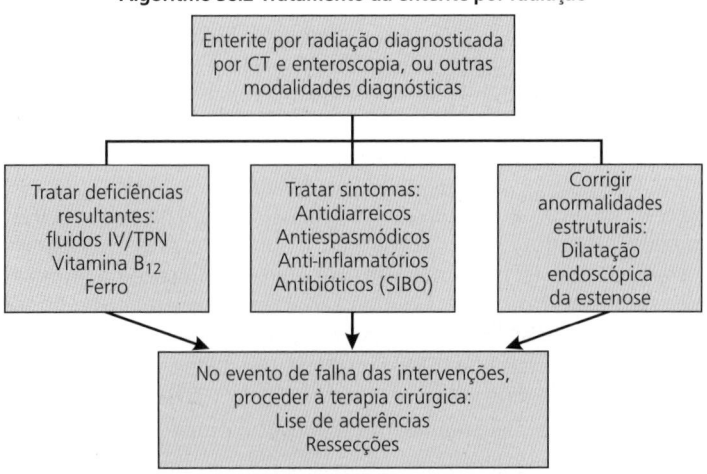

Enterite por radiação diagnosticada por CT e enteroscopia, ou outras modalidades diagnósticas

- Tratar deficiências resultantes: fluidos IV/TPN Vitamina B_{12} Ferro
- Tratar sintomas: Antidiarreicos Antiespasmódicos Anti-inflamatórios Antibióticos (SIBO)
- Corrigir anormalidades estruturais: Dilatação endoscópica da estenose

No evento de falha das intervenções, proceder à terapia cirúrgica:
Lise de aderências
Ressecções

Prevenção/tratamento de complicações

- Na CRP, foi demonstrado que aplicações de formaldeído induzem uma necrose coagulativa. Seu uso pode resultar em cicatrização, estenose e formação de fístula, necrose intestinal e septicemia, podendo ser necessária uma intervenção cirúrgica para reparo.
- O uso de terapia endoscópica a *laser* (Nd:YAG e APC) foi associado à ulceração e perfuração da mucosa. Portanto, a quantidade de energia e o contato com a mucosa devem ser o menor possível para evitar complicações.
- Na CRE, a ressecção cirúrgica do intestino delgado está associada à morbidade em 30% dos casos e a deiscências anastomóticas em 10%. Repetição da cirurgia pode ser necessária em até 60% dos pacientes. Portanto, essa via terapêutica deve ser realizada apenas em casos refratários por um cirurgião experiente.

Seção 5: Populações Especiais

Não aplicável para este tópico.

Seção 6: Prognóstico

> **PONTOS PRINCIPAIS/PÉROLAS CLÍNICAS**
> - O prognóstico de pacientes com enterite por radiação pode variar, visto que esta é uma doença progressiva que depende de múltiplos fatores do paciente e fatores relacionados com o tratamento.
> - Normalmente, a ARE e a proctite apresentam prognósticos clínicos favoráveis com baixa mortalidade, mas até 20% dos pacientes desenvolvem doença crônica.
> - Recidiva do câncer é responsável pela maioria das mortalidades precoces em pacientes com CRE, mesmo em pacientes sob terapia com TPN.
> - Aqueles pacientes que permanecem em remissão, as taxas de sobrevida em 5 anos são de aproximadamente 70%, com uma alta probabilidade de sintomas gastrointestinais crônicos.

História natural da doença não tratada

- Embora muitos pacientes sendo submetidos à RT não relatem sintomas gastrointestinais, a maioria sofrerá alterações permanentes da função intestinal.
- Aproximadamente 90% dos pacientes tratados com RT desenvolverão uma alteração permanente nos hábitos intestinais; 20-30% caracterizarão suas alterações na qualidade de vida como severas, por causa destes efeitos gastrointestinais.

Prognóstico para pacientes tratados

- A incidência precisa de efeitos crônicos após a RT pélvica abdominal com subsequente tratamento é desconhecida; contudo, um número aceito é de, pelo menos, 5%, com incidências mais elevadas sendo citadas na literatura.

Seção 7: Leitura Sugerida

Perrakis N, Athanassiou E, Vamvakopoulou D, *et al.* Practical approaches to effective management of intestinal radiation injury: Benefit of resectional surgery. World J Gastroenterol 2011;17:4013-6

Song DY, Lawrie WT, Abrams RA, *et al.* Acute and late radiotherapy toxicity in patients with inflammatory bowel disease. Int J Radiat Oncol Biol Phys 2001;51:455

Theis VS, Sripadam R, Ramani V, *et al.* Chronic radiation enteritis. Clin Oncol (R Coll Radiol) 2010;22:70-83

Zhu W, Gong J, Li Y, et al. A retrospective study of surgical treatment of chronic radiation enteritis. J Surg Oncol 2012;105:632–6

Zimmerer T, Bocker U, Wenz F, et al. Medical prevention and treatment of acute and chronic radiation induced enteritis-is there any proven therapy? A short review. Z Gastroenterol 2008;46:441–8

Seção 8: Diretrizes
Não aplicável para este tópico.

Seção 9: Evidência
Não aplicável para este tópico.

Seção 10: Imagens
Não aplicável para este tópico.

Material adicional para este capítulo pode ser encontrado *on-line* em:
www.mountsinaiexpertguides.com
A senha de acesso é a palavra Dysphagia.
Inclui um estudo de caso com perguntas de múltipla escolha, e os códigos da ICD.

CAPÍTULO 39

Clostridium difficile

Gerald Friedman
Dr. Henry D. Janowitz Division of Gastroenterology, Icahn School of Medicine at Mount Sinai, New York, NY, USA

PONTOS PRINCIPAIS
- *Clostridium difficile* é um bacilo anaeróbico, Gram-positivo, formador de esporos que causa diarreia associada a antibiótico e flora bacteriana alterada que pode levar à colite pseudomembranosa.
- *C. difficile* libera duas exotoxinas potentes, enterotoxina A e citotoxina B, que medeiam colite e diarreia; uma raça hipervirulenta, NAP1/Bl/027, foi implicada em surtos recentes de colite.
- Fatores de risco incluem idade avançada, imunossupressão, exposição a antibióticos, inibição de ácido gástrico, quimioterapia, doença intestinal inflamatória, gravidez e estado pós-parto e duração da hospitalização.
- Manifestações clínicas variam desde diarreia branda e dor abdominal até doença fulminante associada a leucocitose, choque, megacólon tóxico e óbito.
- Tratamento inclui descontinuação do antibiótico precipitador, líquido e eletrólitos intravenosos para suporte, e antibióticos apropriados, incluindo metronidazol, vancomicina ou fidixomina, bem como agentes adjuntivos, incluindo imunoglobulina intravenosa, anticorpos monoclonais antitoxina e agentes quelantes. Inibidores de bomba de prótons, antidiarreicos, narcóticos e anticolinérgicos devem ser evitados.
- Infecção recorrente pode ocorrer em > 20% dos casos e deve ser tratada com uma série repetida de antibióticos.
- Medidas preventivas incluem isolamento em quarto individual com banheiro pessoal, lavagem das mãos com sabão e água, proteção com luvas e avental, equipamento médico descartável e cloração das superfícies dentro do quarto.

Seção I: Histórico

Definição da doença
- *Clostridium difficile* é uma bactéria infecciosa que causa colite associada a antibiótico colonizando o cólon depois que as bactérias comensais foram alteradas por terapia antibiótica prévia. O espectro da doença varia de diarreia branda à diarreia fulminante grave, febre, leucocitose, dor abdominal e distensão.

Incidência/prevalência
- *C. difficile* é a causa mais comum de colite associada a antibiótico e tipicamente é adquirido em hospital.

- Ele ocorre em 8–10% dos pacientes hospitalizados e é responsável por 20–30% dos casos de diarreia adquirida em hospital.
- A frequência e gravidade de *C. difficile* aumentaram significativamente, nacional e internacionalmente, em parte se relacionando com a nova raça virulenta NAP/BI/027.

Impacto econômico
- Custos intra-hospitalares aumentaram dramaticamente por causa da necessidade de isolamento dos pacientes, requisitos de enfermagem aumentados, hospitalizações prolongadas, complicações aumentadas e possível necessidade de colectomia.

Etiologia
- *C. difficile* é um bacilo anaeróbico, Gram-positivo, formador de esporos, que causa diarreia associada a antibiótico que pode levar à colite pseudomembranosa.
- A doença é disseminada pela via fecal–oral.
- Três principais riscos para infecção por *C. difficile* (CDI): idade avançada, exposição a antibiótico e hospitalização.

Patologia/patogênese
- A doença clínica pode variar de diarreia branda a uma doença florida que ameaça a vida. A infecção pode ocorrer dentro de 2–3 dias de exposição, apresentando-se com dor abdominal em cãibra, náusea, anorexia, febre e mal-estar. Diarreia profusa e colite pseudomembranosa podem-se seguir. Esta última pode ser associada a leucocitose, hipoalbumineia e proteína C-reativa (C-RP) elevada. Pode haver estreitamento da luz do cólon por uma mucosa gravemente edematosa com formação de placas.

Fatores de risco
- Fatores de risco intra-hospitalares incluem idade acima de 65 anos, sexo masculino, imunodeficiência, extensão aumentada da permanência no hospital, medicações narcóticas e/ou antidiarreicas, uso de inibidores de bomba de prótons, quimioterapia antineoplásica, uso prolongado de antibióticos, múltiplas comorbidades e uso de fluoroquinolonas.
- Fatores de risco na comunidade incluem gravidez e estado periparto em mulheres, estado imune diminuído, doença intestinal inflamatória e residência em instituição de abrigo.

Seção 2: Prevenção
- Estratégias de triagem incluem observação cuidadosa da função intestinal dos pacientes que estão recebendo terapia antibiótica. Os pacientes, particularmente os idosos e os pacientes com doença intestinal inflamatória, desenvolvendo diarreia devem ter as fezes examinadas quanto às toxinas A e B. Em um contexto de pacientes externos, pacientes grávidas e periparto desenvolvendo diarreia devem ser triadas quanto a toxinas também (mesmo se não tiverem sido expostas a antibióticos). Pacientes em abrigos que desenvolverem diarreia devem ser triados para evitar disseminação rápida de CDI para outros indivíduos idosos.

Prevenção primária
- Experiências randomizadas, duplamente cegas, controladas com placebo com um probiótico multirracial contendo *Lactobacillus acidophilus C1285* e *Lactobacillus casei LBC80R* reduziram significativamente a incidência de diarreia associada a antibiótico e colite por *C. difficile*.

- Uso prudente de antimicrobianos, prescrevendo duração mais curta de terapia, evitando antibióticos de amplo espectro, restringindo antibióticos intravenosos, uso de datas de suspensão automática e empregando farmacêuticos especialistas em antibióticos.
- Interrupção de vias de transmissão lavando as mãos com sabão e água, isolamento dos pacientes, uso de equipamento médico descartável e o uso de luvas e aventais.
- Desinfecção do ambiente intra-hospitalar, agentes de limpeza clorantes.

Prevenção secundária
- Relevante para CDI recorrente – inclui restauração aumentada por probiótico das bactérias comensais alteradas, assim reduzindo a possibilidade de recidiva.

Seção 3: Diagnóstico (Algoritmo 39.1)
- Diagnóstico deve ser suspeitado em qualquer paciente desenvolvendo diarreia clinicamente importante dentro de 2 meses do uso de um antibiótico ou dentro de 3 dias de admissão no hospital. Diarreia clinicamente importante é definida como três ou mais evacuações soltas diariamente durante pelo menos 2 dias.
- Exame pode revelar distensão abdominal, dor à palpação e febre.

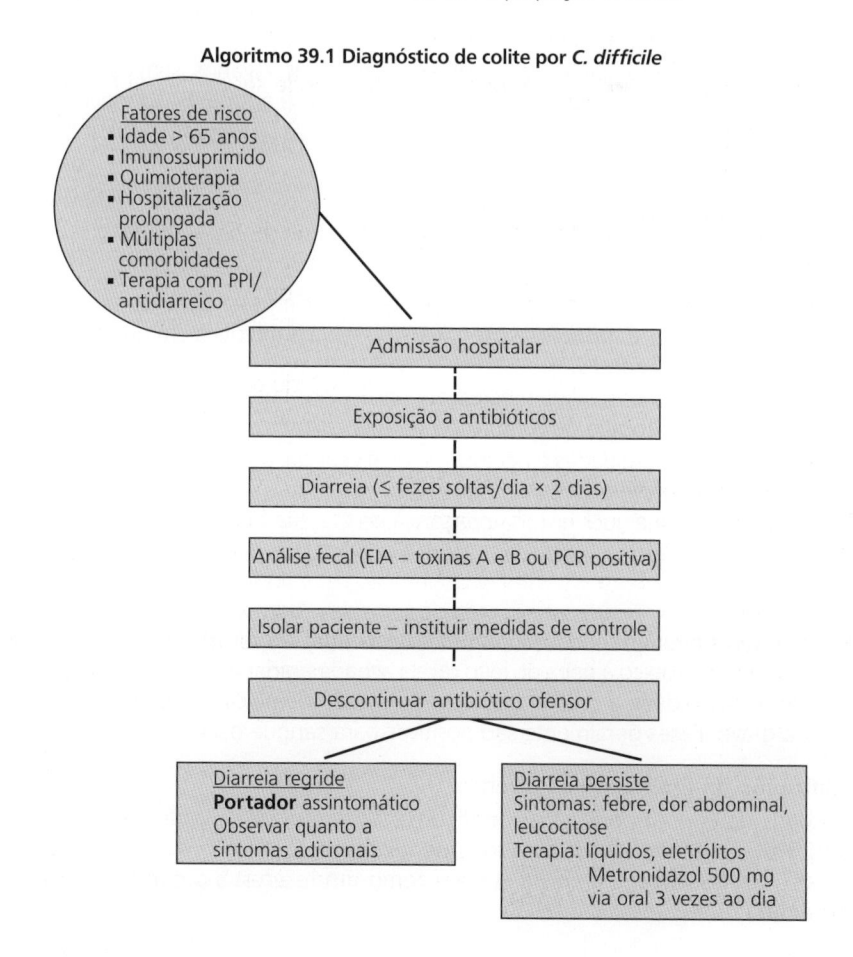

Algoritmo 39.1 Diagnóstico de colite por *C. difficile*

Fatores de risco
- Idade > 65 anos
- Imunossuprimido
- Quimioterapia
- Hospitalização prolongada
- Múltiplas comorbidades
- Terapia com PPI/antidiarreico

Admissão hospitalar
↓
Exposição a antibióticos
↓
Diarreia (≤ fezes soltas/dia × 2 dias)
↓
Análise fecal (EIA – toxinas A e B ou PCR positiva)
↓
Isolar paciente – instituir medidas de controle
↓
Descontinuar antibiótico ofensor

Diarreia regride
Portador assintomático
Observar quanto a sintomas adicionais

Diarreia persiste
Sintomas: febre, dor abdominal, leucocitose
Terapia: líquidos, eletrólitos
Metronidazol 500 mg via oral 3 vezes ao dia

- Testagem quanto a C. *difficile* ou suas toxinas deve ser efetuada e confirmada somente em fezes diarreicas. Testagem por imunoensaio enzimático (EIA) para toxinas A e B de C. *difficile* e reação em cadeia de polimerase (PCR) são rápidas e sensíveis.

Diagnóstico diferencial
- Múltiplas outras causas de diarreia, tanto infecciosas quanto não infecciosas, não possuem associação prévia a antibióticos e são identificadas por padrões históricos específicos, cultura diagnóstica e, quanto a algumas etiologias, enfermidades autolimitadas.
- No hospital: incluir bacterianas (p. ex., infecção por *Salmonella* e criptosporidial) e virais (infecção norovírus).
- Diferencial da comunidade — veja Capítulo 4.

Apresentação típica
- Apresentação intra-hospitalar: paciente idoso (> 65 anos) com uma história de exposição a um antibiótico dentro dos últimos 2 meses agora se apresentando com diarreia aquosa por 2–3 dias em associação à dor abdominal em cãibra e febre. O paciente está anoréxico e nauseado. Investigações laboratoriais revelam leucocitose, C-RP elevada e hipoalbuminemia. Exame de fezes é positivo para toxinas A e B ou PCR de C. *difficile*. Exame sigmoidoscópico em sala de isolamento revela mucosa colônica gravemente edematosa com formação de placas (Figuras 39.1 e 39.2).
- Apresentação na comunidade: uma mulher pós-parto de 28 anos, sem exposição prévia à antibioticoterapia se apresenta com diarreia aquosa aguda, 8–10 evacuações ao dia, em associação à dor abdominal em cãibra, e febre de baixo grau. Análise das fezes é positiva para toxinas A e B de C. *difficile*.

Diagnóstico clínico

História
- Características-chave incluem a idade do paciente (pacientes > 65 anos são mais propensos a desenvolver C. *difficile*) e exposição à terapia antibiótica em qualquer tempo dentro dos últimos 2 meses.
- História deve obter uso atual de medicação, particularmente quaisquer imunossupressores, inibidores de bomba de prótons ou terapia corticosteroide.
- Uma revisão de comorbidades é necessária, com especial atenção para doença intestinal inflamatória e gravidez recente.
- História alérgica e qualquer história pregressa de CDI são importantes.
- Uma história de nutrição, incluindo perda de peso e ingestão de alimento e água, é essencial.

Exame físico
- Dor abdominal inferior à palpação, febre e desidratação branda podem ser notadas. Exame sigmoidoscópico à beira do leito revela achados variando desde eritema brando em focos e friabilidade a edema marcado, formação de placas, e colite pseudomembranosa grave. Fezes geralmente são positivas para sangue oculto.

Classificação da gravidade da doença
- Gravidade da doença pode variar desde um estado portador assintomático, uma vez que 20% dos adultos hospitalizados que eliminam C. *difficile* nas suas fezes não tenham diarreia. Estes indivíduos servem como um reservatório para contaminação ambiental.

- Casos mais brandos têm diarreia de baixo grau e poucos sintomas sistêmicos, febre de baixo grau, poucas cãibras e mínima leucocitose. Biópsias mucosas do cólon revelam alterações inflamatórias limitadas ao epitélio superficial e lâmina própria com poucos abscessos crípticos.
- Casos avançados têm episódios diarreicos aumentados (> 10–15 evacuações/dia), dor abdominal mais grave, febre e leucocitose em média de 15.000 células/μL. Biópsias da mucosa mostram destruição glandular grave, abscessos crípticos e secreção aumentada de muco.
- Colite fulminante apresenta-se com dor abdominal inferior grave, distensão, diarreia acentuada, hipovolemia, acidose láctica, hipoalbuminemia e megacólon tóxico, que pode levar à perfuração. Leucocitose acima de 30.000 células/μL é um mau sinal prognóstico. Histopatologia revela necrose intensa, comprometendo espessura total da mucosa com pseudomembranas confluentes.

Diagnóstico laboratorial
- Hemograma completo
  - Anemia (microcítica, hipocrômica) como resultado de perda sanguínea secundária à colite.
  - Leucocitose (neutrófilos elevados) secundária à inflamação.
- Bioquímica
  - Hipoalbuminemia (secundária à perda de proteína/diarreia).
  - Estado de volume anormal e eletrólitos alterados (hipovolemia, acidose láctica).
  - C-RP e velocidade de eritrossedimentação (elevação secundária à inflamação).
- Exame de fezes
  - Sangue oculto nas vezes positivo (perda sanguínea secundária à colite).
  - Leucócitos fecais.
  - Teste para toxinas A e B efetuado só em fezes diarreicas.
  - EIA é rápido, mas menos sensível do que ensaio de citotoxina celular.
  - Teste PCR é rápido, sensível e específico.
  - Testagem repetida durante mesmo episódio de diarreia é de valor limitado.
- Imagem
  - Radiografias simples podem ser úteis para determinar megacólon tóxico ou perfuração.
  - CT do abdome em pacientes com colite pseudomembranosa revela espessamento da parede do cólon.

Potenciais armadilhas/erros comuns no diagnóstico
- Deixar de testar fezes para C. difficile em pacientes com leucocitose inexplicada, mesmo na ausência de diarreia.
- Deixar de usar somente fezes diarreicas para testagem de toxinas A e B, exceto na presença de íleo quando swabs podem ser aceitáveis.
- Terapia empírica sem testagem diagnóstica é inapropriada, se testes diagnósticos forem disponíveis; entretanto, quando CDI grave ou complicada for suspeitada, tratamento empírico deve ser iniciado.
- Deixar de reconhecer C. difficile como causa de diarreia aumentada em pacientes com doença intestinal inflamatória (IBD), mesmo se não hospitalizados. Consideração deve ser dada a testar quanto a C. difficile em todas as novas exacerbações diarreicas de IBD.
- Deixar de testar mulheres grávidas e periparto que desenvolvam diarreia por C. difficile.
- Deixar de diagnosticar e tratar recidiva ou reinfecção após completamento da série inicial de terapia.

Seção 4: Tratamento (Algoritmo 39.2)
Bases do tratamento
- O objetivo principal é começar tratamento tão logo o diagnóstico seja confirmado. Se testes diagnósticos não forem disponíveis, quando CDI grave ou complicada for suspeitada, terapia empírica deve ser iniciada. Se o ensaio de toxina nas fezes for negativo, a decisão de começar terapia deve ser individualizada à luz de ocasionais raros testes falso-negativos.
- Sequência gradativa de tratamento:
  - Descontinuar terapia com o agente antibiótico incitador tão logo seja possível.
  - Metronidazol é a droga de escolha para o episódio inicial de CDI branda ou moderada. O esquema é 500 mg via oral 3 vezes ao dia durante 10–14 dias. A exceção é a presença da raça virulenta NAP1/BI/027, que pode ser resistente ao metronidazol. Vancomicina via oral em um esquema de 125 mg 4 vezes ao dia durante 10–14 dias deve ser usado em substituição.
  - Vancomicina é a droga de escolha para um episódio inicial de CDI grave. O esquema é 125 mg via oral 4 vezes ao dia durante 10–14 dias.
  - Vancomicina via oral (via retal se íleo estiver presente), com ou sem metronidazol intravenoso, é o esquema de escolha para CDI complicada grave. A posologia de vancomicina é 500 mg via oral 4 vezes ao dia, e 500 mg em 100 mL de soro fisiológico por via retal a cada 6 horas como enema de retenção. A posologia de metronidazol é 500 mg IV a cada 8 horas.
  - Consulta cirúrgica deve ser obtida precocemente no curso de CDI complicada grave. Colectomia deve ser considerada em pacientes gravemente enfermos. O estado clínico do paciente, lactato sérico elevado subindo a 5 mmol/L, leucócitos elevando-se a 50.000 células/µL são associados à mortalidade perioperatória aumentada. Se inter-

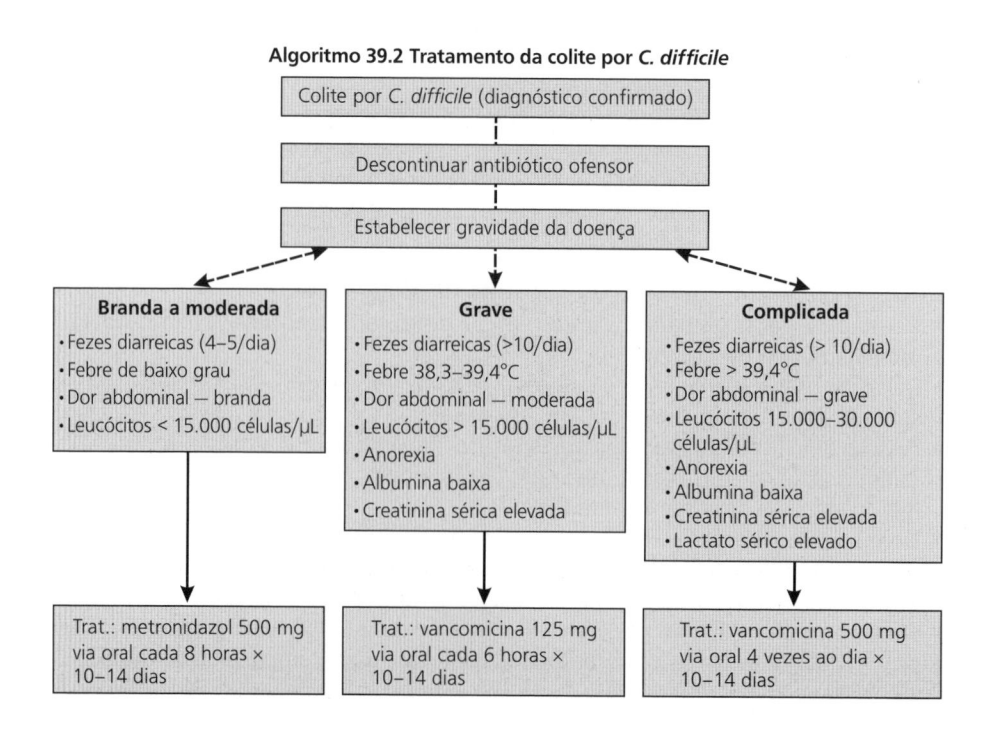

Algoritmo 39.2 Tratamento da colite por *C. difficile*

Colite por *C. difficile* (diagnóstico confirmado)
↓
Descontinuar antibiótico ofensor
↓
Estabelecer gravidade da doença

Branda a moderada	Grave	Complicada
• Fezes diarreicas (4–5/dia) • Febre de baixo grau • Dor abdominal — branda • Leucócitos < 15.000 células/µL	• Fezes diarreicas (>10/dia) • Febre 38,3–39,4°C • Dor abdominal — moderada • Leucócitos > 15.000 células/µL • Anorexia • Albumina baixa • Creatinina sérica elevada	• Fezes diarreicas (> 10/dia) • Febre > 39,4°C • Dor abdominal — grave • Leucócitos 15.000–30.000 células/µL • Anorexia • Albumina baixa • Creatinina sérica elevada • Lactato sérico elevado
Trat.: metronidazol 500 mg via oral cada 8 horas × 10–14 dias	Trat.: vancomicina 125 mg via oral cada 6 horas × 10–14 dias	Trat.: vancomicina 500 mg via oral 4 vezes ao dia × 10–14 dias

venção cirúrgica for indicada, é recomendada uma colectomia subtotal com preservação retal.
- Tratamento da primeira recorrência de CDI é geralmente o mesmo esquema que o episódio inicial, estratificado pela gravidade da doença, conforme assinalado anteriormente.
- Tratar uma segunda ou mais tardia recorrência de CDI com vancomicina usando um esquema gradativo ou de pulsoterapia. Isto utiliza vancomicina via oral 125 mg 4 vezes ao dia por 10 dias, seguido por 125 mg duas vezes ao dia por 7 dias; a seguir 125 mg cada 3 dias por 2–8 semanas. Um probiótico como *Saccharomyces boulardii* ou *Lactobacillus* GG pode ser adicionado a este esquema até a vancomicina ser descontinuada.

Outras considerações terapêuticas
- Novos antibióticos, terapia com anticorpo monoclonal dirigido contra toxina A ou B de *C. difficile*, imunoglobulina intravenosa e transplantação de microbiota fecal (FMT) recentemente foram propostos como terapia primária ou adjuntiva.
- Experiências de fase III de fidaxomicina demonstram que ela é tão efetiva quanto vancomicina em uma posologia de 200 mg 2 vezes ao dia. Este agente recebeu uma recomendação do comitê consultivo anti-infeccioso da FDA, e está aprovado para tratamento de diarreia associada a *C. difficile*.
- FMT envolve infusão de flora bacteriana obtida das fezes de um doador sadio para reverter o desequilíbrio bacteriano responsável pela natureza recorrente da infecção. Fezes de doador são colhidas de um membro da família que foi testado quanto a patógenos bacterianos, virais e parasitários. As fezes são misturadas com soro fisiológico estéril e aplicadas por um tubo nasogástrico, colonoscopicamente ou por clister de retenção. Resultados publicados de pacientes que tiveram falha com terapia precedente relatam respostas dramáticas.

Quando hospitalizar
- Pacientes idosos (> 60 anos) com múltiplas comorbidades, pacientes imunossuprimidos e aqueles com IBD devem ser considerados para hospitalização quando *C. difficile* for diagnosticado, dado o risco aumentado de doença complicada.
- Pacientes com doença grave, incluindo febre, albumina < 2,5 mg/dL, leucócitos > 15.000 células/μL, evidência endoscópica de colite pseudomembranosa.
- Pacientes com complicações agudas de CDI, incluindo toxicidade sistêmica, febre, íleo, megacólon tóxico, suspeita de perfuração, diarreia profusa, desidratação, leucocitose, creatinina elevada e hipotensão.

Tratamento do paciente hospitalizado
- Descontinuar agente antimicrobiano implicado.
- Instituir tratamento suportivo: hidratação e reposição de eletrólitos.
- Evitar agentes antidiarreicos, incluindo medicações narcóticas.
- Começar vancomicina, 125–250 mg via oral 4 vezes ao dia.
- Monitorar estritamente a resposta clínica.
- Manter controle de infecção: quarto privativo com banheiro, precauções de barreira, higiene das mãos com sabão e água, termômetros retais descartáveis, luvas e capotes.
- Resposta retardada (falta de resposta clínica dentro de 72 horas) e doença crítica: aumentar vancomicina para 500 mg 4 vezes ao dia. Adicionar imunoglobulina intravenosa 400 mg/kg peso corporal, consulta cirúrgica quanto a possível colectomia especialmente para leucócitos > 30.000 células/μL, sepse, choque ou insuficiência renal.

- Se incapaz de tomar medicações pela boca, dar metronidazol 500 mg IV 4 vezes ao dia e vancomicina 500 mg cada 6 horas por enema de retenção ou tubo nasogástrico.

Prevenção/tratamento de complicações
- Toxicidade sistêmica pode ser seguida por íleo, megacólon tóxico e perfuração. Monitoramento cuidadoso do paciente, aumento da posologia de vancomicina, adição de metronidazol intravenoso e imunoglobulina intravenosa e consulta cirúrgica precoce estão indicados.
- Colite por *C. difficile* recorrente pode ocorrer dentro de dias da descontinuação da terapia com vancomicina ou metronidazol. Reinfecção geralmente ocorre com a mesma cepa; o paciente deve ser tratado com o esquema inicial.
- Considerar FMT para pacientes que falharam em responder a séries prévias de terapias antibiótica e adjuntiva.

PÉROLAS CLÍNICAS
- Descontinuar terapia com o agente antimicrobiano incitador e dar terapias hídrica e eletrolítica suportivas.
- Metronidazol é a droga de escolha para o episódio inicial de CDI brando a moderado (500 mg via oral 3 vezes ao dia).
- Vancomicina é a droga de escolha para um episódio inicial de CDI grave (125 mg 4 vezes ao dia durante 10–14 dias).
- Dar aos pacientes com íleo vancomicina oral 500 mg 4 vezes ao dia, metronidazol 500 mg cada 8 horas, e vancomicina por via retal 500 mg em 100 mg de soro fisiológico cada 6 horas.
- Obter consulta cirúrgica precocemente em pacientes não respondendo à medicação antibiótica.
- Tratar primeira recorrência de CDI com o mesmo esquema que o episódio inicial.
- Tratar a segunda ou mais tardia recorrência de CDI com vancomicina usando um esquema de doses diminuindo ou pulsoterapia.

Seção 5: Populações Especiais

Gravidez
- Pacientes grávidas e periparto desenvolvendo diarreia devem ser cuidadosamente monitoradas quanto a CDI; *C. difficile* pode ocorrer na ausência de terapia antibiótica precedente.

Crianças
- Nenhum tratamento é indicado para crianças que são portadoras assintomáticas de *C. difficile*.
- Metronidazol é a droga de escolha para crianças e adolescentes com doença moderada por *C. difficile*. A dose é de 30 mg/h via oral dividida em 4 doses, máximo 2 g/dia.
- Doença grave em crianças exige suportes hídrico e eletrolítico e vancomicina 40 mg/kg/dia via oral em 4 doses divididas, máximo 500 mg/dia.

Idosos
- Atenção particular deve ser dada aos pacientes mais velhos por causa da sua resposta imune diminuída. Tratar prontamente e monitorar estritamente quanto à progressão de atividade inflamatória.

- Com CDI grave, aumentar a dose de vancomicina para 500 mg 4 vezes ao dia, acrescentando imunoglobulina intravenosa adjuntiva. Obter consulta cirúrgica precocemente no curso da doença.

Seção 6: Prognóstico

- Primeira linha de terapia para CDI branda ou moderada consiste em metronidazol oral 500 mg 3 vezes ao dia ou vancomicina oral 125 mg 4 vezes ao dia durante 10–14 dias. Taxas de cura inicial aproximam-se de 90–98%;
- Recorrência ocorre em aproximadamente 25% dos casos após tratamento inicial efetivo. Mais de 50% dos episódios recorrentes são pela raça original. Repetição do mesmo tratamento que o usado inicialmente é geralmente efetiva. Uma segunda recorrência exige terapia com vancomicina intermitente e diminuindo gradualmente.
- Pacientes com CDI grave necessitam tratamento suportivo, monitoramento estreito e vancomicina oral 250–500 mg 4 vezes ao dia, durante 10–14 dias, com uma taxa de cura projetada de > 95%. Terapia adjuntiva com imunoglobulina intravenosa é cara, mas pode ser útil. Consulta cirúrgica é indicada se o paciente deixar de melhorar. A operação de escolha é colectomia subtotal e ileostomia.
- Cirurgia precoce está indicada em pacientes demonstrando megacólon, iminência de perfuração, perfuração, colite necrosante ou doença refratária progredindo rapidamente.
- Acompanhamento cuidadoso é necessário, uma vez que doença recorrente possa ocorrer dentro de dias ou vários meses após tratamento do episódio inicial.

Seção 7: Leituras Sugerida

Aas J, Gessert CE, Bakken JS. Recurrent *Clostridium dif? cile* colitis: case series involving 18 patients treated with donor stool administered via a nasogastric tube. Clin Infect Dis 2003;36:580–5

Bartlett JG. Narrative review: the new epidemic of *Clostridium dif? cile*-associated enteric disease. Ann Intern Med 2006;145:758–64

Carling P, Fung T, Killion A, et al. Favorable impact of a multidisciplinary antibiotic management program conducted during 7 years. Infect Control Hosp Epidemiol 2003;24:699–706

Gao XW, Mubasher M, Fang CY, et al. Dose–response efficacy of a proprietary probiotic formula of *Lactobacillus acidophilus* C1285 and *Lactobacillus casei* LBC8OR for antibiotic-associated diarrhea and *Clostridium dif? cile*-associated diarrhea prophylaxis in adult patients. Am J Gastroenterol 2010;105:1636–41

Hsu J, Abad C, Dinh M, et al. Prevention of endemic healthcare-associated *Clostridium dif? cile* infection: reviewing the evidence. Am J Gastroenterol 2010;105:3327–39

Kyne L, Hamel MB, Polavaram F, Kelly CP. Health care costs and mortality associated with nosocomial diarrhea due to *Clostridium dif? cile*. Clin Infect Dis 2002;34:346–53

Leung DY, Kelly CP, Boguniewicz M, et al. Treatment with intravenously administered gamma globulin of chronic relapsing colitis induced by *Clostridium dif? cile* toxin. J Pediatr 1991;118:633–7

Louie TJ, Miller MA, Mullane KM, et al. Fidaxomicin versus Vancomycin for *Clostridium dif? cile* infection. N Engl J Med 2011;364:422–31

McDonald LC, Killgore GE, Thompson A, et al. An epidemic, toxin gene-variant strain of *Clostridium dif? cile*. N Engl J Med 2005;353:2433–41

McFarland LV, Elmer GW, Surawicz CM. Breaking the cycle: treatment strategies for 163 cases of recurrent *Clostridium dif? cile* disease. Am J Gastroenterol 2002;97:1769–75

Muto CA, Blank MK, Marsh JW, et al. Control of an outbreak of infection with the hypervirulent *Clostridium dif? cile* B1 strain in a university hospital using a comprehensive "bundle" approach. Clin Infect Dis 2007;45:1266–73

Sailhamer EA, Carson K, Chang Y, et al. Fulminant *Clostridium dif? cile* colitis: patterns of care and predictors of mortality. Arch Surg 2009;144:433–9

Sougioultzis S, Kyne L, Drudy D, et al. *Clostridium dif? cile* toxoid vaccine in recurrent *C. dif? cile*-associated diarrhea. Gastroenterology 2005;128:764–70

Zar FA, Bakkanagari SR, Moorthi KM, Davis MB. Comparison of vancomycin and metronidazole for the treatment of *Clostridium dif? cile*-associated diarrhea, stratified by disease severity. Clin Infect Dis 2007;45:302–7

Seção 8: Diretrizes
Diretrizes de sociedades nacionais

Título da diretriz	Fonte da diretriz	Data
Clinical Practice Guidelines for *Clostridium difficile* Infection in Adults, 2010 update	Society for Healthcare Epidemiology of America and the Infectious Diseases Society of America	2010 (Infect Control Hospital Epidemiology 2010;31:431-55)

Seção 9: Evidência

Tipo de evidência	Título, data	Comentário
	Recurrent *Clostridium difficile* colits: case series involving 18 patients treated with donor stool administered via a nasogastric tube. (Clin Infect Dis 2003;36:580-5)	Tratamento de múltiplos episódios de CDI recorrente com fezes doadoras
	Adjunctive intracolonic vancomycin for severe *Clostridium difficile* colitis: case series and review of the literature. (Clin Infect Dis 2002;35:690-96)	Tratamento de CDI grave, complicada
	Antibiotic-associated diarrhea. (N Engl J Med 2002;346:334-49)	Ênfase em fazer efetiva e eficientemente o diagnóstico de CDI
	Risk factors for *Clostridium difficile* toxin-associated diarrhea. (Infect Control Hosp Epidemiol 1990;11:283-90)	Restrição do uso de antimicrobianos nos hospitais
	Contamination disinfection and crosscolonization: are hospital surfaces reservoirs for nosocomial infection? (Clin Infect Dis 2004;39:1182-89)	Consideração de fatores ambientais que influenciam a disseminação de CDI
	Infection control measures to limit the spread of *Clostridium diffi cile*. (Clin Microbiol Infect 2008;14:2-20)	Mais importantes medidas de controle de infecção a implementar no hospital durante um surto de CDI
	Comparison of vancomycin and metronidazole for the treatment of *Clostridium difficile*-associated diarrhea, stratified by disease severity. (Clin Infect Dis 2007;45:302-7)	Recomendações a respeito da seleção de antibióticos apropriados para CDI de variável gravidade

Seção 10: Imagens

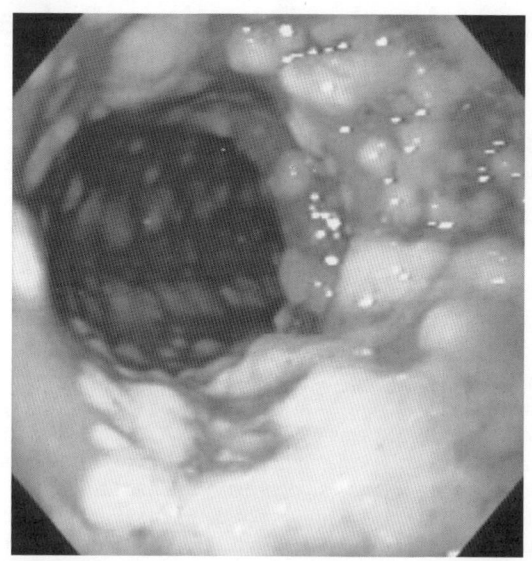

Figura 39.1 Edema da mucosa com pseudomebranas características.

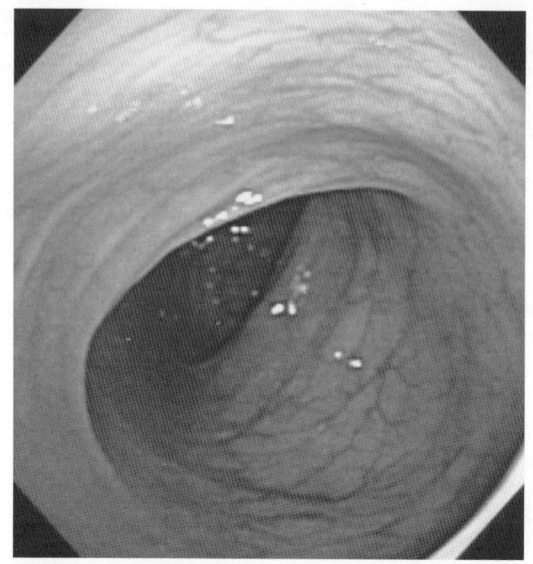

Figura 39.2 Revestimento epitelial colônico normal.

Material adicional para este capítulo pode ser encontrado *on-line* em:
www.mountsinaiexpertguides.com
A senha de acesso é a palavra Dysphagia.
Inclui um estudo de caso com perguntas de múltipla escolha.

CAPÍTULO 40
Doença Isquêmica dos Intestinos Delgado e Grosso

Ari Grinspan e Asher Kornbluth
Dr. Henry D. Janowitz Division of Gastroenterology , Icahn School of Medicine at Mount Sinai , New York , NY , USA

PONTOS PRINCIPAIS
- Isquemia mesentérica aguda (AMI) é uma emergência vascular que representa um desafio e apresenta uma alta taxa de mortalidade.
- Trombose venosa mesentérica refere-se à veia mesentérica superior ou seus ramos, resultando em um quadro clínico similar ao da AMI.
- Isquemia colônica, também conhecida como colite isquêmica, é tipicamente um processo transitório que ocorre no contexto de hipoperfusão sistêmica e difere da AMI.
- Isquemia mesentérica crônica representa menos de 5% de todas as doenças intestinais isquêmicas. É causada por aterosclerose e é caracterizada por dor abdominal pós-prandial crônica, tipicamente resultando em medo de comer e perda de peso. É diagnosticada por angiografia, que revela dois ou mais vasos esplênicos ocluídos, e é tratada por revascularização. Por causa da sua ocorrência muito rara, não é discutida de forma mais aprofundada neste capítulo.

Seção I: Histórico

Definição da doença
- Isquemia mesentérica aguda (AMI) refere-se a uma redução súbita no fluxo sanguíneo esplênico, geralmente na artéria mesentérica superior (SMA), resultando em lesão do intestino delgado e, ocasionalmente, lesão colônica.
- Trombose venosa mesentérica (MVT) ocorre como consequência da trombose de veia mesentérica superior (SMV) ou de seus ramos. O grau de severidade varia, sendo em grande parte uma função do local e do tamanho do trombo. O quadro clínico é similar ao da AMI.
- Isquemia colônica (CI), também chamada de colite isquêmica, ocorre quando há um suprimento sanguíneo inadequado para o cólon, resultando em lesão colônica.

Classificação da doença
- As principais etiologias da AMI incluem embolia de SMA, trombose de SMA, trombose de SMV e isquemia mesentérica não oclusiva (que é discutida separadamente).

Incidência/prevalência
- Embora seja difícil determinar a incidência de AMI, um estudo de base populacional realizado na Suécia constatou uma incidência de 12,9 por 100.000 pessoas/ano.
- O mesmo estudo constatou que a incidência de MVT é de 2–2,7 por 100.000 pessoas/ano.

- CI é a forma mais comum de lesão isquêmica intestinal, sendo responsável por 1 em cada 2.000 internações hospitalares em um hospital de cuidados terciários, e observada em, aproximadamente, 1 em cada 5.000 colonoscopias.

Etiologia
- AMI pode ser causada por insultos arteriais e venosos.
- Causas arteriais incluem embolia de SMA, trombose de SMA, trombose de SMV e isquemia mesentérica não oclusiva.
- MVT, envolvendo a SMV e seus ramos, também pode resultar em AMI.
- CI pode ser provocada por diversas etiologias que causam hipoperfusão local e lesão de reperfusão ao cólon.

Patologia/patogênese
- **Isquemia mesentérica aguda:** há três artérias principais que suprem o intestino delgado e o intestino grosso: tronco celíaco, SMA e artéria mesentérica inferior (IMA). A artéria mais comumente afetada é a SMA, visto que se origina em um ângulo agudo da aorta. Isquemia mesentérica ocorre quando a SMA é subitamente ocluída. Embora existam mecanismos para compensar as reduções no fluxo sanguíneo, incluindo o desenvolvimento de colaterais e aumento da extração de oxigênio da mucosa, a isquemia prolongada irá eventualmente levar à produção de espécies reativas de oxigênio e lesão da mucosa. Isquemia persistente pode ocasionar infarto transmural. Vasospasmo pode ocorrer como resultado de isquemia ou decorrente de medicamentos vasoativos
- **Trombose venosa mesentérica:** oclusão completa do retorno venoso, tipicamente envolvendo a SMV ou seus ramos, resulta em edema da parede intestinal e cianose do intestino afetado. Se a drenagem venosa permanecer obstruída, pode ocorrer o desenvolvimento de isquemia da mucosa, seguido por infarto transmural.
- **Isquemia colônica:** o cólon normalmente recebe apenas 10–35% do débito cardíaco total, com a SMA suprindo os cólons direito e transverso, e a IMA suprindo o cólon esquerdo. Em momentos de perfusão sistêmica reduzida, os ramos distais da SMA e IMA não conseguem fornecer um suprimento sanguíneo suficiente às porções do cólon, resultando em lesão isquêmica. Essas áreas "marginais" estão classicamente localizadas na flexura esplênica e na junção retossigmoide, onde os colaterais estão menos presentes. O reto recebe duplo suprimento sanguíneo da IMA e artérias ilíacas internas, sendo, portanto, geralmente poupado da lesão isquêmica.

Fatores preditivos/de risco
- Idade > 50 anos.
- Doença cardiovascular
  - Fibrilação atrial ou outra arritmia.
  - Insuficiência cardíaca congestiva.
  - Aneurisma do ventrículo esquerdo com trombo mural.
  - Estenose mitral.
  - Infarto do miocárdio.
  - Aterosclerose.
- Medicamentos
  - Pseudoefedrina.
  - Anfetaminas.
  - Antibióticos.

- Drogas anti-inflamatórias não esteroides (NSAIDs).
- Agonistas/antagonistas da serotonina.
- Laxativos.
- Diuréticos.
- Cocaína.
- Digoxina.
- Alossetrona.
- Vasopressores.
- Estrógenos.
- Danazol.
- Sumatriptano.

■ Trombofilias hereditárias
- Antitrombina III.
- Mutação do fator V de Leiden.
- Deficiência de proteína C.
- Deficiência de proteína S.
- Deficiência de plasminogênio.
- Mutação de *JAK2V16F*.
- Hiperfibrinogenemia.
- Mutação 20210 da protrombina.
- Doença falciforme.
- Telangiectasia hemorrágica hereditária.

■ Trombofilias adquiridas
- Anticorpos antifosfolípides.
- Coagulação intravascular disseminada.
- Trombocitemia essencial.
- Trombocitopenia induzida pela heparina.
- Hiper-homocisteinemia.
- Malignidade.
- Gamopatia monoclonal.
- Doença mieloproliferativa.
- Síndrome nefrótica.
- Contraceptivos orais.
- Hemoglobinúria paroxística noturna.
- Policitemia vera.
- Gravidez.

■ Causas intra-abdominais
- Cirrose.
- Anomalia venosa congênita.
- Doença inflamatória intestinal.
- Volvo de intestino.
- Infecção intra-abdominal.
- Pancreatite.
- Estado pós-operatório.
- Trauma.

■ Outros fatores de risco
- Vasculite.
- Radiação.

- Amiloidose.
- Constipação crônica.
- Complicações cirúrgicas
  ➤ Ligadura da IMA.
  ➤ Ligadura hipogástrica.

Seção 2: Prevenção

> **PONTOS PRINCIPAIS/PÉROLAS CLÍNICAS**
> - Não foram demonstradas intervenções que previnam o desenvolvimento da doença.

Rastreamento
- Nenhum método de rastreio é atualmente utilizado.

Prevenção secundária
- Anticoagulação sistêmica é utilizada para prevenir recidiva da embolia de SMA.
- Revascularização é usada em alguns casos para prevenir recidiva da trombose de SMA.

Seção 3: Diagnóstico

> **PONTOS PRINCIPAIS/PÉROLAS CLÍNICAS**
> - Isquemia mesentérica aguda:
>   - Um histórico de dor abdominal severa de início súbito em um paciente com mais de 50 anos de idade, com doença cardiovascular significativa ou uso recente de medicamentos vasoativos, deve levantar suspeitas de AMI.
>   - Enquanto a dor é geralmente fora de proporção durante o exame no início do quadro, os pacientes podem apresentar sensibilidade, dor rebote e renitência de parede abdominal.
>   - Os exames laboratoriais tipicamente revelam leucocitose superior a 15.000 células/μL e uma acidose metabólica.
>   - Imagem com angiografia por tomografia computadorizada (CT) ou angiografia por ressonância magnética é essencial para o diagnóstico.
>   - Diagnóstico precoce é o fator mais importante no aumento da sobrevida.
> - Isquemia colônica:
>   - Um histórico de dor abdominal em cólica, seguida por diarreia sanguinolenta em até 24 horas do início da dor.
>   - Exame físico pode ser notável para sensibilidade abdominal, frequentemente no quadrante inferior esquerdo, hematoquezia ou outra evidência de sangramento do trato gastrointestinal inferior.
>   - Os exames laboratoriais tipicamente revelam leucocitose.
>   - CT pode revelar colite segmentar.
>   - Colonoscopia é o padrão ouro para confirmar o diagnóstico, classicamente demonstrando inflamação segmentar, nódulos hemorrágicos, preservação do reto e, ocasionalmente, um único sinal de faixa – uma linha longitudinal de eritema, erosão e/ou úlcera em um segmento do cólon.

Diagnóstico diferencial

Diagnóstico diferencial	Características
Apendicite	Dor no RLQ, imagem característica
Colecistite	Dor no RUQ, histórico de cálculos biliares, imagem característica
Peritonite	Abdome rígido, com renitência de parede abdominal e sensibilidade de rebote
Pancreatite	Dor na região médio-epigástrica que se estende para a coluna, enzimas pancreáticas elevadas, imagem característica
Diverticulite	Histórico de diverticulose, dor abdominal, imagem característica
Obstrução intestinal	Dor abdominal, abdome distendido, sons intestinais ausentes ou agudos, ausência de gases, imagem característica
Abscesso abdominal	Febre, imagem característica
Aneurisma da aorta abdominal	Dor abdominal, sopros audíveis e imagem característica
Pielonefrite	Dor no flanco e urinálise anormal
Dissecção da aorta	Dor torácica e abdominal com uma sensação de "rasgamento" que se estende para a coluna
Pneumonia	Sintomas pulmonares e imagem torácica anormal
Cólica biliar	Dor pós-prandial no RUQ
Obstrução biliar	Dor no RUQ, icterícia, imagem característica
Colangite	Febre, icterícia, dor no RUQ
Coledocolitíase	Imagem característica
Gravidez ectópica	Amenorreia, sangramento vaginal, imagem característica
Volvo gástrico	Imagem característica
Obstrução intestinal	Sons intestinais ausentes, imagem característica
Infarto do miocárdio	Enzimas cardíacas positivas, EKG anormal
Pneumotórax	Dor torácica, ruídos adventícios, imagem torácica característica
Torção testicular	Dor na virilha, sensibilidade testicular, imagem característica

Apresentação típica

- A AMI tipicamente se apresenta com início súbito e fora de proporção ao exame de dor abdominal severa. Tipicamente, há um histórico de fibrilação atrial, insuficiência cardíaca, infarto do miocárdio, ou um histórico de trombofilia. Pacientes com AMI podem rapidamente desenvolver sinais de peritonite relacionados com um infarto intestinal.
- Pacientes com MVT tipicamente apresentam início subagudo de dor abdominal antes de desenvolver isquemia mesentérica.
- Pacientes com CI tipicamente apresentam dor abdominal e hematoquezia. A apresentação clássica da CI é de dor abdominal em cólica no lado esquerdo, com diarreia que se torna sanguinolenta dentro de um período de 24 horas. Quando o paciente se apresenta para avaliação, o episódio isquêmico pode já ter passado. Os sintomas se resolvem espontaneamente após alguns dias.

Diagnóstico clínico
Histórico
- A AMI é muito difícil de diagnosticar clinicamente, visto que pode ser similar a muitos outros diagnósticos. É fundamental que o clínico considere este diagnóstico em qualquer paciente com dor abdominal severa e fatores de risco conhecidos para AMI.
- Clinicamente, é importante caracterizar a natureza, tempo, cronicidade e localização da dor abdominal, bem como sua associação à ingestão de alimentos. Causas de sinais e sintomas associados, como febre, pré-síncope ou síncope, perda de peso, náusea, vômito, diarreia, constipação e hematoquezia, devem ser considerados.
- A história médica pregressa deve-se concentrar em doenças cardiovasculares (p. ex., insuficiência cardíaca congestiva, prévio infarto do miocárdio, arritmia), distúrbios da coagulação e prévias cirurgias.
- Uma anamnese detalhada é importante e deve focar nos medicamentos anticoagulantes e vasoativos prescritos e ilícitos (p. ex., fenilefrina, cocaína, anfetaminas), antibióticos, NSAIDs, agonistas e antagonistas da serotonina, laxativos e diuréticos.

Exame físico
- Classicamente, no início do quadro, o exame físico em pacientes com AMI revela um abdome relativamente benigno apesar da severa dor abdominal ou "dor fora de proporção ao exame". Em pacientes com CI, os achados no exame tipicamente revelam um abdome sensível, geralmente na porção média do abdome, podendo vir acompanhado por sinais de sangramento no trato intestinal inferior.
- Em geral, o exame físico deve focar nos sinais vitais e nos exames abdominal e retal. A percepção de sinais vitais anormais, especialmente taquicardia e hipotensão, deve induzir a realização de uma triagem inicial e ressuscitação. Inspeção do abdome deve ser realizada primeiro, e quaisquer cicatrizes cirúrgicas devem ser anotadas. Auscultação dos sons intestinais, bem como dos sopros abdominais, deve ser realizada. Palpação do abdome é realizada com atenção à presença de sensibilidade, renitência voluntária e sensibilidade de rebote.
- Exame retal deve ser rotineiramente realizado para verificar a presença de sangramento gastrointestinal evidente ou oculto.

Classificação da gravidade da doença
- Em pacientes com CI, a CI de lado direito pressagia um curso clínico mais severo e um prognóstico mais desfavorável.

Diagnóstico laboratorial
Lista de testes diagnósticos
- Os exames laboratoriais recomendados incluem hemograma completo, para verificar a presença de leucocitose, e painel metabólico para avaliar a presença de acidose.
- Dentre os pacientes com AMI, 75% apresentam uma leucocitose > 15.000 células/μl na admissão hospitalar.
- Níveis elevados de lactato, amilase e fosfato são tipicamente observados. O grau de elevação de lactato e amilase pode estar correlacionado com a gravidade da isquemia intestinal.
- Em pacientes com colite isquêmica, as biópsias de cólon são frequentemente inespecíficas, porém podem revelar hemorragia, trombose capilar, abscessos de criptas e pseudopólipos.

Listas de técnicas imagiológicas
- **Radiografia abdominal:** realizada para excluir outras etiologias de dor abdominal. Demonstra baixa sensibilidade (30%) e é inespecífica, porém pode demonstrar sinal do polegar, pneumatose, e gás nos vasos portais ou mesentéricos. Estes são sinais de lesão intestinal avançada e são sinais prognósticos desfavoráveis.
- **CT:** fornece utilidade diagnóstica e pode excluir outras causas de dor abdominal (veja Diagnóstico diferencial).
- **Angiografia por tomografia computadorizada:** na suspeita de AMI.
- Angiografia por ressonância magnética: na suspeita de AMI.

Possíveis desvantagens/erros comuns relacionados com o diagnóstico da doença
- O erro mais comum e, potencialmente, grave é o de não considerar a AMI no diagnóstico diferencial inicial.

Seção 4: Tratamento
Lógica do tratamento
- **Isquemia mesentérica aguda** (Algoritmo 40.1): o tratamento de primeira linha é o de ressuscitar o paciente. Fluidos intravenosos, antibióticos de amplo espectro e anticoagulantes devem ser administrados no contexto de cuidados intensivos. O próximo passo é decidir entre angiografia e cirurgia. Se o paciente estiver estável, uma angiografia mesentérica pode ser realizada para diagnosticar e tratar a AMI por meio de embolectomia ou infusão intra-arterial de papaverina. Se infarto ou perfuração for um motivo de preocupação, o paciente deve ser imediatamente levado para uma laparotomia exploratória para estabelecimento do diagnóstico, restauração do fluxo sanguíneo e ressecção do intestino infartado.
- **Trombose venosa mesentérica:** tratamento de primeira linha para a MVT é o mesmo que o da AMI, e inclui anticoagulação sistêmica imediata. Agentes trombolíticos intravenosos podem ser considerados no cenário clínico apropriado. Na suspeita de infarto intestinal, o paciente deve ser submetido a uma exploração cirúrgica e ressecção intestinal.
- **Isquemia colônica** (Algoritmo 40.2): o tratamento de primeira linha é o tratamento médico conservador com fluidos intravenosos, descanso intestinal e antibióticos empíricos (na doença moderada-grave). Todos os possíveis medicamentos ofensores devem ser descontinuados. Colonoscopia ou sigmoidoscopia flexível deve ser realizada para confirmar o diagnóstico. Não há necessidade de agentes antiplaquetários ou anticoagulação. Se o paciente desenvolver sinais peritoneais, sangramento abundante ou colite fulminante, exploração cirúrgica deve ser realizada com possível colectomia subtotal ou segmentar.

Quando hospitalizar
- Qualquer paciente com suspeita de AMI.
- Instabilidade hemodinâmica.
- Falência de órgãos.
- Comorbidades significativas.
- Dor incontrolada.

Gerenciamento de pacientes hospitalizados
- Ressuscitação com fluidos intravenosos para manter a estabilidade hemodinâmica.
- Transfusão sanguínea, se necessário.

- Tratamento empírico com antibióticos de amplo espectro, com ação contra microrganismos anaeróbios e aeróbios.
- O diagnóstico preciso e em tempo hábil é essencial, tanto por imagem (para AMI e MVT) como por colonoscopia (CI).

Tabela de tratamento

Tratamento	Comentário
Conservador	Fluidos IV e descanso intestinal
Clínico	• 400 mg de ciprofloxacina IV, a cada 12 horas, e 500 mg de metronidazol IV cada 8 horas • 2 g de cefepima IV cada 8 horas • 3,75 ou 4,5 g de piperacilina-tazobactam IV cada 8 horas • Gotejamento IV de heparina
Cirúrgico	Laparotomia exploratória para restauração do fluxo sanguíneo e ressecção do intestino infartado
Radiológico	Angiografia mesentérica com embolectomia e/ou infusão de papaverina

Prevenção/controle de complicações

- O tratamento de complicações na AMI pode ser realizado com anticoagulação. No desenvolvimento de sangramento significativo, a anticoagulação deve ser descontinuada.
- Complicações da CI:
    - Estenose de cólon – considerar dilatação com balão ou ressecção cirúrgica.
    - Isquemia recorrente – ressecção cirúrgica.

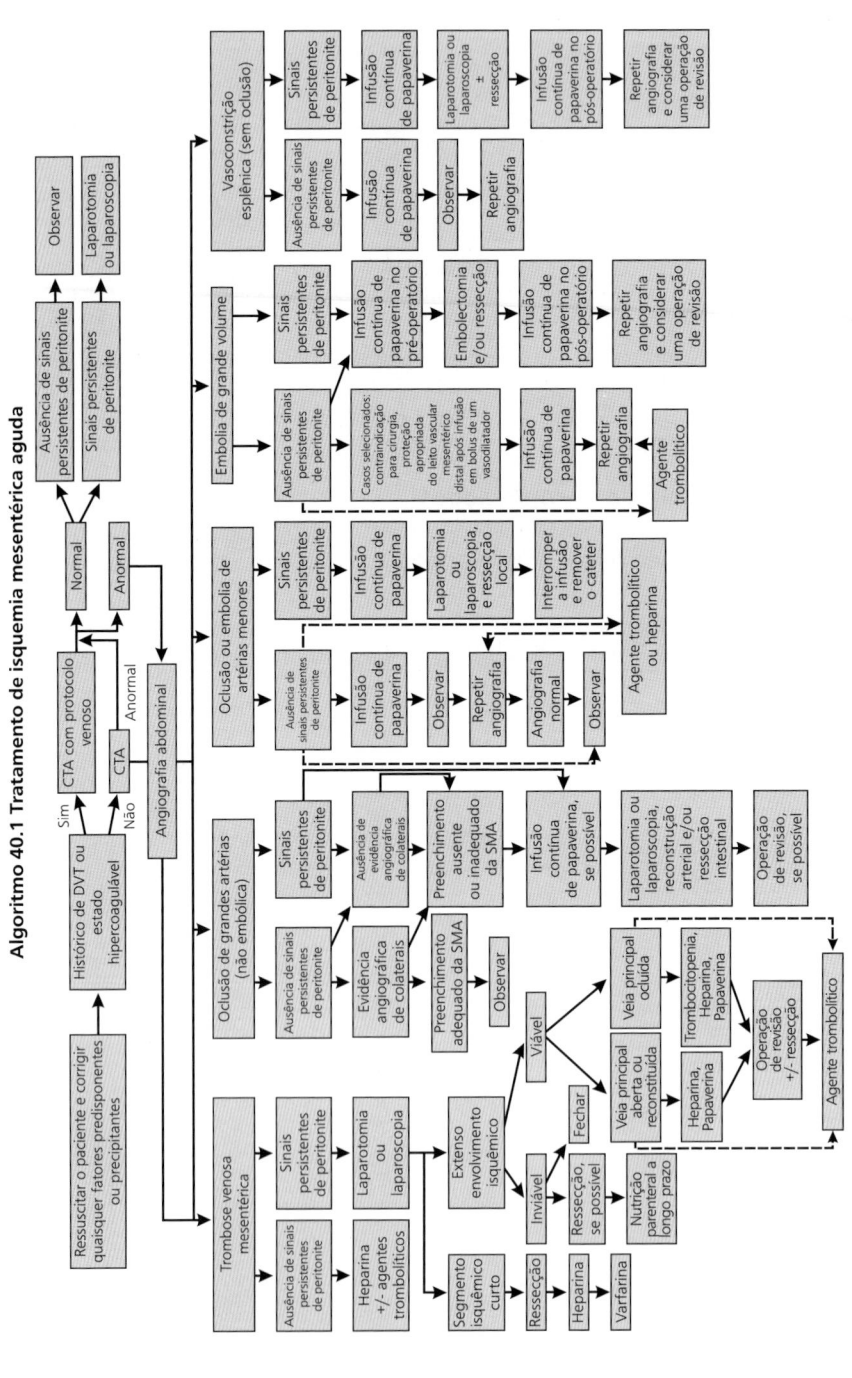

Algoritmo 40.1 Tratamento de isquemia mesentérica aguda

Linhas sólidas indicam um plano de tratamento aceito; linhas pontilhadas indicam um plano de tratamento alternativo. CTA, angiografia por tomografia computadorizada; DVT, trombose venosa profunda. (Fonte: American Gastroenterological Association Medical Position Statement: guidelines on intestinal ischemia. *Gastroenterology* 2000;118:952. Copyright 2014, com permissão da Elsevier.)

Algoritmo 40.2 Tratamento de isquemia colônica

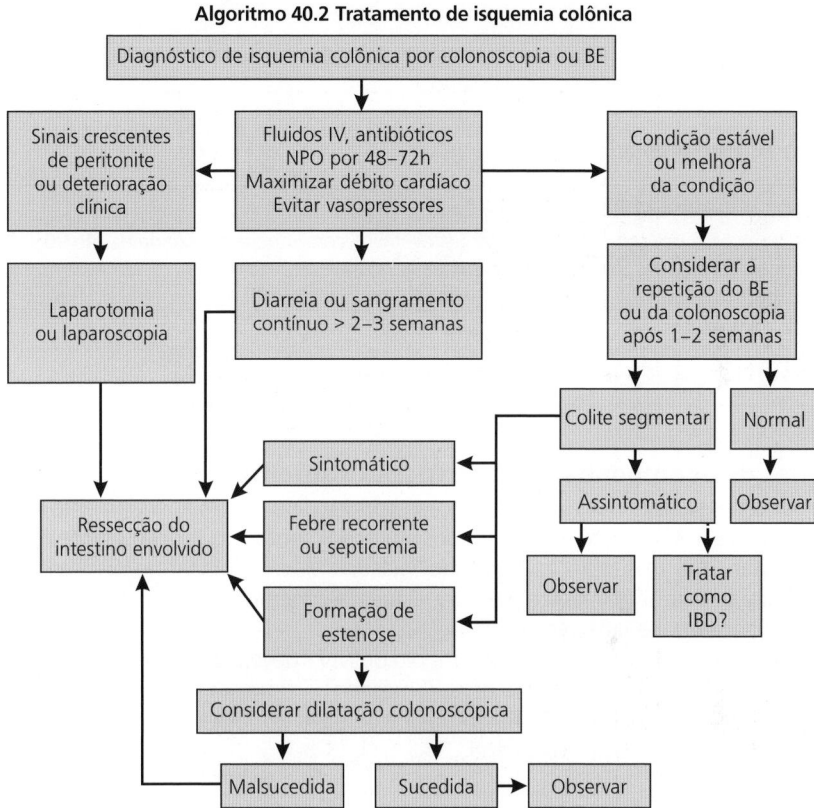

```
Diagnóstico de isquemia colônica por colonoscopia ou BE
    │
    ├──────────────────────┬──────────────────────┐
    ▼                      ▼                      ▼
Sinais crescentes   Fluidos IV, antibióticos   Condição estável
de peritonite       NPO por 48-72h             ou melhora
ou deterioração  ◄──Maximizar débito cardíaco──►da condição
clínica             Evitar vasopressores           │
    │                      │                      ▼
    ▼                      ▼               Considerar a
Laparotomia         Diarreia ou sangramento repetição do BE
ou laparoscopia     contínuo > 2-3 semanas   ou da colonoscopia
                                             após 1-2 semanas
                                                   │
                                             ┌─────┴─────┐
                                             ▼           ▼
                          Sintomático ◄── Colite      Normal
                                          segmentar     │
                          Febre recorrente     │        ▼
Ressecção do         ◄──  ou septicemia    Assintomático Observar
intestino envolvido                            │
                          Formação de     ┌────┴────┐
                          estenose        ▼         ▼
                              │        Observar   Tratar
                              ▼                   como
                    Considerar dilatação          IBD?
                    colonoscópica
                         │
                ┌────────┼────────┐
                ▼        ▼        ▼
          Malsucedida Sucedida → Observar
```

Linhas sólidas indicam um plano de tratamento aceito; linhas pontilhadas indicam um plano de tratamento alternativo. BE, enema baritado; IBD, doença inflamatória intestinal; NPO, nada por via oral. (Fonte: American Gastroenterological Association Medical Position Statement: guidelines on intestinal ischemia. *Gastroenterology* 2000;118:952. Copyright 2014, com permissão da Elsevier.)

PÉROLAS CLÍNICAS
- Angiografia mesentérica pode diagnosticar e tratar a AMI.
- MVT é tratada com anticoagulação e, se viável, trombectomia angiográfica ou trombólise.
- CI é tratada de modo conservador com fluidos IV, repouso intestinal e, ocasionalmente, antibióticos.
- Na evidência de infarto ou perfuração, laparotomia emergente é indicada em todos os casos.

Seção 5: Populações Especiais

Gravidez
- Varfarina é contraindicada em gestantes que requerem anticoagulação constante. Tratamento com heparina de baixo peso molecular via subcutânea é o método de eleição.

Idosos
- Detecção e tratamento precoces de comorbidades, particularmente cardiovascular e instabilidade hemodinâmica, são necessários.

Seção 6: Prognóstico

> **PONTOS PRINCIPAIS/PÉROLAS CLÍNICAS**
> - AMI apresenta um prognóstico muito desfavorável, com uma mortalidade de até 90%, quando não diagnosticada rapidamente.
> - O diagnóstico rápido é essencial, possibilitando uma restauração emergente do fluxo sanguíneo para reduzir a morbidade e mortalidade.
> - CI tipicamente apresenta um prognóstico favorável, com melhora de até 85% dos casos em 1–2 dias e resolução completa em 1–2 semanas.

Exames de acompanhamento e monitoramento
- Em pacientes submetidos a uma ressecção cirúrgica para AMI, o agendamento de uma operação de "revisão", 24–48 horas após o procedimento inicial, deve ser considerado para evitar uma ressecção excessiva do intestino viável na laparotomia inicial, bem como para realizar a ressecção de qualquer segmento intestinal hipoperfundido residual na segunda laparotomia.
- Pacientes com AMI secundária a um êmbolo ou MVT devem ser tratados com anticoagulantes por um período mínimo de 3–6 meses.
- Investigação para encontrar a causa subjacente deve ser iniciada, incluindo investigação cardiovascular e hipercoagulável.

Seção 7: Leitura Sugerida
Brandt LJ, Boley SJ. AGA technical review on intestinal ischemia: American Gastrointestinal Association. Gastroenterology 2000;118:954–68
Elder K, Lashner BA, Al Solaiman F. Clinical approach to colonic ischemia. Cleve Clin J Med 2009;76:401–9
Feldman M, Friedman LS, Brandt LJ (eds) Sleisenger and Fordtran's Gastrointestinal and Liver Disease: Pathophysiology, Diagnosis, Management, 9th edition. Philadelphia, PA: Saunders, 2010
Harnik IG, Brandt LJ. Mesenteric venous thrombosis. Vasc Med 2010;15:407–18
Hirsch AT, Haskal ZJ, Hertzer NR, et al. ACC/AHA 2005 Practice guidelines for the management of patients with peripheral arterial disease. Circulation 2006;113:e463–654
O'Neill S, Yalamarthi S. Systematic review of the management of ischaemic colitis. Colorectal Dis 2012;14:751–63

Websites sugeridos
http://www.gastrojournal.org/article/S0016-5085(00)70183-1/pdf
http://patients.gi.org/topics/intestinal-ischemia/

Seção 8: Diretrizes

Diretrizes nacionais

Título da diretriz	Fonte da diretriz	Data
AGA technical review on intestinal ischemia	American Gastroenterological Association	2000 (Gastroenterology 2000;118:954-968)
Diretrizes Práticas do ACC/AHA de 2005 para o tratamento de pacientes com doença arterial periférica (extremidades inferior, renal, mesentérica e aórtica abdominal): um trabalho colaborativo entre *American Association for Vascular Surgery/Society for Vascular Surgery, Society for Cardiovascular Angiography and Interventions, Society for Vascular Medicine and Biology, Society of Interventional Radiology* e a força-tarefa do ACC/AHA sobre Diretrizes Práticas (*Writting Committee to Develop Guidelines for the Management of Patients With Peripheral Arterial Disease*): aprovado pela *American Association of Cardiovascular and Pulmonary Rehabilitation; National Heart, Lung, and Blood Institute; Society for Vascular Nursing; TransAtlantic Inter-Society Consensus;* e *Vascular Disease Foundation*	American College of Cardiology and American Heart Association	2006 (http://circ.ahajournals.org/content/113/11/1474.full.pdf)

Seção 9: Evidência

Tipo de evidência	Título, data	Comentário
Revisão sistemática	Systematic review of management of ischaemic colitis, 2012. (Colorectal Dis 2012; 14(11):e751-63)	Demonstrou que a maioria dos pacientes com CI pode ser tratada de modo conservador. CI do lado direito é um indicador de gravidade
Revisão sistemática	Systematic review of survival after acute mesenteric ischaemia according to disease aetiology, 2004. (Br J Surg 2004;91(1):17-27)	Isquemia mesentérica aguda provocada por trombose venosa mesentérica é mais favorável do que a patologia arterial

434 Parte 2 ▪ Doenças/Condições Específicas

Seção 10: Imagens

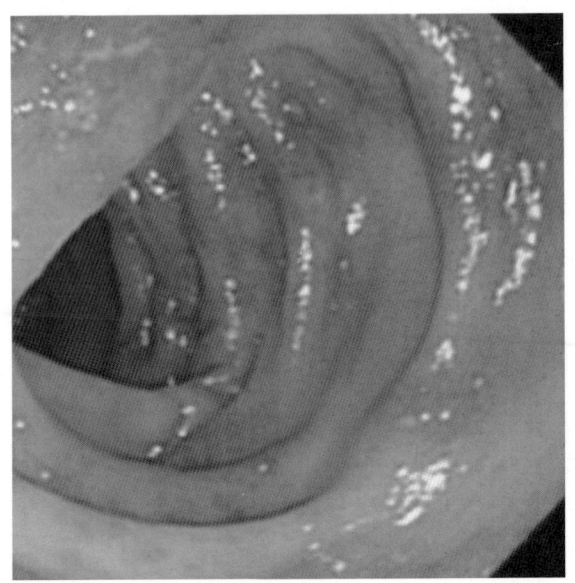

Figura 40.1 Inflamação segmentar com nódulos hemorrágicos e ulceração superficial no cólon descendente. Reproduzida com permissão de Jerome D. Waye, MD.

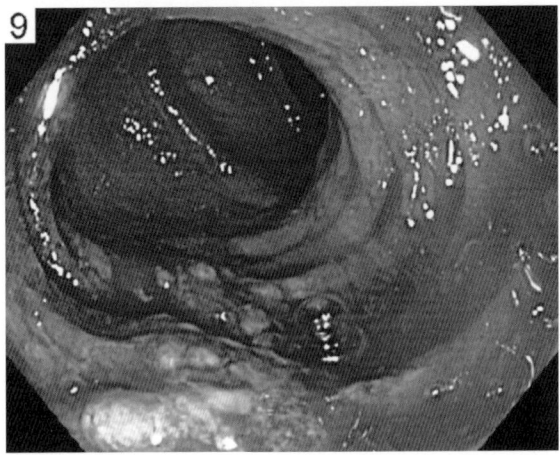

Figura 40.2 Inflamação segmentar com linha longitudinal de ulceração no cólon sigmoide. Reproduzida com permissão de Jerome D. Waye, MD.

> **Material adicional para este capítulo pode ser encontrado *on-line* em:**
> www.mountsinaiexpertguides.com
> A senha de acesso é a palavra Dysphagia.
> Inclui um estudo de caso com perguntas de múltipla escolha, orientações para os pacientes, os códigos da ICD e um videoclipe.

CAPÍTULO 41

Doenças Diverticulares do Cólon

David B. Sachar
Dr. Henry D. Janowitz Division of Gastroenterology. Icahn School of Medicine at Mount Sinai, New York, NY, USA

PONTOS PRINCIPAIS
- A diverticulite é uma condição comum em idosos e não é uma doença, por si só.
- As complicações comuns da diverticulose são a diverticulite e a hemorragia diverticular.
- A colite segmentar associada a divertículo é facilmente confundida com a doença de Crohn ou com a colite ulcerativa idiopática crônica.
- O papel da alimentação na prevenção primária é geralmente superestimado.
- A terapia conservadora geralmente é bem-sucedida e a cirurgia eletiva não é indicada automaticamente pela ocorrência de vários ataques não graves.

Seção I: Histórico

Definição da doença
- A diverticulose (presença de divertículos) não é uma doença, por si só, mas os divertículos podem estar associados a espasmos dolorosos ou a complicações por hemorragia, inflamação obstrutiva com ou sem perfuração (diverticulite), ou inflamação da mucosa contígua (colite segmentar associada a divertículos [SCAD]).

Classificação da doença
- A diverticulite aguda pode ser classificada tanto como não complicada ou como complicada. A diverticulite complicada às vezes é organizada pela classificação Hinchey 1-4 (1, abscesso mesocólico/pericólico; 2, abscesso pélvico; 3, peritonite purulenta; 4, peritonite fecal).

Incidência/prevalência
- A presença de diverticulose varia muito com a geografia.
- No mundo ocidental industrializado, a diverticulose torna-se cada vez mais comum acima dos 40 anos, chegando a mais de 25% aos 60 anos e aumentando para 50–80% acima dos 80 anos.
- Apenas cerca de 5% das pessoas com divertículos não desenvolvem sintomas associados ou complicações, e uma percentagem menor ainda não evolui para diverticulite aguda.

Impacto econômico
- Mesmo já em 1998, no valor de dólares contemporâneos, os custos diretos anuais da doença diverticular nos Estados Unidos foram estimados em mais de 2,3 bilhões, com

custos indiretos adicionais superiores a 140 milhões, tornando a doença diverticular o quinto distúrbio gastrointestinal (GI) mais caro (e predominante) no país.

Etiologia
- Qualquer teoria etiológica sobre a diverticulose tem que explicar as grandes variações na predominância entre diferentes populações étnicas e geográficas.
- As teorias atuais enfatizam o papel da dieta (com baixo teor de fibras), das anomalias estruturais (espessamento da muscular própria), do envelhecimento (aumento de colágeno *cross-linking* e aumento de elastose) e da dismotilidade.

Patologia/patogênese
- Não é suficiente explicar a presença de divertículos se quisermos compreender a patogênese da doença diverticular, já que apenas uma pequena fração das pessoas com diverticulose apresenta complicações.
- O mito de obstrução mecânica por componentes alimentares, como sementes e nozes, tem sido amplamente desacreditado como um mecanismo patogênico de diverticulite.
- A hemorragia resulta da ruptura dos vasos retos subjacentes.
- O desenvolvimento de inflamação e perfuração – e, na verdade, sua própria sequência – não é totalmente compreendido, apesar de que fatores implicados incluem obstrução, estase, isquemia focal e disbiose.
- A SCAD também é uma entidade bem reconhecida, mas pouco compreendida, que possui um número notável de "coincidências" clínicas, histológicas e, possivelmente, até mesmo patogênicas com a doença inflamatória intestinal idiopática crônica (IBD).

Fatores de risco/preditivos

Fator de risco	Índice de probabilidade
NSAIDs	1,7
Obesidade	1,8
Inatividade física	1,5

Seção 2: Prevenção
- Apesar da demonstração dos fatores de risco referidos anteriormente, não há nenhuma evidência de que qualquer alteração dessas características de estilo de vida ou quaisquer outras intervenções possam prevenir o desenvolvimento da doença diverticular.

Rastreamento
- Como a diverticulose é tão predominante na população assintomática, e como as complicações são tão relativamente pouco frequentes, não há nenhuma indicação de métodos de rastreamento a serem aplicados para a população em geral.

Prevenção primária
- Enquanto revisões da evidência epidemiológica levaram alguns autores a concluir que uma dieta rica em fibras e pobre em gorduras totais e carne vermelha e um estilo de vida com mais atividade física podem ajudar a prevenir a doença diverticular, a evidência para a prevenção primária permanece insuficiente na melhor das hipóteses.

Prevenção secundária
- Mesmo na ausência de evidência direta de ensaios clínicos, ainda há uma forte tendência a acreditar, ou pelo menos desejar, que o aumento de fibras solúveis na dieta pode ter implicações importantes nas prevenções primária e secundária da diverticulite.

Seção 3: Diagnóstico
- Os fatores principais do histórico clínico que levam a um diagnóstico de diverticulite aguda:
    - Idade avançada.
    - Histórico prévio de diverticulite.
    - Localização dos sintomas no quadrante inferior esquerdo do abdome.
    - Agravamento da dor em movimento.
    - Ausência de vômitos.
- As características mais importantes no exame físico que justificam uma suspeita de diverticulite aguda são febre e sensibilidade no quadrante inferior esquerdo.
- Os indicadores laboratoriais recomendáveis da diverticulite aguda são a leucocitose e proteína C-reativa elevada (C-RP).
- Embora haja diversas técnicas de imagiologia de diagnóstico bastante eficazes, a mais indicada é a tomografia computadorizada abdominal.

Diagnóstico diferencial

Diagnóstico diferencial	Características
Doença de Crohn	Idade jovem, histórico anterior, lesões separadas dos divertículos; possíveis lesões perianais
Apendicite	Idade jovem, localizada mais ao lado direito
Colite segmentar associada a divertículos (SCAD)	Nenhum componente extraluminal em exames de imagem

Apresentação típica
- A hemorragia diverticular normalmente é indolor, abundante e de cor vermelho brilhante. Os sintomas da diverticulite aguda geralmente são dor abdominal no quadrante inferior esquerdo, sensibilidade, inchaço ou volume e febre; pode haver diarreia, mas sem hemorragia. Quando diverticulite forma uma fístula na bexiga, haverá sintomas urinários e possivelmente pneumatúria ou fecalúria. A apresentação clínica da SCAD é praticamente indistinguível da apresentação clínica da doença de Crohn do cólon.

Diagnóstico Clínico

Histórico
- Uma pessoa mais velha com doença diverticular provavelmente fornece um histórico, antes do surgimento de uma complicação presente, de cólica crônica recorrente no quadrante inferior esquerdo com períodos de constipação ou diarreia semelhantes aos sintomas da síndrome do intestino irritável (IBS). Para ajudar a excluir a IBD, é recomendável investigar um histórico familiar de doença inflamatória intestinal e um histórico pessoal de doença perianal. Note-se que outras manifestações extraintestinais comuns da IBD também podem ser observadas com a diverticulite ou com a SCAD.

Exame físico
- Os sinais físicos cardeais da diverticulite aguda são sensibilidade abdominal no quadrante inferior esquerdo e inchaço ou volume. A febre é normal. É importante procurar lesões perianais para descartar a doença de Crohn.

Regras de decisão clínica úteis e calculadores
- Embora não seja uma regra infalível, é incomum o início de a IBD ocorrer após os 35–40 anos e é igualmente incomum a doença diverticular ocorrer antes dos 55–60 anos.

Diagnóstico laboratorial
Lista de exames de diagnóstico
- Os reagentes de fase aguda provavelmente são elevados tanto na IBD e na diverticulite ou SCAD, mas não na doença diverticular não complicada.
- A sigmoidoscopia ou a colonoscopia poderia, teoricamente, ajudar a estabelecer a presença ou a ausência de divertículos e lesões inflamatórias separadas de divertículos, mas geralmente é impraticável realizar a endoscopia no contexto de uma apresentação aguda.

Listas de técnicas de imagem
- O exame de diagnóstico mais recomendável é a imagiologia GI inferior, geralmente a CT, para demonstrar divertículos e extravasamento extraluminal com ou sem abscesso.

Possíveis erros/falhas comuns cometidos em relação ao diagnóstico da doença
- Um erro de diagnóstico comum em pacientes com diverticulite recorrente, especialmente se estes apresentarem fistulização ou manifestações extraintestinais, é atribuir os sinais e sintomas à doença de Crohn.
- Outro erro é deixar de considerar a possibilidade de diagnóstico de diverticulite quando a doença ocorre em um paciente mais jovem, especialmente se os sinais e sintomas apresentarem-se mais linha mediana ou no lado direito do que no quadrante inferior esquerdo.

Seção 4: Tratamento (Algoritmo 41.1)
Lógica do tratamento
- O tratamento de primeira linha para a diverticulite aguda é realizado com antibióticos de amplo espectro juntamente com repouso intestinal. O episódio agudo geralmente desaparecerá dentro de alguns dias neste regime de tratamento.

Quando hospitalizar
- Febre alta, dor intensa e sinais de toxicidade sistêmica ou sepse são indicações evidentes para a hospitalização e administração de antibióticos intravenosos, quando não houver resposta ao tratamento ambulatorial com antibióticos orais.

Tratamento do paciente hospitalizado
- O tratamento começa e termina, geralmente, com vários dias administrando-se antibióticos de largo espectro intravenosos e alimentação líquida.
- A CT na admissão geralmente é indicada para confirmar o diagnóstico e determinar a extensão e a gravidade do processo inflamatório, tanto de forma intramural como extramural.

Algoritmo 41.1 Tratamento da diverticulite

```
                    Peritonite difusa
                   /              \
                 Sim              Não
                  ↓                ↓
       Cirurgia de emergência   Tratamento médico
                                      ↓
            Febre, vômitos, sinais peritoneais locais ou evidências de abscesso
                   /              \
                 Sim              Não
                  ↓                ↓
     Hospitalização com hidratação    Tratamento ambulatorial com alimentação
        intravenosa e antibióticos         líquida e antibióticos orais
                                      ↓
              Resolução dos sinais e sintomas como paciente ambulatorial
                   /              \
                 Sim              Não
                  ↓                ↓
     Manter sob suplementação    Hospitalizar e tratar como mencionado acima:
      de fibras a longo prazo    • Abscesso < 2 cm, tratar com antibióticos IV
                                   como mencionado acima
                                 • Abscesso > 2 cm, drenagem percutânea
                                   seguida de cirurgia eletiva
                                      ↓
              Resolução dos sinais e sintomas como paciente ambulatorial
                   /              \
                 Sim              Não
                  ↓                ↓
   Dar alta e manter sob suplementação a    Cirurgia
   longo prazo como mencionado acima
                                      ↓
                 Recorrência subsequente de diverticulite aguda
                   /              \
                 Sim              Não
                  ↓                ↓
        Seguir o algoritmo inicial    Observação contínua
```

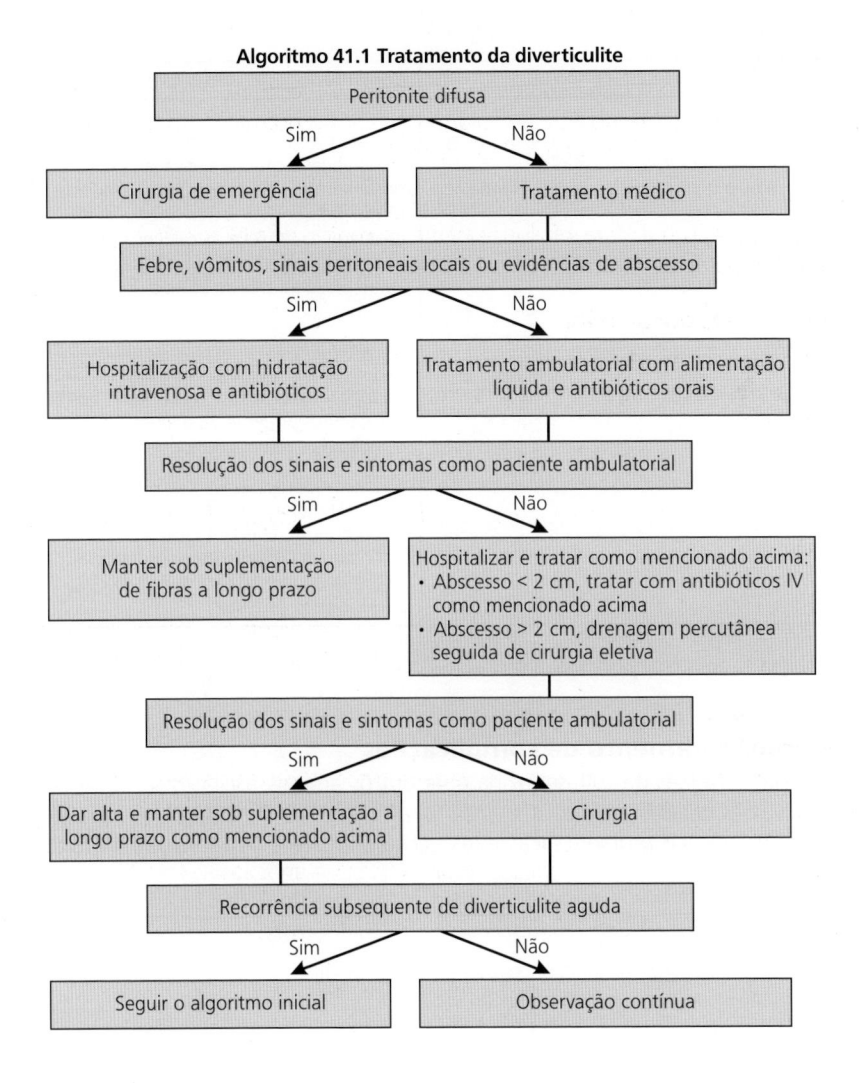

Tabela de tratamento

Tratamento	Comentário
Conservador Dieta líquida	Alguns pacientes sem febre ou dor severa responderão a este regime conservador
Médico Para diverticulite aguda: antibiótico de largo espectro por via oral como a cefalosporina ou a fluoroquinolona 1–2 g/dia Para diverticulite crônica ou recorrente, existem algumas evidências sutis sobre a eficácia sobre a sulfassalazina ou outros aminossalicilatos 2–4 g/dia	A maioria dos pacientes com diverticulite aguda necessitará de antibióticos, já que, por definição, sofreram uma microperfuração do intestino ou, pelo menos, uma translocação bacteriana Os efeitos colaterais da sulfassalazina e outros aminossalicilatos são discutidos nos capítulos sobre a IBD

(Continua)

Tratamento	Comentário
Cirúrgico: Ressecção segmentar de fase única e reanastomose são os procedimentos cirúrgicos padrão, ou laparoscopia quando possível ou de outra forma aberta	Embora tenha sido uma prática comum recomendar a cirurgia eletiva após duas crises documentadas de diverticulite aguda, esta recomendação vem sendo amplamente abandonada em face da evidência de que não há necessariamente melhora dos resultados a longo prazo através de cirurgia nesta conjuntura
Complementar: Probióticos	Existem poucos estudos que fornecem evidências não tão fortes em favor da eficácia de *Lactobacillus sp.*, *E. coli* Nissle 1917, ou VSL3 na redução dos sintomas da doença diverticular não complicada e não específica
Alimentação: Rica em fibras	Não existem fortes evidências para a eficácia das dietas ricas em fibras na prevenção primária ou secundária da diverticulite, mas a lógica permanece atraente para muitos médicos e para a maioria dos pacientes

Prevenção/tratamento de complicações
- As reações adversas da sulfassalazina e de outros aminossalicilatos são discutidas no Capítulo 36 (Colite Ulcerativa).
- A complicação mais problemática da ressecção cirúrgica é o desenvolvimento de uma fístula fecal.

PÉROLAS CLÍNICAS
- Hospitalizar e administrar antibióticos IV para crises de diverticulite aguda com febre, vômitos, sinais peritoneais localizados ou abscesso.
- Realizar uma cirurgia de emergência para os casos com peritonite generalizada.
- Drenagem percutânea em abscessos > 2 cm.
- Tratar as crises recorrentes da mesma maneira como se tratam as crises iniciais, sem recorrer automaticamente à cirurgia na ausência de indicações específicas, como peritonite generalizada ou a ausência de resposta ao tratamento médico.

Seção 5: Populações Especiais
- Diverticulite em pacientes imunossuprimidos
  - Não existem diferenças entre o diagnóstico diferencial da diverticulite em pacientes imunossuprimidos ou infectados pelo HIV e em outros grupos.
  - Os pacientes imunodeprimidos possuem maior risco de infecção pós-operatória em proporção direta com o grau de sua imunodeficiência.

Seção 6: Prognóstico

> **PONTOS PRINCIPAIS/PÉROLAS CLÍNICAS**
> - Na ausência de complicações (p. ex., sepse, fistulização), o tratamento conservador ambulatorial da diverticulite aguda é bem-sucedido em 70–100% dos casos.
> - Depois de uma crise de diverticulite aguda, o índice de recorrência posterior é de cerca de um terço.
> - O índice de recidiva depois de uma segunda crise de diverticulite aguda não é maior do que após a primeira, cerca de um terço, de modo que uma segunda crise não é em si uma indicação para a cirurgia.
> - A decisão para realizar a cirurgia eletiva deve basear-se na gravidade da crise mais recente do que no número de ataques anteriores.

Exames de acompanhamento e monitoramento
- Após a resolução de uma crise de diverticulite aguda, a investigação eletiva deve ser realizada para confirmar o diagnóstico e para excluir outras condições, como câncer, isquemia ou doença inflamatória intestinal.

Seção 7: Leitura Sugerida

Hall JF, Roberts PL, Ricciardi R, et al. Long-term follow-up after an initial episode of diverticulitis: what are the predictors of recurrence? Dis Colon Rectum 2011;54:283–8

Harpaz N, Sachar DB. Segmental colitis associated with diverticular disease and other IBD look-alikes. J Clin Gastroenterol 2006;40(Suppl 3):S132–5

Hemming J, Floch M. Features and management of colonic diverticular disease. Curr Gastroenterol Rep 2010;12:399–407

Humes D, Smith JK, Spiller RC. Colonic diverticular disease. Clin Evid (Online) 2011;pii:0405

Tursi A, Papagrigoriadis S. Review article: the current and evolving treatment of colonic diverticular disease. Aliment Pharmacol Ther 2009;30:532–46

Websites sugeridos
www.nlm.nih.gov/medlineplus/ency/article/000257.htm
digestive.niddk.nih.gov/ddiseases/pubs/diverticulosis/

Seção 8: Diretrizes

Diretrizes da sociedade nacional

Título da diretriz	Fonte da diretriz	Data
Practice Parameters for Sigmoid Diverticulitis	American Society of Colon and Rectal Surgeons	2006 (http://www.utcolorectal.org/lib/file/manager/Diverticulitis_DCR_2007.pdf)
Surgical Treatment of Diverticulitis	Society for Surgery of the Alimentary Tract	2003 (http://www.ssat.com/cgi-bin/divert.cgi)

Diretrizes da sociedade internacional

Título da diretriz	Fonte da diretriz	Data
Diretrizes Nacionais Dinamarquesas para o Tratamento da Doença Diverticular	Danish Surgical Society	2012 (Dan Med J 2012;59:C4453)

Seção 9: Evidência

Tipo de evidência	Título, data	Comentário
RCT	Estudo randomizado controlado do tratamento oral *versus* tratamento intravenoso para a diverticulite aguda não complicada diagnosticada clinicamente (Colorectal Dis 2009;11:941-6)	Evidência sólida para a não inferioridade dos antibióticos orais *versus* antibióticos IV na diverticulite aguda não complicada
RCT	Um estudo clínico multicêntrico, randomizado que investiga a relação custo-eficácia das estratégias de tratamento com ou sem antibióticos para a diverticulite aguda não complicada (DIABOLO Trial) (BMC Surg 2010;10:23)	Um estudo provocativo sugerindo que o tratamento ambulatorial sem antibióticos poderia ser uma abordagem de baixo custo para o tratamento da diverticulite aguda não complicada

Seção 10: Imagens
Não se aplicam a este tópico

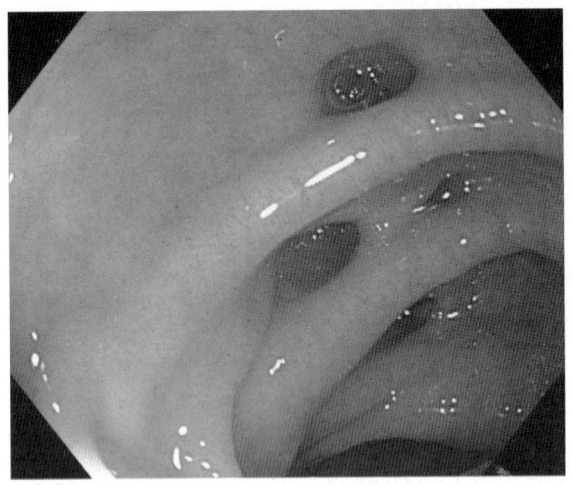

Figura 41.1 Diverticulose não complicada "normal". Fonte: Reproduzida com a permissão de Jerome Waye, MD.

Material adicional para este capítulo pode ser encontrado *on-line* em:
www.mountsinaiexpertguides.com
A senha de acesso é a palavra Dysphagia.
Inclui um estudo de caso com perguntas de múltipla escolha, orientações para os pacientes e os códigos da ICD.

CAPÍTULO 42

Adenocarcinoma do Intestino Grosso e Síndromes do Câncer de Cólon Hereditário

Steven H. Itzkowitz
Dr. Henry D. Janowitz Division of Gastroenterology, Icahn School of Medicine at Mount Sinai, New York, NY, USA

PONTOS PRINCIPAIS
- O câncer colorretal é o terceiro tipo de câncer mais comum em homens e mulheres.
- Quando detectado precocemente, o prognóstico é muito bom.
- O rastreamento de pacientes de risco médio assintomáticos acima de 50 anos tem demonstrado uma redução significativa da incidência e da mortalidade.
- A presença de uma fase pré-cancerosa da doença (pólipos adenomatosos) permite a remoção de lesões precursoras proporcionando, assim, uma prevenção significativa do câncer.
- Uma variedade de exames de rastreamento está disponível (exames de fezes, endoscopia, exames radiológicos) embora a colonoscopia seja o exame de rastreamento de preferência.
- Várias síndromes hereditárias de alto risco estão bem caracterizadas, e exames genéticos estão disponíveis para identificar pacientes que estão sob elevado risco de desenvolver câncer colorretal.

Seção I: Histórico
Definição da doença
- O adenocarcinoma colorretal é um câncer invasivo resultante geralmente de uma lesão precursora da mucosa. A lesão precursora, na grande maioria dos casos, é um pólipo adenomatoso. Recentemente, pólipos serrilhados foram reconhecidos como precursores do adenocarcinoma colorretal.

Classificação da doença
- O adenocarcinoma colorretal é classificado com base no estágio (profundidade da invasão da parede intestinal, presença de linfonodos, presença de metástases) e no tipo histológico (mucinoso; pouco diferenciado; moderadamente diferenciado; bem diferenciado).

Incidência/prevalência
- O câncer colorretal (CRC) é a terceira causa mais comum de incidência de câncer e mortalidade por câncer nos Estados Unidos, entre homens e mulheres.
- Incidência estimada de CRC, em 2013: 142.820 (homens: 73.680; mulheres: 69.140).
- Mortalidade estimada por CRC, em 2013: 50.830 (homens: 26.300; mulheres: 24.530).

Impacto econômico
- O CRC é responsável por aproximadamente 12% das despesas nacionais destinadas ao câncer.
- As despesas nacionais em um único ano para o tratamento de CRC são estimadas em US$ 4,5–9,6 bilhões, dependendo da fonte de dados.

Etiologia
- A etiologia do CRC esporádico não é conhecida, mas provavelmente seja uma combinação de fatores ambientais e possivelmente genéticos.

- Os pacientes com polipose adenomatosa familiar (FAP) apresentam um risco extremamente elevado de desenvolver CRC porque herdam um gene *APC* (polipose adenomatosa coli) que sofreu mutação. O *APC* é considerado o "guardião" do epitélio do cólon, normalmente impedindo a formação de adenomas.
- Os pacientes com síndrome de Lynch também apresentam um risco extremamente elevado de desenvolver CRC em razão da herança de um dos vários genes envolvidos na reparação de erro do pareamento de bases do DNA (genes de reparação de erro do pareamento de bases do DNA).

Patologia/patogênese

- A grande maioria dos CRCs surgem dentro de um pólipo adenomatoso. Os adenomas representam a proliferação neoplásica de células epiteliais do cólon. Três vias moleculares predominantes foram elucidadas.
  - **Instabilidade cromossômica (CIN):** esta é a via clássica, sendo responsável por aproximadamente 70% de todos os cânceres de cólon. As células epiteliais desenvolvem aneuploidia e perda de heterozigosidade, caracterizada por uma perda de função do gene *APC*, em seguida, uma acumulação de outras alterações moleculares, incluindo a ativação do oncogene *kras* e a perda de outros genes supressores de tumores como o *p53*. Os cânceres CIN normalmente não demonstram instabilidade de microssatélites e, portanto, são considerados microssatélites estáveis. A maioria dos CRCs em pacientes com FAP surge através desta via.
  - **Instabilidade de microssatélite (MSI):** esta via é observada em cerca de 15% dos CRCs esporádicos e em praticamente todos os CRCs que surgem em pacientes com síndrome de Lynch. É provocada por uma perda de função em um dos genes de reparação do pareamento do DNA, o que consequentemente causa erros de replicação ao longo do genoma, resultando em instabilidade nas regiões microssatélites do DNA. Tumores esporádicos MSI-positivos geralmente apresentam perda de função do gene *MLH1* decorrente do silenciamento epigenético do gene por hipermetilação do promotor. Os tumores MSI-positivos da síndrome de Lynch apresentam uma mutação em um dos genes de reparação do pareamento do DNA. Os tumores MSI-positivos normalmente são diploides, geralmente localizados no cólon proximal, podem apresentar histologia celular tipicamente mucinosa ou de anel de sinete, e frequentemente apresentam um influxo de linfócitos infiltrantes tumorais.
  - **CpG fenótipo ilha methylator (CIMP):** pelo menos 15% do CRC desenvolve-se pela via CIMP, que é caracterizada por excessiva metilação do DNA, assim como as mutações do gene *BRAF*. A metilação de promotores de genes inibe a expressão de genes que normalmente suprimem tumores. Esses tumores podem ser MSI-positivos se a máquina de reparo de erros do DNA for prejudicada por causa da metilação do gene *MLH1*. A progressão de pólipos serrilhada para o CRC ocorre através da via de metilação.

Fatores de risco/preditivos

Fator de risco	Índice de probabilidade
Idade acima de 50 anos Nascimento em países "ocidentalizados" Síndrome hereditária (FAP, Lynch) IBD permanente (colite ulcerativa; colite de Crohn)	Maior risco (RR > 4,0)
Dieta rica em carne vermelha Adenoma ou CRC anterior Irradiação pélvica	Risco moderado (RR 2,0–4,0)

Fator de risco	Índice de probabilidade
Dieta rica em gordura animal Obesidade Tabagismo Álcool Colecistectomia	Risco reduzido (RR 1,1–2,0)
Fatores de proteção	
Colonoscopia; sigmoidoscopia Atividade física Aspirina ou o uso de NSAID	Proteção moderada (RR < 0,6)
Dieta rica em fibras; frutas e vegetais Suplementos de cálcio Suplementos de ácido fólico Terapia de reposição hormonal	Proteção reduzida (RR 0,6–0,9)

Seção 2: Prevenção

PONTOS PRINCIPAIS/PÉROLAS CLÍNICAS
- A colonoscopia e a sigmoidoscopia são os exames mais eficazes para a prevenção do CRC. Embora não haja estudos de intervenção, dietas ricas em fibras, frutas e vegetais estão associadas a menores incidências de CRC e dietas ricas em carne vermelha a maiores incidências de CRC. Estima-se que o tabagismo seja responsável por um em cada cinco casos de CRC; portanto, abandonar esse hábito deve ser incentivado.

Rastreamento (verificar tabela: Exames de rastreamento para CRC)
- Muitos exames estão disponíveis para o rastreamento de CRC e de adenomas. Eles podem ser classificados em duas categorias: exames estruturais (endoscópicos e radiológicos, estes detectam os cânceres e pólipos) e exames não invasivos (exames de fezes que detectam principalmente cânceres).
- A colonoscopia é o exame de rastreamento preferido em partes dos Estados Unidos, mas em áreas com poucos recursos e, em grande parte do resto do mundo, a colonoscopia é reservada para pacientes que apresentaram um exame de fezes anormal ou sigmoidoscopia flexível.
- Exames baseados no método guáiaco detectam sangue oculto nas fezes através de uma reação química. Eles são baratos e possuem eficácia comprovada para reduzir a mortalidade por CRC em, aproximadamente, 33%, se realizados anualmente. Há problemas com resultados falso-positivos e falso-negativos, e a adesão para repetir o exame geralmente é baixa.
- Exames imunoquímicos fecais também detectam sangue oculto nas fezes e apresentam maior sensibilidade para o CRC do que o exame de sangue oculto nas fezes pelo método guáiaco (FOBT).
- Exames de DNA nas fezes detectam anormalidades moleculares nas fezes. Estes demonstraram uma maior sensibilidade para o CRC do que o FOBT pelo método guáiaco, mas o intervalo de exame de amostragem não foi estudado.
- A sigmoidoscopia flexível foi demonstrada em retrospectiva, e um estudo prospectivo recente, para reduzir a mortalidade por CRC em aproximadamente 60%. A US Preventive Services Task Force (USPSTF) recomenda associar sigmoidoscopia flexível a FOBT.
- O enema de bário nunca foi testado em um ambiente de rastreamento e raramente é utilizado no exame de rastreamento.
- A colonografia por CT emprega *scanners* de CT de alta resolução para a imagem do cólon em três dimensões simulando a visão da colonoscopia ("colonoscopia virtual").

Em centros de pesquisa, a CTC apresenta alta sensibilidade para o CRC e adenomas > 5 mm. A USPSTF é a única orientação que recomenda o rastreamento de terminação em uma certa idade: no rastreamento após os 85 anos, e individualizar o rastreamento naqueles com 75-85 anos de idade.

Exames de rastreamento para CRC em pacientes de risco médio

Exame de rastreamento	ACS USMSTF ACR	USPSTF	ACG*
FOBT por método guáiaco (químico)	Sim, anualmente; requer sensibilidade > 50% para CRC	Sim; anualmente	Sim, anualmente; somente exame de alta sensibilidade
Exame imunoquímico fecal	Sim, anualmente, requer > 50% de sensibilidade para CRC	Sim; anualmente	Sim, anualmente; exame de detecção do câncer de preferência
DNA de fezes	Sim, intervalo indefinido; requer sensibilidade > 50% para CRC	Não; evidência insuficiente	Sim, cada 3 anos
Sigmoidoscopia flexível	Sim; a cada 5 anos	Sim, com FOBT a cada 3 anos	Sim, cada 5-10 anos
Enema de bário	Sim, somente se outros exames não estiverem disponíveis	Não recomendado	Não recomendado
Colonografia por CT	Sim; a cada 5 anos; encaminhar para colonoscopia se pólipos > 6 mm forem observados	Não; evidência insuficiente	Sim; cada 5 anos
Colonoscopia	Sim, a cada 10 anos	Sim, a cada 10 anos	Sim, cada 10 anos; estratégia de preferência

*A idade para iniciar o rastreamento é 50 anos para todos; 45 anos para afro-americanos.
ACG, American College of Gastroenterology; ACS, American Cancer Society; ACR, American College of Radiology; CRC, cancer colorretal; FOBT, exame de sangue oculto nas fezes; USPSTF, US Multi-Society Task Force; USPSTF, US Preventive Services Task Force.

Prevenção primária

- O rastreamento oferece a melhor proteção contra o câncer de cólon e adenomas e possui eficácia comprovada.
- Os suplementos de cálcio reduzem o risco de CRC.
- NSAIDs e aspirina demonstraram reduzir os índices de formação de adenoma. No entanto, eles não são recomendados para a prevenção primária, por causa dos riscos de hemorragia GI e de eventos cardiovasculares (com NSAIDs).
- Sulindac demonstrou reduzir o número e o tamanho de adenomas colorretais em pacientes com FAP, mas o efeito é reversível após a suspensão do medicamento.
- A terapia de reposição hormonal que combina estrogênio com progesterona reduz o risco de CRC, mas estes agentes não são recomendados em razão do risco à proporção desfavorável risco: benefício.

Prevenção Secundária

- Após a ressecção do câncer do cólon, os cânceres ocorrem muito raramente no lúmen do cólon ou na anastomose (exceto, talvez, para os cânceres retais). A utilidade do monitoramento endoscópico após a ressecção do câncer de cólon ou pólipos é detectar e remover quaisquer novos pólipos ou câncer, e é altamente eficaz.
- Estudos recentes sugerem que o uso de aspirina após o diagnóstico de câncer de cólon não metastático foi associado a uma redução de 29% de morte por CRC e redução de 21% nas taxas gerais de mortalidade, mas são necessários mais estudos nessa área.

Seção 3: Diagnóstico (Algoritmo 42.1)

PONTOS PRINCIPAIS/PÉROLAS CLÍNICAS
- Histórico: recente mudança dos hábitos intestinais, sangue nas fezes, dor abdominal. Certificar-se de obter um minucioso histórico familiar de câncer do cólon, pólipos do cólon e outros cânceres (principalmente ginecológicos).
- Exame: apalpar o abdome para verificar a presença de algum volume, hepatomegalia, adenopatia inguinal; exame de toque retal para verificar algum volume e analisar sangue oculto nas fezes.
- Investigações: hemograma completo (anemia); testes de função hepática; antígeno carcinoembrionário (CEA; opcional para realizar o diagnóstico). A colonoscopia é o melhor exame para realizar o diagnóstico.
- A CT do abdome e da pelve (com e sem contraste oral e intravenoso) é complementar à colonoscopia para avaliar a doença metastática.
- Se a colonoscopia não puder ser concluída até o ceco por razões técnicas (p. ex., aderências) ou decorrente de um volume obstrutivo, a colonografia por CT deve ser considerada.

Diagnóstico diferencial

Diagnóstico diferencial	Características
Doença inflamatória intestinal	Doença inflamatória intestinal (colite ulcerativa, doença de Crohn) pode apresentar-se com mudança dos hábitos intestinais, sangue nas fezes, diarreia, mas os sintomas são caracteristicamente mais crônicos e intermitentes
Diverticulose/diverticulite	A diverticulose colônica normalmente manifesta-se com dor abdominal (geralmente no quadrante inferior esquerdo) e mudança no hábito intestinal. Raramente, os divertículos podem sangrar, mas a hemorragia é normalmente evidente, não oculta
Hemorroidas	As hemorroidas podem produzir sangue fresco nas fezes, de forma aguda ou subaguda. Pode haver, às vezes, de forma associada, constipação ou diarreia como fatores agravantes. Não deve haver nenhuma dor abdominal
Malformações arteriovenosas do cólon (AVMs)	Esses vasos sanguíneos anormais da mucosa podem causar sangue nas fezes (evidente ou oculto). Não deve haver nenhuma dor abdominal ou mudança no hábito intestinal.

Algoritmo 42.1 Diagnóstico de câncer colorretal

- Sintomas pertinentes: alteração no hábito intestinal, sangue nas fezes, dor abdominal, perda de peso
- Exame físico: volume abdominal, exame de sangue oculto nas fezes positivo
- Histórico familiar positivo de CRC, pólipos, outros tipos de câncer

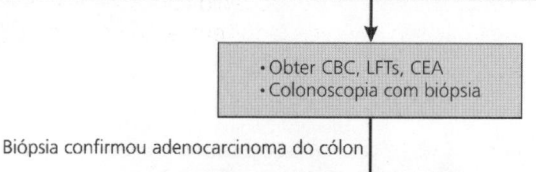

↓

- Obter CBC, LFTs, CEA
- Colonoscopia com biópsia

Biópsia confirmou adenocarcinoma do cólon →

Estadiamento da doença:
- Avaliação da patologia
- CT como base de referência (ou MRI): tórax/abdome/pelve
- Exame PET (tomografia por emissão de pósitrons) somente se houver achados suspeitos na CT ou na MRI
- Câncer retal: ultrassom endoanal ou MRI pélvica

Apresentação típica

- O câncer colorretal é mais frequentemente assintomático, especialmente nos estágios iniciais. Quando ocorrem sintomas, os mais comuns são sangue nas fezes, alteração do hábito intestinal, dor abdominal inferior. A deficiência de ferro e perda de peso podem ser sinais de CRC. Em geral, os cânceres do cólon direito podem apresentar-se com anemia porque a baixos níveis de perda de sangue, este mistura-se com as fezes e não é notado pelo paciente. O CRC do lado esquerdo pode apresentar sintomas obstrutivos com maior frequência.

Síndromes do câncer de cólon hereditário

Síndrome	Mutação genética	Hereditariedade	Característica colônica	Característica extracolônica
Síndrome não polipose				
Síndrome de Lynch	Genes de reparação de erro de pareamento do DNA	Autossômica dominante	Pólipos adenomatosos (alguns) Adenocarcinoma do cólon	• Câncer de ovário e câncer uterino • Câncer de estômago • Câncer pancreatobiliar • Câncer no cérebro: glioblastoma
Síndromes de polipose				
Polipose Adenomatosa Familiar (FAP)	APC	Autossômica dominante	Pólipos adenomatosos (índices em centenas) Adenocarcinoma do cólon	• Pólipos gástricos de glândulas fúndicas • Adenoma duodenal/adenocarcinoma • Adenomas do intestino delgado • Tumores desmoides • Osteomas • Cérebro: Meduloblastoma
Polipose associada a MUTYH	MUTYH	Autossômica recessiva	Pólipos adenomatosos (aprox. 10–100) Adenocarcinoma do cólon	• Assemelha-se a FAP
Peutz-Jeghers	STK11/LKB1	Autossômica dominante	Pólipos hamartomatosos Adenocarcinoma do cólon	• Hamartomas gástricos e do intestino delgado • Lesões pigmentadas na boca, mãos, lábios • Câncer de pâncreas • Câncer de mama • Câncer de ovário • Tumor de células de Sertoli nos testículos
Polipose juvenil	BMPR1A MADH4 ENG	Autossômica dominante	Pólipos hamartomatosos Adenocarcinoma do cólon (algumas famílias)	• Anomalias congênitas

Diagnóstico clínico

Histórico

- O histórico deve incluir detalhes sobre sinais e sintomas como: alteração no hábito intestinal, sangue nas fezes, dor abdominal, perda de peso, dispneia de esforço por anemia. O paciente já realizou colonoscopia ou outro exame de rastreamento (em caso afirmativo, quando)?

- Obtenha um histórico familiar minucioso de câncer do cólon, pólipos do cólon e outros cânceres (principalmente ginecológicos). Informe-se sobre onde o paciente nasceu e há quanto tempo ele está nos Estados Unidos.
- O histórico alimentar deve conter informações sobre carne vermelha, frutas/legumes, fibras.
- Medicamentos, como a aspirina e NSAIDs, enquanto podem proteger contra o CRC, também podem causar hemorragia GI oculta, que pode confundir o diagnóstico.
- Considerando-se FAP, informe-se sobre o histórico de manifestações extraintestinais: tumores desmoides, tumores de partes moles, pólipos gastroduodenais, anomalias dentárias ou maxilares, tumores cerebrais na família.

Exame físico
- Em caso de câncer colorretal esporádico, este geralmente é pouco notável no exame físico, porque o CRC começa na superfície da mucosa. O médico deve apalpar o abdome para verificar qualquer volume ou espessamento do intestino. A hepatomegalia pode indicar doença metastática. Um exame retal digital é muito importante. Apesar de menos do que 10% de todos os CRCs estejam ao alcance do dedo indicador, deve-se realizar exame de sangue oculto nas fezes. Para pacientes com FAP, o exame físico também deve verificar se há a presença de tumores dos tecidos moles, osteomas mandibulares e dentes supranumerários, hipertrofia congênita do epitélio pigmentar da retina, nódulos da tireoide. Para os pacientes com síndrome de Lynch, não há manifestações extracolônicas externas, exceto em casos raros de adenomas sebáceos da pele (geralmente no rosto ou parte superior do corpo).

Regras de decisão clínica úteis e calculadoras
- Não existem regras de decisão clínica para o CRC esporádico. Para a síndrome de Lynch, vários modelos preditivos foram desenvolvidos (PREMM1, 2, 6; NMRpredict; MMRpro). Uma calculadora on-line está disponível (www.premm.dfci.harvard.edu).

Classificação de gravidade da doença

O estadiamento do tumor prediz a gravidade da doença. O estadiamento é baseado na classificação TNM

Estágio	Descrição
Tumor primário (T)	
Tx	O tumor primário não pode ser avaliado
Tis	Carcinoma *in situ*
T1	O tumor invade a submucosa
T2	O tumor invade a muscular própria
T3	O tumor invade através da *muscularis* propria a subserosa
T4	O tumor invade diretamente outros órgãos ou estruturas, ou perfura o peritônio visceral
Linfonodos regionais (N)	
Nx	Os linfonodos regionais não podem ser avaliados
N0	Ausência de metástases em linfonodos regionais
N1	Metástases em 1–3 linfonodos regionais
N2	Metástases em ≥ 4 linfonodos regionais
Metástases a distância (M)	
Mx	A presença ou a ausência de metástases a distância não pode ser determinada
M0	Metástases a distância não detectadas
M1	Metástases distantes detectadas

Estágio	Classificação TNM	Sobrevida de 5 anos
I	T1-2, N0, M0	> 90%
IIA	T3, N0, M0	80–85%
IIB	T4, N0, M0	70–80%
IIIA	T1-2, N1, M0	65–80%
IIIB	T3-4, N1, M0	50–65%
IIIC	T1-4, N2, M0	25–50%
IV	T1-4, N0-2, M1	5–8%

Diagnóstico laboratorial

Lista de exames de diagnóstico
- Colonoscopia com biópsia (preferencial).
- Sigmoidoscopia com biópsia (se a colonoscopia não estiver disponível).
- Tomografia computadorizada do abdome/pelve (para descartar propagação metastática).
- Colonografia por CT (se a colonoscopia não estiver disponível; não oferece diagnóstico do tecido).
- MRI do abdome/pelve (se a CT não estiver disponível ou para evitar a exposição à radiação).
- Exames de sangue oculto nas fezes (como teste não invasivo).
- Exame de níveis séricos de CEA (recomendável principalmente para acompanhamento após o tratamento, não como um rastreamento).
- CBC, LFTs (para avaliar a anemia, comprometimento hepático).

Listas de técnicas de imagem
- Verificar a seção anterior.

Possíveis falhas/erros comuns cometidos em relação ao diagnóstico da doença
- O erro mais comum é esperar que a anemia ou sintomas ocorram antes de realizar o diagnóstico
- Outro erro comum é realizar o diagnóstico com atraso (p. ex., atribuir a presença de sangue nas fezes a hemorroidas sem a realização de uma investigação).
- O CRC pode surgir em áreas de diverticulose, onde a parede do intestino pode ser estreita ou espessa, dificultando o diagnóstico.
- Em pacientes com IBD, o CRC pode ser muito uniforme ou pouco visível. Técnicas especiais de melhoramento de imagem, como colonoscopias de alta definição, imagens de banda estreita e cromoendoscopia, juntamente com biópsias extensas, podem melhorar a detecção. (Verificar também o Capítulo 44, Monitoramento para Displasia na Doença Inflamatória Intestinal.)

Seção 4: Tratamento (Algoritmos de 42.2 e 42.3)

Lógica de tratamento
- De um modo geral, a menos que o paciente esteja muito frágil ou apresente comorbidades limitadoras, a cirurgia é normalmente o alicerce do tratamento. Para o câncer de Estágios I e II, a cirurgia por si só é muitas vezes o único tratamento necessário. Para o câncer de Estágio III, é administrada a quimioterapia adjuvante. Para o câncer de Estágio IV, são utilizados regimes de quimioterapia para doenças em estágios avançados.

Algoritmo 42.2 Tratamento do câncer de cólon

Investigação diagnóstica: Cirurgicamente ressecável?
- Sim → Ressecção cirúrgica
- Medicamente inoperável → **Tratamento paliativo**
- Não → Cirurgicamente irressecável

Ressecção cirúrgica:
- Colectomia com remoção de linfonodo *in bloc*
- Extensão da ressecção com base na localização do tumor
- Estadiamento preciso requer o exame de ≥ 12 linfonodos
- Cânceres obstrutivos: desvio ou implante de *stent*
- Metástases pulmonares ou hepáticas síncronas ressecáveis:
  - (A) colectomia com metastasectomia sincrônica estadiada do fígado ou pulmão; ou
  - quimioterapia neoadjuvante* acompanhada de (A); ou
  - (A) acompanhada de quimioterapia*

Estadiamento da doença
- Estágios I e II: nenhum tratamento adicional necessário
- Estágio III: regimes de tratamento adjuvantes⁺
- Estágio IV: regimes de doenças avançadas‡

Cirurgicamente irressecável:
- Tratar como doença avançada‡
- Avaliar a cada 2 meses para ressecabilidade

*FOLFOX, FOLFIRI (ácido folínico (FOL) fluoruracil (F) e irinotecano (IRI)) e CapeOX (capecitabina (Cape) e oxaliplatina (OX)) ± bevacizumabe, durante 2–3 meses
⁺Tratamentox adjuvante: FOLFOX (ou capecitabina), durante 6 meses
‡Doença avançada: FOLFOX (ou capecitabina) ± bevacizumabe (ou cetuximabe); ou FOLFIRI + bevacizumabe (ou cetuximabe)

Algoritmo 42.3 Tratamento de câncer retal

Investigação diagnóstica
- Medicamente inoperável → **Tratamento paliativo**

Tratamento de doença não metastática:
- Lesões T1 e T2 (nódulo negativo): Excisão transabdominal ou transanal
- T3 e envolvimento ganglionar: Tratar com infusão contínua de 5-FU/XRT pré-operatória, acompanhada de ressecção transabdominal 5 -10 semanas depois, acompanhada de quimioterapia pós-operatória (FOLFOX ou capecitabina)

Tratamento de T4 e doença localmente irressecável:
- 5-FU/XRT pré-operatória
- Considerar a ressecção cirúrgica, posteriormente
- Tratar com quimioterapia pós-operatória

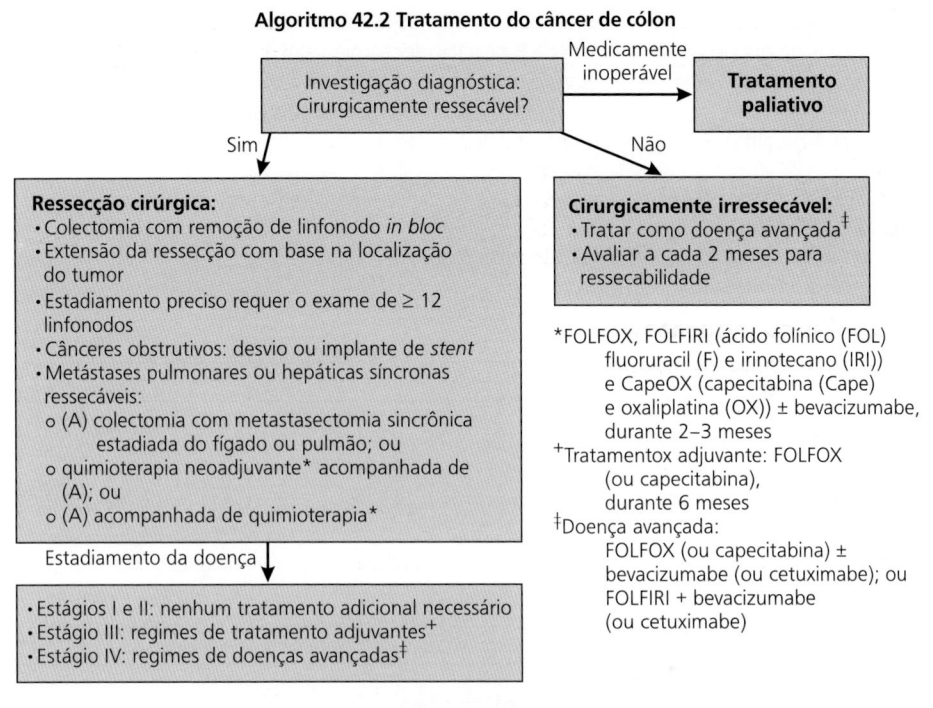

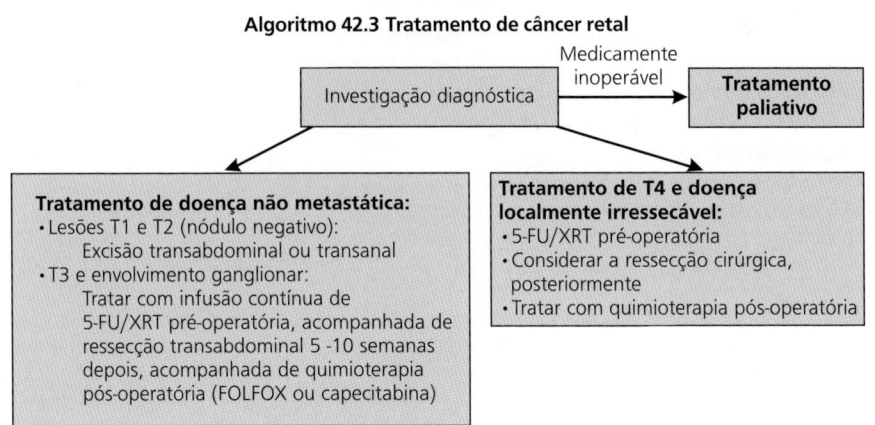

- No caso dos cânceres retais, a quimiorradiação pré-operatória (neoadjuvante) acompanhada por quimioterapia pós-operatória é a abordagem principal. Se um foco de adenocarcinoma invasivo for detectado em um adenoma do cólon, a polipectomia por si só (sem a necessidade de cirurgia) é curativa, contanto que todas as seguintes características apliquem-se: as células cancerosas não sejam pouco diferenciadas, que estejam localizadas a, pelo menos, um milímetro de distância da margem cauterizada, não invadam os espaços linfovasculares, e o que endoscopista tenha constatado que o pólipo foi totalmente removido. Se uma ou mais dessas características adversas estiverem presentes, a ressecção cirúrgica é geralmente recomendada (considerando-se que o paciente seja um candidato apto para a cirurgia) por causa do risco de aproximadamente 5–10% de células tumorais residuais na parede do cólon ou nos linfonodos adjacentes. Para FAP com centenas de pólipos, é recomendada a proctocolectomia total com anastomose de bolsa ileoanal. Para FAP atenuada e para a maioria dos pacientes com síndrome de Lynch, em que um adenoma ou câncer se desenvolveu, a colectomia subtotal com anastomose ileorretal é geralmente a abordagem cirúrgica de preferência.

Quando hospitalizar
- Obstrução intestinal.
- Anemia sintomática (especialmente em idosos)
- Hemorragia intestinal inferior ativa (raro).

Tabela de tratamento

Tratamento	Comentário
Conservador	O tratamento sem cirurgia ou quimioterapia é reservado principalmente para pacientes com doença em estágio avançado, que são candidatos pouco aptos para esses tratamentos.
Médico	Verificar Algoritmos 42.2 e 42.3.
Cirúrgico	A cirurgia é o principal tratamento. A quantidade de ressecção depende da localização do câncer.
Radiológico	A radioterapia pré-operatória é reservada para pacientes com cânceres retais.
Complementar	Suplementos de ácido fólico deonstraram resultados diversos em relação à prevenção do CRC. A curcumina está sendo estudada em estudos de Fase I de prevenção do CRC. Os suplementos de cálcio podem reduzir o desenvolvimento de adenomas.

Prevenção/tratamento de complicações
- As complicações cirúrgicas podem incluir vazamento anastomótico, infecção das feridas.
- O tratamento com oxaliplatina (FOLFOX) está associado à neuropatia periférica em até 15% dos pacientes, o que é muitas vezes reversível, mas pode durar vários anos.

> **PÉROLAS CLÍNICAS**
> - A cirurgia é o principal tratamento.
> - A análise adequada dos linfonodos adequada (pelo menos 12 linfonodos examinados) é importante para estabelecer um estadiamento preciso.
> - Não há nenhum benefício significativo com o uso de tratamento adjuvante para a doença de Estágios I e II.
> - O tratamento adjuvante melhora significativamente a sobrevivência para a doença de Estágio III.
> - O câncer retal exige uma abordagem mais individualizada em relação ao tipo da cirurgia e uso de quimiorradioterapia pré-operatória.

Seção 5: Populações Especiais

Gravidez
- Como o CRC geralmente afeta pessoas com mais de 40 anos de idade, sua ocorrência durante a gravidez é extremamente rara.
- A colonoscopia pode ser realizada para estabelecer o diagnóstico.
- Se as pacientes estiverem no terceiro trimestre e a maturidade pulmonar fetal estiver documentada, justifica-se o parto prematuro para permitir a colectomia.

Crianças
- O câncer colorretal é extremamente raro em crianças. Mesmo com FAP ou síndrome de Lynch, o CRC tende a ocorrer aproximadamente após os 20 anos de idade.

Idosos
- O tratamento de CRC é o mesmo em idosos, considerando-se que eles sejam bons candidatos aptos para a cirurgia (se esta for necessária) e não apresenta comorbidades limitadoras que poderiam impedir a administração de quimioterapia adjuvante (se necessária).

Outros
- Os pacientes com doença inflamatória intestinal crônica (colite ulcerosa, colite de Crohn) apresentam maior risco de CRC. Após 7–8 anos de colite, ou no momento do diagnóstico, quando a doença inflamatória do intestino é acompanhada por colangite esclerosante primária, os pacientes devem ser submetidos a monitoramento colonoscópico regular, aproximadamente a cada 1–2 anos.

Seção 6: Prognóstico

> **PONTOS PRINCIPAIS/PÉROLAS CLÍNICAS**
> - O prognóstico está relacionado com o estágio do tumor (verificar Tabela de tratamento).
> - Como os tumores de Estágio I e Estágio II são altamente curáveis apenas com cirurgia, o rastreamento de pacientes assintomáticos é muito importante.
> - Os pacientes com CRC, no caso de síndrome de Lynch, possuem uma sobrevida geral melhor, estágio a estágio, do que aqueles sem a síndrome de Lynch.

Histórico natural da doença não tratada
- Se não tratado ou não detectado, o CRC invade mais profundamente ou atravessa a parede do cólon, em direção aos linfonodos regionais e a distância, bem como as estruturas adjacentes e, eventualmente, expande-se para órgãos distantes. O fígado é o local mais frequente de metástases distantes, mas a expansão para o pulmão, cérebro, ossos e outros órgãos é possível. Normalmente, a morte ocorre por doença metastática.

Prognóstico para pacientes tratados
- O câncer de cólon recorrente é mais comum em pessoas que apresentam penetração serosa ou comprometimento dos linfonodos.
- A sobrevida de 6 anos após o tratamento com FOLFOX da doença em Estágio III é de, aproximadamente, 79%.
- Os pacientes com metástases hepáticas isoladas em que o tumor primário é ressecado têm uma sobrevida melhor a longo prazo do que aqueles que apresentam metástases mais generalizadas.

Exames de acompanhamento e monitoramento
- Histórico e exame físico cada 3–6 meses, durante 2 anos, depois cada 6 meses, durante um total de 5 anos.
- Para T2 ou lesões maiores, CEA cada 3–6 meses, durante 2 anos, depois cada 6 meses, durante um total de 5 anos.
- Exames de CT (tórax/abdome/pelve), anualmente, durante 3 anos, para pacientes com elevado risco de recorrência.
- O papel da colonoscopia é principalmente detectar adenomas e cânceres metacrônicos, e não doenças recorrentes (já que a grande maioria das recorrências é extraluminal). A colonoscopia é recomendada 1 ano após a ressecção.
- Para os cânceres retais, a recorrência intraluminal ou anastomótica é mais comum; portanto, a sigmoidoscopia em intervalos regulares é incorporada aos exames de acompanhamento.

Seção 7: Leitura Sugerida

Engstrom PF, Arnoletti JP, Benson AB, et al. The NCCN Rectal Cancer Clinical Practice Guidelines in Oncology. J Natl Comp Cancer Netw 2009;7:838–81

Gellad Z, Provenzale D. Colorectal cancer: national and international perspective on the burden of disease and public health impact. Gastroenterology 2010;138:2177–90

Levin B, Lieberman DA, McFarland B, et al. Screening and surveillance for the early detection of colorectal cancer and adenomatous polyps, 2008: A joint guideline from the American Cancer Society, the US Multi-society Task Force on Colorectal Cancer, and the American College of Gastroenterology. Gastroenterology 2008;134:1570–95

US Preventive Services Task Force. Screening for colorectal cancer: US Preventive Services Task Force recommendation statement. Ann Intern Med 2008;149:627–37

Wolpin BM, Mayer RJ. Systemic treatment of colorectal cancer. Gastroenterology 2008;134:1296–310

Websites sugeridos

http://www.eifoundation.org/programs/eifs-national-colorectal-cancer-research-alliance
www.ccalliance.org
www.nccrt.org
http://preventcancer.org/prevention/preventable-cancers/colorectal-cancer/
USPSTF Guidelines: http://www.ncbi.nlm.nih.gov/pubmed/18838716
American Cancer Society Guidelines: http://www.sciencedirect.com/science/article/pii/S0016508508002321

Seção 8: Diretrizes

Diretrizes da sociedade nacional

Título da diretriz	Fonte da diretriz	Date
Screening and Surveillance for Early Detection of Colorectal Cancer and Adenomatous Polyps	American Cancer Society; US Multisociety Task Force; and American College of Radiology	2008 (CA Cancer J Clin 2008;58(3):130-60)
Screening for Colorectal Cancer	US Preventive Services Task Force Recommendation Statement	2008 (http://www.uspreventive servicestaskforce.org/uspstf08/colorectalcancer/colors.htm)
Guidelines for Colorectal Cancer Screening	American College of Gastroenterology	2009 (http://gi.org/guideline/colorectal-cancer-screening)

Seção 9: Evidência

Tipo de evidência	Título, data	Comentário
Treatment guidelines	Diretrizes NCCN de Prática Clínica do Câncer de Cólon em Oncologia, 2012. (http://www.nccn.org/professionals/physician_gls/f_guidelines.asp)	Revisão abrangente do tratamento do câncer de cólon
Treatment guidelines	Diretrizes NCCN de Prática Clínica do Câncer Retal em Oncologia, 2012. (http://www.nccn.org/professionals/physician_gls/f_guidelines.asp)	Revisão abrangente do tratamento do câncer retal

Seção 10: Imagens

Não se aplicam a este tópico.

Material adicional para este capítulo pode ser encontrado *on-line* em:
www.mountsinaiexpertguides.com
A senha de acesso é a palavra Dysphagia.
Inclui um estudo de caso com perguntas de múltipla escolha, orientações para os pacientes e os códigos da ICD.

CAPÍTULO 43

Polipectomia Colonoscópica

Jerome D. Waye
Dr. Henry D. Janowitz Division of Gastroenterology, Icahn School of Medicine at Mount Sinai, New York, NY, USA

> **PONTOS PRINCIPAIS**
> - Colonoscopia é capaz de descobrir pólipos do cólon.
> - A maioria dos pólipos pode ser removida colonoscopicamente.
> - Remoção de pólipos do cólon diminui marcadamente a incidência de câncer do cólon.
> - Câncer do cólon é uma causa principal de morte por doença maligna.
> - Todos os pólipos removidos devem ser enviados para avaliação histopatológica.

Seção I: Histórico

Definição da doença
- Pólipos são formados por um padrão anormal de crescimento das células da mucosa. Crescimento celular não regulado pode-se desenvolver para câncer (veja Tabela: Tipos de pólipos colorretais).

Classificação da doença
- A classificação de Paris dos pólipos mucosos é o padrão aceito. Tipo Is ou Ip indica um pólipo séssil ou pedunculado cuja altura é maior que 2,5 mm. Tipo IIa é um pólipo relativamente plano cuja altura é menor que 2,5 mm. Tipo IIb é um pólipo plano sem nenhuma elevação discernível. Tipo IIc é um pólipo que abriga uma depressão.

Tipos de pólipos colorretais

Neoplásico benigno	Neoplásico maligno	Não neoplásico
Adenoma	Adenocarcinoma	Hiperplásico
Adenoma viloso	Carcinoide	Inflamatório
Adenoma serreado	Tumor estromal	Juvenil
Carcinoide	Linfoma	Lipoma
Tumor de células granulares		Leiomioma

Incidência/prevalência
- Câncer do cólon se desenvolverá em 1 de 20 adultos nos Estados Unidos.
- Em exames de vigilância em pacientes acima de 50 anos prevê-se que pólipos do cólon serão encontrados em 25% dos homens e 15% das mulheres.

Etiologia
- Alterações na sequenciação genética são responsáveis pelo início do crescimento de um pólipo (veja Capítulo 42).
- Outras anormalidades genéticas farão o pólipo ficar maior e então se desenvolver para câncer.
- O desenvolvimento de um câncer de cólon leva 10 anos em média.
- Em 5 anos, um pólipo pode-se desenvolver e crescer para 1 cm de tamanho.
- Um pólipo de 1 cm tem uma probabilidade de 1% de ter câncer invasivo.

Patologia/patogênese
- Pólipos geralmente são assintomáticos.
- Pólipos tendem a eliminar sangue e células teciduais dentro da luz intestinal.
- A presença de sangue pode ser encontrada por teste de sangue oculto fecal (FOBT) ou teste imunoquímico para sangue fecal.
- Se o pólipo for localizado no cólon esquerdo, sangramento pode ser observado pelo paciente como uma estria ou faixa de sangue nas fezes.
- No cólon direito, o sangue se torna misturado com fezes e pode não ser visível.
- Anemia é uma apresentação rara de pólipos, mas é uma apresentação muito mais comum de câncer do cólon.

Fatores de risco/preditivos

Fator de risco	Risco relativo para desenvolvimento de câncer colorretal
História familial	2,51–2,90
História pessoal de pólipos de cólon	2,0
Anormalidades genéticas como síndrome de Lynch ou polipose adenomatosa familial	2,5–10,0

Seção 2: Prevenção

> **PONTOS PRINCIPAIS/PÉROLAS CLÍNICAS**
> - Câncer do cólon é um dos poucos cânceres que podem ser prevenidos. Uma vez que a maioria dos cânceres do cólon se desenvolva pela sequência adenoma–carcinoma, remoção dos pólipos do cólon em um estádio inicial é capaz de prevenir câncer do cólon.
> - Nenhuma intervenção foi demonstrada que previna o desenvolvimento de pólipos do cólon.
> - A literatura sugere que aspirina em alta dose ao longo de muitos anos pode prevenir câncer de cólon, e há também evidência mais recente de que aspirina em baixa dose pode prevenir câncer do cólon. Muitos outros suplementos foram investigados para prevenir o desenvolvimento de pólipos do cólon, mas nenhum foi encontrado.

Rastreamento
- O teste mais comum e menos caro é FOBT.
- Testes imunoquímicos fecais são mais específicos, mas são baseados em laboratório e caros.
- Pesquisa de fragmentos de DNA nas fezes é cara e relativamente insensível.
- O clister opaco não é um teste efetivo para triagem de pólipos e câncer de cólon.
- A colonografia tomográfica computadorizada é soberba para encontrar cânceres, mas rotineiramente deixa de encontrar pólipos pequenos e/ou planos.
- Colonoscopia é um teste efetivo de triagem, mas é invasivo e requer uma preparação vigorosa.
- A sigmoidoscopia flexível é capaz de detectar pólipos no cólon esquerdo, mas não visualiza lesões proximais ao cólon descendente.

Prevenção primária
- Não há prevenção primária provada para pólipos do cólon.
- As intervenções que foram experimentadas incluem aspirina, cálcio, dieta e drogas anti-inflamatórias não esteroides (NSAIDs).

Prevenção secundária
- Câncer do cólon pode ser prevenido pela remoção de pólipos do cólon.
- Não existe intervenção dietética que seja benéfica.
- Não há medicação que previna pólipos do cólon.
- Colonoscopia de acompanhamento é essencial após polipectomia. Se havia 1–2 adenomas de menos de 10 mm, o intervalo deve ser de 5–10 anos. Se havia mais de 3 adenomas, características vilosas ou displasia de alto grau, ou um adenoma maior que 10 mm, o intervalo de acompanhamento deve ser de 3 anos. Para um pólipo grande (mais de 20 mm ou removido fragmentado) o acompanhamento deve ter lugar em 3–6 meses.

Seção 3: Diagnóstico

> **PONTOS PRINCIPAIS/PÉROLAS CLÍNICAS**
> - A história pessoal do paciente de pólipos do cólon ou câncer do cólon é importante, uma vez que haja uma correlação com uma incidência muito mais alta de pólipos metácronos e câncer.
> - História familiar é importante uma vez que pólipos de cólon tendam a ocorrer em famílias.
> - Algumas famílias podem estar em risco particular de câncer do cólon, como aquelas com síndrome de Lynch, polipose adenomatosa familial e outras (veja Capítulo 43).
> - Achados: uma lesão protuberante que se eleva acima do relevo da mucosa do cólon.
> - Pólipos do cólon são de origem mucosa, e não têm uma manifestação profunda sem terem também um componente de superfície.
> - Pólipos podem ser encontrados por várias técnicas de imagem, incluindo colonoscopia e sigmoidoscopia flexível em adição à CT-colonografia.
> - O único procedimento que realmente confirma a doença é sigmoidoscopia ou colonoscopia, quando biópsias podem ser tiradas ou pólipos podem ser removidos.

Diagnóstico diferencial

Diagnóstico diferencial	Características
Lipoma	Estes são submucosos, moles e podem ser endentados com pinça de biópsia
Divertículo invertido	Uma pequena lesão protuberante pode ser vista. Estes podem ser reinvertidos com insuflação de ar ou podem ser empurrados de volta através do seu hiato de vaso sanguíneo com pinça de biópsia
Válvula ileocecal	Uma protuberância que pode ter uma fenda no seu centro
Carcinoma	Geralmente ulcerado e friável ou com um centro deprimido
Tumor carcinoide	Usualmente no reto, estes são pequenas protuberâncias submucosas
Tumores de células granulares	Lesões benignas submucosas que podem atingir o tamanho de bola de gude

Apresentação típica

- Pólipos frequentemente não anunciam sua presença por qualquer sintoma ou sinal. À medida que os pólipos aumentam, eles podem eliminar sangue, que pode ser descoberto por um teste de sangue oculto fecal, ou pode haver sangue macroscópico nas fezes geralmente como uma fita ou estria de sangue na superfície. Sangue gotejando no vaso sanitário após defecação não é indicador de um pólipo, mas é usualmente decorrente de sangramento hemorroidário.

Diagnóstico clínico

História

- Uma história familiar de pólipos do cólon, tumores do cólon ou câncer de cólon é importante. No que se refere ao pólipo, a maioria é assintomática, mas pode causar uma estria ou fita de sangue nas fezes. O tipo de sangramento descrito pelo paciente deve ser anotado na história.

Exame físico

- Um exame retal digital é essencial. Descobrir pólipos distais por exame retal digital evitará que os pacientes necessitem uma colostomia. Somente carcinomas dentro da distância da ponta do dedo exigirão uma proctocolectomia com uma colostomia permanente.

Regras de decisão clínica e calculadores úteis

- Triagem quanto a pólipos e/ou câncer de cólon deve ter lugar na população assintomática com a idade de 50 anos a não ser que haja uma história de família de carcinoma do cólon, quando então a triagem deve começar aos 40 anos ou 10 anos mais cedo do que o caso mais jovem na família com câncer de cólon (veja Capítulo 42 para recomendações específicas a respeito de síndromes de câncer familial do cólon).

Classificação da gravidade da doença

- Nem todos os pólipos são perigosos.
- Pólipos hiperplásicos não têm significado a menos que sejam grandes, e estes podem-se desenvolver para pólipos serreados sésseis ou adenomas serreados sésseis. Estes têm propensão para desenvolver características neoplásicas.

- Pólipos adenomatosos tubulares são os menos tendentes a progredir para câncer, enquanto os adenomas vilosos têm um risco muito mais alto de desenvolver câncer.
- Adenomas avançados, que são de maior risco para desenvolver câncer, são aqueles com mais de 1 cm de diâmetro, contendo características vilosas ou displasia de alto grau ou câncer. Notar que displasia de alto grau (HGD) indica células com aparência maligna, mas sem invasão, e não está na mesma categoria que câncer que invade tecidos adjacentes. HGD é benigna e não tem potencial metastático.
- Pólipos/adenomas serreados sésseis têm uma propensão semelhante para desenvolvimento de câncer que outros adenomas e necessitam remoção total e acompanhamento apropriado.

Diagnóstico laboratorial

Lista de testes diagnósticos
- FOBT para triagem geral.
- Teste imunoquímico fecal para triagem geral.
- Teste de triagem de DNA fecal para triagem geral (veja Tabela: Diretrizes de triagem para indivíduos de médio risco).

Lista de técnicas de imagem
- Colonografia tomográfica computadorizada não detecta com precisão pequenos pólipos com menos de 5 mm de diâmetro.
- Clister opaco (enema de bário) não é um exame eficiente.
- Colonoscopia é efetiva para triagem ou para sintomas de doença.
- Sigmoidoscopia é eficiente para triagem quando combinada com FOBT.

Diretrizes de triagem para indivíduos de médio risco			
Teste de triagem	USPSTF	ACS ACR USMSTFCC	ACG
Idade à triagem inicial, em anos	50	50	50/45 AfAm
Colonoscopia	10 anos	10 anos	10 anos
FS		5 anos	5-10 anos
FS/FOBT	5 anos/3 anos		
Clister opaco com duplo contraste	Não	5 anos	Não
CT colonografia	Não	5 anos	5 anos
FOBT	Anualmente	Anualmente	Anualmente
Testes imunoquímicos fecais	Anualmente	Anualmente	Se paciente recusar colonoscopia

ACG, American College of Gastroenterology; ACR, American College of Radiology; ACS, American Cancer Society; AfAm, afro-americano; FOBT, teste de sangue oculto fecal guaiacossensível; FS, sigmoidoscopia flexível; Não, não recomendado; USMSTFCC, United States Multi-Society Task Force on Colorretal Cancer; USPSTF, United States Preventive Services Task Force.

Armadilhas potenciais/erros comuns cometidos a respeito do diagnóstico da doença
- FOBT: se positivo, uma repetição não é recomendada.
  - O paciente deve ser enviado para colonoscopia.
  - Um FOBT efetuado em um exame retal digital não é recomendado. Um teste padrão com três amostras fecais é consideravelmente melhor e mais preciso.
- DNA fecal: se DNA não for eliminado de uma lesão em quantidade suficiente, pólipos e câncer não serão detectados.
- Teste imunoquímico fecal é altamente específico para hemoglobina humana, mas os níveis limiares para um teste positivo variam.
- Clister opaco é um exame macroscópico do cólon.
  - Pólipos e câncer podem ser despercebidos.
- CT-colonografia: lesões pequenas não são relatadas. Lesões planas podem não ser vistas.
  - CT-colonografia é boa para detecção de cânceres.
- Colonoscopia: lesões não vistas por colonoscopia incompleta não serão detectadas.
  - O cólon direito pode não ser protegido contra câncer do cólon, principalmente em razão de uma incapacidade de alcançar o cólon direito.

Seção 4: Tratamento (Algoritmo 43.1)
Fundamentos do tratamento
- Um pólipo é chamado pólipo maligno se células de carcinoma invadirem através da *muscularis mucosae* adentro da submucosa. Se células malignas se estenderem para a submucosa superficial, a lesão ainda pode ser removida curativamente colonoscopicamente.
- Em preparação para colonoscopia, injeção de líquido para dentro da submucosa avalia a probabilidade de remover uma lesão séssil. Se a lesão se elevar quando a submucosa se expande com líquido, então o tumor não infiltrou dentro das camadas mais profundas da submucosa, e a ressecção é geralmente segura. A injeção de líquido para dentro da submucosa pré-polipectomia seguida por polipectomia com alça é chamada ressecção mucosa endoscópica.
- Dissecção submucosa endoscópica é usada para dissecção em bloco de tumores grandes. Isto exige uma injeção submucosa para dentro de uma margem do pólipo seguida por incisão da mucosa fora do limite do adenoma, com dissecção gradual por baixo do pólipo inteiro para realizar ressecção total.

Quando hospitalizar
- Hospitalização pode ser necessária para complicações de polipectomia, como perfuração (incidência 2 em 1.000 casos, ou sangramento que pode ocorrer em 1 em 200 polipectomias). Se for efetuado um procedimento combinado laparoscópico-endoscópico, os pacientes são hospitalizados por causa do componente laparoscópico.

Prevenção/tratamento de complicações
- Injeção de líquido embaixo de pólipos antes da ressecção com alça torna o procedimento mais seguro.
- Se ocorrer uma perfuração, nem todos os pacientes necessitam de tratamento operatório. É possível, em alguns casos, tratar o paciente conservadoramente.
- Se a cavidade peritoneal for penetrada com a extremidade do endoscópio, não há nenhuma dúvida de que intervenção cirúrgica é necessária.
- Os sintomas clínicos fornecem a melhor estimativa de se cirurgia é necessária.

- Sinais de inflamação peritoneal após uma perfuração tornam obrigatória a cirurgia, enquanto presença de ar no abdome não é um preditor da necessidade de cirurgia.
- Sangramento é uma complicação de polipectomia e ocorre em aproximadamente 1 de 200 casos.
- A incidência de sangramento não é proporcional ao tamanho do pólipo removido.
- A maioria dos sangramentos ocorrerá dentro de 2 semanas da polipectomia, com a maioria ocorrendo dentro de 24–48 horas.
- Complicações induzidas pela sedação usualmente envolvem complicações cardiovasculares com arritmias ou depressão respiratória.

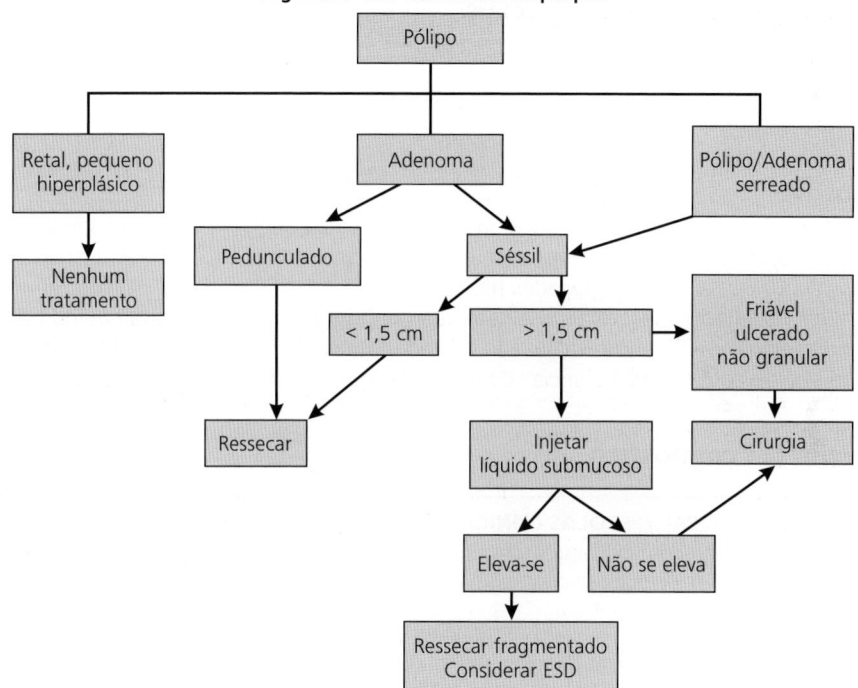

Algoritmo 43.1 Tratamento de pólipos

```
                              Pólipo
        ┌────────────────────────┼────────────────────────┐
  Retal, pequeno              Adenoma              Pólipo/Adenoma
  hiperplásico                                         serreado
        │                ┌───────┴───────┐                │
   Nenhum           Pedunculado        Séssil             │
   tratamento            │         ┌─────┴─────┐          │
                     < 1,5 cm    > 1,5 cm   Friável
                         │           │      ulcerado
                         │           │     não granular
                     Ressecar     Injetar       │
                                líquido      Cirurgia
                                submucoso
                             ┌──────┴──────┐
                         Eleva-se      Não se eleva
                             │
                     Ressecar fragmentado
                      Considerar ESD
```

Muitos pólipos pequenos (< 5 mm) são facilmente removidos com alça fria. Corrente de eletrocautério é usada para hemostasia em pólipos maiores. Pólipos sésseis com mais de 1,5 cm de diâmetro são removidos apreendendo em alça múltiplos segmentos menores (polipectomia fragmentada). Se pólipos sésseis não se elevarem quando uma injeção de líquido for feita dentro dos tecidos submucosos subjacentes, infiltração maligna é suspeitada. Dissecção submucosa endoscópica (ESD) é uma técnica especial quando, com injeções copiosas de líquido, o pólipo (usualmente > 2 cm) é ressecado com instrumentos especiais de dissecção tunelizando por baixo do pólipo.

PÉROLAS CLÍNICAS
- Remoção de pólipos com corrente de coagulação pura causa menos sangramento imediato. Remoção com corrente mista (coagulação mais corte) pode resultar em sangramento retardado aumentado.
- Usar a alça de tamanho apropriado para o tamanho do pólipo.
- Adição de azul de metileno ou índigo-carmim ao líquido injetado para elevar um pólipo produz um bom contraste entre o pólipo cor-de-rosa em cima de um fundo colorido (usualmente azul).

(Continua)

- Quase todos os pólipos que são elevados com injeção submucosa de líquido podem ser removidos endoscopicamente.
- Uso de uma modalidade térmica como o coagulador de plasma de argônio ajudará a diminuir a recorrência de pólipos depois de ressecção em fragmentos.
- Todos os fragmentos de pólipos devem ser removidos para avaliação histopatológica e podem ser coletados dentro de uma cesta de malha para recuperação total.
- Sangramento imediato no momento da polipectomia pode geralmente ser controlado com injeção de epinefrina ou clipes ou com uma modalidade térmica, como o coagulador de plasma de argônio, explorador térmico ou BICAP.

Seção 5: Populações Especiais

Crianças
- Pólipos em crianças são manejados da mesma maneira que pólipos em qualquer outro grupo etário.

Idosos
- Pólipos nos idosos são manejados da mesma maneira que pólipos em qualquer outro grupo etário; entretanto, pode haver um aumento nas complicações de endoscopia em geral por causa de comorbidades múltiplas.
- Algumas recomendações aconselham que nenhuma triagem seja feita em indivíduos mais velhos que 85 anos. Na ausência de adenomas, triagem pode ser individualizada de acordo com as circunstâncias do paciente entre as idades de 75 e 85 anos.

Seção 6: Prognóstico

PONTOS PRINCIPAIS/PÉROLAS CLÍNICAS
- Uma vez um pólipo mucoso seja totalmente removido, sua recorrência nesse local é incomum. A pessoa que desenvolve um adenoma tem uma probabilidade de 40% de desenvolver outros adenomas.
- Dentre as pessoas com um pólipo, 50% terão outro adenoma no cólon nesse momento.
- Pacientes que tiveram remoção de grandes pólipos sésseis devem fazer repetição do exame em 3–6 meses para assegurar que o pólipo foi totalmente removido.

História natural da doença não tratada
- Um dentre 20 americanos desenvolverá câncer do cólon na sua vida.
- Prevê-se que 25% dos homens acima da idade de 50 anos terão pólipos do cólon.
- Prevê-se que 15% das mulheres acima da idade de 50 anos terão pólipos do cólon.
- Admite-se que câncer do cólon se desenvolve a partir de adenomas do cólon, portanto, se adenomas forem removidos, há uma alta probabilidade de que câncer do cólon será evitado.

Prognóstico para os pacientes tratados
- Câncer do cólon é incomum em pacientes dos quais um pólipo foi removido. Entretanto, há literatura que relata que colonoscopia com polipectomia não protege contra câncer no cólon direito. Isto acontece presumivelmente porque o exame não foi levado com sucesso até o ceco.

Testes de acompanhamento e monitoramento

Diretrizes de vigilância após ressecção de adenoma	
Pólipo básico	**Colonoscopia seguinte**
Pequenos pólipos retais hiperplásicos	10 anos
1-2 adenomas < 1 cm	5-10 anos
3-10 adenomas, quaisquer adenomas > 1 cm, ou características vilosas ou displasia de alto grau	3 anos
> 10 adenomas	< 3 anos
Remoção fragmentada de adenoma	2-6 meses

Seção 7: Leitura Sugerida

ASGE Technology Committee, Mamula P, Tierney WM, Banerjee S, et al. Devices to improve colon polyp detection. Gastrointest Endosc 2011;73:1092-7

Baron TH, Smyrk TC, Rex DK. Recommended intervals between screening and surveillance colonoscopies. Mayo Clin Proc 2013;88:854-8

Kaltenbach T, Soetikno R. Endoscopic resection of large colon polyps. Gastrointest Endosc Clin North Am 2013;23:137-52

Kedia P, Waye JD. Colon polypectomy: a review of routine and advanced techniques. J Clin Gastroenterol 2013;47:657-65.

Rex DK, Ahnen DJ, Baron JA, et al. Serrated lesions of the colorectum: review and recommendations from an expert panel. Am J Gastroenterol 2012;107:1315-29

Winawer SJ, Zauber AG, Fletcher RH, et al. US Multi-Society Task Force on Colorectal Cancer; American Cancer Society. Guidelines for colonoscopy surveillance after polypectomy: a consensus update by the US Multi-Society Task Force on Colorectal Cancer and the American Cancer Society. Gastroenterology 2006;130:1872-85

Websites sugeridos
http://gi.org/guideline/guidelines-for-colonoscopy-surveillance-after-screening-and-polypectomy-a-consensus-update-by-the-us-multi-society-task-force-on-colorectal-cancer/

Seção 8: Diretrizes (Guidelines)

Diretrizes de sociedades nacionais

Título da diretriz	Fonte da diretriz	Data
Guidelines for colorectal cancer screening 2009 [corrected]	American College of Gastroenterology	2009 (Am J Gastroenterol 2009;104:739-50)
Screening and surveillance for the early detection of colorectal cancer and adenomatous polyps	American Cancer Society, the US Multi-Society Task Force on Colorectal Cancer, and the American College of Radiology	2008 (Gastroenterology 2008;134:1570-95)
Screening for colorectal cancer: US Preventive Services Task Force recommendation statement	US Preventive Services Task Force	2008 (Ann Intern Med 2008;149:627-37)

Diretrizes de sociedades internacionais

Título da diretriz	Fonte da diretriz	Data
Early colon cancer: ESMO Clinical Practice Guidelines for diagnosis, treatment and follow-up	European Society for Medical Oncology (ESMO) Guidelines Working Group	2013 (Ann Oncol 2013;6:64-72)

Seção 9: Evidência

Tipo de evidência	Título, data	Comentário
Experiência randomizada multi-site de acompanhamento de pólipos	Colonoscopic polypectomy and long-term prevention of colorectal-cancer deaths. (N Engl J Med 2012;366:687-96) Colonoscopic polypectomy and the incidence of colorectal cancer. (Gut 2001;48:753-4)	Uma série de trabalhos mostra que a remoção de pólipos reduziu acentuadamente a incidência de câncer do cólon bem como morte por câncer do cólon.

Seção 10: Imagens

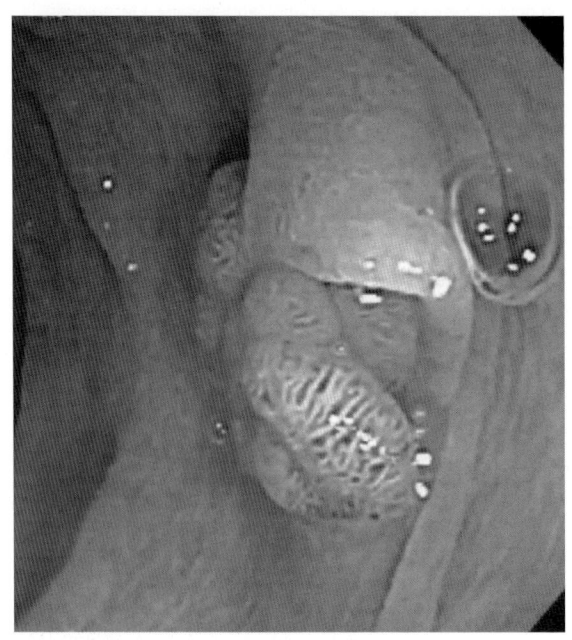

Figura 43.1 Pólipo com pedículo largo: um adenoma tubuloviloso multilobulado com uma fixação por base larga à parede do cólon.

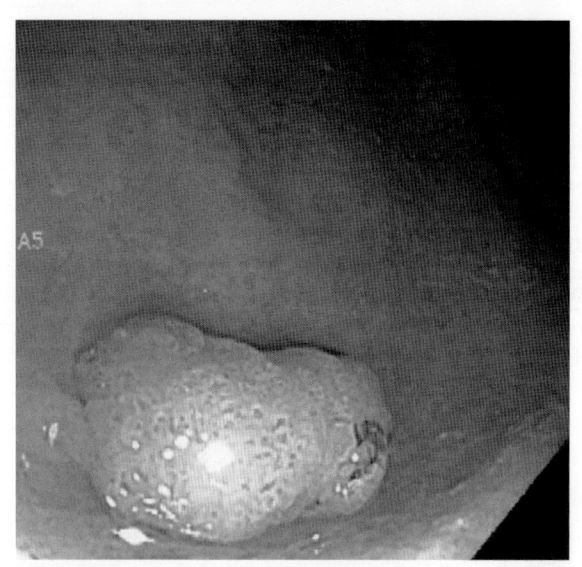

Figura 43.2 Pólipo séssil: um pólipo adenomatoso de 1,5 cm fixado ao cólon ao longo de toda sua extensão.

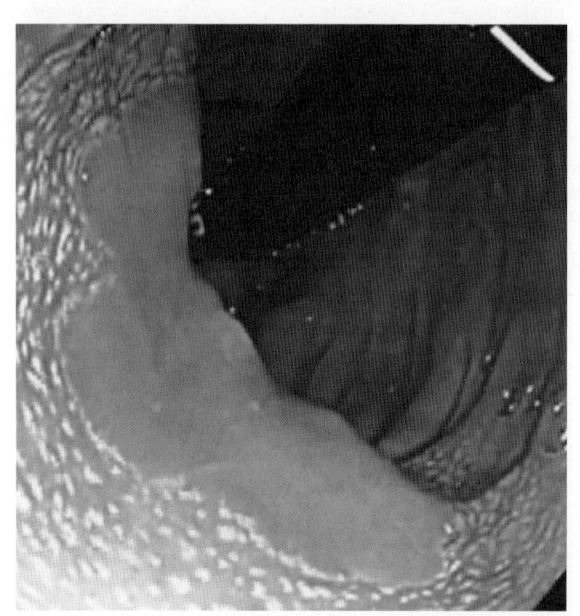

Figura 43.3 Pólipo plano visto em retroflexão: um pólipo liso não granular plano observado com o colonoscópio em um modo de curva em U. Este foi removido com ressecção mucosa endoscópica.

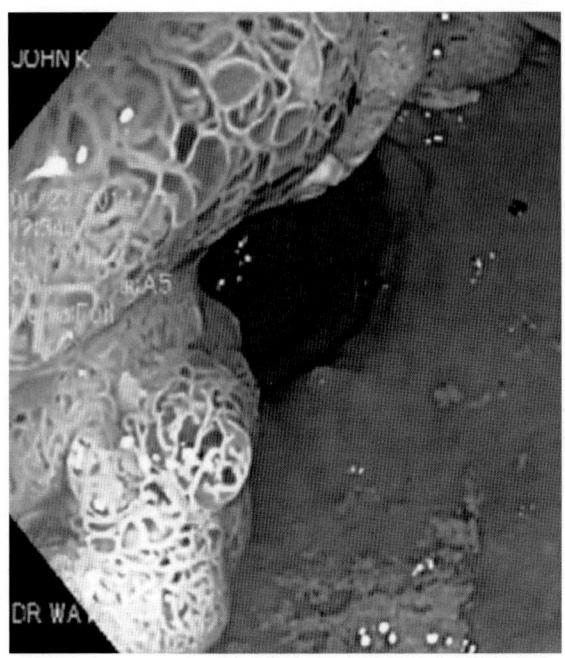

Figura 43.4 Pólipo séssil extenso: este pólipo estava fixado em dois terços da circunferência do cólon e foi removido com ressecção mucosa endoscópica.

Material adicional para este capítulo pode ser encontrado *on-line* **em:**
www.mountsinaiexpertguides.com
A senha de acesso é a palavra Dysphagia.
Inclui um estudo de caso com perguntas de múltipla escolha, orientações para os pacientes, os códigos da ICD e dois videoclipes.

CAPÍTULO 44

Vigilância de Displasia em Doença Intestinal Inflamatória

Thomas A. Ullman
Dr. Henry D. Janowitz Division of Gastroenterology, Icahn School of Medicine at Mount Sinai, New York, NY, USA

PONTOS PRINCIPAIS
- Pacientes com colite ulcerativa extensa de longa duração e colite de Crohn bem como todos os pacientes com colangite esclerosante primária concomitante e colite relacionada com doença intestinal inflamatória (IBD) de qualquer duração estão em risco aumentado de câncer colorretal, em relação à população em geral.
- Prevenção de câncer colorretal nestes pacientes é mais bem realizada por vigilância de displasia em que colonoscopias periódicas com múltiplas biópsias dirigidas e não dirigidas são efetuadas com planos de tratamento subsequente feitos com base nos achados colonoscópicos e histopatológicos.
- A característica-chave da vigilância é identificação precoce e remoção subsequente de toda displasia (pólipos planos e elevados) e colectomia precoce nos pacientes em que a remoção da displasia não pode ser realizada com segurança — pólipos demasiado grandes ou numerosos para remover, ou displasia oculta presente.
- Como adjuntos à colonoscopia com luz branca, a aplicação de índigo-carmim ou azul de metileno diluído na superfície mucosa colorretal por meio de cateter-*spray* ou através da lavagem do escópio possibilita reconhecimento melhorado de lesões e pode ser suficiente na ausência de biópsias não miradas.
- Vigilância constitui um processo em que o gastroenterologista, endoscopista, patologista e cirurgião trabalham todos para suportar pacientes motivados para repetidamente limpar o cólon de toda displasia, em um esforço para diminuir o risco de mortalidade por câncer colorretal em IBD; todos os participantes devem compreender que, embora o processo seja útil para alcançar seu objetivo, o sistema como presentemente elaborado é uma ferramenta imperfeita para prevenir todo câncer colorretal, e que cirurgia oportuna em todos aqueles em mais alto risco constitui o método pelo qual câncer é mais bem evitado.

Seção I: Histórico
Definição da doença
- Displasia colorretal em doença intestinal inflamatória (IBD) é definida como toda neoplasia inequívoca do colorreto, quer descoberta por biópsia não dirigida quer por polipectomia dirigida por biópsias miradas.
- Influenciados pelo estado inflamatório crônico da IBD, os pacientes com colite inflamatória estão em risco aumentado de desenvolvimento de displasia e câncer, em relação à população em geral. Vigilância, com colonoscopias periódicas e interpretação histopatológica, é destinada a minimizar o risco de morbidade e mortalidade por câncer colorretal ao mesmo tempo reduzindo a probabilidade de colectomia total ou subtotal.

Classificação da doença
- A classificação da displasia é baseada na interpretação histopatológica de espécimes de biópsia ou polipectomia de acordo com as definições codificadas por Riddell *et al.*, em

1983: A gravidade da displasia, definida como neoplasia inequívoca, é classificada como câncer colorretal (CRC), displasia de alto grau (HGD), displasia de baixo grau (LGD), indefinida quanto à displasia (IND) e ausência de displasia, cada uma acarretando um risco diferente quanto à presença e desenvolvimento de CRC e de morbidade e mortalidade relacionadas com CRC.

Incidência/prevalência
- O risco preciso de displasia colorretal em pacientes com IBD não é conhecido, em parte por causa de alterações temporais em como colite ulcerativa (UC) e doença de Crohn são diagnosticadas, como a extensão e duração da colite são calculadas, que população está sendo avaliada, e como CRC e displasia estão sendo detectadas.
- Não inesperadamente, centros especializados têm maior probabilidade de demonstrar um risco mais alto do que os estudos baseados na população, fundamentados em *bias* de encaminhamento e de detecção.
- Em uma metanálise seminal, Eaden *et al.* observaram que a prevalência global de CRC foi 3,7% em pacientes com UC e uma taxa de incidência global de três casos por 1.000 pessoas-anos de duração (intervalo de confiança de 95% variando de dois a quatro casos por 1.000 pessoas-anos de duração). A taxa aumentou com cada década de doença, levando a uma incidência calculada de 12 por 1.000 pessoas-anos na terceira década de colite.
- Na mesma metanálise, a probabilidade cumulativa de CRC na UC é de 2% em 10 anos, 8% em 20 anos, e 18% em 30 anos.
- Na doença de Crohn, o risco cumulativo de CRC, independente da localização da doença de Crohn, é de 2,9% em 10 anos, 5,6% em 20 anos, e 8,3% em 30 anos, com base em uma metanálise por Canavan *et al.* O risco é aumentado quando limitado a pacientes com doença de Crohn comprometendo o cólon (isto é, eliminando do denominador os pacientes com doença limitada ao intestino delgado).

Impacto econômico
- Embora análises de custo-benefício de populações modeladas de pacientes tenham suportado a prática de colonoscopia de vigilância na UC, o impacto econômico verdadeiro da vigilância em populações de pacientes com IBD não é conhecido. Nestas análises, os custos da vigilância (colonoscopias seriadas com biópsias e colectomias baseadas nos achados) são comparados a uma estratégia de ausência de vigilância.

Etiologia
- A etiologia da displasia na colite da IBD não é conhecida. Nada obstante, muito foi aprendido a partir de estudos observacionais e da extrapolação do estudo do CRC esporádico e síndromes de CRC familial.
- Os fatores de risco para CRC relacionado com colite (veja Tabela: Fatores preditivos/de risco) incluem a duração da colite, a extensão anatômica da colite, a presença de pseudopólipos inflamatórios, o grau de inflamação histológica, uma idade jovem ao se iniciar a colite, colangite esclerosante primária (PSC) concomitante e uma história de família de CRC. Isoladamente ou em combinação, estes fatores aceleram a sequência colite–displasia–carcinoma que dá origem ao risco aumentado de CRC visto nestes pacientes.
- Em contraste com CRC esporádico, os CRCs relacionados com colite são mais comumente detectados em multiplicidade, e displasia é frequentemente encontrada em uma localização diferente de um câncer. Como isto foi notado em vários estudos, o conceito de um "efeito de campo" em que toda mucosa colítica está em risco de uma só vez, não apenas a área onde displasia ou um câncer foi encontrado, conseguiu-se estabelecer. O efeito de campo tem implicações para tratamento cirúrgico de displasia e

CRC na colite, que é diferente de CRC esporádico, com colectomia total sendo a regra quando cirurgia é efetuada para displasia ou CRC, em oposição à colectomia segmentar, que é geralmente feita no CRC esporádico.

Patologia/patogênese

- Admite-se atualmente que a vasta maioria (80–85%) dos CRCs esporádicos se originam de uma via que envolve instabilidade cromossômica resultando em segregação anormal de cromossomos, aneuploidia e expressão alterada de genes supressores de tumor (principalmente *APC* e *p53*) e oncogenes (principalmente *k-ras*). Na via de instabilidade cromossômica, perda de função de APC ocorre como um evento de iniciação ou "porteiro" para alterações moleculares subsequentes que culminam no desenvolvimento do adenoma. Perda de função do gene *p53* ocorre mais tarde na sequência, tipicamente na transição do adenoma para carcinoma. Os restantes 15% dos CRCs esporádicos originam-se por uma via chamada mutadora que envolve perda de função de genes de reparo de descombinação (*MMR*) de bases de DNA, principalmente *hMLH1* w *hMSH2*. Nesta via, perda de função de gene *MMR* resulta em um fenótipo chamado instabilidade de microssatélite (MSI). CRCs esporádicos que demonstram MSI são frequentemente diploides (em oposição ao estado aneuploide dos tumores relacionados com a via de instabilidade cromossômica), tendem a ocorrer no cólon proximal e frequentemente exibem aspectos histológicos bastante exclusivos, como um padrão de crescimento medular ou sólido, histologia de células em anel de sinete, uma pletora de linfócitos infiltrando tumor, e uma reação inflamatória adjacente frequentemente chamada "reação semelhante a Crohn". Outro aspecto distintivo dos CRCs esporádicos MSI-positivos é a melhor sobrevida dos pacientes com aqueles tumores em comparação àqueles sem MSI.
- CRCs associados à IBD compartilham vários aspectos em comum com CRC esporádico. Eles se originam ambos de uma lesão displásica precursora. No caso de CRC esporádico, o precursor displásico é um crescimento polipoide individualizado, chamado adenoma, que tipicamente progride para câncer aumentando em tamanho, assumindo graus maiores de displasia, e muitas vezes assumindo uma proporção aumentada de histologia vilosa. Na colite crônica, embora displasia seja frequentemente polipoide, ela pode ser plana ou apenas ligeiramente elevada. Independentemente do seu padrão de crescimento, displasua relacionada com colite progride através de níveis crescentes de desenvolvimento anormal no seu caminho para CRC.
- Embora as similaridades entre neoplasia associada a colite e neoplasia colorretal esporádica sejam notáveis, elas diferem de várias maneiras importantes.
  - Cânceres associados à colite afetam indivíduos em uma idade muito mais jovem.
  - Neoplasia associada à colite, por definição, origina-se no contexto de inflamação crônica de longa duração, enquanto neoplasmas esporádicos ocorrem na ausência de um fundo inflamatório. Estresse oxidativo ou outros insultos podem levar a alterações genéticas mais precoces ou mais frequentes do cólon, mas os mecanismos precisos pelos quais inflamação crônica conduz à neoplasia permanecem esquivos.
  - Displasias e mesmo cânceres em colite são muitas vezes multifocais, sugerindo mais uma "transformação de campo" pré-cancerosa da mucosa colítica em comparação aos cólons de pacientes com adenomas e câncer do cólon esporádicos. A consequência clínica desta diferença se responsabiliza pela diferente conduta cirúrgica; neoplasmas associados à colite são geralmente tratados com proctocolectomia total, enquanto adenomas e cânceres esporádicos são tratados com polipectomia ou ressecção segmentar do cólon afetado.

- Embora os dois contextos de neoplasia colorretal possam compartilhar os vários tipos de alterações moleculares, a frequência e cronologia com as quais estas alterações moleculares ocorrem são diferentes. Por exemplo, mutações de *APC* são consideradas como eventos comuns e iniciadores em carcinogênese esporádica do cólon, enquanto esta alteração molecular é muito menos frequente e geralmente ocorre tarde na sequência displasia–carcinoma associada à colite. Por outro lado, em pacientes de colite, mutações de *p53* ocorrem cedo e têm sido detectadas em mucosa que é não displásica ou indefinida quanto à displasia. Similarmente, MSI foi detectada em mucosa não displásica de pacientes com UC, mesmo aqueles pacientes com doença de relativamente curta duração, mas não de controles sadios ou pacientes com outros tipos de colite inflamatória benigna.

Fatores preditivos/de risco

Fator de risco para o desenvolvimento de displasia ou CRC na colite de IBD	Risco relativo
Duração da colite	2,4–2,8
Extensão anatômica da colite	14,8 de pancolite
Presença de pseudopólipos inflamatórios	2,1–2,5
Grau de inflamação histológica	3,0–5,1
PSC concomitante	4,8
História familiar de câncer colorretal	9,2 em parente de 1º grau < 50 anos com CRC

Seção 2: Prevenção

PONTOS PRINCIPAIS
- Embora ainda não provado, estratégias para minimizar neoplasia associada à colite por meio de redução de inflamação são empregadas comumente. Essas estratégias quimiopreventivas são atraentes porque elas têm o benefício agregado de minimizar complicações de IBD reduzindo a carga inflamatória, assim reduzindo incidência de exacerbações da doença e dependência de esteroides.
- Embora morbidade e mortalidade relacionadas com câncer sejam grande preocupação, sua incidência é demasiado infrequente para recomendar prevenção primária com colectomia profilática.
- Vigilância de displasia com colonoscopias seriadas e colectomia oportuna permanece a estratégia preferida de prevenção, e é uma estratégia preventiva secundária, uma vez que intervenção cirúrgica seja reservada para pacientes que já desenvolveram neoplasia.

Rastreamento

- A primeira colonoscopia de vigilância é chamada exame de triagem. Triagem é iniciada em todos os pacientes com colite (UC ou doença de Crohn) com um terço ou mais do seu cólon comprometido e 8 anos de doença. Pacientes com PSC ou colite são a exceção a este princípio. Pacientes com IBD-colite e PSC concomitante são triados quando quer que ambos os diagnósticos estejam presentes — pacientes com PSC devem fazer uma colonoscopia para determinar se colite está presente e se assim triagem deve ser iniciada; em um paciente com colite em que PSC é diagnosticado após sua colite ter sido diagnosticada, triagem deve ser iniciada uma vez o diagnóstico de PSC seja feito.

Prevenção primária
- Uma vez que IBD-colite ocorra no contexto de inflamação crônica e os estudos demonstraram que maior inflamação histológica ao longo do tempo resulta em risco aumentado de neoplasia avançada, definida como HGD ou CRC, não é surpreendente que estratégias usadas para tratar inflamação tenham sido sugeridas e investigadas como possíveis manobras preventivas primárias.
- Quimioprevenção com agentes de mesalamina foi estudada como meio de prevenção primária, e houve estudos demonstrando algum grau de quimioprevenção, mas os resultados não foram uniformemente positivos. Há vários relatos negativos com mesalamina como agente quimiopreventivo, particularmente em estudos na população e estudos usando grandes conjuntos de dados. Com certo número de estudos positivos mostrando quimioprevenção, no entanto, e com a mesalamina tendo um perfil favorável de segurança, muitos clínicos se satisfazem de continuar mesalamina indefinidamente com a crença de que estudos quimiopreventivos forneçam uma explicação adequada para continuar.
- Como os estudos usando mesalamina, investigações de quimioprevenção relacionada com tiopurina foram misturadas também. Como a mesalamina, há benefícios de continuar com iopurinas uma vez iniciadas além dos seus benefícios quimiopreventivos teóricos.
- Colectomia profilática permanece uma opção como manobra preventiva primária, mas a baixa frequência do CRC e a necessidade de ou ileostomia permanente ou bolsa em J torna esta opção não atraente para pacientes e clínicos.

Prevenção secundária
- Colonoscopia de vigilância é um método estabelecido de prevenção secundária de neoplasia em IBD. O conceito-chave da vigilância é a remoção de toda displasia uma vez identificada, ou a remoção do cólon (decorrente do efeito de campo) no caso de remoção incompleta de displasia. Quando uma lesão identificada é grande demais para ser removida usando técnicas colonoscópicas incluindo ressecção mucosa endoscópica, os limites de um campo displásico são indistintos, ou displasia oculta foi identificada sem a identificação de lesão ressecável, cirurgia é o último passo na vigilância.
- Nos exames colonoscópicos de vigilância, o endoscopista efetua uma inspeção cuidadosa da mucosa colorretal; tira biópsias não dirigidas a cada 10 cm desde o reto até o ceco; e/ou remove ou colhe biópsias de todas as lesões suspeitas de abrigar displasia ou câncer. As biópsias são a seguir interpretadas quanto à presença ou ausência de displasia. O endoscopista, então, revê os achados com o paciente, e a decisão de repetir uma colonoscopia ou efetuar uma colectomia é tomada conjuntamente pelo paciente e o médico.
- Polipectomia pode prevenir progressão de uma lesão displásica para neoplasia mais avançada. O termo mais antigo lesão ou massa associada à displasia (DALM) retorna a uma época em que ressecção colonoscópica não era avaliada como uma maneira segura de manejar displasia em IBD-colite. O termo é antiquado e deve ser abandonado. Em seu lugar, displasia necessita ser considerada como polipoide ou não polipoide; ressecável ou não ressecável. Sua classificação no sistema de Riddell pode e deve ser obtida, embora seu significado clínico não seja muito importante, uma vez que o tratamento de HGD e LGD seja o mesmo para lesões ressecáveis ou não ressecáveis bem como para lesões polipoides ou não polipoides.
- Cirurgia pode prevenir progressão de neoplasia de estádio inicial para estádio avançado.
- Polipectomia e colectomia são os únicos meios conhecidos de prevenir progressão de displasia para câncer. Nã há estudos demonstrando regressão de lesão baseada em quimioprevenção.

Seção 3: Diagnóstico

> **PONTOS PRINCIPAIS/PÉROLAS CLÍNICAS**
> - O diagnóstico de displasia é feito por um patologista qualificado, a partir de espécimes de biópsia e polipectomia colhidos em colonoscopia.
> - Embora as definições sejam específicas, a confiabilidade de interpretação não é. Quando examinados sistematicamente, os níveis de concordância de observadores foram tão baixos quanto 50% para graus intermediários de displasia (LGD e IND em particular), mesmo entre patologistas experientes. A presença de inflamação ativa, que interfere com identificação adequada de neoplasia, é uma razão-chave de discordância entre patologistas.
> - Em razão das taxas regulares de concordância de observadores, a presença de displasia deve ser confirmada por uma segunda interpretação de um patologista perito.

Apresentação típica
- Como vigilância é efetuada e como displasia é identificada:
  1. Iniciar vigilância em todos os pacientes de UC e doença de Crohn com 8 ou mais anos de doença e um terço ou mais do seu cólon comprometido (ver Prevenção anteriormente).
  2. Iniciar vigilância em todos os pacientes de IBD com PSC tão logo PSC seja diagnosticada (ver Prevenção anteriormente).
  3. Em adição ao curso usual de inspeção cuidadosa da superfície colorretal quanto a irregularidades mucosas e pólipos, mais bem efetuada em um cólon bem preparado livre de pus, muco e fezes, o endoscopista efetuador deve tirar quatro biópsias de quadrantes de cada 10 cm do cólon desde o ceco até o reto, com cada quarteto de espécimes colocado em um recipiente de espécime separado para um mínimo de 32 biópsias por exame de vigilância.
  4. Ou em lugar de biópsias não dirigidas ou em adição a elas, endoscopistas treinados podem efetuar exames que empregam *spray* de corante com azul de metileno diluído ou índigo carmim. Esses exames cromoendoscópicos pancolônicos demonstraram ser mais sensíveis para detectar pequenas lesões neoplásicas do que exames à luz branca com biópsias não dirigidas. Seu efeito sobre resultados a longo prazo, particularmente sobre morbidade e mortalidade de CRC bem como custo e outros resultados, não está ainda estabelecido.
  5. Tanto em exames à luz branca quanto cromoendoscópicos, todas as lesões suspeitas devem ser removidas completamente ou biópsiadas e colocadas em recipientes de espécimes separados.
  6. Exames de vigilância devem ser realizados cada 1–2 anos durante a duração da doença uma vez iniciados; anualmente em pacientes com IBD-colite e PSC.

Diagnóstico clínico
História
- A presença ou ausência de displasia não é um diagnóstico clínico, mas em vez disso um diagnóstico histopatológico. Inobstante, neoplasia detectada com vigilância não constitui toda neoplasia notada na prática clínica. Em razão deste diagnóstico imperfeito (com taxas regulares de concordância entre patologistas experientes; amostragem incompleta pelos endoscopistas; e limitação visuais da colonoscopia), muitas displasias e cânceres são detectados incidentalmente em colectomia ou em colonoscopias que foram executadas para sintomas. Como acontece com CRC esporádico, os gastroenterologistas necessitam ser atentos a pacientes com sangramento inexplicado, perda de peso, anemia, dor, ou outros sintomas que possam ser sinais de advertência de malignidade.

Classificação da gravidade da doença
- A presença ou ausência de displasia bem como o grau de displasia são avaliados por patologistas de acordo com o esquema de Riddell *et al.*, estabelecido em 1983. O estado possível de um espécime de biópsia é:
  - CRC quando está presente câncer colorretal inequívoco.
  - HGD quando é notada displasia de alto grau.
  - LGD quando é notada displasia de baixo grau.
  - IND quando são notados achados indefinidos.
  - Ausência de displasia quando um espécime não tem nenhuma das características de CRC, HGD, LGD ou IND.

Armadilhas potenciais/erros comuns cometidos a respeito de diagnóstico de doença
- Em adição às taxas de erro entre patologistas, as seguintes são armadilhas potenciais sobre as quais os gastroenterologistas devem estar atentos ao executarem vigilância.
  - Manter os pacientes retornando para seus exames de vigilância. Considerar o uso de software de lembrete ou outras ferramentas para assegurar que os pacientes retornem a um intervalo apropriado para o seu exame colonoscópico seguinte.
  - Considerar acrescentar tempo adicional para colonoscopias de vigilância em pacientes de IBD. Inspeção visual cuidadosa para excluir a presença de pólipos planos é uma parte essencial de um exame de vigilância, e pode ser dificultada por áreas de inflamação ativa e pseudopólipos em adição a itens que interferem com vigilância de adenoma esporádico, como qualidade da preparação, tortuosidade. Aproveite o seu tempo.
  - Tire o número requerido de biópsias. Rubin *et al.* notaram que 33 biópsias são necessárias para excluir displasia quando presente com 90% de confiança. Com quatro biópsias por segmento (cada 10 cm), isto exige mais de oito segmentos para fazer o trabalho.
  - Colocar as biópsias em recipientes separados. Técnicos de patologia podem não ser capazes de alinhar todos os espécimes em plano para possibilitar que sejam vistos em uma lâmina, portanto, procure não pôr mais de quatro espécimes em um único recipiente. Adicionalmente, colocar espécimes de diferentes locais em um único recipiente tornará uma tarefa mais difícil o processo de voltar atrás para localizar uma lesão plana potencialmente ressecável.

Seção 4: Tratamento
Fundamentos do tratamento
- Decisões de tratamento em colonoscopia de vigilância são baseadas em achados endoscópicos e histopatológicos. Geralmente, uma de três decisões será tomada:
  1. Colonoscopia de acompanhamento em 1–2 anos.
  2. Colonoscopia mais cedo (usualmente 3–6 meses).
  3. Cirurgia, geralmente uma colectomia total.
- Uma vez que a finalidade inteira da vigilância seja estratificação do risco e uma tentativa de minimizar o número de colectomias enquanto maximizando prevenção de câncer, poder-se-ia considerar as três opções acima como pacientes em risco usual, risco intermediário e alto risco de morbidade e mortalidade por CRC.

Tabela de tratamento
- Depois que um exame de vigilância é efetuado, os clínicos devem rever os achados com os pacientes. Uma vez que diferentes achados abrigam diferentes risco para subsequente CRC, os pacientes são estratificados segundo o risco e as recomendações de acompanhamento variam de acordo com o pior nível de displasia notado em um exame (Algoritmo 44.1).

Displasia	Acompanhamento	Risco
Ausência de displasia na vigilância	Repetir exame de vigilância em 1–2 anos (1 ano em pacientes de PSC)	< 0,1% de risco de CRC na colonoscopia seguinte em pacientes com colite universal
Indefinido para displasia na vigilância	Repetir exame de vigilância em 6–12 meses	Risco de HGD ou CRC de 8% em 5 anos
LGD ou HGD completamente ressecadas na vigilância	Repetir exame de vigilância em 3–6 meses com cromoendoscopia pancolônica	Risco de CRC tão alto quanto 5% em 5 anos
LGD ou HGD incompletamente ressecadas	Encaminhar para colectomia; se lesões forem ressecáveis, repetir exame de vigilância em 3 meses com cromoendoscopia pancolônica e ressecção completa	Frequência de já abrigar um câncer tão alta quanto 20% para LGD e 50% para HGD; risco de lesão avançada subsequente tão alto quanto 50% em 5 anos para LGD; mais alto, mas não bem estudado em HGD
Câncer colorretal	Encaminhar para colectomia	

Algoritmo 44.1 Para pacientes com colite ulcerativa

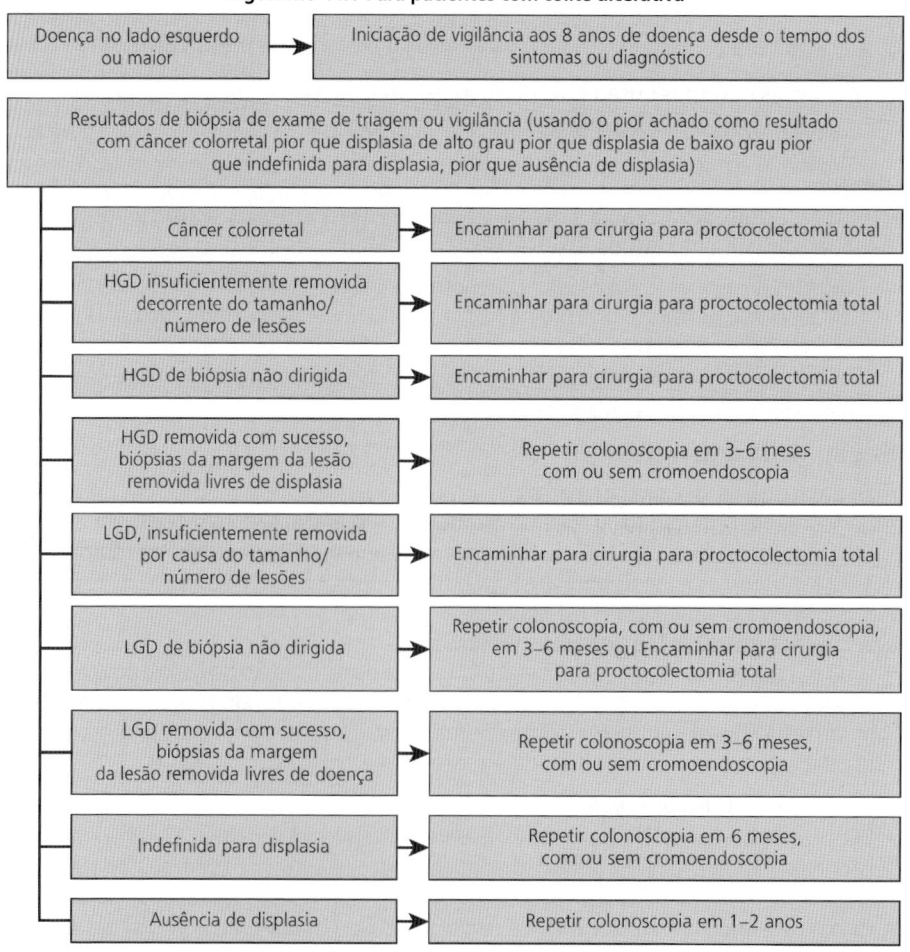

Doença no lado esquerdo ou maior → Iniciação de vigilância aos 8 anos de doença desde o tempo dos sintomas ou diagnóstico

Resultados de biópsia de exame de triagem ou vigilância (usando o pior achado como resultado com câncer colorretal pior que displasia de alto grau pior que displasia de baixo grau pior que indefinida para displasia, pior que ausência de displasia)

- Câncer colorretal → Encaminhar para cirurgia para proctocolectomia total
- HGD insuficientemente removida decorrente do tamanho/número de lesões → Encaminhar para cirurgia para proctocolectomia total
- HGD de biópsia não dirigida → Encaminhar para cirurgia para proctocolectomia total
- HGD removida com sucesso, biópsias da margem da lesão removida livres de displasia → Repetir colonoscopia em 3–6 meses com ou sem cromoendoscopia
- LGD, insuficientemente removida por causa do tamanho/número de lesões → Encaminhar para cirurgia para proctocolectomia total
- LGD de biópsia não dirigida → Repetir colonoscopia, com ou sem cromoendoscopia, em 3–6 meses ou Encaminhar para cirurgia para proctocolectomia total
- LGD removida com sucesso, biópsias da margem da lesão removida livres de doença → Repetir colonoscopia em 3–6 meses, com ou sem cromoendoscopia
- Indefinida para displasia → Repetir colonoscopia em 6 meses, com ou sem cromoendoscopia
- Ausência de displasia → Repetir colonoscopia em 1–2 anos

PÉROLAS CLÍNICAS
- Pacientes que são livres de displasia em um exame de triagem ou vigilância e sem uma história prévia de displasia estão em baixo risco para o desenvolvimento subsequente de CRC antes do exame de vigilância marcado seguinte.
- Lesões displásicas devem ser tratadas como o são no CRC esporádico – se elas forem completamente ressecadas, então os pacientes devem retornar para um exame de vigilância de acompanhamento a um intervalo mais curto do que aqueles que são livres de displasia, geralmente em 6 meses; se elas forem incompletamente ressecadas, então os pacientes devem ser encaminhados para cirurgia.
- A cirurgia de escolha em neoplasia associada à IBD é uma proctocolectomia total, dado o efeito de campo da neoplasia na colite.

Seção 5: Populações Especiais

Gravidez
- A cronologia da vigilância em mulheres em idade reprodutiva é importante a considerar e discutir com pacientes IBD, dados os riscos estabelecidos da sedação associada à gravidez. Isto deve ser discutido bem antecipadamente de gravidezes planejadas.

Crianças
- Em crianças devem ser usadas as mesmas estratégias para vigilância colonoscópica de displasia que são usadas com adultos.

Idosos
- Terminação de colonoscopia de vigilância na IBD-colite baseando-se na idade ainda está por ser formalmente estudada ou avaliada. Em geral, as mesmas regras que se aplicam à vigilância de adenoma esporádico devem ser aplicadas na população com IBD.

Seção 6: Prognóstico

PONTOS PRINCIPAIS/PÉROLAS CLÍNICAS
- O prognóstico dos cânceres relacionados com IBD é semelhante, estádio por estádio, ao do CRC esporádico.
- Em pacientes que são livres de displasia no seu primeiro exame de vigilância, há muito pouca progressão para patologia mais avançada: < 5% em 5 anos.
- Pacientes com displasia não ressecável têm uma alta frequência de abrigar um câncer.

Seção 7: Leitura Sugerida

Cairns SR, Scholefi eld JH, Steele RJ, et al. British Society of Gastroenterology; Association of Coloproctology for Great Britain and Ireland. Guidelines for colorectal cancer screening and surveillance in moderate and high risk groups (update from 2002). Gut 2010;59:666–89

Canavan C, Abrams KR, Mayberry JF. Meta-analysis: Mortality in Crohn's Disease. Aliment Pharmacol Ther. 2007;25(8):861–70.

Eaden JA, Abrams KR, Mayberry JF. The risk of colorectal cancer in ulcerative colitis: a meta-analysis. Gut 2001;48:526–35

Farraye FA, Odze RD, Eaden J, et al. AGA Institute Medical Position Panel on Diagnosis and Management of Colorectal Neoplasia in Inflammatory Bowel Disease. AGA medical position statement on the diagnosis and management of colorectal neoplasia in inflammatory bowel disease. Gastroenterology 2010;138:738–45

Gupta RB, Harpaz N, Itzkowitz S, et al. Histologic inflammation is a risk factor for progression to colorectal neoplasia in ulcerative colitis: a cohort study. Gastroenterology 2007;133:1099–105; quiz 1340–1

Itzkowitz SH, Present DH. Crohn's and Colitis Foundation of America Colon Cancer in IBD Study Group. Consensus conference: Colorectal cancer screening and surveillance in inflammatory bowel disease. Inflamm Bowel Dis 2005;11:314–21

Nguyen GC, Gulamhusein A, Bernstein CN. 5-aminosalicylic acid is not protective against colorectal cancer in inflammatory bowel disease: a meta-analysis of non-referral populations. Am J Gastroenterol 2012;107:1298–304; quiz 1297, 1305

Riddle R, Goldman H, Ransohoff DF, et al. Dysplasia in inflammatory bowel disease: standardized classification with provisional clinical applications. Hum Pathol 1983;14:931.

Rubin CE, Haggitt RC, Burmer GC, et al. DNA aneuploidy in colonic biopsies predicts future development of dysplasia in ulcerative colitis. Gastroenterology 1992;103:1611–20.

Ullman T, Odze R, Farraye FA. Diagnosis and management of dysplasia in patients with ulcerative colitis and Crohn's disease of the colon. Inflamm Bowel Dis 2009;15:630–8

Seção 8: Diretrizes (Guidelines)

Diretrizes de sociedades nacionais

Título da diretriz	Fonte da diretriz	Data
AGA Institute Medical Position Panel on Diagnosis and Management of Colorectal Neoplasia in Inflammatory Bowel Disease. AGA medical position statement on the diagnosis and management of colorectal neoplasia in inflammatory bowel disease	Gastroenterology (for American Gastroenterological Association)	2010 (Gastroenterology 2010;138(2):738-745)
Guidelines for colorectal cancer screening and surveillance in moderate and high risk groups	Gut (for British Society of Gastroenterology)	2010 (http://www.bsg.org.uk/images/stories/docs/clinical/guidelines/endoscopy/ccs_10.pdf)
Crohn's and Colitis Foundation of America Colon Cancer in IBD Study Group. Consensus conference: Colorectal cancer screening and surveillance in inflammatory bowel disease	Inflammatory Bowel Disease (on behalf of Crohn's and Colitis Foundation of America)	2005 (Infl amm Bowel Dis 2005;11(3):314-21)

Seção 9: Evidência

Não aplicável para este tópico.

Seção 10: Imagens

Não aplicável para este tópico.

Material adicional para este capítulo pode ser encontrado *on-line* em:
www.mountsinaiexpertguides.com
A senha de acesso é a palavra Dysphagia.
Inclui um estudo de caso com perguntas de múltipla escolha, orientações para os pacientes e os códigos da ICD.

CAPÍTULO 45

Doenças do Ânus e do Reto

Alexander J. Greenstein and Sergey Khaitov
Department of Surgery, Icahn School of Medicine at Mount Sinai, New York, NY, USA

> **PONTOS PRINCIPAIS**
> - Qualquer paciente com sintomas anais ou retais necessitam de um minucioso histórico e exame médico, bem como de um exame de toque retal e proctoscopia em locações adequadas.
> - Várias modalidades de diagnóstico importantes devem ser consideradas na avaliação desses pacientes, e exames com anestesia podem ser necessários para realizar um diagnóstico definitivo.

Seção I: Histórico
Definição da doença
- Várias condições apresentam sintomas anorretais, incluindo hemorroidas, fissura anal, abscesso anorretal, fistula *in ano*, doença pilonidal, condiloma acuminado e várias condições malignas.

Incidência/prevalência
- Doenças anorretais benignas são comuns. Embora a prevalência de distúrbios específicos seja difícil de avaliar, a prevalência encontrada na população em geral é provavelmente maior do que o observado na prática clínica, já que a maioria dos pacientes com sintomas anorretais não procura atendimento médico. Uma pesquisa de base populacional revelou que 20% dos entrevistados apresentam sintomas relacionados com a região anorretal, a maioria dos quais não havia consultado um médico.

Etiologia
- As **hemorroidas** surgem de um plexo de tecido submucoso contendo vênulas, arteríolas e fibras de músculo liso que estão localizadas no canal anal. Elas podem ser externas ou internas tendo por base se elas estão abaixo ou acima da linha denteada, respectivamente. Elas constituem uma parte normal da anatomia anorretal. Vários fatores têm sido associados à sintomatologia, incluindo idade avançada, diarreia, gravidez, ficar sentado por longos períodos, esforço excessivo e constipação crônica.
- Uma **fissura anal** é um rompimento no revestimento do canal anal distal à linha dentada, a maioria das quais ocorre na linha média posterior. Acredita-se que as fissuras anais sejam causadas por um trauma local no canal anal, e associadas a fatores, como evacuação de fezes duras ou diarreia prolongada. A dor causada por lesão local leva ao espasmo prolongado do músculo do esfíncter interno, que por sua vez provoca fissura isquêmica crônica incurável em "áreas de mananciais", em que 90% dos casos estão geralmente localizados na linha média posterior e 10% dos casos na linha média anterior.

Qualquer fissura crônica que ocorra fora desses locais deve levantar a suspeita de malignidade, doença de Crohn, ou infecção.
- A maioria dos abscessos anorretais é originária de glândulas anais infectadas. A maioria das pessoas tem 8–10 glândulas anais, que atravessam o esfíncter interno e desembocam nas criptas anais ao nível da linha denteada. O bloqueio de uma glândula anal resulta no crescimento de bactérias e, finalmente, na formação de um abscesso que pode propagar-se ao longo de um dos vários planos nos espaços perianais e perirretais.
- A drenagem de um abscesso anorretal resulta em cura para a maioria dos pacientes, mas muitos podem apresentar uma drenagem persistente e uma lesão pustular na área perianal ou nas nádegas e, finalmente, desenvolver uma fístula perianal persistente. Normalmente, esta se origina na cripta infectada e segue em direção a uma abertura externa com uma ou mais extensões e tratos acessórios possíveis. Além da doença criptoglandular, outras patologias, como malignidade local, infecções como a actinomicose, proctite por radiação e doença de Crohn também podem produzir fístulas.
- **A doença pilonidal** geralmente apresenta-se com um cisto, abscesso ou fístula da fissura natal. Embora a etiologia seja desconhecida, especula-se que ela seja causada por retenção crônica de queda capilar na fenda natal interglútea profunda e pela formação de fístula ou cisto com cavidades de linha média típicas que aparecem como aberturas. A infecção local pode causar a formação de abscessos.
- **O condiloma acuminado anal** (verrugas anais) ocorre na área perianal ou no epitélio escamoso ou de transição do canal anal. São causados por infecção do vírus do papiloma humano (HPV).
- **Neoplasia intraepitelial anal** (AIN). Determinados serótipos de HPV de alto risco (6, 11, 16, 18) podem levar ao desenvolvimento de alterações pré-malignas.
- **O câncer de células escamosas** da margem anal e do canal anal (SCCA) está intimamente relacionado com a infecção por HPV, na maioria dos casos.
- **A doença de Paget e o melanoma** apresentam uma etiologia desconhecida.

Seção 2: Prevenção

> **PONTOS PRINCIPAIS/PÉROLA CLÍNICA**
> - Não foi demonstrada nenhuma intervenção para prevenir o desenvolvimento de hemorroidas, fissuras, abscessos anorretais, fístula, ou doença pilonidal. Existem métodos para prevenir a infecção genital por HPV e SCCA associado.

Rastreamento
- Nenhum método de rastreamento é utilizado para doenças benignas do ânus.
- Com relação à doença maligna, os pacientes HIV-positivos e pacientes que praticam relações anais e que são receptivos podem beneficiar-se do programa de rastreamento com exames anais de Papanicolaou para detectar displasia relacionada com o HPV. A citologia do exame de Papanicolaou anal pode ser classificada como:
  1. Células escamosas atípicas de significado indeterminado (ASCUS).
  2. Lesões intraepiteliais escamosas de baixo grau (LSIL).
  3. Lesões intraepiteliais escamosas de alto grau (HSIL).
  4. Câncer de células escamosas (SCC).
- Os pacientes que apresentem exames de Papanicolaou anal anormal devem ser submetidos à anuscopia de alta resolução, que é semelhante à colposcopia. É realizada com

aplicação de ácido acético a 5% e solução de Lugol com inspeção posterior da pele perianal e da zona de transição com ampliação.
- Anormalidades visíveis são denominadas de forma semelhante à colposcopia e devem ser submetidas à biópsia. A displasia é denominada como AIN e é graduada em 1–3 com base na profundidade das alterações celulares dentro do epitélio escamoso.
- Áreas anormais identificadas na anuscopia de alta resolução poderiam ser tratadas com coagulação infravermelha ou eletrocautério ou ablação a *laser* e na ocasião com medicações tópicas, como Imiquimode ou 5-FU. O SCC invasivo pode ser diagnosticado simultaneamente.

Prevenção primária
- A vacinação contra o HPV reduz o índice de infecção genital por HPV e, assim, o índice de condiloma acuminado, e pode prevenir contra o SCCA.
- O uso de preservativos como uma barreira física também pode ser útil.

Seção 3: Diagnóstico

> **PONTOS PRINCIPAIS/PÉROLAS CLÍNICAS**
> - Os pacientes com doenças anorretal e retal podem apresentar uma ampla variedade de sintomas que variam de dor, sangramento e prurido a uma apresentação praticamente assintomática.
> - Um bom histórico e exame retal completo é fundamental para realizar o diagnóstico correto e descartar uma possível malignidade.
> - Estudos de imagem adicionais raramente são necessários, mas podem ser úteis se uma doença complexa estiver presente.

Diagnóstico diferencial
- Um bom exame físico e retal é fundamental para diferenciar lesões anorretais, e é imprescindível para excluir a possibilidade de câncer anal. Qualquer descoberta no exame físico que não puder ser claramente atribuída a uma etiologia específica deve ser avaliada para uma investigação mais aprofundada, possivelmente com exame sob anestesia e/ou biópsia de tecido.
- O condiloma acuminado deve também ser diferenciado do condiloma *lata*, que é causado por uma infecção secundária por sífilis e consiste em lesões que apresentam um aspecto plano e aveludado.
- É fundamental lembrar que o sangramento hemorroidal raramente é a principal causa de anemia por deficiência de ferro, e a possibilidade de câncer subjacente deve ser descartada.

Apresentação típica
- **Hemorroidas (internas):** sangramento indolor, prolapso, prurido, corrimento mucoso. É incomum as hemorroidas causarem dor a menos que estejam prolapsadas e encarceradas.
- **Hemorroidas (externas):** podem causar coceira ou dor severa em caso de trombose aguda e raramente provocam sangramento.
- **Fissura anal:** extrema dor durante as evacuações, eventualmente acompanhadas por uma pequena quantidade de sangramento e/ou irritação da pele perianal.
- **Abscesso anorretal:** dor intensa na região anal. A dor é constante e não está necessariamente associada à evacuação. Os pacientes podem apresentar uma drenagem purulenta e eritema da pele sobrejacente, bem como febre.

- **Fístula anorretal:** abscesso anorretal incurável acompanhado por drenagem, ou drenagem crônica com uma lesão pustular na área perianal ou nas nádegas. A dor pode estar presente durante a defecação, geralmente muito menos intensa do que a observada em fissuras.
- **Doença pilonidal:** os sintomas podem variar de completamente assintomática a sintomas agudos de abscesso ou de drenagem persistente.
- **Condiloma acuminado:** sintomas variando de assintomático a prurido, sangramento, ardor ou dor.
- **Condiloma lata:** lesões planas e aveludadas.
- **Pólipos cutâneos:** apêndices de pele indolores.
- **Carcinoma de células escamosas:** volume endurecido doloroso ou indolor, que pode ser ulcerado. Identificar com precisão a localização anatômica da lesão garantirá a comunicação apropriada e estabelecerá o plano de tratamento.
  - Lesões claramente visíveis com a separação suave das nádegas são denominadas lesões da margem anal.
  - Lesões que não são visíveis na separação das nádegas, mas palpáveis com o exame de toque retal ou visíveis na anuscopia são denominadas lesões do canal anal.
- **Doença de Paget:** erupção cutânea de aparência perolada com prurido perianal crônico.
- **Melanoma:** pode apresentar-se como um volume anal doloroso ou indolor, podendo ser, ou não, pigmentado.

Diagnóstico clínico

Exame físico

- Em todos os casos, o exame visual direto da região anorretal deve confirmar o diagnóstico.
- O exame de toque retal revelará a presença de sensibilidade focal ou de volume.
- Recomenda-se evitar o uso de relatórios com posição de relógio e é aconselhável usar uma localização anatômica precisa em relação ao corpo do paciente (anterior, posterior, direita ou esquerda lateral, ou a combinação destes).
- A relação de volume palpável no esfíncter e a mobilidade devem ser documentadas.
- O tônus do esfíncter anal em repouso e sob compressão deve ser documentado.
- É importante lembrar que os pacientes com diagnóstico claro de hemorroidas externas trombosadas, fissura anal ou abscesso perianal não necessitarão de exame de toque retal adicional, mas primeiramente de tratamento e de subsequente exame retal formal, uma vez que os sintomas agudos estiverem resolvidos.
- É necessário realizar a biópsia de pele para o diagnóstico da Doença de Paget. A doença pode-se expandir muito além de área visível da erupção cutânea, e biópsias de mapeamento são necessárias para orientar o tratamento. Todos os pacientes com doença de Paget perianal devem realizar o exame de colonoscopia por causa do risco de câncer colorretal concomitante.
- O diagnóstico de melanoma maligno deve ser estabelecido por biópsia e normalmente não é diagnosticado antes que o relatório de patologia esteja disponível.
- O exame dos linfonodos inguinais é extremamente importante para o planejamento do tratamento dos cânceres anais.

Classificação de gravidade da doença

- Os quatro tipos gerais de fístulas anorretais são classificados de acordo com a relação do trajeto fistuloso com o músculo do esfíncter externo:
  1. **Interesfincteriano:** a partir de linha denteada em direção à margem anal, entre os esfíncteres anais internos e externos, terminando na pele perianal.

2. **Transesfincteriano:** através do esfíncter externo em direção à fossa ísquiorretal, incluindo uma porção do esfíncter interno e externo, e terminando na pele que recobre as nádegas.
3. **Supraesfincteriano:** origina-se na cripta anal e estende-se por todo o aparelho esfincteriano, terminando na fossa isquiorretal.
4. **Extraesfincteriano:** geralmente elevado no canal anal, bem próximo à linha denteada. Inclui todo o aparelho esfincteriano e termina na pele que recobre as nádegas.

Diagnóstico laboratorial
- Não existem exames laboratoriais necessários para confirmar os diagnósticos. A leucocitose ocorre com qualquer lesão anorretal infectada.

Listas de técnicas de imagem
- Investigações adicionais por imagem para abscessos anorretais complexos e fístulas podem incluir CT e/ou MRI pélvico (o último preferível para fístulas).
- A anuscopia de alta resolução ou a aplicação de ácido acético a 5% podem ajudar a avaliar a extensão do condiloma anal.

Possíveis erros/falhas comuns cometidos em relação ao diagnóstico da doença
- Muitos pacientes com sintomas anorretais apresentam-se para o especialista com um diagnóstico incorreto de hemorroidas. Manter uma boa memória visual dos diagnósticos diferenciais e, em seguida, realizar um exame retal completo é a melhor estratégia para realizar o diagnóstico correto.
- É importante lembrar que as hemorroidas externas geralmente não apresentam sangramento, mas podem causar algum desconforto e podem ser excepcionalmente sensíveis se estiverem trombosadas. As hemorroidas internas geralmente causam sangramento indolor ou prolapso.
- Dor anal sem justificação e sem diagnóstico claro sugere realização de exame sob anestesia.
- Achado físico de volume sem justificação ou condição cutânea persistente geralmente acompanhada de coceira sugere realização de biópsia.

Seção 4: Tratamento
Lógica do tratamento
Hemorroidas
- O tratamento médico inicial das hemorroidas visa a aliviar os sintomas.
  - Dieta rica em fibras: consumir mais frutas frescas, legumes crus ou cozidos, e grãos inteiros demonstraram reduzir significativamente os sintomas de hemorroidas, incluindo sangramento.
  - Aumento da ingestão de líquidos: até 6–8 copos de bebidas não alcoólicas podem ser tomados diariamente para amolecer as fezes.
  - Banhos de assento: realizá-los em água morna 2–3 vezes ao dia, durante cerca de 10 minutos cada vez.
  - Compressas de gelo: colocar compressas geladas no ânus por períodos curtos para aliviar a dor e o inchaço.
  - Medicação: pomadas para hemorroidas ou supositórios são relativamente ineficazes para tratar os sintomas de hemorroidas.

- Existem várias opções não cirúrgicas para o sangramento persistente das hemorroidas internas. As hemorroidas internas são classificadas como de primeiro grau (somente sangramento sem prolapso), de segundo grau (com prolapso, mas espontaneamente reduzido), de terceiro grau (o prolapso necessita de redução manual) ou de quarto grau (prolapso permanente).
  - A ligadura elástica geralmente necessita de várias sessões e é bem tolerada. É mais indicada para as hemorroidas internas de segundo e terceiro graus.
  - Injeção com agentes esclerosantes, menos utilizada, mas mais indicada para o sangramento de pequenas hemorroidas de primeiro grau ou para pacientes em anticoagulação, quando a ligadura elástica for contraindicada.
  - O uso de eletrocautério, *laser* ou fotocoagulação é realizado com relativo sucesso e normalmente nos graus iniciais das hemorroidas internas.
- Diversos procedimentos cirúrgicos foram descritos para a ressecção eletiva de hemorroidas sintomáticas. Todos são baseados na diminuição do fluxo sanguíneo nos plexos hemorroidários e na excisão de anoderma redundante e mucosa:
  - Hemorroidectomia fechada: quando um defeito na mucosa é excisado, e o anoderma é suturado.
  - Hemorroidectomia aberta: quando apenas o ápice do pacote hemorroidal é ligado com sutura, e o defeito existente na mucosa e no anoderma é deixado aberto para cura por segunda intenção.
  - Procedimento para o prolapso e as hemorroidas (hemorroidectomia grampeada): quando a área circunferencial da mucosa retal distal é excisada com grampeador especial, e o tecido existente é suspendido ao máximo no canal anal, evitando-se o prolapso.

Fissura anal
- Tratamento de primeira linha (tende a resolver até 50% das fissuras):
  - Agentes de volume, laxantes e banhos de assento com água morna.
  - Lidocaína geleia a 2% ou outras pomadas analgésicas.
  - Pomada de nitroglicerina (0,2-0,4%) para melhorar o fluxo sanguíneo; um efeito colateral muito comum é dor de cabeça.
  - Cremes tópicos bloqueadores de canais de cálcio (diltiazem e nifedipina).
- Tratamento em consultório: a injeção de toxina botulínica no esfíncter anal causa paralisia muscular temporária, impedindo a liberação de acetilcolina dos terminais nervosos pré-sinápticos.
- Tratamento cirúrgico: fissuras crônicas. A esfincterotomia lateral interna é recomendada para pacientes que não responderam ao tratamento médico.

Abscessos anorretais
- Os abscessos anorretais devem ser tratados por drenagem, assim que o diagnóstico for estabelecido. Enquanto pequenos abscessos perianais podem ser drenados sob anestesia local em consultório, clínica ou ambulatório, abscessos maiores e mais complicados muitas vezes necessitam de drenagem em sala de cirurgia.
- Os antibióticos por si só são ineficazes como tratamento único, mas são indicados como tratamento adicional, se houver celulite sobrejacente ou se o paciente for imunocomprometido, diabético, ou tiver doença cardíaca valvular.
- Se o diagnóstico estiver em questão, um exame sob anestesia é a melhor maneira tanto para confirmar o diagnóstico como para tratar o problema.
- O tratamento inadequado ou tardio pode causar supuração extensa com risco de vida, necrose de tecidos e septicemia.

Fistula anal
- O objetivo é a erradicação de sepse, sem sacrificar a continência como um primeiro passo.
- A fistulotomia pode ser realizada em fístulas simples.
- Para fístulas complexas (qualquer um dos seguintes critérios):
  - Envolvendo > 30% do esfíncter externo.
  - Próximas à linha dentada.
  - Mulheres com componente anterior, uma vez que haja redução normal anterior do esfíncter em mulheres.
  - Várias extensões ou recorrência.
  - Doenças preexistentes como doença de Crohn, câncer ou radioterapia anterior da área.
  - Setons cortantes: normalmente abandonados por causa do elevado e inviável risco de incontinência.
  - O *seton* de drenagem (geralmente feito de material de alça cirúrgica silástica) é colocado pela fístula e envolve o trato, aberturas interna e externa. Extremidades são geralmente fixadas com gravatas de seda para o outro.
  - Fístulas maiores podem necessitar de um retalho de avanço endorretal.
  - Outros tratamentos: a cola de fibrina e tampões à base de colágeno geralmente apresentam baixos índices de sucesso.
- A técnica relativamente nova de LIFT (ligadura interesfincteriana do trajeto fistuloso) está ganhando popularidade porque oferece preservação dos esfíncteres. O trajeto fistuloso é tratado com *seton* de drenagem durante pelo menos 6 semanas antes da cirurgia e então a dissecção é realizada entre os esfíncteres interno e externo, e o trajeto fistuloso é identificado. O *seton* é removido, e ambos os lados do trajeto fistuloso são suturados, e o trajeto é dividido entre suturas. O procedimento geralmente oferece mínima morbidade, mas os resultados a longo prazo ainda estão sendo avaliados.

Doença pilonidal
- Se houver um abscesso agudo, devem ser feitas uma incisão e drenagem, de preferência fora da linha média.
- Para a fístula pilonidal crônica, as opções são:
  - Destelhamento simples e/ou marsupialização: geralmente não utilizados.
  - Excisão total da fístula ou cisto: uma boa opção para a apresentação inicial de pequeno cisto ou fístula. A ferida pode ser fechada ou deixada aberta.
  - Método de Bascom: excisão de cavidades pilonidais e curetagem da cavidade da fístula ou do cisto através de excisão fora da linha média – alegadamente associadas a elevados índices de cura e evita a excisão extensa de tecido.
  - Trajetos fistulosos complexos e/ou recorrentes podem exigir procedimentos mais complexos com excisão extensa e fechamento com retalho.

Condiloma acuminado
- Destruição química: podofilina, ácido tricloroacético e gel de epinefrina/5-fluorouracil.
- Tratamento imunológico: imiquimode e alfa-interferon.
- Tratamentos locais com medicamentos são indicados somente para o condiloma externo.
- A doença interna (acima da linha dentada), extensa e recorrente deve ser tratada com procedimento ablativo – excisão, fulguração com eletrocautério ou *laser*.

Câncer de células escamosas da margem anal
- Excisão local ampla com margem de tecido saudável adequada e fechamento primário ou com retalho.

Câncer de células escamosas do canal anal
- Multimodalidade de radioquimioterapia (protocolo de Nigro), que é bem-sucedida na maioria dos casos.

Doença de Paget
- Excisão local ampla da pele afetada com fechamento primário ou colocação de retalho para preencher grandes defeitos.
- O desvio fecal temporário com ostomia pode ser necessário para permitir a cicatrização.
- Múltiplas biópsias de mapeamento são necessárias para confirmar margens negativas, porque a doença pode estar presente na pele aparentemente normal, muito além da erupção visível.

Melanoma maligno do ânus
- Geralmente implica em um prognóstico grave. Não se sabe se a abordagem agressiva com ressecção abdominoperineal é melhor do que a excisão local porque os resultados são em geral igualmente desanimadores, exceto em situações muito particulares.

Quando hospitalizar
- **Hemorroidas:** muito raramente pode ser necessária hospitalização pós-operatória em caso de hemorragia grave.
- **Abscessos anorretais:** pode ser necessária hospitalização, se o tratamento foi adiado, houver infecção grave, ou o paciente estiver imunodeprimido ou for diabético.

Prevenção/tratamento de complicações
Hemorroidas
- A dor pós-operatória é o principal problema no tratamento do paciente após a hemorroidectomia excisional e pode contribuir para outras complicações. Elevada dose de anestésico local em conjunto com analgésicos narcóticos e cetorolaco são geralmente a melhor estratégia para minimizar a dor.
- A retenção urinária é comum após hemorroidectomia (10–50%).
  - Diminuir o risco, limitando líquidos IV e proporcionando analgesia adequada.
- Impactação fecal pós-operatória
  - Diminuir o risco com enemas pré-operatórios, laxantes pós-operatórios e controle adequado da dor.
- Hemorragia pós-operatória
  - Pode ocorrer imediatamente no pós-operatório, se ocorrer ligação inadequada do pedículo vascular. Isto pode exigir retorno urgente à sala de cirurgia.
  - A hemorragia pode ocorrer 7–10 dias após a hemorroidectomia, quando a mucosa necrótica descama. Alguns desses pacientes podem ser observados, mas outros necessitarão de ligação direta do vaso sangrante.
- Infecção: incomum após a hemorroidectomia.

Fissura anal
- Recorrência < 10% após a esfincterotomia.
- Incontinência (geralmente para flatos) de 5–15%, geralmente após a esfincterotomia.
- A esfincterotomia interna lateral é contraindicada em pacientes com fissuras relacionadas com Crohn e em pacientes com fissuras de baixa pressão (não associadas ao aumento do tônus do esfíncter anal), porque isto pode provocar uma ferida crônica incurável ou incontinência fecal.

Abscessos anorretais
- A incontinência pode ocorrer, se o músculo do esfíncter for cortado.
- O atraso no tratamento ou o tratamento inadequado pode causar ocasionalmente septicemia e provável necrose generalizada do tecido com supuração fatal.

Fistula anal
- Os índices de incontinência até 30% acompanham o uso de setons cortantes ou fistulotomias.
- Os retalhos de avanço apresentam índices de incontinência mais baixos, mas exigem a disponibilidade de especialistas.
- O índice de recorrência é maior em pacientes com doença de Crohn. Geralmente, qualquer procedimento definitivo para a fístula anal além da colocação de seton de drenagem deve ser evitado em pacientes com proctite ativa.

Doença pilonidal
- A excisão cirúrgica está associada a um índice de recorrência de 15%.
- A excisão cirúrgica pode resultar em feridas difíceis e um período de cura prolongado.

Condiloma acuminado
- Em geral, os índices de recorrência são 30–70%, durante 6 meses de tratamento. A repetição do tratamento pode ser necessária para erradicação.

Câncer de células escamosas do canal anal
- Os pacientes com SCCA que foram tratados com o protocolo de Nigro e não responderam ao tratamento de multimodalidade devem ser submetidos à ressecção de salvamento abdominoperineal. Neste caso, o prognóstico é geralmente insatisfatório.

Seção 5: Populações Especiais
- Quaisquer pacientes com abscesso e diabetes, imunossupressão, ou doença cardíaca valvular devem ser tratados rapidamente de modo a evitar a possibilidade de agravamento da infecção e septicemia.
- Os pacientes de alto risco com infecção por HPV devem ser submetidos a exames de rotina com Papanicolaou anal e anuscopia de alta resolução, se o exame de Papanicolaou estiver anormal.

Seção 6: Prognóstico
- Pacientes com distúrbios anorretais devem ser encaminhados para cirurgia, caso os tratamentos conservadores/médicos tenham se esgotado.
- O prognóstico específico para neoplasias malignas do ânus é específico para cada estágio.
- Os resultados em geral são bons para esses pacientes, com mínima morbidade quando tratados por especialistas experientes.

Seção 7: Leitura Sugerida
Brunicardi F, Brandt M, Andersen D, et al. Schwartz's Principles of Surgery, 9th edition. McGraw-Hill Medical, 2010
Doherty GM. Current Diagnosis and Treatment Surgery, 13th edition. McGraw-Hill Medical, 2009
Mulholland MW, Lillemoe KD, Doherty GM, Maier RV. Greenfield's Surgery: Scientific Principles and Practice, 5th edition. Lippincott Williams & Wilkins, 2010

Nelson RL, Abcarian H, Davis FG, Persky V. Prevalence of benign anorectal disease in a randomly selected population. Dis Colon Rectum 1995;38:341

Souba WW, Fink MP, Jurkovich GJ, et al. ACS Surgery: Principles and Practice, 6th edition. McGraw-Hill Medical, 2008

Townsend CM Jr, Beauchamp RD, Evers BM, Mattox KL. Sabiston Textbook of Surgery: Expert Consult Premium Edition: Enhanced Online Features, 18th edition. Saunders, 2012

Websites sugeridos

www.fascrs.org
www.mountsinai.org/patient-care/health-library

Seção 8: Diretrizes

Diretrizes da sociedade nacional

Título da diretriz	Fonte da diretriz	Data
ASCRS Practice Parameters for Management of Hemorrhoids (Revised)	American Society of Colon and Rectal Surgeons	2005 (Dis Colon Rectum 2005;48:189-94)
ASCRS Treatment of Perianal Abscess and Fistula-in-Ano (Revised)	American Society of Colon and Rectal Surgeons	2005 (Dis Colon Rectum 2005;48:1337-42)
ASCRS Practice Parameters for Management of Anal Fissures (Revised)	American Society of Coon and Rectal Surgeons	2005 (Dis Colon Rectum 2004;47:2003-7)

Seção 9: Evidência

Verificar as Diretrizes listadas na Seção 8.

Seção 10: Imagens

Não se aplicam a este tópico.

Material adicional para este capítulo pode ser encontrado *on-line* em:
www.mountsinaiexpertguides.com
A senha de acesso é a palavra Dysphagia.
Inclui um estudo de caso com perguntas de múltipla escolha, orientações para os pacientes e os códigos da ICD.

CAPÍTULO 46
Complicações da Endoscopia GI

James F. Marion
Dr. Henry D. Janowitz Division of Gastroenterology, Icahn School of Medicine at Mount Sinai, New York, NY, USA

PONTOS PRINCIPAIS
- Complicações de endoscopia gastrointestinal são uma rara, porém inevitável realidade iatrogênica para o paciente e o gastroenterologista.
- As inovações na instrumentação endoscópica conduziram a uma maior variedade e complexidade de procedimentos e terapêuticas endoscópicas. Compreensão da incidência de complicações dos procedimentos endoscópicos melhora o processo do consentimento informado, prepara o paciente para as pequenas complicações mais comuns e capacita o endoscopista a reconhecer eventos adversos sérios e mobilizar os recursos necessários para tratá-los prontamente.
- As complicações mais comuns, perfuração e sangramento, podem ser procedimentais, agudas ou retardadas, com a maioria ocorrendo dentro de 10–14 dias.
- As complicações da endoscopia GI incluem reações adversas à preparação intestinal, sedação intravenosa, anestesia, lesões despercebidas e falha na comunicação dos resultados do procedimento.
- Complicações sérias podem ocorrer em todos os pacientes, mas são mais frequentes nos idosos, aqueles com comprometimento renal ou insuficiência cardíaca congestiva.

Seção I: Fundamentos
Definição das complicações da endoscopia GI
- As complicações da endoscopia gastrointestinal incluem perfuração, sangramento, reações adversas à preparação intestinal, sedação/anestesia. O risco de complicação aumenta com a idade e comorbidade do paciente, estado da coagulação, complexidade do procedimento e experiência do endoscopista.

Complicações relacionadas à preparação
- As complicações relacionadas com a preparação para endoscopia GI incluem falha em tomar medicação programada por causa do jejum ou distúrbio eletrolítico importante relacionado com a preparação. Para endoscopia superior, o jejum de 6–8 horas requerido geralmente produz apenas pequenos sintomas, mas ajustamento adequado deve ser feito nas medicações. Isto é particularmente verdadeiro em pacientes que usam agentes hipoglicemiantes. Esses pacientes devem ser marcados para procedimentos nas horas da manhã.
- Limpeza intestinal apropriada para colonoscopia é necessária para um exame adequado da luz. Matéria fecal, muco e gases potencialmente combustíveis devem ser limpos. Preparação inadequada do cólon coloca o paciente em risco de lesões despercebidas e perfuração resultando de uma falta de visibilidade. A maioria dos purgativos, incluindo os laxativos à base de polietilenoglicol, é tipicamente bem tolerada e produz uma excelente preparação com 4 L de volume líquido. Efeitos colaterais destas preparações tipicamente incluem náusea, vômito e cãibras abdominais.

- Soluções orais de fosfato de sódio são alternativas com menor volume. Entretanto, estas caíram em desfavor por causa do risco de perturbação eletrolítica e nefrocalcinose, que foram bem documentadas, particularmente em pacientes idosos com insuficiência renal. Soluções de citrato de magnésio combinadas com comprimidos de bisacodila têm sido usadas com bom efeito na maioria dos pacientes, mas novamente deve ser exercida precaução em pacientes que tenham um risco de distúrbio eletrolítico, especialmente os idosos.

Complicações da sedação e anestesia
- Sedação e anestesia para procedimento endoscópico GI são globalmente extremamente seguras e passaram por mudanças significativas, tanto nos agentes usados quanto nos meios de administração. Monitoramento aperfeiçoado, certificação do estado e uso aumentado de anestesiologistas e técnicos em anestesia aumentaram a segurança das unidades de endoscopia baseadas em consultório.
- Para endoscopia superior, anestésicos faríngeos tópicos podem resultar em broncospasmo. Quaisquer agentes intravenosos podem produzir flebite, e isto deve ser vigiado cuidadosamente, particularmente se houver suspeita de infiltração da linha intravenosa durante o procedimento. Todos os agentes anestésicos podem produzir hipóxia ou arritmias cardíacas durante um procedimento.
- Tradicionalmente, o uso combinado de uma benzodiazepina com um narcótico administrados pelo gastroenterologista para produzir sedação consciente durante o exame e assegurar conforto do paciente constituiu o padrão de tratamento. Recentemente, o uso de propofol administrado por enfermeira anestesista ou anestesiologista aumentou entre os gastroenterologistas.

Complicações da endoscopia digestiva alta
- Endoscopia digestiva alta é considerada um procedimento relativamente seguro. Há certos riscos dos quais o endoscopista deve ser conhecedor, particularmente se manobras endoscópicas mais complexas estiverem sendo efetuadas. Por exemplo, tratamento de sangramento varicoso com escleroterapia ou ligadura elástica acarreta vários riscos adicionais; um risco aumentado de aspiração geralmente por um volume de sangue no estômago, infecção no local do esclerosante ou de ligadura, e o risco aumentado decorrente da comorbidade do paciente cirrótico. Dor torácica pós-escleroterapia, febre, ulceração esofágica e hemorragia são observados frequentemente.
- Dilatação de estenoses esofágicas também acarreta um risco aumentado de hematoma e perfuração. Outras complicações, como aspiração durante remoção de corpo estranho ou trauma sobre tubo, foram observadas.

Complicações da colonoscopia diagnóstica e terapêutica
- Colonoscopia diagnóstica acarreta um baixo risco de sangramento e perfuração. A maior parte das perfurações colonoscópicas ocorre no cólon distal como resultado de excessiva pressão mecânica, insuflação de ar, ou preparação inadequada. Estenoses do cólon, fibrose ou colite importante aumentam o risco de perfuração.
- O risco de uma complicação durante uma colonoscopia aumenta toda vez que terapêuticas são tentadas. Biópsias com pinça fria padrão não aumentam apreciavelmente o risco de sangramento ou hemorragia na maioria dos pacientes. Risco de hemorragia de polipectomia aumenta com maior ressecção mucosa endoscópica, pólipos sésseis, pedículos grandes e no idoso. Uso de aspirina ou anticoagulantes aumenta o risco de sangramento de um procedimento. Risco de perfuração aumenta com qualquer intervenção terapêutica, mas é ainda mais aumentado por inexperiência, má preparação, ou aplicação de corrente excessiva durante "alça quente".

- Intervenções terapêuticas, como dilatação de cólon usando um balão através do endoscópio (TTS), radioablação, coagulação com plasma de argônio, ou tratamento com *laser*, também podem aumentar o risco de perfuração ou sangramento. Colocação de *stent* acarreta seu próprio conjunto de potenciais complicações, como migração de *stent* ou erosão.
- Tatuagem de lesões de cólon com tinta nanquim pode resultar em infecção. Agentes de tatuagem estéreis mais recentes podem reduzir este risco.
- Lesões despercebidas são uma complicação importante da colonoscopia. Má preparação intestinal, falha em documentar os marcos anatômicos cecais ou o íleo terminal, e pressa em se retirar, todos aumentam o risco desta complicação. Exame cuidadoso, à medida que o endoscópio é introduzido e retirado, melhora o rendimento do procedimento. Falha em acompanhar com o paciente a respeito dos resultados pode complicar qualquer procedimento endoscópico. Pacientes pós-procedimento frequentemente são incapazes de lembrar qualquer conversa, por causa da anestesia. Transmissão oportuna dos resultados de um procedimento precisa ser realizada. Ademais, falha em chamar pacientes de alto risco para procedimentos de vigilância futura pode ser uma complicação de qualquer procedimento GI.

Gastrostomia endoscópica percutânea ou colocação de tubo de jejunostomia
- Os riscos da colocação endoscópica de tubo de alimentação incluem infecção (incluindo, raramente, peritonite e perfuração de cólon), aspiração, falha do tubo ou migração do tubo. Cuidadosa triagem pré-operatória dos pacientes e uma ponderação criteriosa dos benefícios potenciais *versus* os riscos aumentados de infecção, sangramento ou perfuração associados a estes procedimentos devem ser realizadas e documentadas. Verificação da colocação do tubo usando auscultação precisa ser documentada antes de usar qualquer tubo colocado endoscopicamente.

Complicações endoscópicas da colangiopancreatografia retrógrada endoscópica
- Colangiopancreatografia retrógrada endoscópica (ERCP) acarreta seu próprio conjunto de riscos exclusivos além daquele de uma endoscopia superior. ERCP diagnóstica se tornou em grande parte desnecessária com os avanços no imageamento de ressonância magnética do trato biliar. ERCP terapêutica com esfincterotomia acarreta um risco aumentado de perfuração ou infecção, embora ela permaneça muito rara. Os fatores de risco incluem uma história de pancreatite, necessidade de esfincterotomia ou dificuldade de canulização. *Stents* impõem seu próprio conjunto de complicações incluindo infecção, migração de *stent* ou oclusão de *stent*. Endoscopia pancreática acarreta um risco aumentado adicional de pancreatite e só deve ser executada por um gastroenterologista experiente no procedimento.

Enteroscopia de cápsula sem fio
- Enteroscopia de cápsula sem fio tem riscos de retenção da cápsula ou de obstrução. Em pacientes com doença de Crohn este risco pode-se aproximar de 5%. Uso de uma cápsula fictícia em pacientes com história de doença do intestino delgado, cirurgia intestinal, doença de Crohn ou suspeita de doença de Crohn pode prevenir esta complicação.

Enteroscopia com duplo balão
- Enteroscopia com balão duplo também ganhou uso crescente como um meio para detectar fontes de sangramento oculto e lesões do intestino delgado. As forças mecânicas necessárias para avançar o endoscópio produzem importante torção e esforço sobre o mesentério e podem produzir pancreatite em alguns pacientes.

Endossonografia e aspiração com agulha fina
- O risco da endossonografia diagnóstica inclui todos os riscos padrão da colonoscopia e endoscopia superior com o risco adicional de infecção ou perfuração durante a instrumentação com agulha fina.

Bacteriemia
- Procedimentos de alto risco, como dilatação esofágica e escleroterapia, podem produzir bacteriemia. Gastroscopia ou colonoscopia simples raramente produz bacteriemia importante. As recomendações atuais de profilaxia antibiótica para procedimentos endoscópicos refletem o baixo risco global da maioria dos procedimentos (veja Tabela: diretrizes da ASGE para profilaxia antibiótica). O paciente deve ser lembrado de que bacteriemia é associada a atividades de rotina diária, como escovar os dentes, mastigar alimento ou ter uma evacuação vigorosa. O endoscopista deve colher uma história cuidadosa para garantir que o paciente não esteja em alto risco de complicações relacionadas com bacteriemia.

Diretrizes da ASGE para profilaxia antibiótica

Condição do paciente	Procedimento contemplado	Objetivo da profilaxia	Profilaxia antibiótica periprocedimento	Grau de recomendação; comentários
Todas as condições cardíacas	Qualquer procedimento endoscópico	Prevenção de endocardite infecciosa	Não indicada	1C+
Obstrução de colédoco na ausência de colangite	ERCP com drenagem completa	Prevenção de colangite	Não recomendada	1C
Obstrução de colédoco na ausência de colangite	ERCP com previsão de drenagem incompleta (p. ex., PSC, estenoses hilares)	Prevenção de colangite	Recomendada; continuar antibióticos após o procedimento	2C
Coleção líquida pancreática estéril (p. ex., necrose de pseudocisto) que se comunica com ducto pancreático	ERCP	Prevenção de infecção do cisto	Recomendada	3
Coleção líquida pancreática estéril	Frenagem transmural	Prevenção de infecção do cisto	Recomendada	3
Lesão sólida ao longo do trato GI superior	EUS-FNA	Prevenção de infecção local	Não recomendada	1C; baixas taxas de bacteriemia e infecção local
Lesão pequena ao longo do trato GI inferior	EUS-FNA	Prevenção de infecção local	Dados insuficientes para fazer uma recomendação	Endoscopistas podem escolher caso a caso; um só estudo indica um baixo risco de infecção

Condição do paciente	Procedimento contemplado	Objetivo da profilaxia	Profilaxia antibiótica periprocedimento	Grau de recomendação; comentários
Lesões císticas ao longo do trato GI (incluindo mediastino)	EUS-FNA	Prevenção de infecção do cisto	Recomendada	1C
Todos os pacientes	Colocação de tubo de alimentação endoscópica percutânea	Prevenção de infecção periestomal	Recomendada	1A; diminui risco de infecção de tecido mole
Cirrose com sangramento GI agudo	Exigido para todos os pacientes, independentemente dos procedimentos endoscópicos	Prevenção de complicações infecciosas e redução da mortalidade	À admissão	1B; risco de infecção bacteriana associada à cirrose e sangramento GI está bem estabelecido
Enxerto vascular sintético e outros aparelhos cardiovasculares não valvulares	Qualquer procedimento endoscópico	Prevenção de infecção de enxerto e aparelho	Não recomendada	1C+; não relatados casos de infecção associada à endoscopia
Articulações protéticas	Qualquer procedimento endoscópico	Prevenção de artrite séptica	Não recomendada	1C+; risco muito baixo de infecção

ASGF, Guidelines for Antibiotic Prophylaxis. (Fonte: Banerjee S et al. Amtibiotic prophylaxis for GI Endoscopy. Gastrointestinal Endoscopy 2008;67:791-8. Reproduzido com permissão de Elsevier.)

Risco de infecção durante endoscopia GI

- O risco global de infecção durante procedimentos endoscópicos GI é muito baixo. Entretanto, é importante que o gastroenterologista compreenda completamente todos os passos que é necessário dar para garantir a segurança do paciente de não contrair uma infecção. Relatos da transmissão de *Clostridium difficile*, hepatites B e C são muito raros, mas resultam de falha em observar princípios de controle geral de infecção, práticas seguras de injeção e reprocessamento correto de endoscópio.

- Complicações de endoscopia podem ser agudas ou retardadas e podem ser diretamente (p. ex., sangramento ou perfuração em polipectomia) ou indiretamente (nefrite de preparação intestinal ou aspiração durante sedação) relacionadas com o procedimento.

Incidência/prevalência

- O risco de uma colonoscopia diagnóstica permanece extremamente baixo, com risco global de sangramento e perfuração em menos de 0,2% dos pacientes. Hemorragia relacionada com polipectomia pode ser procedimental, agudo ou retardado e pode ocorrer em até 2,3% dos pacientes. Dilatação do cólon usando um balão TTS aumenta o risco de perfuração para tanto quanto 10-20%.

- Pancreatite de ERCP pode afetar até 1% dos pacientes e é um fator de risco muito comum para esta condição. O risco de pancreatite é estimado em termos amplos como sendo na faixa de 1,5-11%.

- Procedimentos endoscópicos raramente resultam em morte, exceto perfuração em endoscopia digestiva alta relacionada com alguma intervenção terapêutica. A mortalidade de colonoscopia é de 0,006%.
- Bacteriemia: procedimentos de alto risco, como dilatação esofágica e escleroterapia, podem produzir bacteriemia em 12–22% dos pacientes.
- Perfuração de uma estenose durante uma endoscopia digestiva alta pode ocorrer em 3–6% dos pacientes e pode resultar em importante morbidade e mortalidade. Colocação de um *stent* esofágico paliativo acarreta todos os riscos de endoscopia superior com dilatação, com os riscos adicionados de migração do *stent*, obstrução da via aérea e fístula esofagotraqueal. A mortalidade relacionada com o procedimento em 30 dias é na faixa de 9–28%.
- O risco é aumentado em pacientes idosos com comorbidades, e com tamanho aumentado do pólipo removido.

Impacto econômico
- O impacto econômico das complicações de endoscopia GI é principalmente tratamento em sala de emergência ou hospitalar, ausência do trabalho e tratamento médico necessário ou hospitalização após o procedimento. Pequenas complicações esperadas (p. ex., dor abdominal por ar retido, diarreia persistente por efeito residual da preparação) podem muitas vezes resultar em visita desnecessária à sala de emergência, se o paciente não for avisado a respeito com antecedência.

Etiologia
- Complicações da endoscopia GI são geralmente causadas por treinamento inadequado, falta de avaliação de risco para o paciente, má preparação, pressão mecânica excessiva, ou falta de monitoramento adequado durante o procedimento. Entretanto, mesmo o paciente de mais baixo risco com a melhor preparação, que seja monitorado cuidadosamente, e cujo procedimento seja efetuado por um operador experiente pode ainda experimentar complicações imprevistas.

Fatores de risco previsíveis
- Idade avançada.
- Uso de aspirina e anticoagulante.
- Má preparação.

Seção 2: Prevenção
Prevenção primária
- O meio mais importante de prevenção de complicações endoscópicas GI vem durante o treinamento para evitar pressão mecânica excessiva ou hiperinsuflação.
- Avaliação do risco pré-procedimento e preparação intestinal adequada possibilitam minimização do risco.
- Complicações bacteriêmicas podem ser prevenidas usando antibióticos antes de um procedimento em procedimentos selecionados em pacientes em risco. Colocação de gastrostomia endoscópica percutânea exige antibióticos perioperatórios em todos os pacientes.
- Programas continuados de garantia da qualidade e práticas adequadas de credenciação de endoscopistas também podem reduzir o risco da endoscopia.

- Observação de princípios gerais de controle de infecção, práticas seguras de injeção e reprocessamento adequado de endoscópio são essenciais para prevenção de infecção iatrogênica no contexto de endoscopia.

Seção 3: Diagnóstico
- O endoscopista deve admitir que qualquer sintoma, como febre, sangramento ou dor abdominal relatado dentro de horas de um procedimento, é relacionado com o procedimento, e deve avaliar esse paciente prontamente.
- A história do paciente frequentemente transmitirá a seriedade da complicação, mas quando um paciente não puder dar uma história, um exame abdominal cuidadoso para procurar dor à palpação ou rebote e um exame retal para verificar sangramento são úteis.
- Leucocitose ou uma queda na hemoglobina podem oferecer indícios adicionais.
- Uma radiografia horizontal e uma ereta podem detectar ar livre de uma perfuração. CTs devem ser reservadas para casos em que uma perfuração for altamente suspeitada.
- Repetição do procedimento pode também verificar a origem de sangramento, e terapêutica adicional pode ser realizada.

Diagnóstico clínico
História
- Dor grave relatada durante um exame ou dor excessiva e distensão devem provocar suspeita de perfuração.
- Vômito, febre, calafrio e lassidão também podem ocorrer.
- Hematoquezia, incluindo a eliminação de coágulos nas horas ou dias após um exame, indica hemorragia pós-procedimento.
- Incapacidade de tolerar ingestão oral após um procedimento também sugere uma complicação.

Exame físico
- Temperatura e sinais vitais ortostáticos devem ser avaliados.
- Membranas mucosas secas, palidez da pele, enfisema subcutâneo, icterícia podem sugerir complicação.
- Exame pulmonar pode sugerir aspiração.
- Distensão abdominal, íleo, dor à palpação ou de rebote podem sugerir perfuração.
- Edema periférico pode estar presente a partir de preparação intestinal ou administração hipervigorosa de líquido.
- Exame retal pode documentar sangramento ou dor à palpação.

Diagnóstico laboratorial
Lista de testes diagnósticos
- CBC (hemograma completo), eletrólitos.
- Amilase, lipase, se for suspeitada pancreatite.

Lista de técnicas de imagem
- Radiografias do abdome horizontal/ereta.
- CT ou MRI abdominal/pélvica.

Armadilhas potenciais/erros comuns cometidos a respeito de diagnóstico de doença
- Dor abdominal ou sangramento pós-procedimento devem ser pressupostos iatrogênicos e avaliados de acordo.

Seção 4: Tratamento
Fundamentos do tratamento
- O tratamento de distúrbio eletrolítico ou desidratação pela preparação intestinal é hidratação intravenosa e repleção da depleção eletrolítica.
- Naloxona pode ser usada para reverter hipóxia ou instabilidade hemodinâmica induzida por narcótico. Flumazenil é usado para reversão de benzodiazepina. Propofol não tem antídoto, mas com sua curta meia-vida, cessação da administração é frequentemente adequada. Estabelecimento da via aérea deve ser uma prioridade, e protocolo de suporte cardiovascular avançado da vida deve ser instituído prontamente, se necessário.
- Em todos os casos de suspeita de perfuração, deve ser procurada consulta cirúrgica. Menores perfurações, microperfuração ou síndrome pós-polipectomia podem frequentemente ser manejadas não operatoriamente com repouso intestinal e antibióticos. Rupturas mais substanciais exigem intervenção laparoscópica ou operatória aberta.
- Hemorragia, quer procedimental, aguda ou retardada, pode usualmente ser manejada endoscopicamente com solução de epinefrina 1:10.000, clipagem endoscópica, ou cauterização, e raramente exige intervenção cirúrgica.
- Retenção de cápsula sem fio pode geralmente ser tratada conservadoramente com monitoramento e uso de agentes procinéticos. Se obstrução estiver presente, então deve ser aplicada recuperação endoscópica ou cirúrgica.
- Complicações menores de qualquer procedimento endoscópico incluem dor de garganta, distensão abdominal, dor ou cãibra abdominal, diarreia continuada por preparação retida, ou sangramento não importante clinicamente. Estas complicações são comuns e os pacientes devem ser avisados para esperar por elas, a fim de evitar desnecessárias avaliações em sala de emergência, hospitalizações ou procedimentos radiográficos.

Quando hospitalizar
- Quando o paciente for incapaz de tolerar ingestão oral ou necessitar hidratação intravenosa ou repleção eletrolítica.
- Se for necessária transfusão ou terapêutica endoscópica para hemorragia.
- Perfuração exigindo antibiótico intravenoso ou cirurgia.

Tabela de tratamento

Tratamento	Comentário
Conservador	Microperfuração, síndrome pós-polipectomia, pancreatite
Clínico Antibiótico IV, repouso intestinal	Febre, leucocitose, sangramento intratável ou ar livre indicam necessidade de cirurgia
Cirúrgico	Laparoscópico, aberto, desvio ou anastomose primária

Prevenção/tratamento de complicações
- A compreensão das complicações potenciais da endoscopia GI deve ser parte integrante do treinamento e da garantia de qualidade contínua. A gestão adequada dos riscos não pode ser alcançada a menos que estas complicações sejam bem compreendidas.
- A prevenção de sedação e/ou complicações relacionadas com a anestesia inclui um rastreio pré-operatório cuidadoso dos pacientes, monitoramento da frequência cardíaca do doente, saturação de oxigênio e pressão sanguínea. Os médicos que administram sedação ou anestesia devem ser treinados em suporte de vida cardíaca avançada.

Seção 5: Populações Especiais

Gravidez

- Endoscopia GI é considerada globalmente segura para a paciente grávida, particularmente endoscopia digestiva alta ou sigmoidoscopia flexível. Entretanto, uma análise de risco–benefício deve ser efetuada para procedimentos endoscópicos GI mais complexos, uma vez que o risco de perfuração ou hemorragia poderia afetar não apenas a morbidade e mortalidade da mãe, mas também da criança não nascida. Em geral, agentes anestésicos que são usados como sedativos são considerados seguros durante gravidez, quando não existe contraindicação direta.

Crianças

- A necessidade de um procedimento endoscópico deve ser cuidadosamente ponderada contra o risco ou benefício potencial em cada paciente, mas especialmente em crianças. Embora não haja risco aumentado *per se* nesta população, atenção especial deve ser dada aos aspectos psicológicos da intervenção endoscópica. Sedação e anestesia adequadas devem ser asseguradas para a criança se submetendo a estes procedimentos.

Etiologia

- Os idosos estão em risco aumentado para muitos procedimentos endoscópicos. O risco de aspiração, instabilidade hemodinâmica, hipóxia ou sangramento é mais alto neste grupo etário. Por outro lado, a tolerância à anestesia pode ser diminuída. Portanto, análise cuidadosa de risco–benefício deve ser feita em um paciente idoso. Por conseguinte, algumas diretrizes (US Preventive Services Task Force) sugerem que a decisão de efetuar vigilância colonoscópica de rotina para câncer do cólon deve ser individualizada em pacientes entre as idades de 75 e 85 anos, e não deve ser realizada após 85 anos.

Outros

- Pacientes imunocomprometidos e anticoagulados têm um risco aumentado de complicações por endoscopia GI. Os benefícios potenciais de qualquer procedimento devem ser cuidadosamente balanceados em relação aos riscos nestes pacientes.

Seção 6: Prognóstico

> **PONTOS PRINCIPAIS/PÉROLAS CLÍNICAS**
> - Hemorragia relacionada com procedimentos gastrointestinais pode ser facilmente controlada e não requer cirurgia. O prognóstico global é bom para estes pacientes.
> - O prognóstico para os pacientes com perfuração depende em grande parte das comorbidades do paciente e do local e tipo da perfuração. Perfurações do trato superior tendem a ter um risco mais alto de morbidade ou mortalidade. Para perfuração exigindo cirurgia, todos os riscos acompanhantes de infecção e sangramento relacionados com a cirurgia estão presentes, e o prognóstico é pesadamente dependente das comorbidades.

História natural da doença não tratada

- Hemorragia não tratada na maioria dos casos é autolimitada, mas pode resultar em morte por exsanguinação. Perfuração aberta não tratada pode ser fatal.

Seção 7: Leitura Sugerida

Adams TL, Benjamin SB. Complications of gastrointestinal endoscopy. In Dimarino AJ, Benjamin SB (eds) Gastrointestinal Disease: An Endoscopic Approach, 2nd edition. Slack, 2002:39–85
American Society for Gastrointestinal Endoscopy (ASGE). Esophageal dilation. Gastrointest Endosc 1998;48:702–4
ASGE Standards of Practice Committee. Antibiotic prophylaxis for GI endoscopy. Gastrointest Endosc 2008;67:791–8
Bisgard T, Wøjdemann M, Heindorff H, Svendsen LB. Nonsurgical treatment of esophageal perforations after endoscopic palliation in advanced cancer. Endoscopy 1997;29:155–9
Burstow M, Kelly T, Panchani S, et al. Outcome of palliative esophageal stenting for malignant dysphagia: a retrospective analysis. Dis Esophagus 2009;22(6):519–25
Cotton P, Eisen G, Romagnuolo J, et al. Grading the complexity of endoscopic procedures: results of an ASGE working party. Gastrointest Endosc 2011;73:868–74
Greenwald D, Cohen L, et al. Colonoscopy quality. Gastrointest Clin North Am 2010;20:593–790
Libby ED, Fawaz R, Leano AM, Hassoun PM. Airway complication of expandable stents. Gastrointest Endosc 1999;49:136–7
Markowitz G, Stokes B, Radhakrishnan J, et al. Acute phosphate nephropathy following oral sodium phosphate bowel purgative: an underrecognized cause of chronic renal failure. J Am Soc Nephrol 2005;16:3389–96
Trap R, Adamsen S, Hart-Hansen O, Henriksen M. Severe and fatal complications of diagnostic and therapeutic ERCP: a prospective series of claims to insurance convering public hospitals. Endoscopy 1999;31:125–30

Website sugerido
www.asge.org

Seção 8: Diretrizes (*Guidelines*)

Diretrizes de sociedades nacionais

Título da diretriz	Fonte da diretriz	Data
Antibiotic prophylaxis for GI endoscopy	American Society for Gastrointestinal Endoscopy	2008 (Gastrointest Endosc 2008;67:791-8)
A consensus document for bowel preparation before a colonoscopy	American Society of Colon and Rectal Surgeons; American Society for Gastrointestinal Endoscopy; Society of American Gastrointestinal and Endoscopic Surgeons	2006 (Gastrointest Endosc 2006;63:894-909
Adverse events of upper GI endoscopy	American Society for Gastrointestinal Endoscopy Standard Practice Committee	2012 (Gastrointest Endosc 2012;76:706-18)
Complications of colonoscopy	American Society for Gastrointestinal Endoscopy Standards Practice Committee	2011 (Gastrointest Endosc 2011;74:745-52)

Diretrizes de sociedades internacionais

Título da diretriz	Fonte da diretriz	Data
BSG, Guidelines on Complications of Gastrointestinal Endoscopy	British Society of Gastroenterology (BSG)	2006 (http://www.bsg.org.uk/clinical-guidelines/endoscopy/guidelines-on-complications-of-gastrointestinal-endoscopy.html)

Seção 9: Evidência

Não aplicável para este tópico.

Seção 10: Imagens

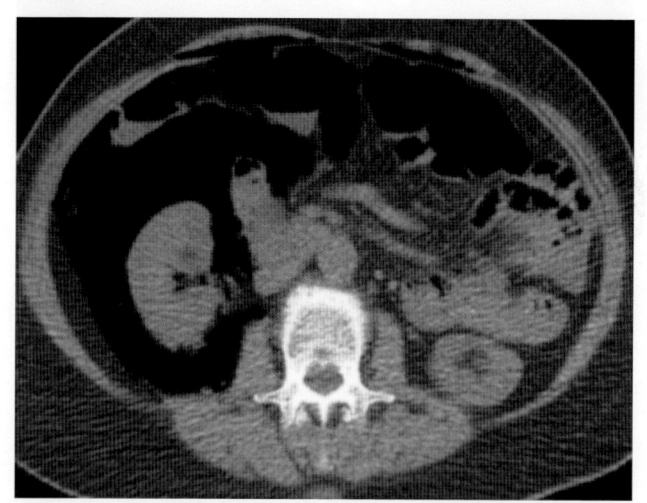

Figura 46.1 Uma mulher de 70 anos de idade que se submeteu à colonoscopia incompleta agora com ar retroperitoneal extenso.

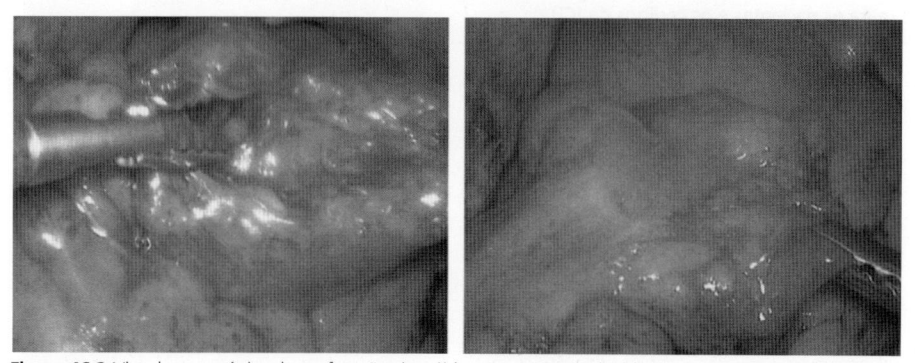

Figura 46.2 Vista laparoscópica de perfuração sigmóidea. Fonte: Reproduzida com permissão de Daniel Popowich, MD.

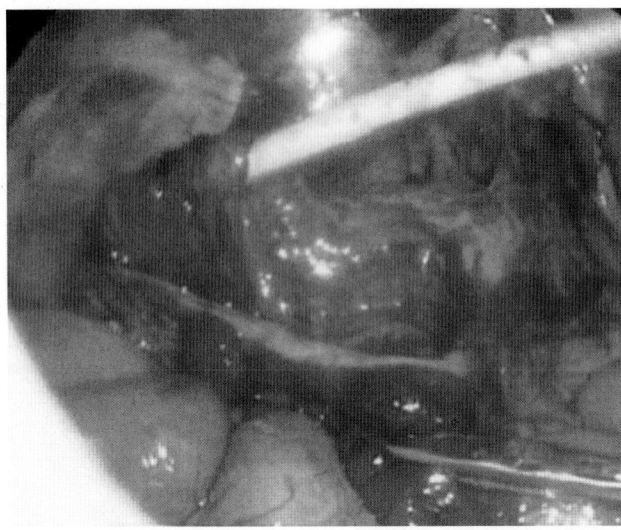

Figura 46.3 Vista laparoscópica de perfuração do cólon descendente. Fonte: Reproduzido com permissão de Daniel Popowich, MD.

Material adicional para este capítulo pode ser encontrado *on-line* **em:**
www.mountsinaiexpertguides.com
A senha de acesso é a palavra Dysphagia.
Inclui um estudo de caso com perguntas de múltipla escolha, orientações
para os pacientes e os códigos da ICD.

Índice Remissivo

A

Adenocarcinoma
  do intestino grosso, 443
    diagnóstico, 447
      apresentação clínica, 448
      classificação da gravidade da
        doença, 449
      clínico, 448
      diferencial, 447
      laboratorial, 450
      pérolas clínicas, 447
      possíveis falhas/erros comuns, 450
    diretrizes, 454
    evidência, 454
    histórico, 443
      classificação da doença, 443
      definição da doença, 443
      etiologia, 443
      fatores de risco/preditivos, 444
      impacto econômico, 443
      incidência/prevalência, 443
      patologia/patogênese, 444
    imagens, 454
    pontos principais, 443
    populações especiais, 452
    prevenção, 445
      pérolas clínicas, 445
      rastreamento, 445
    prognóstico, 453
      para pacientes tratados, 453
    tratamento, 450
      de complicações, 452
      lógica do, 450
      quando hospitalizar, 452
      tabela do, 452
Angioectasia, 77
Ânus e reto
  doenças do, 477
    diagnóstico, 479
      apresentação clínica, 479
      clínico, 480
      diferencial, 479
      laboratorial, 481
    diretrizes, 486
    evidência, 486
    histórico, 477
      definição da doença, 477
      diferencial, 479
      etiologia, 477
      incidência/prevalência, 477
    imagens, 486
    pontos principais, 477
    prevenção, 478
      pérola clínica, 478
      rastreamento, 478
    tratamento, 481
      de complicações, 484
      lógica do, 481
Avaliação nutricional
  abordagem da, 78
    diagnóstico, 79
      laboratorial, 82
        listas, 82, 83
      pontos principais/pérolas clínicas, 79
    diretrizes, 85
    evidências, 85
    histórico, 78
      classificação da doença, 78
      definição da doença, 78
      etiologia, 79
      incidência/prevalência, 79
      patologia/patogênese, 79
    imagens, 85
    pontos principais, 78
    populações especiais, 84
    prevenção, 79
    prognóstico, 85
    tratamento, 83
      justificativa do, 83
      manejo do paciente hospitalizado, 84
      quando hospitalizar, 83

B

Barret
  esôfago de, 111
Biópsia
  duodeno normal, 248, 249
Boerhaave
  síndrome de, 149
    diagnóstico, 150
      apresentação clínica, 150
    histórico, 150
      etiologia, 150
      incidência/prevalência, 150
    pontos principais, 149
    populações especiais, 152
    prevenção, 150
    prognóstico, 152
    tratamento, 150
      prevenção/manejo de complicações, 150
      quando hospitalizar, 150
Bolsa ileoanal
  anastomose da, 390

C

Capsula Bravo
  teste com, 136
Cine-esofagrama, 135
Cirurgia de obesidade
  complicações GI da, 203
    diagnóstico, 205
      clínico, 206
      diferencial, 205
      laboratorial, 207
      riscos potenciais/erros comuns, 208
    diretrizes
      de sociedades nacionais, 211
    evidência, 211
    histórico, 203
      classificação da doença, 203
      definição da doença, 203
      etiologia, 204
      fatores preditivos/de risco, 204
      incidência/prevalência, 203
      patologia/patogênese, 204
    imagens, 211
    pontos principais, 203
    populações especiais, 210
    prevenção, 204
      primária, 205
      rastreamento, 205
      secundária, 205
    prognóstico, 210
      dos pacientes tratados, 210
      história natural da doença não tratada, 210
    tratamento, 208
      prevenção/tratamento de complicações, 209
      quando hospitalizar, 209
      racional do, 208
      tabela de, 209
      tratando o paciente hospitalizado, 209
Cistos e tumores pancreáticos, 304
  adenoma seroso, 320
Clostridium difficile, 411
  diagnóstico, 413
    apresentação típica, 414
    clínico, 414
    diferencial, 414
    laboratorial, 415
    potenciais armadilhas/erros comuns, 415
  diretrizes, 420
  evidência, 420
  histórico, 411
    definição da doença, 411
    etiologia, 412
    fatores de risco, 412
    impacto econômico, 412
    incidência/prevalência, 411
    patologia/patogênese, 412
  imagens, 421
  pontos principais, 411
  populações especiais, 418
  prevenção, 412
  prognóstico, 419
  tratamento, 416
    bases do, 416
    de complicações, 418
    do paciente hospitalizado, 417
Colite infecciosa, 250
Colite ulcerativa, 379
  diagnóstico, 381
    clínico, 382
    diferencial, 381
    laboratorial, 383
    pérolas clínicas, 381
    prováveis falhas/erros comuns, 383
  diretrizes, 389
  evidência, 389
  histórico, 379
    definição da doença, 379
    etiologia/patogênese, 380
    fatores de risco/preditivos, 380
    impacto econômico, 379
    incidência/prevalência, 379
  imagens, 389
  pontos principais, 379

populações especiais, 387
prevenção, 380
prognóstico, 388
  pérolas clínicas, 388
tratamento, 384
  de complicações, 386
  lógica do, 384
  pérolas clínicas, 387
  quando hospitalizar, 384
  tabela do, 386

Cólon
  doenças diverticulares do, 435
    diagnóstico, 437
      apresentação clínica, 437
      clínico, 437
      diferencial, 437
      laboratorial, 438
      possíveis erros/falhas comuns, 438
    diretrizes, 441
    evidência, 442
    histórico, 435
      classificação da doença, 435
      definição da doença, 435
      etiologia, 436
      fatores de risco/preditivos, 436
      impacto econômico, 435
      incidência/prevalência, 435
      patologia/patogênese, 436
    imagens, 442
    pontos principais, 435
    populações especiais, 440
    prevenção, 436
      rastreamento, 436
    prognóstico, 441
      pérolas clínicas, 441
    tratamento, 438
      de complicações, 440
      do paciente hospitalizado, 438
      lógica do, 438
      quando hospitalizar, 438
      tabela do, 440

Constipação
  abordagem da, 45
    diagnóstico, 47
      apresentação clínica, 48
      armadilhas potenciais/erros comuns, 50
      clínico, 48
        exame físico, 48
        histórico, 48
        regras, 48
      diferencial, 48
      laboratorial, 49
        lista de técnicas, 49
        lista de testes, 49
      pérolas clínicas, 47
    diretrizes, 55
    evidências, 55
    histórico, 45
      classificação da doença, 45
      definição da doença, 45
      etiologia, 46
      fatores preditivo/de risco, 46
      impacto econômico, 46
      incidência/prevalência, 46
      rastreio, 47
        tratamento, 50
      justificativa do, 50
      manejo do paciente hospitalizado, 51
      prevenção/manejo de complicações, 52
      quando hospitalizar, 51
      tabela de, 51
    prognóstico, 54
Corticosteroides, 126
Crohn
  doença de, 356

D

Diarreia
  abordagem da, 31
    diagnóstico, 33
      armadilhas potenciais/erros comuns, 42
      clínico, 38
      diferencial, 33
      exame físico, 39
      laboratorial, 39
        lista de técnicas por imagem, 40
        lista de testes diagnósticos, 39
      pontos principais, 33
    diretrizes, 44
    evidências, 44
    histórico, 31
      classificação da doença, 31
      definição da doença, 31
      etiologia, 32
      impacto econômico, 31
      incidência e prevalência, 31
      patologia/patogênese, 32
    imagens, 44
    prevenção, 32
    pontos principais, 31
    populações especiais, 43
    prognóstico, 43
    tratamento, 42
      justificativa, 42
      quando hospitalizar, 42
      tabela de, 42
Dieulafoy
  lesão gástrica de, 356

Disfagia
  abordagem da, 3
    diagnóstico, 6
      apresentação típica, 6
      armadilhas potenciais, 8
      clínico, 7
        exame físico, 7
      laboratorial, 7
    diretrizes, 12
    evidências, 12
    histórico, 3
      classificação da doença, 3
      definição da doença, 3
      etiologia, 4
      fatores preditivos/de risco, 6
      impacto econômico, 4
      incidência/prevalência, 3
      patologia/patogênese, 4
    imagens, 12
    prevenção, 6
      rastreamento, 6
      primária e secundária, 6
    pontos principais, 3
  esofágica, 5
  orofaríngea, 4
    causas de, 4
  populações especiais, 11
  prognóstico, 11
  tratamento, 9
    justificativa do, 9
Dispepsia funcional, 160
  diagnóstico, 162
    clínico, 163
    diferencial, 163
    laboratorial, 164
    riscos potenciais/erros comuns, 165
  diretrizes, 168
  evidência, 168
  histórico, 160
    classificação da doença, 160
    definição da doença, 160
    etiologia, 160
    impacto econômico, 161
    incidência/prevalência, 161
    patologia/patogênese, 162
  imagens, 169
  pontos principais, 160
  populações especiais, 167
  prevenção, 162
  prognóstico, 167
  tratamento, 165
    racional de, 165
    tabela de, 166

Displasia
  vigilância de
    em doença intestinal inflamatória, 467
      diagnóstico, 472
        apresentação típica, 472
        armadilhas potenciais/erros comuns, 473
        clínico, 472
      diretrizes, 476
      evidência, 476
      histórico, 467
        classificação da doença, 467
        definição da doença, 467
        etiologia, 468
        fatores preditivos/de risco, 470
        impacto econômico, 468
        incidência/prevalência, 468
        patologia/patogênese, 469
      imagens, 476
      pontos principais, 467
      populações especiais, 475
      prevenção, 470
        rastreamento, 470
      prognóstico, 475
        pérolas clínicas, 475
      tratamento, 473
        fundamentos do, 473
        pérolas clínicas, 475
        tabela do, 473
Distúrbios
  da motilidade esofágica, 131
  do trato biliar, 323
    diagnóstico, 326
      apresentação típica, 327
      clínico, 327
      diferencial, 327
      laboratorial, 328
      pérolas clínicas, 326
      prováveis falhas/erros comuns, 329
    diretrizes, 334
    evidência, 335
    grupos especiais, 332
      crianças, 333
      gravidez, 332
      idosos, 332
    histórico, 323
      classificação da doença, 323
      definição da doença, 323
      etiologia, 324
      fatores de risco/preditivos, 324
      impacto econômico, 324
      incidência/prevalência, 323
      patologia/patogênese, 324
    imagens, 335

Índice Remissivo

  pontos principais, 323
  prevenção, 325
    primária, 326
    rastreamento, 326
    secundária, 326
  prognóstico, 333
    para os pacientes tratados, 334
    pérolas clínicas, 333
  tratamento, 330
    de complicações, 332
    do paciente hospitalizado, 331
    lógica do, 330
    pérolas clínicas, 332
    quando hospitalizar, 331
    tabela do, 331
  esofágicos relacionados com medicamento, trauma e infecção, 143
Doença(s)
  celíaca, 238
    diagnóstico, 240
      apresentação típica, 241
      clínico, 241
      diferencial, 240
      laboratorial, 242
    diretrizes, 247
    evidência, 247
    histórico, 238
      definição da doença, 238
      etiologia/patogênese, 239
      fatores preditivos/de risco, 239
      impacto econômico, 239
      incidência/prevalência, 238
    imagens, 248
    pontos principais, 238
    populações especiais, 246
    prevenção, 239
      primária, 239
      secundária, 240
      triagem, 239
    prognóstico, 246
    tratamento, 244
      prevenção/tratamento das complicações, 245
      quando hospitalizar, 244
      racional do, 244
      tabela do, 245
  de Crohn, 366
    diagnóstico, 368
      classificação da gravidade, 370
      clínico, 369
      diferencial, 369
      laboratorial, 370
      possíveis falhas/erros comuns, 372
      pérola clínica, 368
    diretrizes, 377
    evidência, 377
    histórico, 366
      classificação da doença, 366
      definição da doença, 366
      etiologia e patologia/patogênese, 367
      fatores de risco/preditivos, 368
      impacto econômico, 367
      incidência/prevalência, 367
    imagens, 378
    pontos principais, 366
    populações especiais, 376
    prevenção, 368
    prognóstico, 376
      pérolas clínicas, 376
    tratamento, 372
      de complicações, 375
      do paciente hospitalizado, 374
      lógica do, 372
      pérolas clínicas, 375
      quando hospitalizar, 374
      tabela do, 374
  diverticulares do cólon, 435
  do ânus e do reto, 477
  do refluxo gastroesofágico, 101
  isquêmica dos intestinos
    delgado e grosso, 422
    diagnóstico, 425
      clínico, 427
      diferencial, 426
      laboratorial, 427
      possíveis desvantagens/erros comuns, 428
    diretrizes, 433
    evidência, 433
    histórico, 422
      classificação da doença, 422
      definição da doença, 422
      etiologia, 423
      fatores preditivos/de risco, 423
      incidência/prevalência, 422
      patologia/patogênese, 423
    imagens, 433
    pontos principais, 422
    populações especiais, 431
    prevenção, 425
      pérolas clínicas, 425
      rastreamento, 425
    prognóstico, 431
      pérolas clínicas, 431
    tratamento, 428
      controle de complicações, 429
      gerenciamento de pacientes hospitalizados, 428

lógica do, 428
quando hospitalizar, 428
tabela de, 429
ulcerosa péptica, 170
  diagnóstico, 173
    clínico, 174
    diferencial, 174
    laboratorial, 175
    pontos principais/pérolas clínicas, 173
    riscos potenciais/erros comuns, 175
  diretrizes, 179
  evidência, 179
  histórico, 170
    classificação da doença, 10
    definição da doença, 170
    etiologia, 171
    fatores preditivos/de riscos, 172
    impacto econômico, 171
    incidência/prevalência, 170
    patologia/patogênese, 171
  imagens, 179
  pontos principais, 170
  populações especiais, 178
  prevenção, 172
    pontos principais/pérolas clínicas, 172
    rastreamento, 173
  prognóstico, 178
    história natural da doença
      não tratada, 178
    teste de acompanhamento e
      monitoramento, 178
  tratamento, 175
    prevenção/tratamento de
      complicações, 177
    quando hospitalizar, 176
    racional, 175
    tabela de, 176
    tratando o paciente hospitalizado, 176
Dor abdominal
  abordagem da, 21
    diagnóstico, 23
      apresentação típica, 24
      armadilhas potenciais/erros comuns, 26
      clínico, 24
      diferencial, 23
      exame físico, 24
      laboratorial, 25
    diretrizes, 29
    evidências, 29
    histórico, 21
      classificação da doença, 21
      definição da doença, 21
      etiologia, 22
      fatores preditivos/de risco, 22
      impacto econômico, 21
      incidência/prevalência, 21
      patologia/patogênese, 22
    imagens, 30
    pontos principais, 21
    populações especiais, 28
    prevenção, 22
      primária, 22
      rastreamento, 22
      secundária, 23
    prognóstico, 28
      para pacientes tratados, 28
    tratamento, 26
      justificativa do, 26
      manejo do paciente hospitalizado, 26
      pérolas clínicas, 27
      prevenção de complicações, 27
      quando hospitalizar, 26
      tabela de, 27

E

Ectasia vascular
  antral gástrica, 356
Endoscopia digestiva alta, 136
  complicações da, 487
    diagnóstico, 493
      clínico, 493
      laboratorial, 493
    diretrizes, 496
    evidência, 497
    fundamentos, 487
      definição das complicações, 487
      etiologia, 492
      fatores de risco previsíveis, 492
      impacto econômico, 492
      incidência/prevalência, 491
    imagens, 497
    pontos principais, 487
    populações especiais, 495
    prevenção, 492
    prognóstico, 495
      pérolas clínicas, 495
    tratamento, 494
      de complicações, 494
      fundamentos do, 494
      tabela, 494
Enterite e colite infecciosa
  intoxicação alimentar bacteriana
    protozoários intestinais e infestações
      helmínticas, 250
    diagnóstico, 253
      clínico, 254
      diferencial, 254
      laboratorial, 255

pérolas clínicas, 253
diretrizes, 259
evidência, 259
histórico, 250
  classificação da doença, 250
  etiologia, 251
  incidência/prevalência, 250
  patologia/patogênese, 252
imagens, 259
pontos principais, 250
populações especiais, 258
prevenção, 252
prognóstico, 258
tratamento, 256
  conservador/sintomático, 256
  quando hospitalizar, 256
  racional do, 256
Enterocolite
por radiação, 398
  diagnóstico, 401
    clínico, 402
    diferencial, 401
    laboratorial, 402
    pérolas clínicas, 401
  diretrizes, 410
  evidência, 410
  histórico, 398
    classificação da doença, 398
    definição da doença, 398
    etiologia, 399
    fatores preditivos/de risco, 399
    incidência/prevalência, 399
    patologia/patogênese, 399
  imagens, 410
  pontos principais, 398
  populações especiais, 409
  prevenção, 400
    pérolas clínicas, 400
    rastreamento, 400
  prognóstico, 409
    para pacientes tratados, 409
  tratamento, 405
    de complicações, 409
    lógica do, 405
    tabela do, 408
Esofagite eosinofílica, 120
  diagnóstico, 122
    apresentação típica, 123
    clínico, 123
    diferencial, 123
    laboratorial, 123
  diretrizes, 129
  evidências, 129
  histórico, 120
    classificação da doença, 120
    definição da doença, 120
    etiologia/patogênese, 121
    fatores preditivos/de risco, 122
    incidência/prevalência, 120
  imagens, 130
  pontos principais, 120
  populações especiais, 127
  prevenção, 122
  prognóstico, 128
    para pacientes tratados, 128
  tratamento, 125
    justificativa do, 125
    prevenção/manejo de complicações, 127
    quando hospitalizar, 125
    tabela de, 125
Esôfago de Barrett, 111
  diagnóstico, 113
    armadilhas potenciais/erros comuns, 115
    clínico, 114
    diferencial, 114
    laboratorial, 115
  diretrizes, 117
  evidências, 117
  histórico, 111
    definição da doença, 111
    etiologia, 112
    fatores preditivos/de risco, 112
    incidência/prevalência, 111
    patologia/patogênese, 112
  imagens, 118
  pontos principais, 111
  populações especiais, 116
  prevenção, 112
    rastreio, 112
  prognóstico, 116
  tratamento, 115
    justificativa do, 115
    quando hospitalizar, 115
    tabela do, 116

G

Gastroparesia, 193
  diagnóstico, 195
    clínico, 196
    diferencial, 196
    laboratorial, 197
    riscos potenciais/erros comuns, 197
  diretrizes de sociedades nacionais, 201
  evidência, 202
  histórico, 193
    classificação da doença, 193
    definição da doença, 193
    etiologia, 194

fatores preditivos/de risco, 195
impacto econômico, 194
incidência/prevalência, 193
patologia/patogênese, 194
imagens, 202
pontos principais, 193
populações especiais, 199
prevenção, 195
prognóstico, 200
   pontos principais/pérolas clínicas, 200
tratamento, 198
   prevenção/tratamento
      de complicações, 199
   quando hospitalizar, 199
   tabela de, 199
   racional, 198

H

Helicobacter pylori
tratamento e erradicação de, 180
   diagnóstico, 183
      clínico, 183
      diferencial, 183
      laboratorial, 184
      riscos potenciais/erros comuns, 185
   diretrizes, 191
   evidência, 192
   histórico, 180
      definição da doença, 180
      etiologia, 181
      fatores preditivos/de risco, 182
      impacto econômico, 180
      incidência/prevalência, 180
      patologia/patogênese, 181
   imagens, 192
   pontos principais, 180
   populações especiais, 189
   prevenção, 182
      primária, 182
      rastreamento, 182
      secundária, 183
   prognóstico, 191
   tratamento, 186
      prevenção/tratamento das
         complicações, 189
      racional do, 186
Hemorragia gastrointestinal
abordagem da, 68
   diagnóstico, 70
      apresentação típica, 72
      armadilhas potenciais/erros comuns
         cometidos, 73
      clínico, 72
      diferencial, 71

      laboratorial, 72
   pontos principais/pérolas clínicas, 70
diretrizes, 76
evidências, 76
histórico, 68
   classificação da doença, 68
   definição da doença, 68
   etiologia, 69
   fatores preditivos/de risco, 69
   incidência/prevalência, 69
   patologia/patogênese, 69
imagens, 76
pontos principais, 68
populações especiais, 75
prevenção, 70
   pérola clínica, 70
   primária, 70
   rastreio, 70
   secundária, 70
prognóstico, 75
tratamento, 73
   manejo do paciente hospitalizado, 74
   prevenção/manejo de complicações, 75
      pérolas clínicas, 75
   quando hospitalizar, 73
   tabela de, 74

I

Imunodeficiência
e o trato GI, 260
   diagnóstico, 263
      clínico, 265
      diferencial, 264
      laboratorial, 266
      riscos potenciais/erros comuns, 267
   diretrizes, 269
   evidência, 269
   histórico, 260
      classificação da doença, 260
      definição da doença, 260
      etiologia/patogênese, 261
      fatores preditivos/de risco, 262
      incidência/prevalência, 261
   imagens, 269
   pontos principais, 260
   populações especiais, 268
   prevenção, 262
   prognóstico, 268
   tratamento, 267
Incontinência fecal
abordagem da, 56
   diagnóstico, 58
      apresentação típica, 59
      clínico, 59

diferencial, 58
laboratorial, 60
   armadilhas potenciais, 61
   listas, 60
      de técnicas, 61
      de testes, 60
   pontos principais/pérolas clínicas, 58
diretrizes, 66
   da sociedade
      internacional, 66
      nacional, 66
evidências, 66
histórico, 56
   definição da doença, 56
   etiologia, 56
   fatores preditivos/de risco, 57
   impacto econômico, 56
   incidência/prevalência, 56
   patologia/patogênese, 57
imagens, 67
pontos principais, 56
populações especiais, 64
   crianças, 64
   gravidez, 64
   idosos, 64
prevenção, 58
   ponto principal, 58
prognóstico, 64
história natural, 64
   para pacientes tratados, 65
tratamento, 61
   justificativa, 61
   manejo do paciente hospitalizado, 62
   prevenção/manejo de complicações, 63
   quando hospitalizar, 62
   tabela de, 63
Infecções
   distúrbios esofágicos relacionados com, 152
   diretrizes, 155
   histórico, 152
      etiologia, 152
   pontos principais, 152
Infestações helmínticas, 250
Intestino curto
   síndrome do
      e desnutrição, 222
      diagnóstico, 225
         clínico, 226
         diferencial, 225
         laboratorial, 227
         riscos potenciais/erros comuns, 227
      diretrizes de sociedades nacionais, 231
      evidência, 232
      histórico, 222

classificação da doença, 222
definição da doença, 222
etiologia, 223
fatores preditivos/de risco, 224
impacto econômico, 223
incidência/prevalência, 222
patologia/patogênese, 223
imagens, 232
pontos principais, 222
populações especiais, 230
prevenção, 224
   primária, 224
   secundária, 225
prognóstico, 226
   para pacientes tratados, 230
   testes de acompanhamento e
      monitoramento, 231
tratamento, 228
   prevenção/tratamento de
      complicações, 230
   quando hospitalizar, 228
   racional do, 228
   tabela de, 229
Intestino grosso
   adenocarcinoma do, 443
Intestino irritável
   síndrome do, 358
      diagnóstico, 359
         clínico, 360
         diferencial, 360
         laboratorial, 361
      diretrizes, 365
      evidência, 365
      grupos especiais, 364
      histórico, 358
         classificação da doença, 358
         definição da doença, 358
         etiologia, 358
         fatores de risco/preditivos, 359
         impacto econômico, 358
         incidência/prevalência, 358
         patologia/patogênese, 359
      imagens, 365
      pontos principais, 358
      prevenção, 359
         rastreamento, 359
      prognóstico, 365
         pérolas clínicas, 365
      tratamento, 361
         de complicações, 363
         lógica do, 361
         pérolas clínicas, 364
         tabela do, 362
Intoxicação alimentar bacteriana, 250

J

Jejunostomia
  tubo de, 489

K

Ki-67
  proliferação de, 285

L

Lacerações de Mallory-Weiss, 148
  diagnóstico, 149
    clínico, 149
    laboratorial, 149
  histórico, 149
    etiologia, 149
  pontos principais, 148
  prevenção, 149
Lesões císticas pancreáticas, 309
  diagnóstico, 312
    apresentação típica, 314
    clínico, 314
    diferencial, 313
    laboratorial, 314
    pérolas clínicas, 312
    riscos potenciais/erros comuns, 315
  diretrizes, 319
  evidência, 319
  histórico, 309
    classificação da doença, 309
    definição da doença, 309
    etiologia, 310
    impacto econômico, 310
    incidência/prevalência, 309
    patologia/patogênese, 310
  imagens, 319
  pontos principais, 309
  prevenção, 311
    rastreamento, 311
  populações especiais, 317
  prognóstico, 318
    para pacientes tratados, 318
    pérolas clínicas, 318
  tratamento, 316
    pérolas clínicas, 317
    racional do, 316
Lesões vasculares do trato GI, 347
  diagnóstico, 349
    apresentação típica, 349
    clínico, 350
    diferencial, 349
    laboratorial, 350
    possíveis falhas/erros comuns, 351
  diretrizes, 355
  evidência, 355

  histórico, 347
    definição da doença, 347
    etiologia, 348
    fatores de risco/preditivos, 349
    incidência/prevalência, 348
    patologia/patogênese, 348
  imagens, 355
  pontos principais, 347
  populações especiais, 354
  prevenção, 349
  prognóstico, 354
    pontos principais, 354
  tratamento, 351
    das complicações, 353
    lógica do, 351
    pérolas clínicas, 353
    tabela do, 352

M

Malformação arteriovenosa, 355
Manometria
  de alta resolução, 136
  esofágica, 136
Medicamento
  distúrbios esofágicos relacionados com, 143
    diagnóstico, 144
      armadilhas potenciais/
        erros cometidos, 146
      clínico, 145
      diferencial, 145
      laboratorial, 145
    histórico, 143
      etiologia, 144
      incidência/prevalência, 143
      impacto econômico, 144
    pontos principais, 143
    populações especiais, 146
    prevenção, 144
    prognóstico, 146
    tratamento, 146
      prevenção/manejo de complicações, 146
      quando hospitalizar, 146
Mepolizumab, 126
Montelucaste, 126
Motilidade esofágica
  distúrbios da, 131
    diagnóstico, 134
      apresentação típica, 135
      armadilhas potenciais/erros comuns, 136
      clínico, 135
      diferencial, 134
      laboratorial, 135
    diretrizes, 141
    evidências, 141

histórico, 131
  definição da doença, 131
  etiologia, 133
  fatores preditivos/de risco, 134
  impacto econômico, 133
  incidência/prevalência, 133
  patologia/patogênese, 133
imagens, 142
pontos principais, 131
populações especiais, 140
prevenção, 134
  rastreio, 134
prognóstico, 140
  pontos principais/pérolas clínicas, 140
tratamento, 137
  justificativa, 137
  manejo das complicações, 138
  tabela de, 138

N

Náuseas e vômitos
  abordagem de, 13
    diagnóstico, 14
      apresentação típica, 15
      clínico, 15
      diferencial, 14
      estratégia diagnóstica recomendada, 17
      laboratorial, 16
    diretrizes, 19
    evidências, 19
    histórico, 13
      definição da queixa apresentada, 13
      impacto econômico, 14
      incidência, 13
    imagens, 20
    pontos principais, 13
    populações especiais, 19
    prevenção, 14
    prognóstico, 19
    tratamento, 17
      justificativa do, 17
      manejo do paciente, 18
      quando hospitalizar, 18
      tabela de, 18
Neoplasia mucinosa
  papilar intraductal, 321

O

Obesidade
  doença diverticular e, 436
Octreotida
  para carcinoides, 287
Odinofagia, 153
Ofloxacina, 256

Omeprazol
  dose de, 94
Osmótica
  diarreia, 32

P

Paciente grávida com distúrbios GI
  abordagem da, 87
    diagnóstico, 90
      apresentação típica, 90
      armadilhas potenciais/erros comuns, 93
      clínico, 92
      diferencial, 90
      laboratorial, 93
    diretrizes, 98
    evidências, 98
    histórico, 87
      classificação da doença, 87
      definição da doença, 87
      etiologia, 88
      fatores preditivos/de risco, 88
      incidência/prevalência, 87
      patologia/patogênese, 88
      prevenção, 89
    imagens, 98
    pontos principais, 87
    populações especiais, 96
    prognóstico, 96
      para pacientes tratadas, 97
    tratamento, 93
      justificativa do, 93
      prevenção/manejo de complicações, 96
      quando hospitalizar, 94
      tabela de, 93
Pancreatite
  aguda, crônica, autoimune, 292
    diagnóstico, 294
      apresentação típica, 296
      clínico, 296
      diferencial, 295
      laboratorial, 297
      riscos potenciais, 298
    diretrizes, 302
    evidência, 302
    histórico, 292
      classificação da doença, 293
        gravidade, 297
      definição da doença, 292
      etiologia, 293
      incidência/prevalência, 293
    imagens, 302
    patologia/patogênese, 293
    pontos principais, 292
    populações especiais, 301

prevenção, 294
    triagem, 294
prognóstico, 301
tratamento, 299
    das complicações, 300
    quando hospitalizar, 299
    racional do, 299
    tabela do, 300
Polipectomia colonoscópica, 455
    diagnóstico, 457
        apresentação clínica, 458
        armadilhas potenciais/erros comuns, 460
        clínico, 458
        diferencial, 458
        laboratorial, 459
        pérolas clínicas, 457
    diretrizes, 463
    evidência, 463
    histórico, 455
        classificação da doença, 455
        definição da doença, 455
        etiologia, 456
        fatores de risco/preditivos, 456
        incidência/prevalência, 456
        patologia/patogênese, 456
    imagens, 463
    pontos principais, 455
    populações especiais, 462
    prevenção, 456
        pérolas clínicas, 456
        rastreamento, 457
    prognóstico, 462
        pérolas clínicas, 462
    tratamento, 460
        de complicações, 460
        fundamentos do, 460
        quando hospitalizar, 460
Pólipo
    séssil, 465, 466
Proctite
    por radiação, 357
Proctolectomia restauradora
    com anastomose da bolsa ileoanal
        complicações da, 390
            diagnóstico, 392
                clínico, 393
                laboratorial, 393
                pérolas clínicas, 392
            diretrizes, 395
            evidência, 395
            histórico, 390
                definição da doença, 390
                etiologia, 390
                fatores de risco/preditivos, 391
                incidência/prevalência, 390
                patologia/patogênese, 391
            imagens, 396
            pontos principais, 390
            populações especiais, 394
            prevenção, 392
            prognóstico, 394
                pérolas clínicas, 394
            tratamento, 393
                lógica do, 392
                tabela do, 394
Protozoários intestinais, 250
Pseudocisto pancreático, 320

Q

Quebra-nozes
    esôfago em, 132

R

Radiação
    enterocolite por, 398
Refluxo gastroesofágico
    doença do, 101
        diagnóstico, 104
            apresentação típica, 104
            clínico, 105
            diferencial, 104
        diretrizes, 109
        evidências, 110
        histórico, 101
            classificação da doença, 101
            definição da doença, 101
            etiologia e patogênese, 102
            fatores de risco, 103
            impacto econômico, 102
            incidência/prevalência, 102
        imagens, 110
        pontos principais, 101
        populações especiais, 108
        prevenção, 103
            rastreio, 103
        prognóstico, 108
        tratamento, 106
            justificativa do, 106
            prevenção/ manejo de complicações, 107
            tabela do, 106

S

Síndrome
    de Boerhaave, 149
    do intestino curto
        e desnutrição, 222
    do intestino irritável, 358

Supercrescimento bacteriano, 233
  diagnóstico, 234
    algoritmo, 235
    apresentação típica, 235
    clínico, 235
    diferencial, 234
    laboratorial, 235
    riscos potenciais, 236
  diretrizes, 236
  evidência, 237
  histórico, 233
    etiologia, 233
    fatores preditivos/de risco, 234
    definição da doença, 233
    incidência/prevalência, 233
    patologia/patogênese, 234
  imagens, 237
  pontos principais, 233
  populações especiais, 236
  prevenção, 234
  prognóstico, 236
  tratamento, 236

T

Transplante
  complicações GI do, 336
    diagnóstico, 339
      apresentação clínica, 340
      clínico, 341
      diferencial, 340
      laboratorial, 342
      pérolas clínicas, 339
      priváveis falhas/erros comuns, 342
    diretrizes, 345
    evidência, 345
    histórico, 336
      classificação da doença, 336
      definição da doença, 336
      fatores de risco/preditivos, 338
      incidência/prevalência, 336
      patologia/patogênese, 337
    imagens, 346
    pontos principais, 336
    populações especiais, 344
    prevenção, 338
      pérolas clínicas, 338
      rastreamento, 338
    prognóstico, 345
      para pacientes tratados, 345
      pérolas clínicas, 345
    tratamento, 343
      de complicações, 344
      lógica do, 343
      pérolas clínicas, 344
      tabela do, 343
Trato biliar
  distúrbios do, 323
Trato GI
  lesões vasculares do, 347
  manejo de corpos estranhos no, 156
    diagnóstico, 156
      clínico, 157
      laboratorial, 157
      pérolas clínicas, 156
    histórico, 156
    pontos principais, 156
    populações especiais, 159
    prevenção, 156
    prognóstico, 159
    tratamento, 158
      manejo, 158
Trauma
  distúrbios esofágicos relacionados com, 147
    diagnóstico, 148
      armadilhas potenciais/erros comuns, 148
      clínico, 148
      laboratorial, 148
    histórico, 147
      etiologia e patologia/patogênese, 147
      incidência/prevalência, 147
    pontos principais, 147
    prevenção, 147
Tumores
  do intestino anterior, 213
    diagnóstico, 214
      clínico, 214
      diferencial, 214
      laboratorial, 214
    diretrizes, 220
    evidência, 220
    histórico, 213
      definição da doença, 213
      etiologia/patogênese, 213
      fatores preditivos/de risco, 214
      incidência/prevalência, 213
    imagens, 221
    pontos principais, 213
    populações especiais, 219
    prevenção, 214
      primária, 214
      rastreamento, 214
      secundária, 214
    prognóstico, 219
    tratamento, 217
      quando hospitalizar, 217
      racional do, 217

tabela de, 218
tratando o paciente hospitalizado, 217
estromais GI, 270
  diagnóstico, 271
    apresentação típica, 272
    clínico, 272
    diferencial, 271
    laboratorial, 273
    riscos potenciais/erros comuns, 274
  diretrizes, 277
  evidência, 278
  histórico, 270
    definição da doença, 270
    etiologia, 270
    fatores preditivos/de risco, 271
    incidência/prevalência, 270
  imagens, 278
  pontos principais, 270
  populações especiais, 276
  prevenção, 271
    secundária, 271
    triagem, 271
  prognóstico, 276
    para o paciente tratado, 276
  tratamento, 274
    prevenção/tratamento de complicações, 275
    quando hospitalizar, 274
    racional do, 274
    tabela do, 274
neuroendócrinos, 279
  diagnóstico, 283
    apresentação típica, 284
    clínico, 284
    diferencial, 284
    laboratorial, 284
    riscos potenciais/erros comuns, 286
  diretrizes, 291
  evidência, 291
  histórico, 279
    características especiais, 282
    classificação da doença, 279
    definição da doença, 279
    etiologia, 280
    fatores preditivos/de risco, 283
    impacto econômico, 280
    incidência/prevalência, 279
    patologia/patogênese, 280
  imagens, 291
  pontos principais, 279
  populações especiais, 290
  prevenção, 283
    triagem, 283
  prognóstico, 290
  tratamento, 287
    das complicações, 289
    quando hospitalizar, 287
    tratando o paciente hospitalizado, 288
pancreáticos, 304
  diagnóstico, 305
    apresentação típica, 306
    clínico, 306
    diferencial, 305
    laboratorial, 306
    riscos potenciais/erros comuns, 307
  histórico, 304
    classificação da doença, 304
    definição da doença, 304
    fatores preditivos/de risco, 305
    incidência/prevalência, 304
  pontos principais, 304
  populações especiais, 308
  prevenção, 305
    rastreamento, 305
  prognóstico, 308
    para pacientes tratados, 309
  tratamento, 307
    racional do, 307

U
Úlcera
  gástrica, *76f*

V
Varizes esofágicas, 77
Vômitos
  abordagem de, 13

W
Whipple
  doença de, 34

X
X
  agamaglobulina ligada ao, 261

Y
Yersinia
  colite, 255

Z
Zenker
  divertículo de, 9
Zollinger-Elison
  síndrome de, 285